解剖学マスター

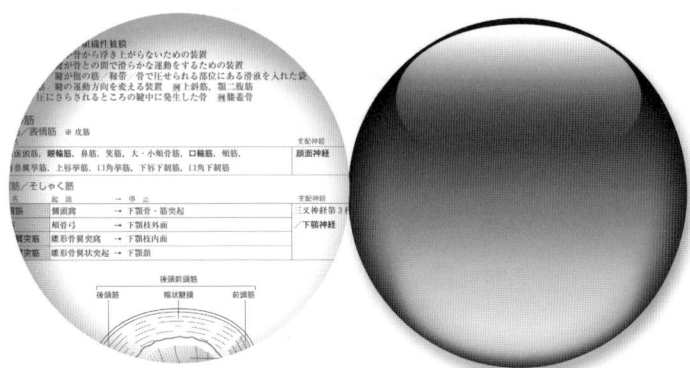

Anatomy Master

［国家試験対策］
- はり師・きゅう師
- あん摩マッサージ指圧師
- 柔道整復師

影山照雄 著

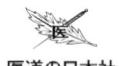

医道の日本社

本書の特徴・使い方

　はり師・きゅう師、あん摩マッサージ指圧師、柔道整復師をめざす学生の方々を対象にした国家試験用『解剖学』の参考書です。
　表組みとふんだんに盛り込まれた解剖図により、複雑な事項も頭の中で視覚的にすっきりと整理できます。
　各章の終わりにはその章の内容を確認するための練習問題が入っており、定期試験対策にも活用できます。また国家試験対策として、はり師きゅう師、あん摩マッサージ師指圧師、柔道整復師の国家試験を、各資格ごとに単元別に整理。出題傾向の予想や苦手な項目を重点的に勉強することにも役立ちます。

緻密な解剖図
緻密な解剖図によって部位の確認がその場でできます．

ミニミニレクチャー
ミニミニレクチャーはおもに患者によく質問される事柄をとりあげました．
臨床で必ず役に立ちます！
かわいい看護師さんは病気に関するいろいろな説明をしてくれます．

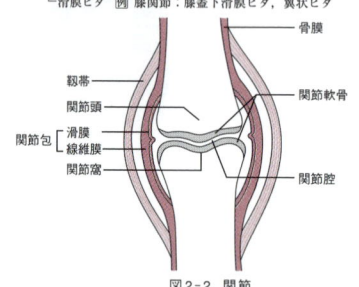

図2-2　関節

ミニミニレクチャー
滑膜が分泌する滑液は血管のない関節軟骨を栄養し、ムチン・粘素を含み、粘稠なので関節面の摩擦を減らしています．線維膜は骨膜の続きで、深部感覚の受容器・ゴルジマッツォニ小体があるので、傷害されると痛みを感じます．関節を長く動かさないと膠原線維が短縮して関節包が収縮/拘縮し、運動が制限されるようになります．

球関節	多軸性	関節面が球状を呈する	肩関節，腕橈関節
臼状関節	多軸性	関節窩が深い球関節	股関節
蝶番関節	1軸性	関節面が円柱面の一部をなし，蝶番運動をする	腕尺関節，指節間関節，膝関節*
ラセン関節	1軸性	関節面が曲率変化し，らせん状の運動をする蝶番関節	距腿関節
車軸関節	1軸性	車軸の周囲を回転する	正中環軸関節，上橈尺関節
楕円関節	2軸性	関節面が楕円の一部を呈し，長軸，短軸の2軸をもつ　※顆状関節と同義に使うことがある	橈骨手根関節，環椎後頭関節
顆状関節	2軸性	楕円関節に類似するが運動は靱帯により制限される	中手指節間関節，膝関節*
鞍関節	2軸性	関節面が双曲面を呈する	第1手根中手関節，胸鎖関節
平面関節	わずかに動く	関節面が平面を呈し，すべり運動をする	椎間関節
半関節	可動性が少ない	関節面にわずかな凹凸がある平面関節	腓関節，手根間関節，仙腸関節

＊膝関節は機能的には蝶番関節，もしくは大腿骨の内・外側顆が関節を構成するので顆状関節ともいわれる．

表組み
頭の中で整理しやすいように表にまとめました．

トライTry 練習問題

トライTry練習問題
各章の最後についている「トライTry 練習問題」は本文で抜けた事項も入っていますので、必ずチャレンジしてください！

正には○，誤には×をつけよ（×は誤りを訂正してください）．

1　手の指骨は長骨である．
2　中足骨は短骨である．
3　椎骨は扁平骨である．
4　胸骨や肋骨は長骨である．
5　頭頂骨と前頭骨は含気骨である．
6　筋の中に発生する骨を種子骨という．
7　耳小骨は人体最大の種子骨である．
8　歯が歯槽骨にはまった結合を縫合という．
9　左右の恥骨は靱帯で結合する．
10　腸骨と坐骨は滑膜性の結合をする．

　て頬骨弓をつくる．
44　眼窩は前頭骨，側頭骨，篩骨，頬骨，涙骨で構成される．
45　蝶形骨小翼は中頭蓋窩の構成に関わる．
46　小脳，橋，延髄は後頭蓋窩にある．
47　大（後頭）孔を迷走神経と脊髄が通る．
48　頸静脈孔を内頸静脈，舌咽・迷走・舌下神経が通る．
49　オトガイ孔は頬骨にあいている．
50　動眼・滑車・眼・外転神経は下眼窩裂を通る．

太字
太字は重要項目を示しますが、「試験で出題したい」と教員が考えそうな項目もチェックして強調しました！ 期末試験，実力試験，卒業試験などの参考にしてください．

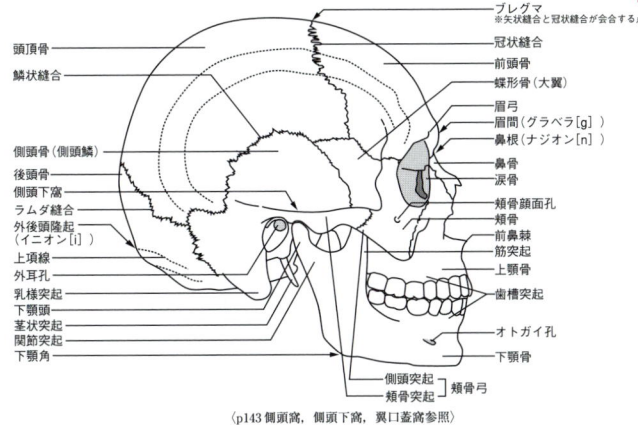

■ 全身の骨
頭蓋の骨
　脳頭蓋 ┬ 1個：前頭骨，後頭骨，蝶形骨，篩骨
　　　　 └ 1対2個：頭頂骨，側頭骨
　顔面頭蓋 ┬ 1個：鋤骨，下顎骨，舌骨
　　　　　 └ 1対2個：下鼻甲介，涙骨，鼻骨，頬骨，上顎骨，口蓋骨

頭蓋の骨は……前（前頭骨）校（後頭骨）長（蝶形骨）は即（側頭骨）凍（頭頂骨）死（篩骨），徽（下鼻甲介）類（涙骨）を除（鋤骨）去して，今日（頬骨）化学（下顎骨）物質を常（上顎骨）備（鼻骨）した（舌骨）ことを口外（口蓋骨）するな　……と覚える．

図2-3　頭の骨（右側面）

語呂合わせ
簡単に覚えることができるように、語呂合わせにしました！

ミニミニレクチャー
ガイコツ博士は人体に関するいろいろなことを教えてくれます！

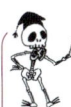

ミニミニレクチャー
ヒトが立位をとり，脳の発達が促され大脳半球が発達すると，（消化・呼吸器の始部の支持の役割をする顔面頭蓋に比べて）脳を保護する**脳頭蓋**が大きくなった．**顔面頭蓋**は食物の咀嚼の必要性が減少したため縮小の傾向にある．
四足獣では顔面頭蓋の方が強大である．

国家試験問題
国家試験問題は出題年ではなく、出題範囲を明確にするために単元ごとにまとめました．
出題傾向の予想に，ぜひ参考にしてください！

はり師きゅう師国家試験問題

1　基礎
問1　細胞について誤っている組合せはどれか。
1. 核・・・・・ミトコンドリア
2. 細胞質・・・細胞小器官
3. 卵子・・・・X染色体
4. 生殖細胞・・減数分裂

問2　ヒトの染色体について正しい記述はどれか。
1. 常染色体の数は46個である。
2. 性染色体の数は2個である。
3. 精子は24個の染色体をもつ。

問14　弾性線維を多量に含むのはどれか。
1. 前縦靱帯　　2. 後縦靱帯
3. 黄色靱帯　　4. 環椎横靱帯

問15　線維軟骨を有するのはどれか。
1. 耳管　　2. 気管支
3. 耳介　　4. 椎間円板

問16　弾性軟骨はどれか。
1. 甲状軟骨　　2. 耳管軟骨
3. 喉頭蓋軟骨　4. 関節軟骨

本書の中で使われている約物は以下の意味です．
① 「：」…「つまり」，「すなわち」の意味で使っています．
　　「；」は「：」で説明したことのさらに詳しい説明をする場合に使っています．
② 「※」… 追加説明をする場合に使っています．
③ 「＊」… 文章中の用語の解説に使っています．
④ 「／」…「and」と「or」の意味で使っています．
⑤ （,　　）… 国家試験への頻度は少ないが、覚えておいた方がいい場合に使っています．

Contents 目次

の部分は、その項の主な内容となります。

本書の使い方

第1章 人体の基礎

■細胞 p1
細胞小器官
粗面小胞体，リボソーム，滑面小胞体，リソソーム／水解小体／ライソゾーム，ゴルジ装置，ペルオキシソーム，中心（小）体，ミトコンドリア／糸粒体

■組織 p2
上皮組織
単層上皮，重層上皮，扁平上皮，立方上皮，円柱上皮，多列線毛（円柱）上皮，移行上皮
細胞間結合装置，タイト結合／密着帯，接着帯，デスモソーム／接着斑，ギャップ結合／細隙結合

結合組織
線維性結合組織
密性結合組織，疎性結合組織，脂肪組織，細網組織
軟骨組織
硝子軟骨，弾性軟骨，線維軟骨
骨組織
軟骨性骨化，置換骨，結合組織性骨化／膜内骨化，付加骨，被蓋骨，緻密質／緻密骨，海綿質／海綿骨，赤色骨髄，黄色骨髄，ハバース管，フォルクマン管
筋組織
骨格筋，アクチン／細いフィラメント，I帯／明帯，ミオシン／太いフィラメント，A帯／暗帯，筋小胞体，横細管／T管，終末槽，ハクスレイの滑走説
神経組織
ニューロン／神経元，樹状突起，軸索，シュワン細胞，外套細胞，グリア細胞／神経膠細胞

■人体の発生 p6
細胞周期
間期，M期，細胞分裂
受精→妊娠
精子，卵子，グラーフ卵胞，桑実胚，胚盤胞，着床，組織・器官の発生

■胚葉からの分化 p7
外胚葉，中胚葉，内胚葉

■人体の区分 p7
■人体の方向 p7
矢状面，正中矢状面，前額面／前頭面／冠状面，水平面／横断面

トライTry練習問題 p8

第2章 運動器／骨・筋

■運動器 p9
■骨 p9
長骨，扁平骨，短骨，含気骨，混合骨，不規則骨，種子骨

骨の結合
不動結合，可動結合
線維性連結
靱帯結合，冠状縫合，矢状縫合，ラムダ縫合，釘植
滑膜性連結
関節頭，関節窩，関節包，滑膜，線維膜，側副靱帯，関節内靱帯，関節唇，関節円板，関節半月，恥骨円板，椎間円板，滑膜ヒダ
球関節，臼状関節，蝶番関節，ラセン関節，車軸関節，楕円関節，顆状関節，鞍関節，平面関節，半関節

■全身の骨 p11
頭蓋の骨
脳頭蓋，顔面頭蓋，前頭骨，後頭骨，蝶形骨，篩骨，頭頂骨，側頭骨，鋤骨，下顎骨，舌骨，下鼻甲介，涙骨，鼻骨，頬骨，上顎骨，口蓋骨
泉門，頭蓋冠，頭蓋底，頭蓋腔
内頭蓋底
前頭蓋窩，中頭蓋窩，後頭蓋窩
外頭蓋底
頭蓋の孔
大〔後頭〕孔，頚静脈孔，茎乳突孔，内・外耳孔，正円孔，卵円孔，棘孔，眼窩上孔，前頭孔，前・後篩骨孔

脊柱
一次弯曲，二次弯曲，胸部後弯，仙尾部後弯，頚部前弯，腰部前弯，肋骨窩，椎間孔，椎間（円）板，髄核，線維輪
椎骨の基本型／（胸椎）
椎体，椎孔，椎弓，棘突起，横突起，上関節突起，下関節突起
頚椎
歯突起，横突起／肋横突起，横突孔，環椎／アトラス，軸椎，隆椎
胸椎
腰椎
棘突起，肋骨突起，副突起，乳頭突起
仙骨
正中仙骨稜，中間仙骨稜，外側仙骨稜，岬角，仙骨孔，耳状面
胸郭
胸骨，肋骨，胸椎
胸骨
頚切痕，鎖骨切痕，胸骨柄，肋骨切痕，胸骨角，剣状突起
肋骨
真肋，仮肋，付着弓肋，浮遊弓肋

胸腔
胸郭上口，胸郭下口，肋骨弓，胸骨下角，胸骨角平面
上肢の骨
上肢帯，自由上肢骨
肩甲骨
上角，下角，外側角，肩峰，烏口突起，肩甲棘，関節上結節，関節下結節，棘上窩，棘下窩
鎖骨
肩峰端，胸骨端
上腕骨
上腕骨頭，解剖頚，外科頚，大・小結節，橈骨神経溝，内側・外側上顆，橈骨窩，小頭，滑車，鈎突窩，尺骨神経溝，肘頭窩
橈骨，尺骨
肘頭，橈骨頭，滑車切痕，鈎状突起，茎状突起
手の骨
舟状骨，月状骨，三角骨，豆状骨，大菱形骨，小菱形骨，有頭骨，有鈎骨
骨盤
寛骨，腸骨，恥骨，坐骨，大・小骨盤，骨盤腔，分界線，骨盤上・下口，腸骨稜，真結合線／産科結合線，骨盤軸，骨盤傾斜角
骨盤の性差
恥骨下角，恥骨弓，閉鎖孔
鎖骨骨折，コーレス骨折，肋骨骨折，大腿骨骨折，舟状骨骨折，足首の骨折，亀裂骨折，若木骨折，横骨折，斜骨折，らせん骨折，粉砕骨折
下肢の骨
下肢帯，自由下肢骨
大腿骨
大腿骨頭，大腿骨頚，大・小転子，内側・外側上顆，粗線，顆間窩
膝蓋骨
脛骨，腓骨
顆間隆起，内・外側顆，腓骨頭，脛骨粗面，内・外果
足の骨
踵骨，距骨，舟状骨，立方骨，楔状骨

■全身の筋 p24
筋の補助装置
筋膜，靱帯性腱鞘，滑膜性腱鞘，滑液包，筋滑車，種子骨
頭部の筋
浅頭筋／表情筋
皮筋，後頭前頭筋，眼輪筋，鼻筋，笑筋，大・小頬骨筋，口輪筋，頬筋，上唇鼻翼挙筋，上唇挙筋，口角挙筋，下唇下制筋，口角下制筋
深頭筋／そしゃく筋
側頭筋，咬筋，内側・外側翼突筋

頚部の筋
浅頚筋
広頚筋
側頚筋
胸鎖乳突筋
前頚筋
舌骨上・下筋，茎突舌骨筋，顎二腹筋，顎舌骨筋，オトガイ舌骨筋，肩甲舌骨筋，胸骨舌骨筋，胸骨甲状筋，甲状舌骨筋
後頚筋
椎前筋，頚長筋，頭長筋，前頭直筋，外側頭直筋，前・中・後斜角筋

体幹の筋
胸筋
浅胸筋
大・小胸筋，前鋸筋，鎖骨下筋
深胸筋
吸気筋，呼気筋，外肋間筋，肋骨挙筋，内肋間筋，最内肋間筋，肋下筋，胸横筋
横隔膜
大動脈裂孔，食道裂孔，大静脈孔
腹筋
前腹筋
腹直筋，錐体筋，腱画，腹直筋鞘，白線
側腹筋
外腹斜筋，内腹斜筋，腹横筋，鼠径靱帯
後腹筋
腰方形筋
背筋
浅背筋
僧帽筋，肩甲挙筋，大・小菱形筋，広背筋
深背筋
棘肋筋，固有背筋，上・下後鋸筋，板状筋，脊柱起立筋，横突棘筋，腸肋筋，最長筋，棘筋
後頭下筋
大・小後頭直筋，上・下頭斜筋

体肢の筋
上肢の筋
上肢帯の筋
三角筋，大・小円筋，棘上・下筋，肩甲下筋
上腕の筋
烏口腕筋，上腕二頭筋，上腕筋，上腕三頭筋，肘筋
前腕の筋
円回内筋，橈側手根屈筋，長掌筋，浅指屈筋，尺側手根屈筋，深指屈筋，長母指屈筋，方形回内筋，腕橈骨筋，長・短橈側手根伸筋，（総）指伸筋，小指伸筋，尺側手根伸筋，回外筋，長母指外転筋，長・短母指伸筋，示指伸筋
手の筋
母指球筋，小指球筋，中手筋，短母指外転筋，母指対立筋，短母指屈筋，母指内転筋，短掌筋，小指外転筋，短小指屈筋，小指対立筋，虫様筋，掌側骨間筋，背側骨間筋，手掌腱膜

下肢の筋
下肢帯の筋
内寛骨筋／骨盤内筋
腸腰筋，腸骨筋，大腰筋，小腰筋
外寛骨筋／骨盤外筋
大・中・小殿筋，大腿筋膜張筋，梨状筋，内閉鎖筋，上・下双子筋，大腿方形筋
大腿の筋
縫工筋，大腿四頭筋，大腿直筋，内側広筋，中間広筋，外側広筋，膝関節筋，大腿二頭筋，半腱様筋，半膜様筋，恥骨筋，長・短内転筋，大内転筋，薄筋，外閉鎖筋
下腿の筋
前脛骨筋，長母指伸筋，長指伸筋，第三腓骨筋，長・短腓骨筋，下腿三頭筋，腓腹筋，ヒラメ筋，後脛骨筋，足底筋，膝窩筋，長指屈筋，長母指屈筋
足の筋
母指球筋，小指球筋，中足筋，短母指伸筋，短指伸筋，母指外転筋，短母指屈筋，母指内転筋，小指外転筋，短小指屈筋，小指対立筋，短指屈筋，虫様筋，底側骨間筋，背側骨間筋，足底方形筋

■全身の連結／関節と運動　p34
顔面の運動／表情運動
顎関節
関節突起，下顎窩
そしゃく運動
椎骨の連結
環椎後頭関節，正中環軸関節，外側環軸関節，後頭顆，上・下関節面，歯突起椎間関節，肋椎関節，椎体間結合，椎間円板，線維輪，髄核
前・後縦靱帯，項靱帯，黄色靱帯，横突間靱帯，棘間靱帯，棘上靱帯
頭部と頚部の動き
腰部の動き
呼吸運動
安静吸気／平常吸気，努力吸気／強制吸気，努力呼気／強制呼気
胸部の連結
胸肋関節，胸骨結合
上肢帯／肩甲骨の動き
上肢帯の連結
胸鎖関節，肩鎖関節，鎖骨切痕，胸骨端／胸骨関節面，肩峰関節面，肩峰端／肩峰関節面，前・後胸鎖靱帯，肋鎖靱帯，鎖骨間靱帯，肩鎖靱帯，烏口鎖骨靱帯

肩関節
関節窩，上腕骨頭，関節唇，烏口上腕靱帯，烏口肩峰靱帯，関節上腕靱帯，三角筋下包，上腕二頭筋長頭（腱），上腕三頭筋長頭（腱），回旋筋腱板
肩関節の動き
肘関節
内・外側側副靱帯，橈骨輪状靱帯，肘角／運搬角，生理的外反肘，病的外反肘
腕橈関節
上腕骨小頭，橈骨頭窩
腕尺関節
上腕骨滑車，尺骨の滑車切痕
上橈尺関節
関節環状面，橈骨切痕
肘関節の動き
前腕の動き
回内，回外
下橈尺関節
関節環状面，尺骨切痕
橈骨手根関節／手関節
手根関節面，手の舟状骨，月状骨，三角骨，背側・掌側橈骨手根靱帯，掌側尺骨手根靱帯，内側／外側手根側副靱帯
手関節の動き
手の連結
手根間関節，手根中央関節，豆状骨関節，手根中手関節／CM関節，中手指節関節／MP関節，近位指節間関節／PIP関節，遠位指節間関節／DIP関節
指の動き
骨盤の連結
寛骨，恥骨結合，恥骨結合面，前・後仙腸靱帯，骨間仙腸靱帯，腸腰靱帯，仙結節靱帯，仙棘靱帯，トレンデレンブルグ徴候
仙腸関節
耳状面
股関節
寛骨臼，大腿骨頭，腸骨大腿靱帯／Y靱帯，恥骨大腿靱帯，坐骨大腿靱帯，輪帯，寛骨臼横靱帯，大腿骨頭靱帯，頚体角，内反股，外反股
股関節の動き
膝関節
大腿骨内側顆・外側顆，脛骨内側顆・外側顆，膝蓋骨，内側・外側側副靱帯，前・後十字靱帯，膝蓋靱帯，内側・外側半月，膝横靱帯，生理的外反，外反膝／X脚，内反膝／O脚
膝関節の動き
距腿関節／上跳躍関節
下関節面，内果関節面，外果関節面，滑車，三角靱帯／内側側副靱帯，前・後距腓靱帯，踵腓靱帯
足関節の動き

内反，外反，内がえし，外がえし

足の連結
下跳躍関節，距骨下関節，距踵舟関節，踵立方関節，楔立方関節，楔舟関節，横足根関節／ショパール関節，足根中足関節／リスフラン関節，中足指節関節，指節間関節

背側足根靱帯，距舟靱帯，背側踵立方靱帯，二分靱帯，踵立方靱帯，踵立方舟靱帯，背側立方舟靱帯，背側楔舟靱帯，背側楔立方靱帯，背側楔間靱帯，底側足根靱帯，長足底靱帯，底側踵立方靱帯／ばね靱帯／スプリング靱帯，底側楔舟靱帯，底側立方舟靱帯，底側楔間靱帯，底側楔立方靱帯，底側踵立方靱帯

トライTry練習問題　　　　　　p44

第3章　循環器

■循環と血管　p48
体循環／大循環，肺循環／小循環，弾性動脈，筋性動脈，終動脈，機能的終動脈，浅静脈／皮静脈，深静脈／伴行静脈，洞様毛細血管／類洞

■心臓　p48
心のう，心膜，心膜腔，心外膜，心筋層，心内膜，右・左心房，右・左心室，心房・心室中隔，腱索，乳頭筋，左・右心耳，心尖，心筋，固有心筋，尖弁／房室弁，半月弁／動脈弁，右房室弁，左房室弁／僧帽弁，肺動脈弁，大動脈弁

心臓内の血液の流れ

刺激伝導系／特殊心筋
洞房結節，房室結節／田原結節，房室束／ヒス束，左・右脚，プルキンエ線維，歩調取り／ペースメーカー

心臓の血管
冠状動脈，大・中・小心臓静脈，冠状静脈洞，冠状溝，室間溝

■動脈系　p51
大動脈

大動脈弓
腕頭動脈，右・左総頸動脈，内頸動脈，外頸動脈，鎖骨下動脈，腋窩動脈，上腕動脈，胸大動脈，腹大動脈，総腸骨動脈，外腸骨動脈，内腸骨動脈

胸大動脈
気管支動脈，食道動脈，肋間動脈，肋下動脈，上横隔動脈

腹大動脈
下横隔動脈，中副腎動脈，腎動脈，腰動脈，性腺動脈，精巣動脈，卵巣動脈，腹腔動脈，上腸間膜動脈，下腸間膜動脈

腹部の動脈

腹腔動脈
左胃動脈，総肝動脈，脾動脈，右胃動脈，固有肝動脈，胃十二指腸動脈，右胃大網動脈，前・後上膵十二指腸動脈，左胃大網動脈，短胃動脈，膵枝，脾枝

上腸間膜動脈
下膵十二指腸動脈，小腸動脈，空腸動脈，回腸動脈，回結腸動脈，盲腸動脈，虫垂動脈，右結腸動脈，中結腸動脈

下腸間膜動脈
左結腸動脈，S状結腸動脈，上直腸動脈

頭・頸部の動脈

外頸動脈
上甲状腺動脈，上行咽頭動脈，舌動脈，顔面動脈，後頭動脈，後耳介動脈，浅側頭動脈，顎動脈，深耳介動脈，前鼓室動脈，中硬膜動脈，下歯槽動脈，咬筋動脈，深側頭動脈，頬動脈，後上歯槽動脈，眼窩下動脈，下行口蓋動脈，翼突管動脈，蝶口蓋動脈，頸動脈洞，頸動脈小体，ツェルマーク・ヘーリング反射／（高）圧受容器反射

脳の動脈

内頸動脈
眼動脈，前大脳動脈，中大脳動脈，後大脳動脈，（レンズ）線条体枝，卒中動脈，大脳動脈輪／ウイリス動脈輪，前・後交通動脈

脳と頸肩部の動脈

鎖骨下動脈
椎骨動脈，脳底動脈，後大脳動脈，内胸動脈，甲状頸動脈，下甲状腺動脈，肩甲上動脈，頸横動脈，肋頸動脈，最上肋間動脈

肩・胸部と上肢の動脈

腋窩動脈
前上腕回旋動脈，後上腕回旋動脈，肩甲下動脈，胸背動脈，肩甲回旋動脈，外側胸動脈，胸肩峰動脈，最上胸動脈，胸郭出口症候群／神経血管絞扼症候群

上肢の動脈

上腕動脈
上腕深動脈，橈側側副動脈，中側副動脈，上・下尺側側副動脈

橈骨動脈
橈側反回動脈，母指主動脈，（橈骨動脈）浅掌枝，深掌動脈弓，掌側中手動脈，固有掌側指動脈，（橈骨動脈）背側手根枝

尺骨動脈
尺側反回動脈，総骨間動脈，反回骨間動脈，前・後骨間動脈，（尺骨動脈）深掌枝，浅掌動脈弓，総掌側指動脈，固有掌側指動脈，（尺骨動脈）背側手根枝，背側中手動脈，背側指動脈

骨盤内の動脈

外腸骨動脈
下腹壁動脈

内腸骨動脈
臍動脈，臍動脈索，上・下膀胱動脈，閉鎖動脈，寛骨臼枝，腸腰動脈，外側仙骨動脈，子宮動脈，精管動脈，上・下殿動脈，中・下直腸動脈，内陰部動脈

殿部の動脈

下肢の動脈

大腿動脈
浅腹壁動脈，外陰部動脈，大腿深動脈，貫通動脈，下行膝動脈

膝窩動脈
内側・外側上膝動脈，中膝動脈，腓腹動脈，内側・外側下膝動脈

後脛骨動脈
腓骨動脈，内側・外側足底動脈，足底動脈弓，底側中足動脈，底側指動脈

前脛骨動脈
足背動脈，弓状動脈，背側中足動脈，背側指動脈，拍動を触れやすい動脈

■胎児の循環　p62
卵円孔，動脈管／ボタロー管，臍動脈，臍静脈，静脈管／アランチウス管，動脈管索，静脈管索，肝円索，臍動脈索，卵円窩

■静脈系　p63
体幹の静脈

上大静脈
腕頭静脈，奇静脈，静脈角，内頸静脈，鎖骨下静脈

奇静脈系
奇静脈，副半奇静脈，半奇静脈，上行腰静脈，心膜静脈，縦隔静脈，上横隔静脈，肋間静脈，食道静脈，気管支静脈

鎖骨下静脈
胸筋静脈，背側肩甲静脈，胸肩峰静脈，前頸静脈，外頸静脈，後耳介静脈，後頭静脈，肩甲上静脈，頸横静脈

腹部の静脈／門脈
脾静脈，上・下腸間膜静脈，短胃静脈，左・右胃大網静脈，胃冠状静脈，左・右胃静脈，脾枝，膵十二指腸静脈，空・回腸静脈，回結腸静脈，左・右結腸静脈，中結腸静脈，S状結腸静脈，上直腸静脈，臍傍静脈，胆のう静脈，食道静脈瘤，痔静脈瘤，メドゥサの頭

頭・顔面部の静脈

内頸静脈
S状静脈洞，横静脈洞，上・下矢状静脈洞，直静脈洞，大大脳静脈，後頭静脈洞，咽頭静脈，舌静脈，総顔面静脈，下顎後静脈，浅側頭静脈，顎静脈，顔面静脈，眼角静脈，胸鎖乳突筋静脈，上甲状腺静脈

硬膜静脈洞，導出静脈

上肢の静脈
鎖骨下静脈，腋窩静脈，上腕静脈，橈骨静脈，尺骨静脈，浅掌静脈弓，深掌静脈弓，橈側皮静脈，尺側皮静脈

下肢の静脈
外腸骨静脈，大腿静脈，大腿深静脈，膝窩静脈，前・後脛骨静脈，腓骨静脈，

vii

内側・外側足底静脈，足背静脈網，大・小伏在静脈

■動脈と静脈の位置　p67
■リンパ系　p68
胸管，右リンパ本幹，乳ビ槽，静脈角，頸リンパ本幹，鎖骨下リンパ本幹，気管支縦隔リンパ本幹，腸リンパ本幹，腰リンパ本幹，ウィルヒョウのリンパ節，深頸リンパ節，腋窩リンパ節，胸筋リンパ節／ロッテルのリンパ節，鼠径リンパ節，浅鼠径リンパ節

リンパ器官
一次リンパ器官，二次リンパ器官，骨髄，胸腺，リンパ小節，扁桃，リンパ節，脾臓，孤立／集合リンパ小節，細網組織，リンパ小節，胚中心

脾臓
白脾髄，赤脾髄，脾小節，脾柱，脾柱動・静脈，中心動脈，筆毛動脈，莢動脈，脾洞，洞様血管

トライＴｒｙ練習問題　p71

第4章　内臓

■内臓　p73
中腔性臓器，実質性臓器，漿膜，胸膜，心膜，腹膜，中皮

■呼吸器系　p73
内呼吸／組織呼吸，外呼吸／肺呼吸，上気道，下気道

呼吸器の上皮
鼻腔
総鼻道，上・中・下鼻道，鼻中隔，上・中・下鼻甲介，キーゼルバッハ部位

副鼻腔
前頭洞，篩骨洞，上顎洞，蝶形骨洞，蝶篩陥凹

咽頭
ワルダイエルのリンパ咽頭輪
咽頭扁桃，耳管扁桃，口蓋扁桃，舌扁桃

喉頭
喉頭の軟骨
甲状軟骨，輪状軟骨，披裂軟骨，小角軟骨，喉頭蓋軟骨，輪状披裂関節

声門
声帯ヒダ／声帯，声帯靱帯，声帯筋，声門裂

喉頭の筋
内・外喉頭筋，舌骨上筋，舌骨下筋，下咽頭収縮筋，声門閉鎖筋，声門開大筋，甲状披裂筋，横披裂筋，外側輪状披裂筋，後輪状披裂筋，後筋，反回神経麻痺

気管
気管軟骨，輪状靱帯，膜性壁

気管支

嚥下性肺炎

肺
肺尖，肺底，肺胞，斜裂，水平裂，心圧痕／心切痕，肺門

■縦隔　p78
■消化器系　p79
中腔性臓器
粘膜上皮，粘膜固有層，粘膜筋板，粘膜下組織，内輪走筋，外縦走筋，漿膜／外膜

神経叢
粘膜下神経叢／マイスネル神経叢，筋層間神経叢／アウエルバッハ神経叢

消化器の粘膜上皮
消化器の長さ
消化器の大きさ
消化器の筋肉と支配神経

口腔
口裂，口腔前庭，固有口腔，歯列弓，口峡，軟口蓋，口蓋帆，口蓋垂

歯
歯冠，歯頸，歯根，永久歯，乳歯，切歯，犬歯，大・小臼歯，アパタイト・リン酸カルシウム，象牙質，エナメル質／ほうろう質，セメント質，歯肉，歯髄，歯根膜／歯周靱帯

舌
舌体，舌根，舌尖，舌背，分界溝，内・外舌筋，上・下縦舌筋，横舌筋，垂直舌筋，オトガイ舌筋，舌骨舌筋，茎突舌筋，糸状乳頭，葉状乳頭，茸状乳頭，有郭乳頭

大唾液腺
耳下腺，顎下腺，舌下腺，小唾液腺，外側舌腺／エブネル腺

咽頭
耳管咽頭口，喉頭蓋，口蓋・耳管・茎突咽頭筋，上・中・下咽頭収縮筋

食道
三狭窄部

胃
小弯，大弯，噴門，胃底，胃体，胃角，幽門，幽門洞，幽門管，胃胞，噴門腺，胃底腺／固有胃腺，幽門腺，主細胞，壁細胞／傍細胞，副細胞，頸部粘液細胞，大網，小網，幽門括約筋

小腸
十二指腸
十二指腸球部，大十二指腸乳頭／ファーター乳頭，十二指腸提筋／トライツ靱帯，オッディ括約筋，十二指腸腺／ブルンネル腺

腸間膜小腸：空腸と回腸
輪状ヒダ／ケルクリングヒダ，孤立リンパ小節，集合リンパ小節／パイエル板，絨毛，微絨毛，腸腺／リーベ

ルキューン腺

大腸
盲腸
回盲弁／バウヒン弁
虫垂
結腸
上行結腸，横行結腸，下行結腸，S状結腸，左・右結腸曲，半月ヒダ

結腸の肉眼的／外形的三大特徴
結腸ヒモ，結腸膨起，腹膜垂，大網ヒモ，間膜ヒモ，自由ヒモ

直腸
直腸膨大部，肛門，内・外肛門括約筋

肝臓
右葉，左葉，方形葉，尾状葉，肝門，肝鎌状間膜，グリソン鞘／小葉間結合組織，肝小葉，肝細胞索，ディッセ腔，クッパー（星）細胞，（肝臓）星細胞／伊東細胞

肝臓の血管と胆道
固有肝動脈，門脈，（総）肝管，グリソン三つ組，小葉間動脈，小葉間静脈，小葉間胆管，類洞／洞様毛細血管，中心静脈，肝静脈，毛細胆管

胆汁の流れ
小葉間胆管，肝管，胆のう管，総胆管，大十二指腸乳頭，腸肝循環

胆のう
膵臓
膵頭／頭部，膵体／体部，膵尾／尾部，腺房細胞，膵管，副膵管，膵島／ラ（ンゲルハンス）島，A／α細胞，B／β細胞，D／δ細胞

■腹膜　p89
（小）腸間膜，虫垂間膜，横行結腸間膜，S状結腸間膜，直腸間膜，腹膜後器官，腹膜内器官，直腸子宮窩／ダグラス窩，直腸膀胱窩，膀胱子宮窩，大網，小網，肝十二指腸間膜

■泌尿器系　p90
泌尿器の上皮
移行上皮

腎臓
脂肪被膜，線維被膜／腎被膜／ゲロタ筋膜，皮質，髄質，腎小体，血管極，尿管極，尿細管，腎錐体，腎乳頭，腎柱，髄放線，腎門，ＶＡＵ

腎臓の隣接臓器
尿の流れ
尿管極，腎小体／マルピギー小体，糸球体，ボーマンのう／糸球体のう，近位尿細管，ヘンレわな，遠位尿細管，集合管，腎乳頭・乳頭管，腎杯，腎盂，尿管，膀胱，尿道

ネフロン／腎単位
腎小体，糸球体，ボーマンのう，尿細管

近位尿細管，ヘンレわな，遠位尿細管
糸球体傍装置／傍糸球体装置，傍糸球体細胞，緻密斑，レニン

腎臓の血液の流れ
腎動脈，葉間動脈，弓状動脈，小葉間動脈，輸入細動脈，直細動脈，輸出細動脈，腎静脈，葉間静脈，弓状静脈，小葉間静脈，直細静脈

尿管
尿管の三狭窄部

膀胱
尖，頂，体，底，頸，移行上皮，排尿筋，膀胱三角

尿道
尿道海綿体，尿生殖隔膜，尿道括約筋

■生殖器系　p94
■男性生殖器　p94
精巣下降，鼠径管，精筋膜，精巣挙筋，精巣鞘膜，精巣鞘膜腔

精巣／睾丸
精上皮，セルトリ細胞，精細胞，白膜，精巣縦隔，精巣網，精巣中隔，精巣小葉，間細胞／ライデッヒ細胞，外精筋膜，精巣挙筋，内精筋膜，曲精細管，直精細管，精巣輸出管

精路
精巣上体，精巣上体管，精管，精管膨大部，射精管

陰茎
尿道海綿体，陰茎海綿体，亀頭

付属腺
精のう，前立腺，尿道球腺／カウパー腺，プロスタグランジン

■女性生殖器　p96
卵巣
白膜，卵巣門，卵巣提索，固有卵巣索，原始卵胞，成熟卵胞，グラーフ卵胞，赤体，黄体，白体，卵胞ホルモン／エストロジェン，黄体ホルモン／プロジェステロン

卵管
卵管漏斗，卵管采，卵管膨大部，卵管ヒダ，卵管腹腔口，卵管子宮口

子宮
前傾，前屈，子宮底・体・頸部，頸管，腟部，内・外子宮口，機能層／剥離層，基底層／固有層

腟
腟円蓋，腟口，処女膜

外生殖器
外性器／外陰部，恥丘，大・小陰唇，腟前庭，陰核，前庭球，大前庭腺／バルトリン腺

女性生殖器の付属物
子宮広間膜，卵巣間膜，卵管間膜，子宮円索，固有卵巣索，卵巣提索

胎盤
絨毛膜，脱落膜，羊膜，臍帯，臍帯血

■内分泌系　p99
外分泌腺，内分泌腺，導管，ホルモン，標的細胞

下垂体
前葉／腺性下垂体，中葉，後葉／神経性下垂体，視床下部漏斗系，視床下部下垂体系，下垂体門脈，神経分泌，視索上核，室傍核

下垂体前葉
成長ホルモンGH，甲状腺刺激ホルモンTSH，副腎皮質刺激ホルモンACTH，性腺刺激ホルモン／ゴナドトロピン，卵胞刺激ホルモンFSH，黄体形成ホルモンLH，プロラクチンPRL，乳腺刺激ホルモンLTH，巨人症，末端肥大症，小人症，バセドウ病，クッシング病，アジソン病

下垂体中間部
メラニン細胞刺激ホルモン

下垂体後葉
バゾプレッシン／抗利尿ホルモンADH，オキシトシン，尿崩症

松果体
メラトニン，日内リズム／サーカディアンリズム

甲状腺
右葉，左葉，峡部，濾胞，濾胞細胞，サイログロブリン，サイロキシンT4，トリヨードサイロニンT3，カルシトニン，コロイド，濾胞傍細胞／傍濾胞細胞，バセドウ病／グレーブス病，粘液水腫，クレチン病，眼球突出

上皮小体
パラソルモン，Ca^{2+}，汎発性線維性骨炎，全身痙攣・テタニー

副腎／腎上体
ステロイド，ストレス

副腎皮質
球状帯，束状帯，網状帯，電解質コルチコイド／ミネラルコルチコイド／アルドステロン，糖質コルチコイド／グルココルチコイド，アンドロゲン，コン症候群，クッシング症候群

副腎髄質
カテコールアミン，アドレナリン，ノルアドレナリン

膵臓
腺房中心細胞，膵島／ランゲルハンス島

膵島の細胞
A／α細胞，B／β細胞，D／δ細胞，グルカゴン，インスリン，ソマトスタチン

精巣
ライディッヒ細胞，テストステロン

卵巣
エストロジェン，プロジェステロン
胎盤，ヒト絨毛性ゴナドトロピン，ヒト絨毛性乳腺刺激ホルモン，サイモシン，ガストリン，グレリン，コレシストキニンCCK，セクレチン，レニン，エリスロポエチン

トライＴｒｙ練習問題　p104

第5章　神経系
■中枢神経系　p107
灰白質，白質，皮質，髄質，脳幹

（脳脊）髄膜
脊髄硬膜，脳硬膜，クモ膜，軟膜，硬膜静脈洞，硬膜下腔，クモ膜下腔，クモ膜顆粒

頭蓋腔の仕切り
大脳鎌，小脳鎌，小脳テント

神経系の発生
脊髄管，脳管，前脳胞，中脳胞，菱脳胞，前脳，終脳，菱脳，後脳，髄脳／末脳

■脊髄　p108
灰白質，白質，前角／前柱，側角／側柱，後角／後柱，前索，側索，後索，前根，後根，前枝，後枝，頸膨大，腰膨大，脊髄円錐，馬尾神経，白交通枝，灰白交通枝，硬膜枝，幹神経節

■脳　p109
延髄
錐体，オリーブ，錐体路，錐体交叉，薄束核，ゴル核，楔状束核／ブルダッハ核，菱形窩，網様体

橋
橋底部，橋背部／被蓋，上・中・下小脳脚

中脳
大脳脚，被蓋，中脳蓋／四丘体，赤核，黒質，上丘：視覚の反射運動，下丘，パーキンソン病

小脳
半球，虫部，皮質，小脳，小脳溝，小脳回，小脳核，歯状核，栓状核，球状核，室頂核

間脳
視床
外側膝状体，内側膝状体

視床下部
自律機能，大脳辺縁系，体温調節中枢，摂食中枢，性行動，情動行動

大脳半球
大脳皮質／大脳灰白質
大脳外套，脳梁，脳弓，大脳溝，大脳回，大脳葉，島，中心溝，外側溝，頭頂後頭溝，中心前回，中心後回，上・中・下前頭回，上・中・下側頭回，前頭葉，頭頂葉，後頭葉，側頭葉，新皮質，中間皮質，原

始皮質，古皮質，等皮質，不等皮質
大脳辺縁系
海馬傍回，帯状回，梁下野，海馬体，扁桃体，視床下部，視床
（皮質の）機能局在
（随意）運動野／運動中枢，（体性）感覚野，視覚野，聴覚野，味覚野，嗅覚野，連合野，1次運動野，運動前野／2次運動野，前頭眼野，補足運動野，運動性言語中枢／ブローカの中枢，感覚性言語中枢／ウェルニッケの中枢，優位脳，側性化／左右差／非対称性
大脳核／基底核
レンズ核，淡蒼球，被殻，線条体，尾状核，前障，扁桃体
大脳髄質／大脳白質
投射線維，交連線維，連合線維，弓状線維，脳梁，内包
伝導路
錐体路，錐体外路，外側脊髄視床路，長後索路，脊髄小脳路，外側皮質脊髄路／錐体側索路，前皮質脊髄路／錐体前索路，赤核脊髄路，視蓋脊髄路，（前・外側）網様体脊髄路，前庭脊髄路，被蓋脊髄路，内側縦束，外側脊髄視床路，長後索路，脊髄小脳路，前脊髄視床路，バビンスキー徴候，パーキンソン症候群，バリズム，ハンチントン舞踏病，アテトーゼ，ジストニー，企図振戦，筋トーヌス低下
脳の血管
脳脊髄液
側脳室，室間孔，第三脳室，中脳水道／シルヴィウス水道，第四脳室，中心管，脈絡叢，上衣細胞，外側口，正中口，クモ膜下腔，クモ膜顆粒

■**末梢神経系**　　　　p115
脳神経
嗅神経
嗅三角，嗅索，嗅球，嗅神経，嗅糸，嗅上皮
視神経
上丘，対光反射，視放線，外側膝状体，視索，視交叉，神経節細胞，錐状体，杆状体
動眼神経
動眼神経副核／エディンガーウェストファル核，毛様体神経節
滑車神経
滑車神経核
三叉神経
三叉神経節／ガッセルの半月神経節，眼神経，上顎神経，下顎神経，テント枝，涙腺神経，前頭神経，鼻毛様体神経，翼口蓋神経，頬神経，上歯槽神経叢，眼窩下神経，硬膜枝，頬神経，耳介側頭神経，舌神経，下歯槽神経，咬筋神経，深側頭神経，外側翼突筋神経，

内側翼突筋神経，顎舌骨筋神経
外転神経
外転神経核
顔面神経
顔面神経核，孤束核，上唾液核，耳下腺神経叢，膝神経節，翼口蓋神経節，顎下神経節，鼓索神経，大錐体神経，アブミ骨筋神経
内耳神経
蝸牛神経核，前庭神経核，ラセン神経節，前庭神経節，蝸牛神経，前庭神経
舌咽神経
疑核，孤束核，頚動脈洞枝，鼓室神経
迷走神経
疑核，孤束核，迷走神経背側核，反回神経
副神経
疑核，副神経核，延髄根，脊髄根
舌下神経
舌下神経核
脊髄神経
後枝
後頭下神経，大後頭神経，胸神経後枝，上殿皮神経，中殿皮神経
前枝
頚腕神経叢，肋間神経，腰仙骨神経叢，仙骨神経叢，陰部神経叢，尾骨神経叢
頚神経叢
小後頭神経，大耳介神経，頚横神経，鎖骨上神経，頚神経ワナ，横隔神経
腕神経叢
鎖骨上部／上腕神経叢
肩甲背神経，長胸神経，鎖骨下筋神経，肩甲上神経，肩甲下神経，胸背神経
鎖骨下部／下腕神経叢
上外側上腕皮神経，外側前腕皮神経，内側上腕皮神経，内側前腕皮神経，下外側上腕皮神経，後上腕皮神経，後前腕皮神経，内側／外側胸筋神経，腋窩神経，筋皮神経，正中神経，尺骨神経，橈骨神経
胸神経
肋間神経，肋下神経
腰神経叢
腸骨下腹神経，腸骨鼠径神経，陰部大腿神経，外側大腿皮神経，閉鎖神経，大腿神経，伏在神経
仙骨神経叢
後大腿皮神経，上殿神経，下殿神経，坐骨神経，総腓骨神経，脛骨神経，浅腓骨神経，深腓骨神経，腓腹神経，外側腓腹皮神経，内側腓腹皮神経，内側足背皮神経，中間足背皮神経，外側足背皮神経，内側足底神経，外側足底神経
陰部神経叢

陰部神経，下直腸神経，会陰神経，陰茎／陰核背神経
尾骨神経叢
肛門尾骨神経，尾骨神経叢，膝蓋腱反射／大腿四頭筋反射，ウェストファル徴候
デルマトーム／皮膚（分）節
自律神経
副交感神経
頭仙系，動眼神経，顔面神経，舌咽神経，迷走神経，骨盤（内臓）神経／勃起神経，動眼神経副核／エディンガー・ウェストファル核，毛様体神経節，中間神経，上唾液核，大錐体神経，翼口蓋神経節，鼓索神経，顎下神経節，下唾液核，鼓室神経，小錐体神経，耳神経節，迷走神経背側核，骨盤神経節，マイスナー神経叢，粘膜下神経叢，アウエルバッハ神経叢，筋層間神経叢
交感神経
胸腰系，交感神経幹，幹神経節，節前・節後線維，白交通枝，灰白交通枝，上・中・下頚神経節，胸神経節，腰神経節，仙骨神経節，上・中・下頚心臓神経，胸心臓神経，大内臓神経，小内臓神経，腰内臓神経，仙骨内臓神経，心臓神経叢，肺神経叢，食道神経叢，腹腔神経叢，腎神経叢，上腸間膜動脈神経叢，下腸間膜動脈神経叢，上下腹神経叢，下下腹神経叢／骨盤神経叢，星状神経節／頚胸神経節，太陽神経叢

トライＴｒｙ練習問題　　p128

第6章　感覚器
■**感覚器**　　　　p131
■**視覚器**　　　　p131
眼球
角膜，強膜，虹彩，毛様体，毛様体筋，毛様体小帯／チン小帯，脈絡膜，網膜，錐状体，杆状体，視神経乳頭／視神経円板，マリオットの盲点，黄斑，中心窩
視覚
視床下部・外側膝状体，視神経線維・視神経，神経節細胞，双極細胞，錐状体，杆状体，上丘，対光反射
屈折系／通光装置
眼房水，水晶体，硝子体，瞳孔
副眼器／付属器
眼瞼，瞼板腺／マイボーム腺，結膜，涙腺，涙点，涙小管，涙のう，鼻涙管，眼筋，眉毛，睫毛
外眼筋
眼輪筋，上眼瞼挙筋，上直筋，下直筋，内側直筋，外側直筋，上斜筋，下斜筋
内眼筋
瞳孔散大筋，瞳孔縮小筋／瞳孔括約筋，毛様体筋

眼の異常
軸性近視，屈折性近視，遠視，老視／老眼，乱視

■平衡・聴覚器　p134
集音器，伝音器，感音器，平衡感覚器

外耳
耳介，外耳道

中耳
鼓膜，耳管，耳小骨，ツチ骨，キヌタ骨，鼓膜張筋，アブミ骨筋

内耳
骨迷路，膜迷路，外リンパ，前庭，蝸牛管，前庭階壁／ライスネル膜，鼓室階壁／ラセン膜，コルチ器／ラセン器，半規管／三半規管，平衡斑／平衡砂膜，膨大部稜，球形のう，卵形のう

聴覚
聴放線，内側膝状体，下丘，蝸牛神経，ラセン神経節，ラセン器

平衡覚
前庭脊髄路，前庭神経，前庭神経節，膨大部稜，球形のう，卵形のう

■味覚器　p137
甘味，塩味，酸味，苦味，うま味，グルタミン酸，イノシン酸，鼓索神経，顔面神経，舌咽神経，迷走神経，舌乳頭，味蕾

■嗅覚器　p138
嗅神経，嗅細胞，嗅球，嗅索，嗅三角

■皮膚（感覚器）　p139

皮膚
表皮，真皮，皮下組織，角質層／ケラチン層，淡明層，顆粒層，有棘層，基底層，乳頭層，網状層，皮下脂肪，血管乳頭，神経乳頭，角質産生細胞／ケラチン産生細胞，メラニン産生細胞／メラノサイト

付属器

角質器
毛，爪，毛幹，毛尖，毛根，毛球，毛乳頭，毛包，立毛筋，脂腺，毛母基

皮膚腺
小汗腺，大汗腺，エクリン分泌，漏出分泌，アポクリン分泌／離出分泌，脂腺，独立脂腺，全分泌／ホロクリン分泌，乳腺

皮膚小稜，皮丘，皮膚小溝／皮溝，指紋，掌紋，足底紋

感覚の受容器
メルケル盤，ルフィニ終末，パチニ小体，マイスネル（触覚）小体，毛包受容器，自由神経終末，Aβ線維，δ線維，C線維

トライTry練習問題　p141

第7章　体表・局所　p143

眼窩

側頭窩
側頭筋

側頭下窩
内側・外側翼突筋，卵円孔，下顎神経

翼口蓋窩
正円孔，上顎神経，翼突管，大錐体神経，深錐体神経，翼口蓋神経節

頚部の三角

前頚三角

顎下三角
顔面動脈，顎下腺

頚動脈三角
内頚・外頚動脈

オトガイ下三角
オトガイ下リンパ節

後頚三角／外側頚三角

大鎖骨上窩／肩甲鎖三角
腕神経叢，副神経，鎖骨下動脈

小鎖骨上窩
内頚静脈，総頚動脈

胸骨上窩／頚窩

頚部の水平断

斜角筋隙
鎖骨下動脈，腕神経叢

腕神経叢
外側神経束，内側神経束，後神経束

後神経束

内側・外側腋窩隙
腋窩神経，肩甲回旋動脈

肩甲切痕
上肩甲横靱帯，肩甲上神経

胸部の水平断

鎖骨下窩／鎖骨胸筋三角／モーレンハイム窩
橈側皮静脈，腋窩静脈，烏口突起

三角筋（大）胸筋溝／胸鎖三角
橈側皮静脈

聴診／打診三角

腹部の水平断

腰三角
ヘルニア，腰小窩

ヤコビー線
第4腰椎棘突起，腸骨稜結節

回旋筋腱板／ローテーターカフ

腋窩
腋窩動・静脈，腕神経叢

橈骨神経溝
橈骨神経

上腕の水平断

内側二頭筋溝
上腕動・静脈，正中神経，尺骨神経，尺

側皮静脈

外側二頭筋溝
橈側皮静脈

肘窩
上腕動脈，橈骨動脈，尺骨動脈，正中神経

肘角／運搬角／生理的外反肘

前腕の水平断

橈骨小窩／タバチェール／かぎタバコ入れ
橈骨動脈

手根管
橈側手根屈筋腱，長母指屈筋腱，浅・深指屈筋腱，正中神経

尺骨神経管／ギヨン管
尺骨神経，尺側動脈

腱区画

手のアーチ

骨盤底筋群／会陰筋
骨盤臓器脱

鼠径管
鼠径靱帯，精索，子宮円索，深鼠径輪，浅鼠径輪

大坐骨孔
大坐骨切痕，仙結節靱帯，仙棘靱帯，梨状筋

梨状筋上孔
上殿動・静脈，上殿神経

梨状筋下孔
下殿動・静脈，下殿神経，内陰部動・静脈，陰部神経，後大腿皮神経，坐骨神経

小坐骨孔
内陰部動・静脈，陰部神経

大腿の水平断

大腿三角／スカルパ三角
筋裂孔，血管裂孔，大腿輪，大腿管，伏在裂孔，腸恥窩，腸腰筋，大腿神経，大腿動・静脈，大伏在静脈

内転筋管／ハンター管
大腿動・静脈，伏在神経

内転筋腱裂孔
大腿動・静脈，伏在神経

ハムストリングス／ハムストリング筋

腸脛靱帯

膝窩
大腿動脈，膝窩動脈，坐骨神経，脛骨神経，総腓骨神経

鵞足

膝の生理的外反

外反膝／X脚

内反膝／O脚

下腿の水平断

コンパートメント／下腿の筋区画

足根管
後脛骨筋腱，長指屈筋腱，後脛骨動脈，脛骨神経，長母指屈筋腱

足のアーチ／足弓
内足（縦足）弓，外足（縦足）弓，横足弓

トライTry練習問題　p155

国家試験問題　p157
はり師・きゅう師国家試験問題　p158
あん摩・マッサージ・指圧師国家試験問題　p172
柔道整復師国家試験問題　p185

解答　p207
トライTry練習問題解答　p208

はり師・きゅう師国家試験問題
解答　p225
あん摩・マッサージ・指圧師国家試験問題解答　p226
柔道整復師国家試験問題解答　p227

参考図書　p229

第1章 人体の基礎

■ 細胞

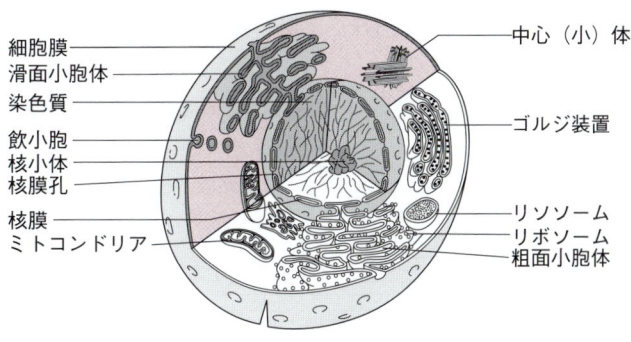

図1-1 細胞

細胞（形）質 ─ 細胞膜
　　　　　　├ 細胞小器官
　　　　　　└ 微細管，細線維

＋

核 ─ 核膜
　　└ 核質 ─ 核小体
　　　　　　└ 染色質／染色体

ミニミニレクチャー

細胞が人体の最小構成単位なのだ．
大きいものは卵細胞が200μm、長いものは神経細胞の突起が1mにも及ぶ．

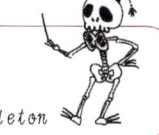
Dr. Skeleton

細胞膜	細胞内外の物質の移動に働き，選択的透過性をもつ 2重の脂質層の中にタンパク質粒子が含まれる
飲小胞／飲み込み小胞／食胞	細胞内へ物質を取り込むための細胞膜の落ち込み
微絨毛／刷子縁	細胞表面の面積を広げる〈p84 ミニミニレクチャー参照〉

細胞小器官	粗面小胞体	リボソームが付着，タンパク質合成に関わる
	リボソーム	**mRNA**の情報を受け，アミノ酸をつなぎ，タンパク質を合成
	滑面小胞体 ※機能は細胞ごとに異なる	例 肝では有害物質の不活性化や解毒 例 副腎皮質ではステロイドホルモンを産生
	ゴルジ装置	タンパク質に糖を付け加えたり，機能別に仕分けする
	リソソーム／水解小体／ライソゾーム	**加水分解酵素**を含み細胞内消化／食作用を行う
	ペルオキシソーム	過酸化水素を合成する酵素を含み，有機質の酸化に関わる
	中心（小）体	細胞分裂時に両極に分かれ，染色体を引き寄せる
	ミトコンドリア／糸粒体	細胞のエネルギー／**ATP**アデノシン三リン酸を合成

微細管／微小管	細胞内の物質の移動
細線維／フィラメント	細胞骨格／細胞の形を保つ

核膜	核と細胞質とを分ける膜で，ところどころにあく**核膜孔**を通り，核内外の物質の輸送が行われる
核小体／核仁	**RNA**リボ核酸が集合，mRNAは遺伝情報を運ぶ
染色質／クロマチン／染色体	**DNA**デオキシリボ核酸（遺伝情報）とタンパク質が結合 ※ 常染色体22対，性染色体2本：♂XY，♀XX

■ 組織

上皮組織，支持組織／結合組織，筋組織，神経組織

上皮組織：体表，器官の表面，内腔をおおい，内部を保護する．
- 単層：扁平上皮，立方上皮，円柱上皮
- 重層：扁平上皮，円柱上皮
- 多列線毛（円柱）上皮／多列（線毛円柱）上皮，移行上皮

※ 腺（上皮）：分泌腺をつくる上皮

単層扁平上皮	細胞の高さより幅が長い	血管内皮，肺胞壁，腹膜，心膜，胸膜，ボーマンのう
単層立方上皮	高さと幅が同じ	尿細管，甲状腺
単層円柱上皮	幅より高さが長い	胃・腸の粘膜，子宮内膜

多列線毛（円柱）上皮	運動を行う線毛をもつ	鼻腔，気道，気管支，卵管
移行上皮	充満度に応じて層の厚さが変化する	腎盂，尿管，膀胱，尿道の一部

重層扁平上皮	表層が扁平な細胞	深層：球形に近い多角形の細胞	表皮，口腔，歯肉，食道，直腸下部
重層円柱上皮	表層が短円柱状の細胞	最下層：短い短円柱状の細胞	尿道

※ 細胞間結合装置：隣接する細胞間の結合を強める構造．
- タイト結合／密着帯：毛細血管の内皮細胞間に発達し，BBB血液脳関門を形成
- 接着帯：アクチンフィラメントが集まり，細胞同士を接着
- デスモソーム／接着斑：細胞間を結合　※重層扁平上皮で発達
- ギャップ結合／細隙結合：心筋細胞間を結合

結合組織：組織を結合する／身体を支える支柱となる．
- 線維性結合組織：密性結合組織，疎性結合組織　※脂肪組織，細網組織
- 軟骨組織：硝子軟骨，弾性軟骨，線維軟骨
- 骨組織
- 液状組織
  - 血液
    - 赤血球
    - 白血球：好中球，好酸球，好塩基球，リンパ球，単球
    - 血小板，血漿
  - リンパ

線維性結合組織

密性結合組織／緻密結合組織	膠原線維が密に平行／交叉して走行	靱帯，腱，真皮，眼球の強膜
疎性結合組織	膠原線維がまばらで不規則に走行	皮下組織

脂肪組織	白色脂肪細胞	皮下脂肪層，頰脂肪体，眼窩脂肪体
	褐色脂肪細胞	腎臓と副腎を包む脂肪被膜
細網組織	細網線維が網目状に走り大食細胞が存在	胸腺，リンパ節，脾臓，骨髄

※ 肝臓のクッパー細胞は内皮細胞系．細網組織と内皮細胞系を併せて細網内皮系という

軟骨組織

硝子軟骨	膠原線維の間にコンドロイチン硫酸を含む	肋軟骨，関節軟骨，甲状軟骨，気管軟骨，輪状軟骨，耳管の大半（一部弾性軟骨）
弾性軟骨	線維の約30％が弾性線維	耳介軟骨，喉頭蓋軟骨，外耳道，鼻軟骨
線維軟骨	膠原線維が豊富	椎間円板，恥骨結合，膝関節の関節半月

骨組織 ─ 骨の細胞 ─ 骨芽細胞
　　　　　　　　　　骨細胞
　　　　　　　　　　破骨細胞
　　　　　骨(基)質

骨の構造 ─ 骨膜
　　　　　骨質 ─ 緻密質／緻密骨
　　　　　　　　海綿質／海綿骨
　　　　　骨髄 ─ 赤色骨髄
　　　　　　　　黄色骨髄

骨芽細胞	骨表面に配列して基質小胞を分泌し，骨基質を形成する
骨細胞	骨基質の中に埋入された細胞で，骨形成と骨吸収の調節に関わる
破骨細胞	単球に由来する細胞で，分泌するH^+と多数のリソソームによる骨吸収能をもつ多核の巨細胞で，髄腔を広げる
骨(基)質	膠原線維が密に配列していて約70％はアパタイト／リン酸カルシウム

軟骨性骨化／置換骨	間葉細胞→軟骨細胞→骨芽細胞→骨細胞 ※主に長さの成長	体肢骨，脊柱，胸郭，頭蓋底の骨など付加骨を除く大半の骨
結合組織性骨化／膜内骨化／付加骨／被蓋骨	間葉細胞→骨芽細胞→骨細胞 ※主に太さの成長	前頭骨，頭頂骨，側頭骨，後頭骨，上顎骨，下顎骨，鼻骨，頬骨，涙骨，口蓋骨，鎖骨の一部

緻密質	骨組織だけでできている骨の表面近くの部
海綿質	骨質の薄い板がスポンジ状に組み合わさった(内面の)部

※ 長骨：骨幹部は厚い緻密質，骨端部は表層が薄い緻密質で内部は主に海綿質

赤色骨髄	造血機能をもつ ※頭蓋骨，胸骨，肋骨，骨盤骨は生涯造血する
黄色骨髄	成人になり造血休止して脂肪組織となった骨髄

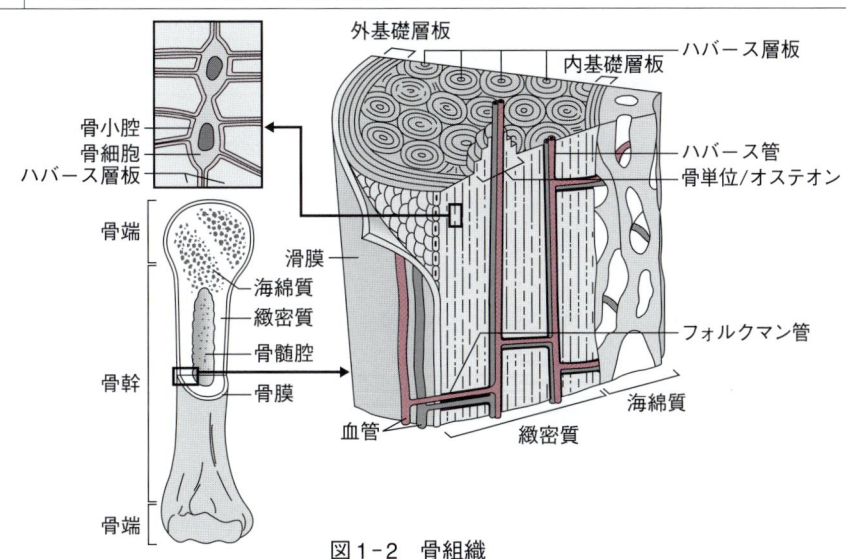

図1-2　骨組織

骨膜	密性結合組織．血管・リンパ管・神経に富む．シャーピー線維で骨と強固に結合
緻密質／緻密骨 ※表層	骨組織だけで形成される．骨の表層部分で重なり合う骨層板で形成される ハバース層板：骨の長軸に平行なハバース管を同心円状に取り巻く (内・外)基礎層板：骨の表面に平行に配列する層板
海綿質／海綿骨 ※内部	スポンジ状の骨質で骨小柱／骨梁(立体的な網目構造)を形成し，長骨では骨幹の骨髄腔と連絡し，中に骨髄を入れる
ハバース管	ハバース層板／骨単位のほぼ中心を長軸にそって走行し，血管・リンパ管を入れる
フォルクマン管	層板を横切り，ハバース管の血管と交通．骨髄の血管と連なる

筋組織：収縮能が発達／収縮，弛緩を行う．

骨格筋─┬─筋膜
　　　├─筋線維／筋細胞・筋原線維─┬─**アクチン**／細いフィラメント：**I帯**／明帯
　　　│　　　　　　　　　　　　　└─**ミオシン**／太いフィラメント：**A帯**／暗帯
　　　└─筋小胞体─┬─横細管／横行小管／**T管** ※興奮を細胞膜から内部に伝える
　　　　　　　　└─**終末槽** ※カルシウムを放出しATP供給と筋収縮に関わる

骨格筋	横紋筋	体性神経	随意筋	多核	円柱状	骨格に付着
心　筋	横紋筋	自律神経	不随意筋	単核	短円柱状	心臓壁を構成
内臓筋	平滑筋	自律神経	不随意筋	単核	紡錘状	内臓壁，血管壁，内眼筋，立毛筋

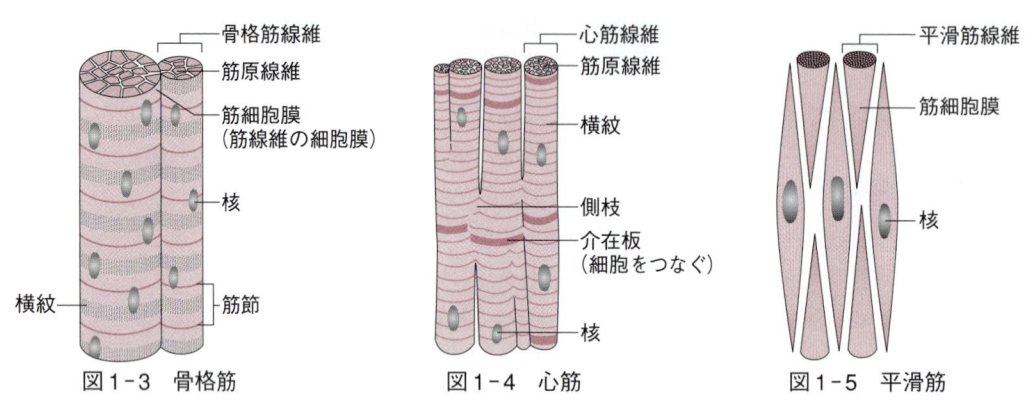

図1-3　骨格筋　　　図1-4　心筋　　　図1-5　平滑筋

ミニミニレクチャー

骨格筋の収縮は，アクチンがミオシンの中に滑り込むのでA帯の幅は変わらず，I帯が短くなる…ハクスレイの滑走説という．

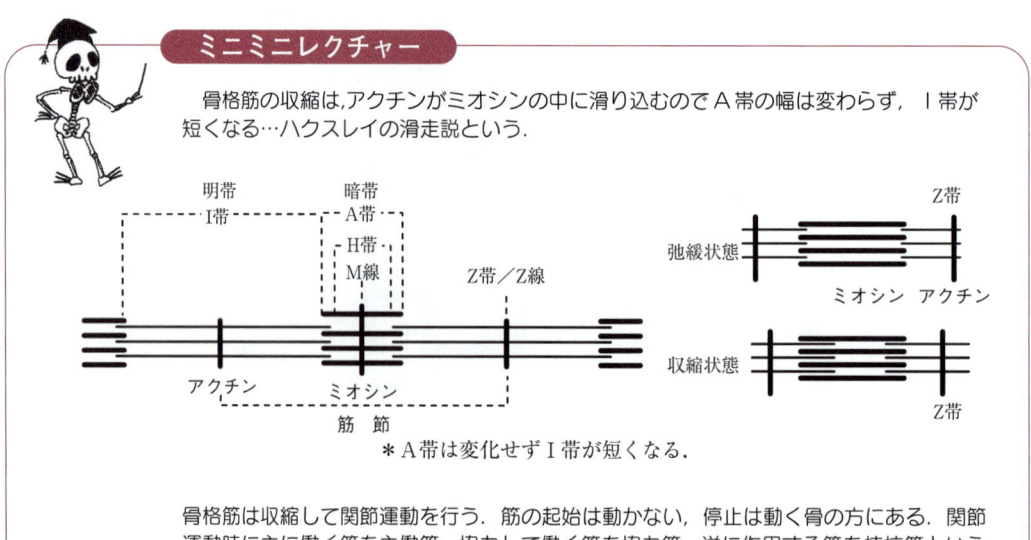

＊A帯は変化せずI帯が短くなる．

骨格筋は収縮して関節運動を行う．筋の起始は動かない，停止は動く骨の方にある．関節運動時に主に働く筋を主動筋，協力して働く筋を協力筋，逆に作用する筋を拮抗筋という．

神経組織：情報を伝達し組織，器官を連絡，調整する．

```
─ニューロン ─┬─ 細胞体
 ／神経細胞  ├─ 樹状突起
            └─ 軸索
─支持細胞 ─┬─ 末梢：シュワン細胞，外套細胞
          └─ 中枢：グリア細胞／神経膠細胞 ─┬─ 星状グリア／星状膠細胞
                                        ├─ 希突起グリア／希突起膠細胞
                                        └─ 小グリア／小膠細胞
```

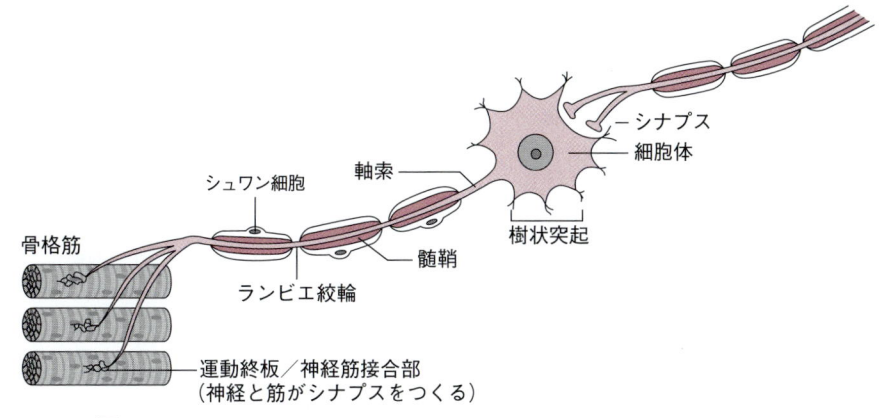

図1-6　ニューロン

樹状突起	1本〜複数	枝分かれが多く，四方に伸び出る	情報を受け取る
軸索（突起）	（通常）1本	枝分かれ少なく，長く伸びる	情報を送る

シュワン細胞	末梢神経の軸索を包む
外套細胞／衛星細胞／サテライトセル	神経節のニューロンを構造的，機能的に支持
髄鞘／ミエリン鞘	有髄神経線維において軸索を円筒形に取り巻く鞘で末梢神経ではシュワン細胞が髄鞘を形成
ランビエ絞輪	有髄神経線維の髄鞘に存在する切れ目で，有髄神経線維では興奮はランビエ絞輪にのみ生じるので，興奮の伝導は絞輪から絞輪へとびとびに伝導／跳躍伝導する

星状グリア／星状膠細胞	血液脳関門 BBB に関わる
希突起グリア／希突起膠細胞	中枢神経で髄鞘を形成
小グリア／小膠細胞	単球由来のマクロファージ／脳内の貪食細胞

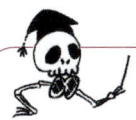

ミニミニレクチャー

BBBは血液と神経細胞間の物質移動を制限しているのだ．

人体の発生

細胞周期

間期　　　　　→　　　M期／有糸分裂期

- G₁期：細胞が成長
- S 期：DNAの複製
- G₂期：細胞小器官や
  細胞質成分の作製

前期　→　中期　→　後期　→　終期

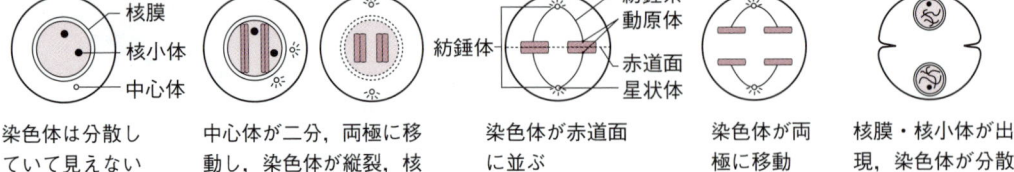

| 染色体は分散していて見えない | 中心体が二分，両極に移動し，染色体が縦裂，核膜・核小体が消失 | 染色体が赤道面に並ぶ | 染色体が両極に移動 | 核膜・核小体が出現，染色体が分散，細胞質が二分 |

図1-7　細胞分裂と細胞周期
（大町尚史.大町尚史の生物 I・II 明快解放講座.旺文社.2005：p.17,細胞分裂より改変）

受精→妊娠

精巣・(曲)精細管
精祖細胞
↓
精母細胞
（減数分裂）
↓
精子細胞
（変態）
↓
精子
↓（射精）
卵管膨大部　(受精)**受精卵**─(卵割)→桑実胚──→胚盤胞
↑（排卵）　　　　　2細胞期　16細胞期　　↓
卵子　　　　　　　　　　　　　　　　　子宮内膜
↑　　　赤体──→黄体　　　　　　　　　（着床）
（減数分裂）↑　　※黄体ホルモン　　　　↓
グラーフ卵胞　　　　　　　　　　　　（妊娠）
二次↑卵胞　※卵胞ホルモン
一次│卵胞
原始卵胞
卵母細胞＋卵胞上皮
↑
卵祖細胞
卵巣・皮質

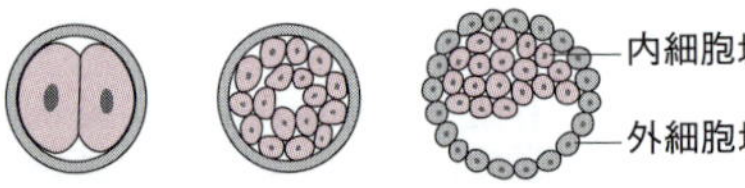

産道・腟
↓
（出産）

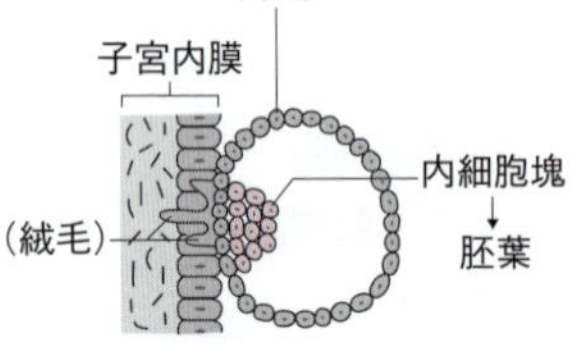

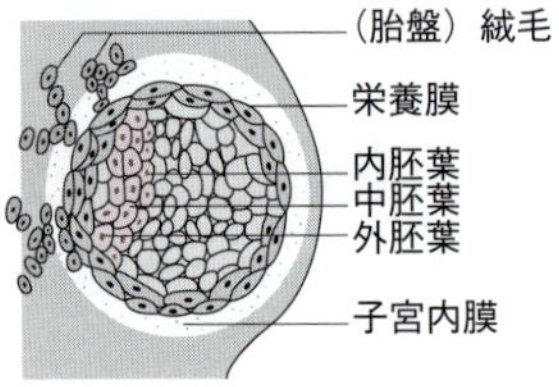

図1-8　受精→着床→妊娠

※組織・器官の発生

週	3	4	5	6	7	8	9	10	11
外胚葉				背骨ができ始める 神経系が分化し始める 脳ができ始める		目，耳，鼻ができ始める			
中胚葉	脊索ができ始める	心臓が形成され拍動が始まる 　　内臓が発達しだす			手指の形成が始まる 　　足の指の形成が始まる				
内胚葉		腸管の分化が始まる 　　呼吸器が形成される			肛門が開く				

■ 胚葉からの分化

外胚葉	中胚葉	内胚葉
神経系：脳，脊髄，末梢神経，松果体，神経性下垂体／後葉 皮　膚：表皮，毛，爪，皮膚腺 感覚器：視・聴・平衡・味・嗅覚器，眼球・網膜	骨格系：結合組織，骨，軟骨，歯 筋　系：横紋筋，平滑筋 脈管系：心臓，血管，血球 泌尿器：腎臓 生殖器：精巣，卵巣，子宮	消化器：食道，胃，腸，肝臓，膵臓※ランゲルハンス島，腺性下垂体／前葉 呼吸器：喉頭，気管，肺 尿　路：膀胱，尿道

例 上皮；外胚葉性；皮膚・口腔，　内胚葉性；腸・気管，　中胚葉性；胸膜・腹膜

■ 人体の区分

頭と頚の境	下顎の下縁…顎関節…乳様突起…外後頭隆起
頚と胸の境	胸骨の上縁…鎖骨の上縁…肩峰…第7頚椎棘突起
胸と腹の境	胸骨の剣状突起…左右の肋骨弓…第12胸椎棘突起
体幹と上肢の境	三角（筋大）胸筋溝…三角筋の起始部…三角筋後縁…腋窩の頂点
体幹と下肢の境	鼠径溝…上前腸骨棘…腸骨稜…尾骨…殿裂…陰部大腿溝

■ 人体の方向

矢状面	身体を前から後ろに通り，左右に二分する垂直な面
正中矢状面	正中（身体を左右に分けるまん中）での矢状面
前額面／前頭面／冠状面	身体を前後に二分する垂直な面
水平面／横断面	身体を上下に二分する水平な面

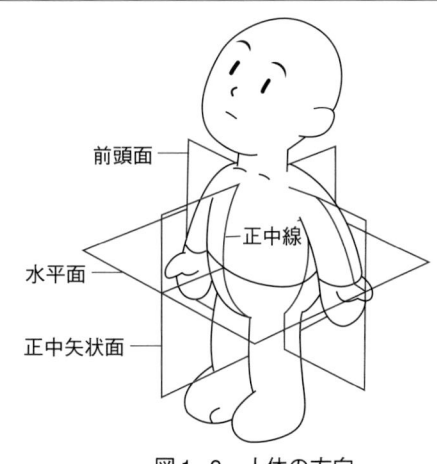

図1-9　人体の方向

トライTry 練習問題

正には○，誤には×をつけよ（×は誤りを訂正してください）．

1. 細胞小器官は核質中にある．
2. 染色質は細胞質中にある．
3. リボソームは粗面小胞体につく．
4. 肝細胞の滑面小胞体は解毒に働く．
5. ミトコンドリアは有害物質を消化する．
6. リソソーム／ライソゾームはＡＴＰを産生する．
7. ＤＮＡは核小体に含まれる．
8. 性染色体は1対2個である．
9. 血管内皮や肺胞壁は単層扁平上皮である．
10. 尿細管は単層円柱上皮である．
11. 分泌機能をもつ上皮を腺という．
12. 卵管と膀胱の壁は移行上皮である．
13. 気道や鼻腔の粘膜は多列上皮である．
14. 表皮は疎性結合組織である．
15. 真皮は密性結合組織である．
16. 皮下組織は疎性結合組織である．
17. 密性結合組織は弾性線維が豊富である．
18. 皮下組織の脂肪組織は褐色脂肪細胞である．
19. 胸腺や脾臓は細網組織をもつ．
20. 耳介は硝子軟骨である．
21. 関節半月は弾性軟骨である．
22. 気管軟骨は線維軟骨である．
23. 緻密質は長骨の骨端部を形成している．
24. 脊柱の骨は付加骨である．
25. 骨膜には神経や血管が豊富に分布する．
26. 骨質には多くのアパタイトが沈着している．
27. 骨の長さの成長は主に結合組織性骨化による．
28. 膜内骨化によってつくられた骨を置換骨という．
29. 大半の骨は結合組織性骨化によってつくられる．
30. 骨髄は上皮組織で網の目状に走行する線維の間に大食細胞が存在する．
31. 赤血球は黄色骨髄で産生される．
32. 胸骨は生涯造血機能をもつ．
33. フォルクマン管の中を神経が通る．
34. 骨膜の中をハバース管が走る．
35. シャーピー線維は骨膜を骨表面に固着する．
36. 骨膜は疎性結合組織である．
37. ハバース管と周りの層板を合わせて骨単位という．
38. 横紋は骨格筋にあり，心筋と平滑筋にはない．
39. 心筋は多核である．
40. 骨格筋の明るく見える部をＡ帯という．
41. Ａ帯には太いフィラメントが並ぶ．
42. 骨格筋の収縮時にはＡ帯がＩ帯の中に滑り込む．
43. 内眼筋は体性神経に支配される．
44. 心筋はギャップ結合で細胞間の結合を強める．
45. ニューロンの樹状突起は1本である．
46. 情報を受け取る突起を軸索という．
47. ニューロンよりグリア細胞のほうが多い．
48. シュワン細胞は樹状突起を取り巻く．
49. シュワン細胞は中枢神経組織中にある．
50. ニューロンは細胞質と樹状突起よりなる．
51. 外套細胞は神経節中にある．
52. 星状膠細胞は髄鞘を形成する．
53. 希突起膠細胞はＢＢＢ形成にかかわる．
54. 小膠細胞は食作用を持つ．
55. 精粗細胞は精巣を出て精子になる．
56. 精子と卵子は通常子宮で受精する．
57. 受精卵は卵巣に着床する．
58. 細胞分裂中期には分裂した染色体が赤道面にならぶ．
59. 細胞分裂の間期には染色体が見られる．
60. 細胞分裂の後期になると染色体が両極に移動する．
61. 胎生5カ月には心臓の形成が始まる．
62. 神経系や感覚器は中胚葉から分化する．
63. 骨や筋は外胚葉から分化する．
64. 下垂体後葉は内胚葉から分化する．
65. 表皮は内胚葉から分化する．
66. 心臓は内胚葉から分化する．
67. 腎臓は中胚葉から分化する．
68. 卵巣は中胚葉から分化する．
69. 肺は中胚葉から分化する．
70. 子宮は内胚葉から分化する．
71. 尿道は内胚葉から分化する．
72. 膀胱は内胚葉から分化する．
73. 肋骨弓は胸と腹の境にあたる．
74. 矢状面と前額面は平行に位置する．

第2章 運動器／骨・筋

■ 運動器
- 骨格系：身体の支持，受動的運動，臓器の保護，造血，電解質の貯蔵
- 筋系：能動的運動，体温発生，筋ポンプ

■ 骨

長 骨	骨幹（緻密質）と骨端（海綿質）が区別される	上腕骨，大腿骨，橈骨，尺骨，指骨
扁平骨*	平たく板状	頭頂骨，腸骨，肋骨
短 骨	サイコロ状の骨	手根骨，足根骨，椎骨
含気骨	骨中に腔を有する	前頭骨，上顎骨，篩骨，蝶形骨
混合骨／不規則骨	特徴を併有する	肩甲骨，蝶形骨

＊扁平骨：長骨のような広い髄腔がなく，内板，外板という2枚の緻密質の間に海綿質の板間層が挟まれる．
※種子骨：筋末端の腱中に発生した骨　例 膝蓋骨：大腿四頭筋の停止腱中に発生．

骨の結合
- 不動結合
  - 骨性連結　例 成人の仙骨，寛骨
  - 軟骨性連結
    - 硝子軟骨結合　例 頭蓋底の（骨間の）軟骨結合，肋軟骨
    - 線維軟骨結合　例 恥骨結合，椎間円板による椎体間結合
  - 線維性連結：靱帯結合，縫合，釘植
- 可動結合：滑膜性連結　※いわゆる関節

線維性連結

靱帯結合			前腕骨間膜，脛腓靱帯結合
縫 合*	鋸状縫合	冠状縫合	頭頂骨と前頭骨間
		矢状縫合	（両側）頭頂骨間
		ラムダ縫合	頭頂骨と後頭骨間
	鱗状縫合		頭頂骨と側頭骨間
	直線縫合／平滑縫合		両側鼻骨間，口蓋骨（水平板）と上顎骨間
釘 植			歯根と歯槽との結合

＊縫合：隣接する頭蓋骨の結合縁は線維性結合／縫合により連結し，頭蓋冠を維持している．
　　　　頭蓋冠をつくる骨は典型的な扁平骨で，胎生期に膜内骨化によって発生する．

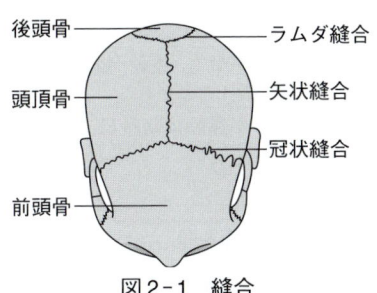

図2-1　縫合

泉門〈p12図2-4参照〉

滑膜性連結：**関節頭**（凸面）と**関節窩**（凹面）を関節包が包む．

※ ┌ 側副靱帯　例　肘関節，膝関節，指節間関節
　　└ 関節内靱帯　例　股関節：大腿骨頭靱帯，膝関節：前・後十字靱帯

滑膜由来の特殊な構造 ┌ 関節唇　　例　肩関節（関節窩周縁），股関節（寛骨臼辺縁）
　　　　　　　　　　　　関節円板　例　顎関節，橈骨手根関節，胸鎖関節
　　　　　　　　　　　　関節半月　例　膝関節
　　　　　　　　　　　　恥骨円板　例　恥骨結合
　　　　　　　　　　　　椎間円板　例　椎体間関節
　　　　　　　　　　　└ 滑膜ヒダ　例　膝関節：膝蓋下滑膜ヒダ，翼状ヒダ

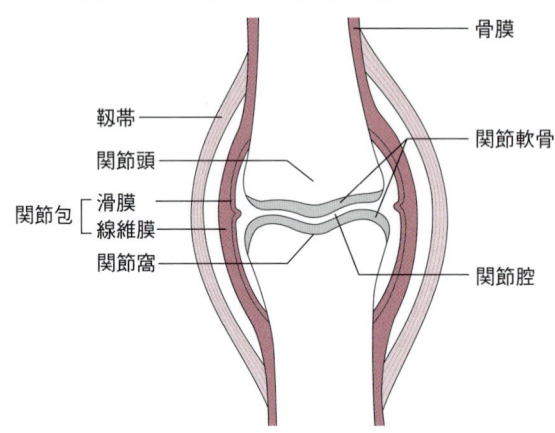

図2-2　関節

（「林典雄：骨格系2 関節の構造．柳澤健編．理学療法士・作業療法士 ブルー・ノート基礎編．メジカルビュー社．東京．2005. p.8, 図1」より許諾を得て改変し転載．）

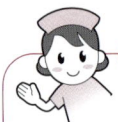　**ミニミニレクチャー**

　滑膜が分泌する滑液は血管のない関節軟骨を栄養し，ムチン・粘素を含み，粘稠なので関節面の摩擦を減らしています．線維膜は骨膜の続きで，深部感覚の受容器・ゴルジマッツォニ小体があるので，傷害されると痛みを感じます．関節を長く動かさないと膠原線維が短縮して関節包が収縮／拘縮し，運動が制限されるようになります．

球関節	多軸性	関節面が球状を呈する	肩関節，腕橈関節
臼状関節	多軸性	関節窩が深い球関節	股関節
蝶番関節	1軸性	関節面が円柱面の一部をなし，蝶番運動をする	腕尺関節，指節間関節，膝関節*
ラセン関節	1軸性	関節面が曲率変化し，らせん状の運動をする蝶番関節	距腿関節
車軸関節	1軸性	車軸の周囲を回転する	正中環軸関節，上橈尺関節
楕円関節	2軸性	関節面が楕円の一部を呈し，長軸，短軸の2軸をもつ　※顆状関節と同義に扱うことがある	橈骨手根関節，環椎後頭関節
顆状関節	2軸性	楕円関節に類似するが運動は靱帯により制限される	中手指節関節，膝関節*
鞍関節	2軸性	関節面が双曲面を呈する	第1手根中手関節，胸鎖関節
平面関節	わずかに動く	関節面が平面を呈し，すべり運動をする	椎間関節
半関節	可動性が少ない	関節面にわずかな凹凸がある平面関節	脛腓関節，手根間関節，仙腸関節

＊膝関節は機能的には蝶番関節，もしくは大腿骨の内・外側顆が関節を構成するので顆状関節ともいわれる．

全身の骨

頭蓋の骨

- 脳頭蓋
  - 1個：前頭骨，後頭骨，蝶形骨，篩骨
  - 1対2個：頭頂骨，側頭骨
- 顔面頭蓋
  - 1個：鋤骨，下顎骨，舌骨
  - 1対2個：下鼻甲介，涙骨，鼻骨，頬骨，上顎骨，口蓋骨

> 頭蓋の骨は……前（前頭骨）校（後頭骨）長（蝶形骨）は即（側頭骨）凍（頭頂骨）死（篩骨），黴(カビ)（下鼻甲介）類（涙骨）を除（鋤骨）去して，今日（頬骨）化学（下顎骨）物質を常（上顎骨）備（鼻骨）した（舌骨）ことを口外（口蓋骨）するな　　　…と覚える．

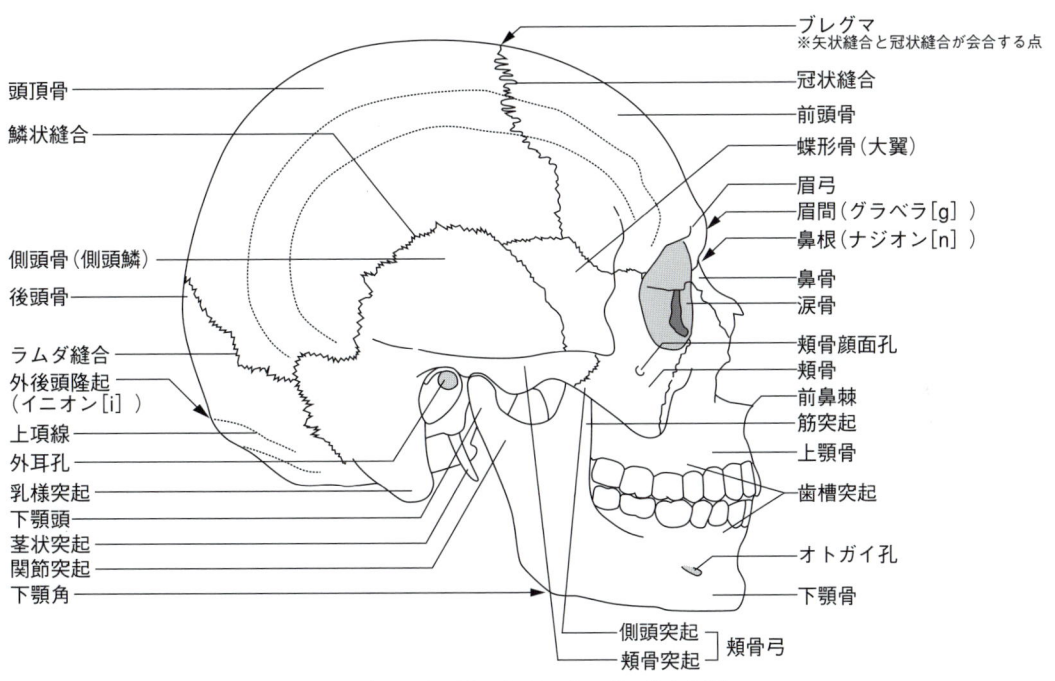

〈p143 側頭窩，側頭下窩，翼口蓋窩参照〉

図2-3　頭の骨（右側面）

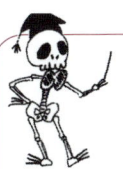

ミニミニレクチャー

ヒトが立位をとり，脳の発達が促され大脳半球が発達すると，（消化・呼吸器の始部の支持の役割をする顔面頭蓋に比べて）脳を保護する**脳頭蓋**が大きくなった．**顔面頭蓋**は食物の咀嚼の必要性が減少したため縮小の傾向にある．
四足獣では顔面頭蓋の方が強大である．

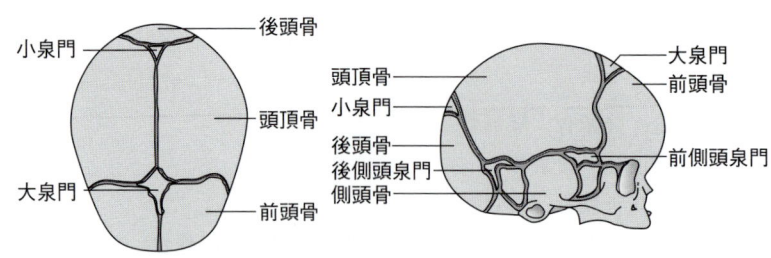

図2-4 泉門

- 大泉門：冠状縫合と矢状縫合の会合部；2歳後半頃閉鎖
  ※新生児の大泉門は深層の動脈拍動を伝える．
- 前・後側頭泉門：生後半年～1年位で閉鎖
- 小泉門：矢状縫合とラムダ縫合の会合部；生後3カ月頃閉鎖

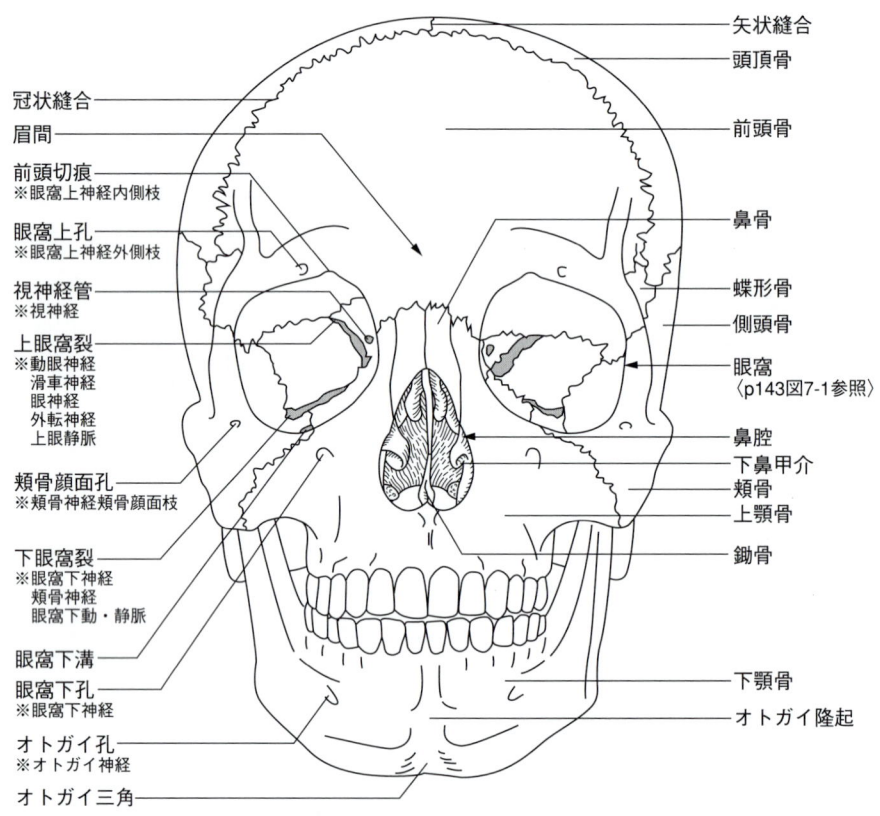

図2-5 頭と顔の骨（前面）

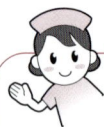

ミニミニレクチャー

泉門の由来は深部の動脈拍動により泉に水が湧くように見えるからです．
出産時には，泉門により頭蓋骨が重なって児頭が変形するので狭い産道を通り抜けられるのです．生後は，（髄膜炎などで）頭蓋の内圧が亢進すると膨隆し，脱水では陥凹するので，赤ちゃんの診察情報として重要です．

- 頭蓋冠：脳を容れる空間／頭蓋腔の天井；前頭骨，側頭骨（鱗部），後頭骨，頭頂骨
- 頭蓋底：頭蓋腔の床／下面

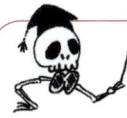

> **ミニミニレクチャー**
>
> **頭蓋冠**の骨は表面から皮膚－結合組織－帽状腱膜－疎性結合組織-骨膜で覆(おお)われる．表在血管が切れて出血すると筋が収縮して血管を圧迫し止血に働くが，頭皮が切れて出血しても頭皮には筋肉が少なく出血がとまりにくい．

内頭蓋底（頭蓋の内面）

前頭蓋窩	前頭骨眼窩部，篩骨篩板，蝶形骨小翼	前頭葉，嗅球を容れる
中頭蓋窩	蝶形骨体・大翼，側頭骨岩様部・錐体	側頭葉を容れる
後頭蓋窩	側頭骨，後頭骨	小脳，橋，延髄を容れる

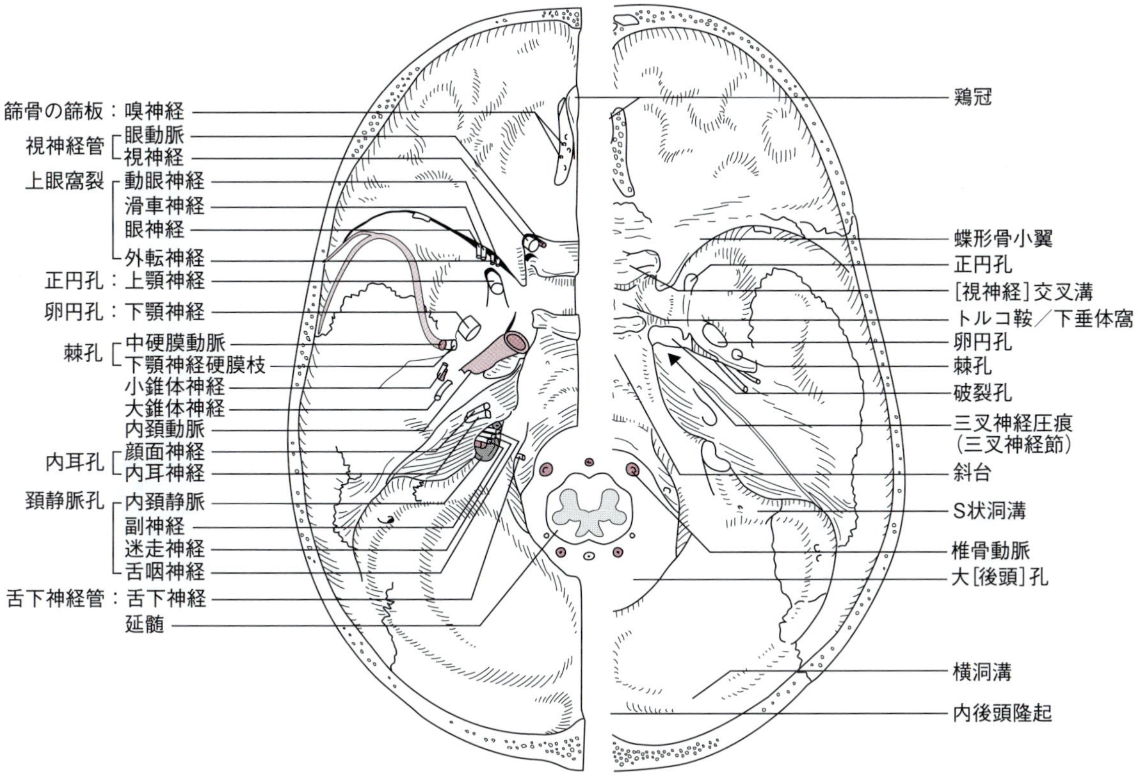

図2-6 内頭蓋底（頭蓋の内面）

外頭蓋底（頭蓋の下面）

前部	上顎骨，口蓋骨，頬骨，（鋤骨）
後部	蝶形骨，後頭骨，側頭骨

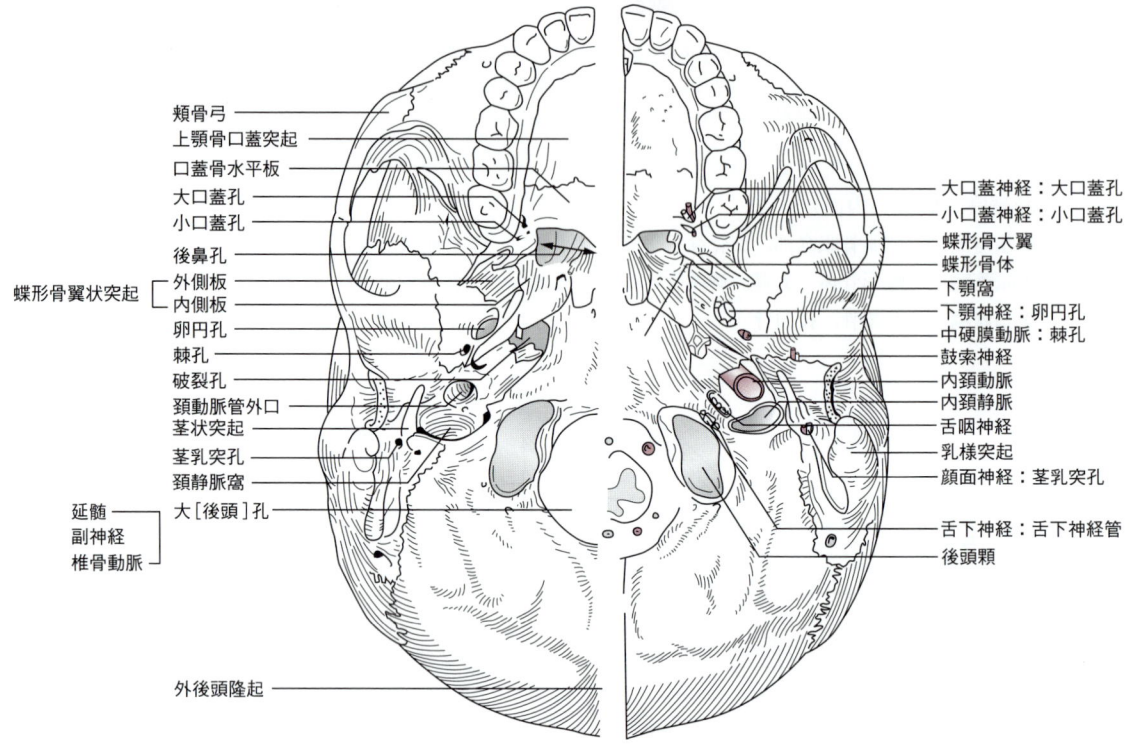

図2-7　外頭蓋底（頭蓋の下面）

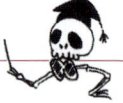

ミニミニレクチャー

　老化して歯が抜けてしまうと，歯のなくなった顎骨は歯の植わっていた骨の部分が吸収され丈が低くなり，顎が小さくなってしまう／下顎骨が平らになり，老人特有の風貌となる．

頭蓋の孔

後頭骨	大［後頭］孔，頸静脈孔	口蓋骨	大・小口蓋孔
側頭骨	茎乳突孔，内・外耳孔，頸静脈孔	上顎骨	眼窩下孔，大口蓋孔
蝶形骨	正円孔，卵円孔，棘孔	下顎骨	下顎孔，オトガイ孔
前頭骨	眼窩上孔，前頭孔，前・後篩骨孔	頬骨	頬骨顔面・側頭・眼窩孔
篩骨	前・後篩骨孔	後鼻孔は蝶形骨，口蓋骨，鋤骨が形成	

脊柱：頚椎7個，胸椎12個，腰椎5個，仙骨1個（仙椎5個），尾骨1個（尾椎3〜6個）
- 一次弯曲：後弯⇒（成長後） **胸部後弯**：胸部臓器を容れる
  - **仙尾部後弯**：骨盤臓器を容れる
- 二次弯曲 **頚部前弯**：首がすわる生後3カ月頃
  - **腰部前弯**：立ち上がって歩くようになる1歳頃

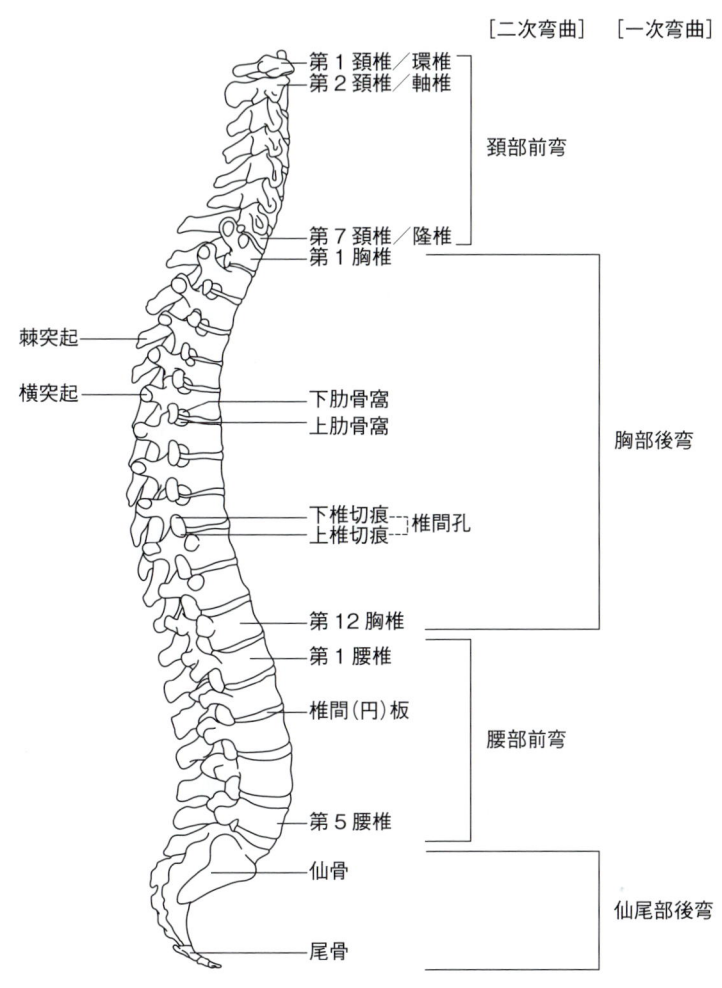

図2-8 脊柱

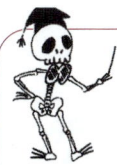

ミニミニレクチャー

　椎骨の数は動物により差異があるが，哺乳類の頚椎は7個と一定している．キリンの頚椎は円筒のように長く，鯨の頚椎は円盤のように丈が低い．
　胸椎と頚椎，腰椎の違いは肋骨があるかないかだ．運動の邪魔になる肋骨は退化縮小した．心臓は頚部に発生するが，肋骨が退化したため保護を求めて胸郭の中に移動した．心臓をのせていた横隔膜も第4頚神経・横隔神経をひきつれて一緒に下降し，吸気筋としての役割を与えられた．

椎骨の基本型／(胸椎)

```
┌ 椎体    ┌ 棘突起 1 個
│ 椎孔  + │ 横突起 2 個
└ 椎弓    │ 上関節突起 2 個
         └ 下関節突起 2 個
```

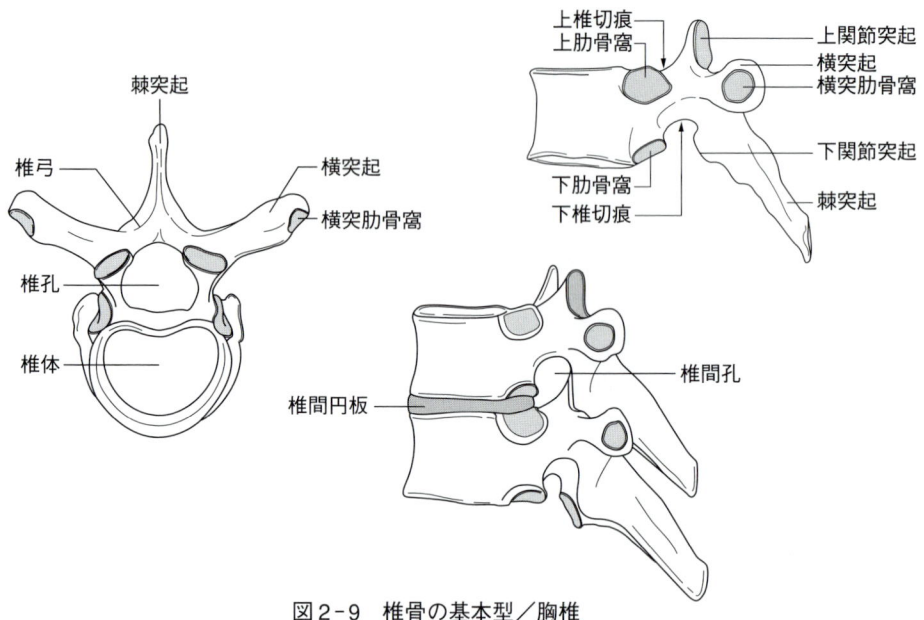

図2-9　椎骨の基本型／胸椎

頚椎

- **歯突起**：軸椎の椎体上の突起で，環椎の椎体であった部分が分離し軸椎に融合
- **横突起／肋横突起**：横突起（後部）と退化した肋骨（前部）が癒合
- **横突孔**：横突起の前部と後部間の孔で，第6（／第5）頚椎の横突孔から椎骨動脈が，第6／第7頚椎の横突孔からは椎骨静脈が入る

※ 第1頚椎：環椎／アトラス，第2頚椎：軸椎，第7頚椎：隆椎

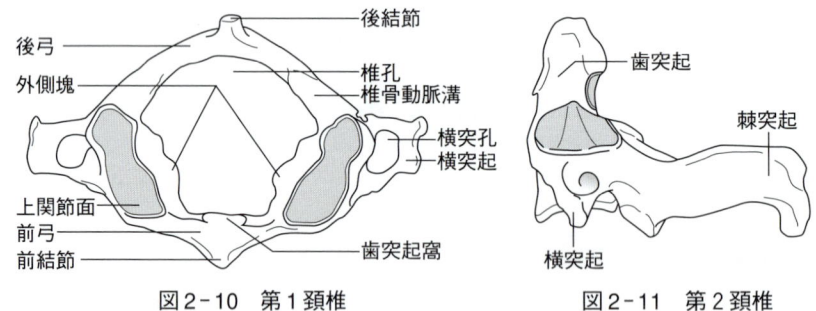

図2-10　第1頚椎　　　図2-11　第2頚椎

> **ミニミニレクチャー**
> 骨壺中の火葬骨の上にのせる「喉仏」とは，軸椎のこと．

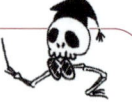

胸椎〈図2-9椎骨の基本型参照〉

腰椎

- **棘突起**：後方に水平に出る
- **肋骨突起**：みかけ上の横突起
- 副突起 ┐
- 乳頭突起 ┘ 固有の横突起

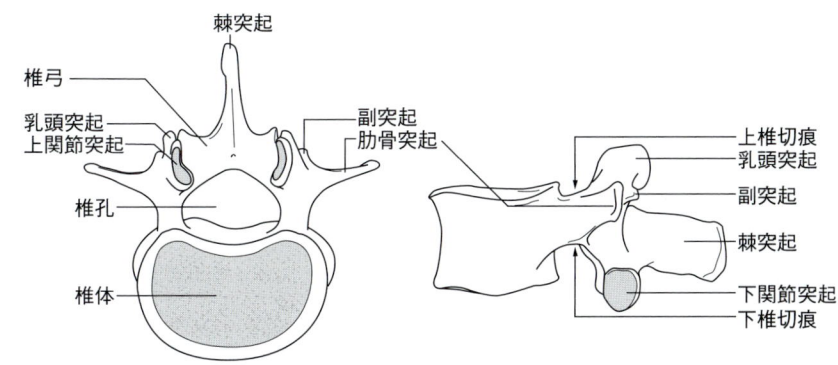

図2-12　腰椎

仙骨

- **正中仙骨稜**：棘突起と靱帯が癒合
- **中間仙骨稜**：関節突起と靱帯が癒合
- **外側仙骨稜**：横突起と靱帯が癒合

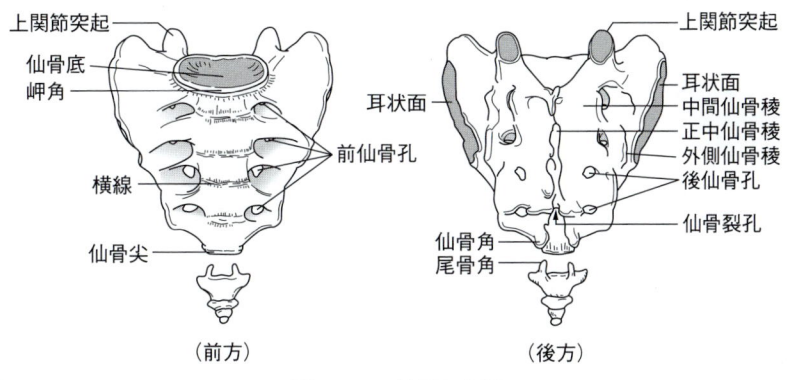

図2-13　仙骨と尾骨

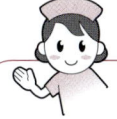

ミニミニレクチャー

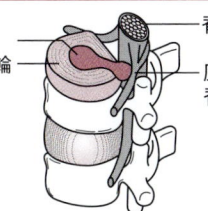

　椎間（円）板ヘルニア／髄核ヘルニアは，脊柱の運動により椎間（円）板の内圧が高まると，髄核組織が線維輪に生じた裂隙を通って後側方向に脱出するか，膨隆して神経根を圧迫するのです．20歳代後半から40歳代にかけて好発します．

胸郭：胸骨1個，肋骨12対（24個），胸椎12個．

胸骨
- 頚切痕：胸骨柄上縁の凹み
- 鎖骨切痕：胸骨柄の外側上縁の（鎖骨との）関節面
- 肋骨切痕：胸骨外側縁，第1～第7肋（軟）骨が関節
- 胸骨角[*1]：胸骨柄上縁から下2横指半，柄と体の結合縁の高まりで，両端は第2胸肋関節

肋骨
- 真肋：第1～第7肋骨
- 仮肋
  - 付着弓肋：第8～第10肋骨
  - 浮遊弓肋：第11，第12肋骨

胸腔：（胸椎，肋骨，胸骨からなる）胸郭に囲まれた部分で，下は横隔膜が境．
- 胸郭上口：胸骨柄上縁…第1肋骨…第1胸椎上縁
  ※ 肺尖，気管，食道，腕頭動・静脈，左総頚動脈，左鎖骨下動脈，交感神経幹，迷走神経，横隔神経などが通る．
- 胸郭下口：胸骨剣状突起下端…肋骨弓…第11・第12肋骨先端…第12胸椎下縁
  ※ 左右の肋骨弓[*2]が剣状突起の根もとで合して約70°の**胸骨下角**をつくる．

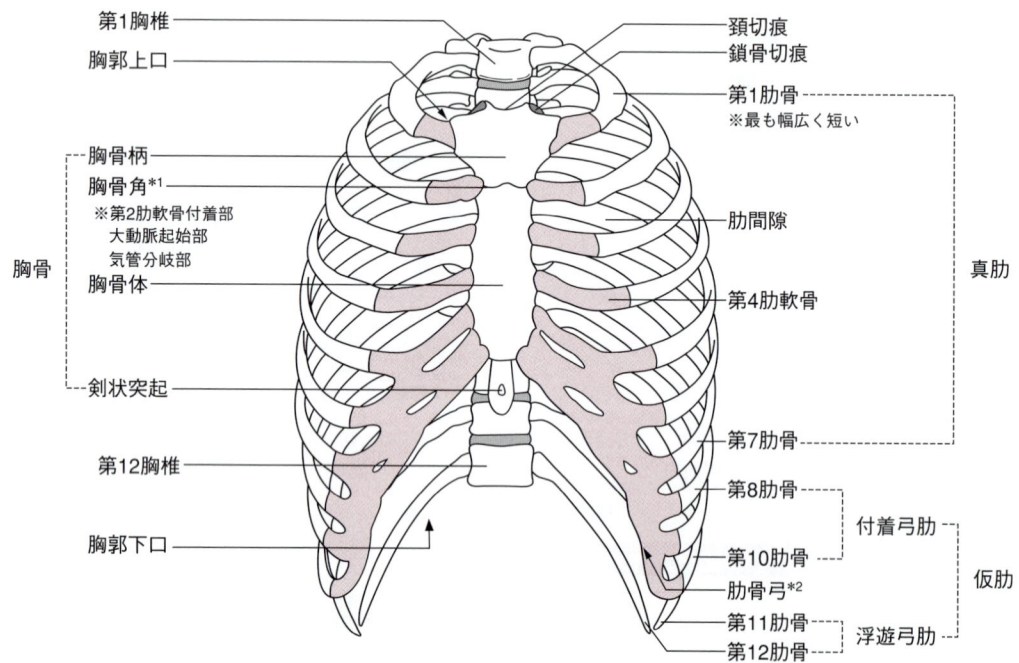

[*1] 胸骨角平面は第4～第5胸椎の高さに相当する
[*2] 肋骨弓：第7～10肋軟骨が描く弓状の線

図2-14　胸郭

上肢の骨

- 上肢帯：肩甲骨2個，鎖骨2個
- 自由上肢骨
  - 上腕の骨：上腕骨2個
  - 前腕の骨：橈骨2個，尺骨2個
  - 手の骨
    - 手根骨16個，8種 各2個

近位列	舟状骨，月状骨，三角骨，豆状骨
遠位列	大菱形骨，小菱形骨，有頭骨，有鈎骨

  - 中手骨10個
  - 〔手の〕指骨：基節骨10個，中節骨8個，末節骨10個
    ※母指は中節骨を欠く．

> 手根骨は……舟（舟状骨）月（月状骨）の三角（三角骨）豆（豆状骨）は
> 　　　　　　大（大菱形骨）小（小菱形骨）有（有頭骨）って鈎（有鈎骨）があり　　　…と覚える．

肩甲骨

- 2面：肋骨面／前面，背側面／後面
- 3縁：内側縁，上縁，外側縁
- 3角：上角，下角，外側角

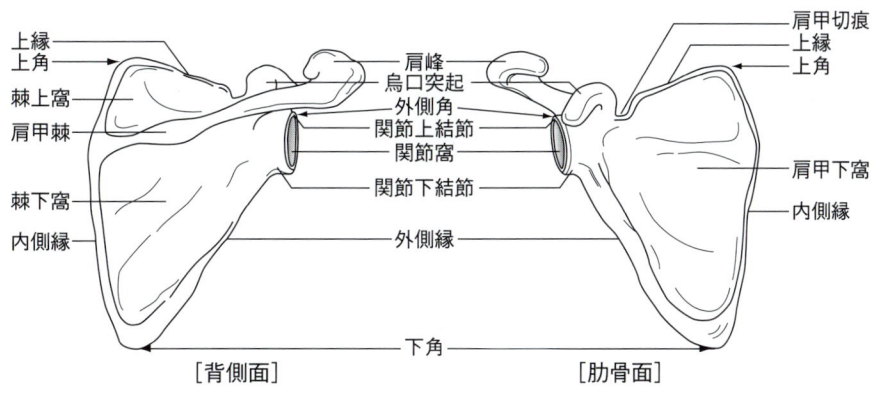

図2-15　肩甲骨

鎖骨

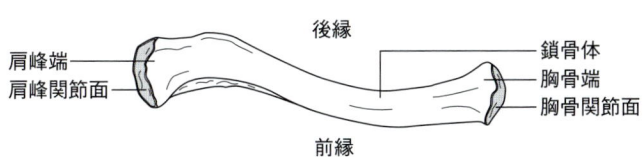

図2-16　鎖骨

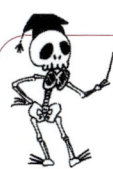

ミニミニレクチャー

　ヒトは立位のため体重のかかる下肢が上肢より頑丈である．四足獣では体重が両肢にかかるので前肢と後肢の発達にはなはだしい差はない．ヒトの上肢の長さは下肢の約70%（上腕骨の長さが約30cmのヒトだと大腿骨の長さは約44cm）だがネコでは大腿骨100mmに対し上腕骨は92mmもある．

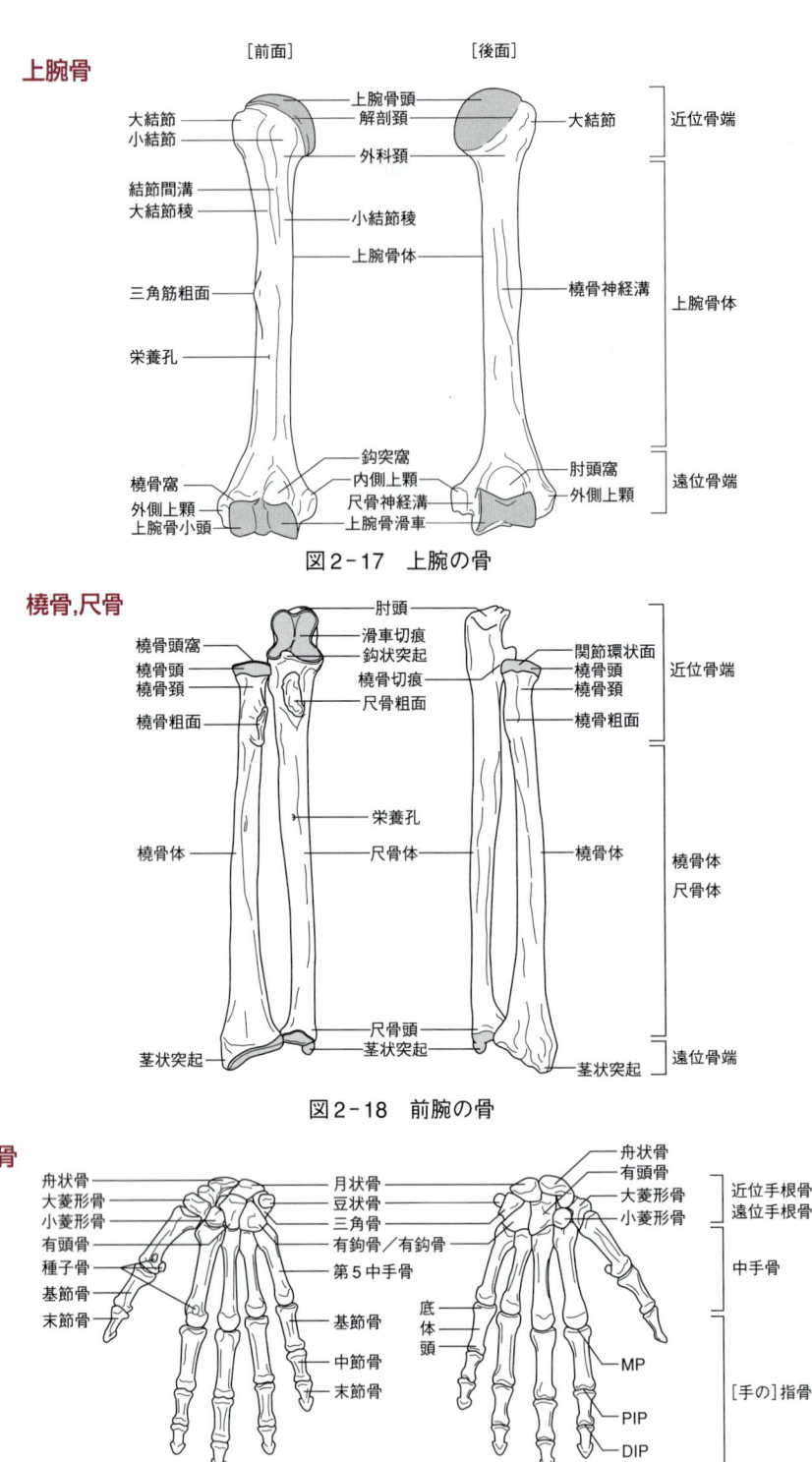

図2-17 上腕の骨

図2-18 前腕の骨

図2-19 手の骨

手のアーチ〈p149 手のアーチ参照〉 手根管，尺骨神経管〈p149 手根管，尺骨神経管／ギヨン管参照〉

骨盤：正常立位では軽度前傾．
- **大骨盤**：分界線の上の腸骨翼と仙骨底からつくられる部分で腹腔臓器を保持
- **骨盤腔**：前は恥骨，後は仙骨前面，両側は癒合した腸骨と坐骨で囲まれた腔所
  前に膀胱，後に直腸，女性では中間に子宮を入れ，出産の際に胎児（の頭）が通る
- **(小)骨盤**：骨盤上口と骨盤下口で囲まれた部分
- **分界線**：恥骨上縁…弓状線…岬角
- **骨盤上口**：およそ分界線に一致する骨盤の上の入り口
- **骨盤下口**：恥骨結合下縁，坐骨結節，尾骨尖端で囲まれる骨盤の下の口

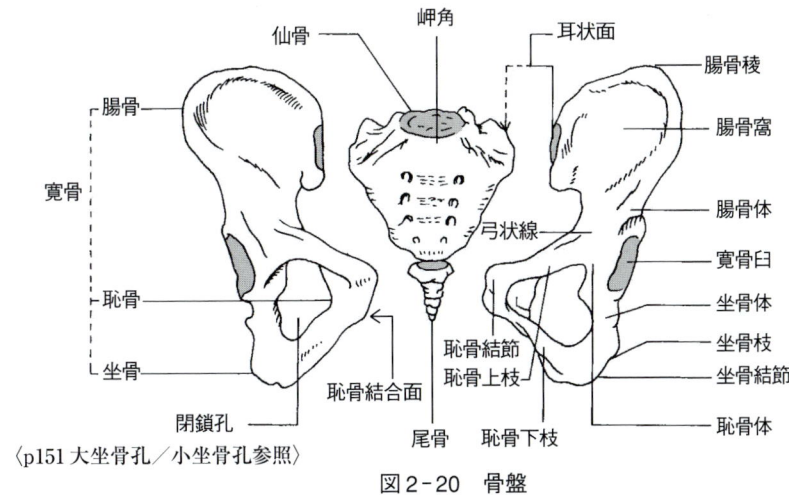

〈p151 大坐骨孔／小坐骨孔参照〉

図2-20　骨盤

骨盤の性差

	♂	♀
仙骨の岬角	著しく突出	わずかに突出
骨盤上口の形	ハート形	横楕円形
骨盤腔の形	狭く，漏斗形に近い	広く，円筒形に近い
仙骨	幅狭く，長い	幅広く，短い
恥骨下角*	小さい，約60°	大きい，約90°
閉鎖孔の形	ほぼ卵円形	三角形に近い

＊恥骨下角：左右の恥骨下面／恥骨弓が合する恥骨結合の下の角

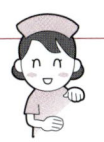
ミニミニレクチャー

骨盤腔は産道となるので諸径を用いて計測しますが，岬角中央と恥骨結合後面中央間の最短距離である**真結合線／産科結合線**（日本人♀平均11～12cm）が9.5cm未満は狭骨盤で分娩が機械的に障害されます．

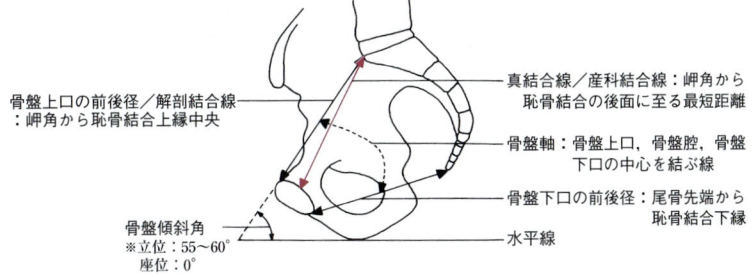

ミニミニレクチャー

人体では……
a. 鎖骨骨折：スポーツ外傷によることが多いが，伸ばした腕を下にして転んだときにも起きる．
b. コーレス骨折：転倒しかけたときなどに手をついて，手首の近くで橈骨が折れる．
c. 肋骨骨折：打撲によることが多いが，咳や笑ったときに起きることもある．
d. 大腿骨骨折：多くは転倒時に起きる．高齢者に多い．
e. 舟状骨骨折：転倒しかけ，手をついたときに起きやすい．
f. 足首の骨折：運動時に足首をひねり，脛骨または腓骨の下端が折れる．

……等の骨折が多く見られます．

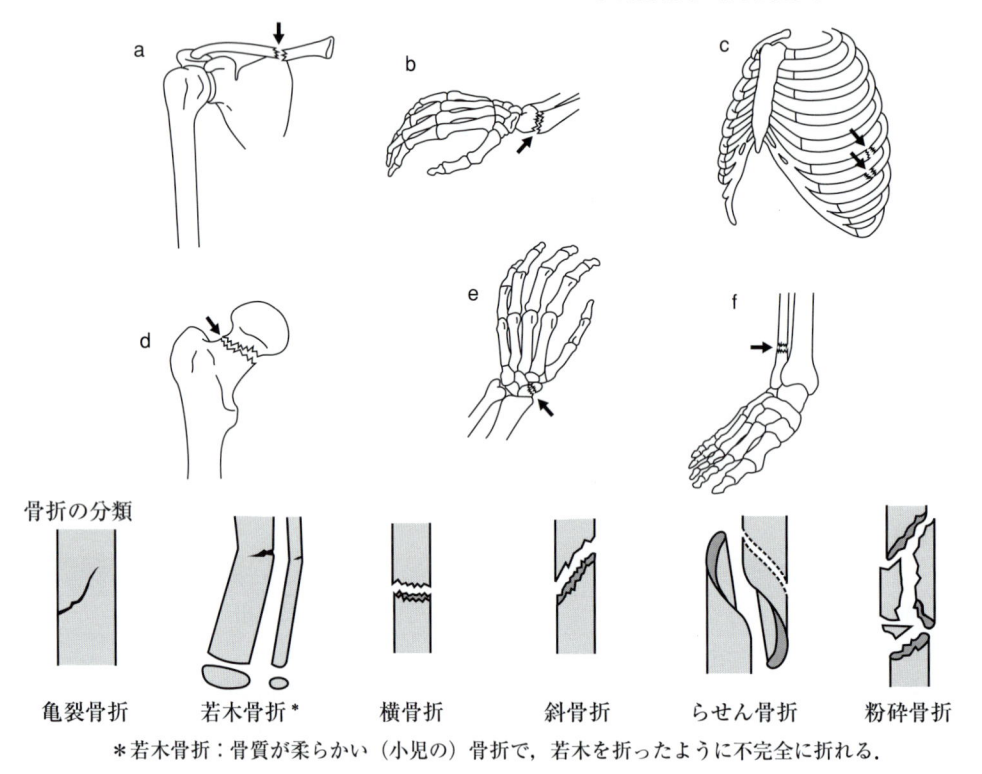

*若木骨折：骨質が柔らかい（小児の）骨折で，若木を折ったように不完全に折れる．

（東洋療法学校協会編，奈良信雄ほか：臨床医学各論 第2版．医歯薬出版，2004. p.174 図8-26・図8-27改変．）

下肢の骨

- 下肢帯：寛骨2個／腸骨・恥骨・坐骨各2個
- 自由下肢骨
  - 大腿の骨：大腿骨2個，（膝蓋骨2個）
  - 下腿の骨：脛骨2個，腓骨2個
  - 足の骨
    - 足根骨14個，7種 各2個

近位列	距骨，踵骨
遠位列	舟状骨，立方骨，内側・中間・外側楔状骨

    - 中足骨10個
    - 〔足の〕指骨：基節骨10個，中節骨8個，末節骨10個
      ※ 母指は中節骨を欠く．

足根骨は……消（踵骨）去（距骨）したい州（舟状骨）立（立方骨）校が欠場（楔状骨）した
…と覚える．

大腿骨

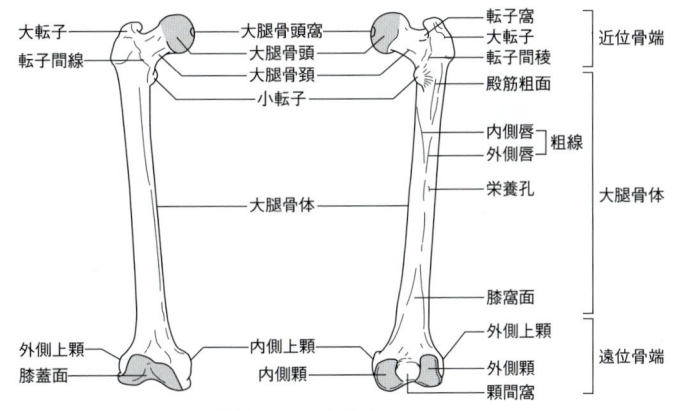

図2-21 大腿骨

膝蓋骨

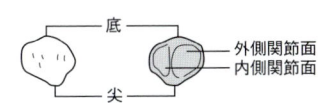

図2-22 膝蓋骨

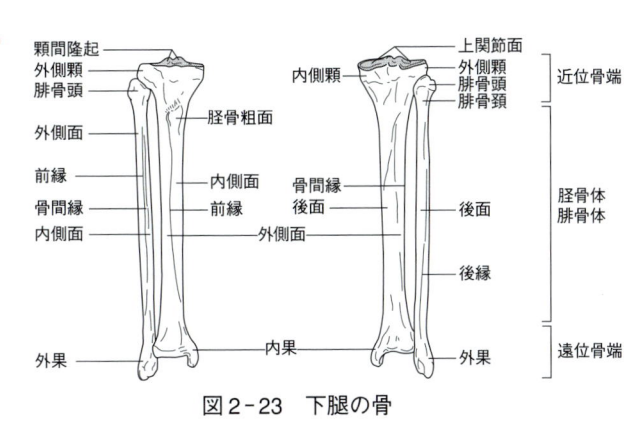

脛骨，腓骨

図2-23 下腿の骨

足の骨

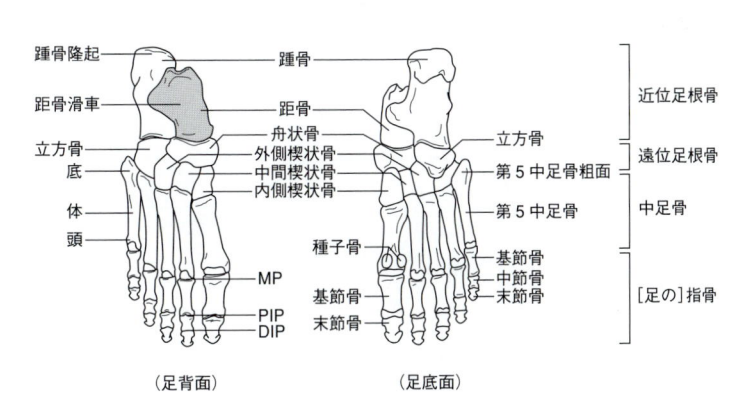

図2-24 足の骨

足のアーチ〈p154 足のアーチ／足弓参照〉　足根管〈p154 足根管参照〉

全身の筋

筋の補助装置
- 筋膜：筋を包む結合組織性被膜
- 靱帯性腱鞘：腱が骨から浮き上がらないための装置
- 滑膜性腱鞘：腱が骨との間で滑らかな運動をするための装置
- 滑液包：筋／腱が他の筋／靱帯／骨で圧せられる部位にある滑液を入れた袋
- 筋滑車：筋／腱の運動方向を変える装置　　例 上斜筋，顎二腹筋
- 種子骨：圧にさらされるところの腱中に発生した骨　　例 膝蓋骨

頭部の筋
浅頭筋／表情筋　※ 皮筋〈p34ミニミニレクチャー参照〉

筋名	支配神経
後頭前頭筋，**眼輪筋**，鼻筋，笑筋，大・小頬骨筋，**口輪筋**，頬筋，上唇鼻翼挙筋，上唇挙筋，口角挙筋，下唇下制筋，口角下制筋，オトガイ筋	顔面神経

深頭筋／そしゃく筋

筋名	起始	→ 停止	支配神経
側頭筋	側頭窩	→ 下顎骨・筋突起	三叉神経第3枝／下顎神経
咬筋	頬骨弓	→ 下顎枝外面	
内側翼突筋	蝶形骨翼突窩	→ 下顎枝内面	
外側翼突筋	蝶形骨翼状突起	→ 下顎頚	

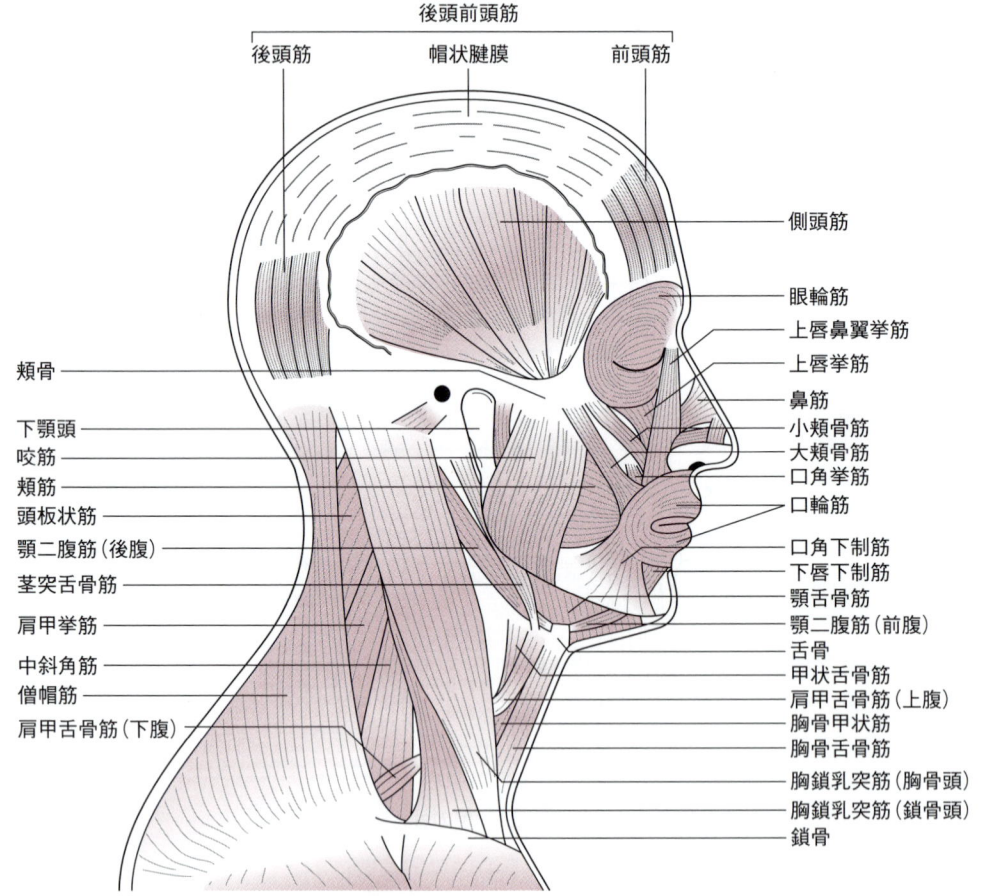

〈p144 頚部の三角参照〉〈p145 斜角筋隙参照〉

図2-25　頭部と頚部の筋

頚部の筋
浅頚筋　※皮筋

筋　名	起　始　→　停　止	支配神経
広頚筋	下顎骨下縁 → 胸部上方の皮膚	顔面神経

側頚筋

胸鎖乳突筋	胸骨頭：胸骨柄 鎖骨頭：鎖骨内側1/3 → 側頭骨・乳様突起	**副神経** 頚神経叢

前頚筋

舌骨上筋	茎突舌骨筋	茎状突起　→　舌骨体	顔面神経
	顎二腹筋	前腹：下顎骨 　　　　（中間腱）→ 舌骨 後腹：側頭骨・乳様突起	下顎神経・顎舌骨筋神経 顔面神経
	顎舌骨筋	下顎骨　→　舌骨体	下顎神経・顎舌骨筋神経
	オトガイ舌骨筋	下顎骨　→　舌骨体	舌下神経
舌骨下筋	肩甲舌骨筋	肩甲骨　→　舌骨	頚神経叢・頚神経ワナ
	胸骨舌骨筋	胸骨　→　舌骨	
	胸骨甲状筋	胸骨　→　甲状軟骨	
	甲状舌骨筋	甲状軟骨　→　舌骨	

後頚筋

椎前筋	頚長筋，頭長筋	上部胸椎，頚椎 → 頚椎，後頭骨	頚腕神経叢
	前頭直筋，外側頭直筋	環椎　　　　　→ 後頭骨	頚神経叢
斜角筋	**前・中・後斜角筋**	頚椎の横突起　→　第1・第2肋骨	**腕神経叢**

体幹の筋

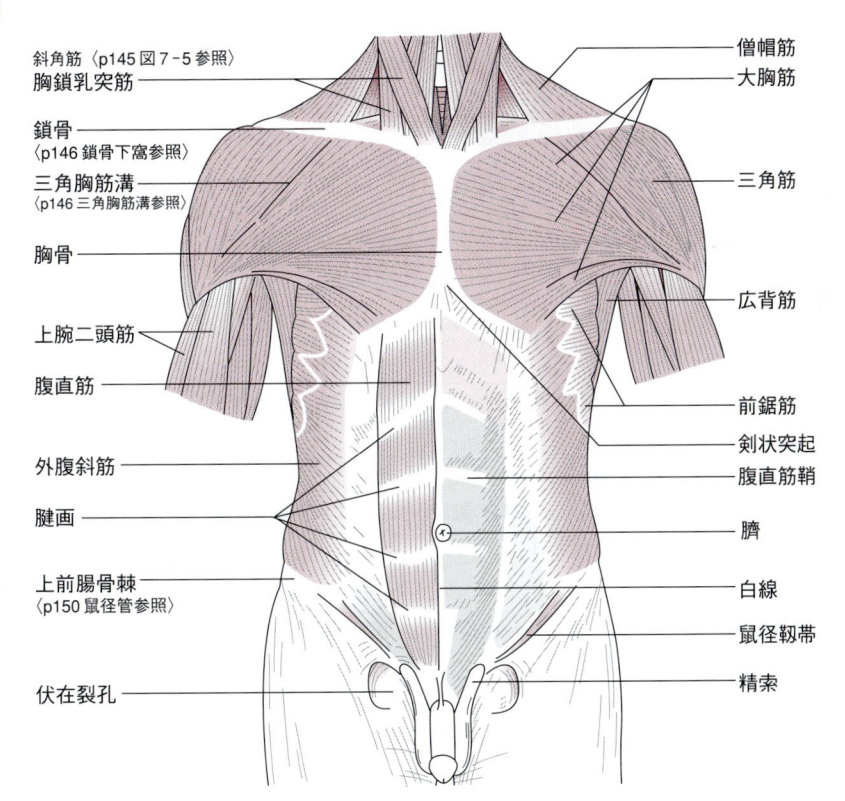

図 2-26　胸腹部の筋

胸筋
浅胸筋

筋名	起始	→ 停止	支配神経
大胸筋	鎖骨，胸骨，肋軟骨，腹直筋鞘 → 上腕骨・大結節稜		胸筋神経
小胸筋	上位（第2～第5）肋骨 → 肩甲骨・烏口突起		
前鋸筋	上位（第1～第8）肋骨 → 肩甲骨内側縁		長胸神経
鎖骨下筋	第1肋骨 → 鎖骨下面		鎖骨下筋神経

深胸筋

	筋名	起始	→ 停止	支配神経
吸気筋	外肋間筋	上位肋骨	→ すぐ下の肋骨	肋間神経
	肋骨挙筋	胸椎横突起	→ 下位の肋骨	脊髄神経後枝
呼気筋	内肋間筋，最内肋間筋，肋下筋，胸横筋			肋間神経

横隔膜

	起始	→ 停止	支配神経
吸気筋	第1～第4腰椎，第7～第12肋軟骨，胸骨 → 腱中心		横隔神経

※
- 大動脈裂孔：下行大動脈／胸大動脈，胸管，交感神経
- 食道裂孔：食道，迷走神経
- 大静脈孔：下大静脈，横隔神経

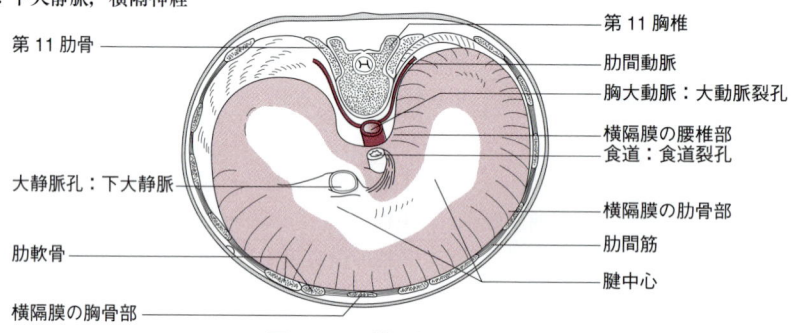

図2-27 横隔膜

（全国柔道整復学校協会監修，岸清・石塚寛編：解剖学 第2版．医歯薬出版，2008. p.85 図2-77 改変．）

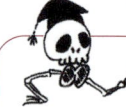

ミニミニレクチャー

横隔膜は膜という名はついているが，胸郭下口周縁に起始し腱中心に停止する筋である．胎生期に頚部に発生し，心臓をのせていたが，頚椎の肋骨が退化し心臓が胸郭まで下降すると，心臓とともに胸部に下降し胸部と腹部の境をなし，呼吸筋としての役割も与えられた．支配神経の横隔神経が第4頚神経なのは頚部からひきつれてきたからだ．

腹筋
前腹筋

筋名	起始 → 停止	支配神経
腹直筋	恥骨結合 → 第5～第7肋軟骨，胸骨・剣状突起	肋間神経 T7～T12
錐体筋	恥骨 → 白線	肋下神経

※
- 腱画：筋腹を多腹に分ける幅広の中間腱
- 腹直筋鞘：外腹斜筋，内腹斜筋，腹横筋の腱膜が融合して腹直筋を鞘状に包む
- 白線：正中で合した左右の腹直筋鞘

側腹筋

筋名	起始	→ 停止	支配神経
外腹斜筋	下位（第5～第12）肋骨	→ 腹直筋鞘，鼠径靱帯，腸骨稜	肋間神経 T5～T12 腸骨下腹神経
内腹斜筋	胸腰筋膜，鼠径靱帯，腸骨稜	→ 下位（第10～第12）肋骨，腹直筋鞘	肋間神経 T10～T12 腸骨下腹神経
腹横筋	下位（第7～第12）肋骨，鼠径靱帯，腸骨稜	→ 腹直筋鞘	肋間神経 T7～T12 腸骨下腹神経

※ 鼠径靱帯：上前腸骨棘と恥骨結節の間で強靱になった外腹斜筋の腱膜

後腹筋

腰方形筋	腸骨稜	→ 第12肋骨	腰神経叢

背筋
浅背筋

筋名	起始	→ 停止	支配神経
僧帽筋	外後頭隆起，項靱帯 第7頚椎〜第12胸椎の棘突起	肩甲棘，肩峰 鎖骨外側1/3	副神経 頚神経叢
肩甲挙筋	上位（第1〜第4）頚椎横突起 → 肩甲骨上角		肩甲背神経
小菱形筋	下位（第6〜第7）頚椎棘突起 → 肩甲骨内側縁上部		
大菱形筋	上位（第1〜第4）胸椎棘突起 → 肩甲骨内側縁		
広背筋	第7胸椎〜仙骨の棘突起，腸骨稜， 下位（第9〜第12）肋骨，肩甲骨下角	上腕骨・ 小結節稜	胸背神経

深背筋

	筋肉	神経
第1層	棘肋筋：上後鋸筋，下後鋸筋	肋間神経
第2層	固有背筋：板状筋，**脊柱起立筋***，横突棘筋	脊髄神経後枝

* 脊柱起立筋 ┬（外側）腸肋筋 ┬ 胸椎，　　　　乳様突起，頚椎
　　　　　　　├（中間）最長筋　├ 腰椎，　　　→肋骨，胸椎
　　　　　　　└（内側）棘筋　　└ 腸骨稜，仙骨，腰椎

後頭下筋

大・小後頭直筋，上・下頭斜筋	後頭下神経

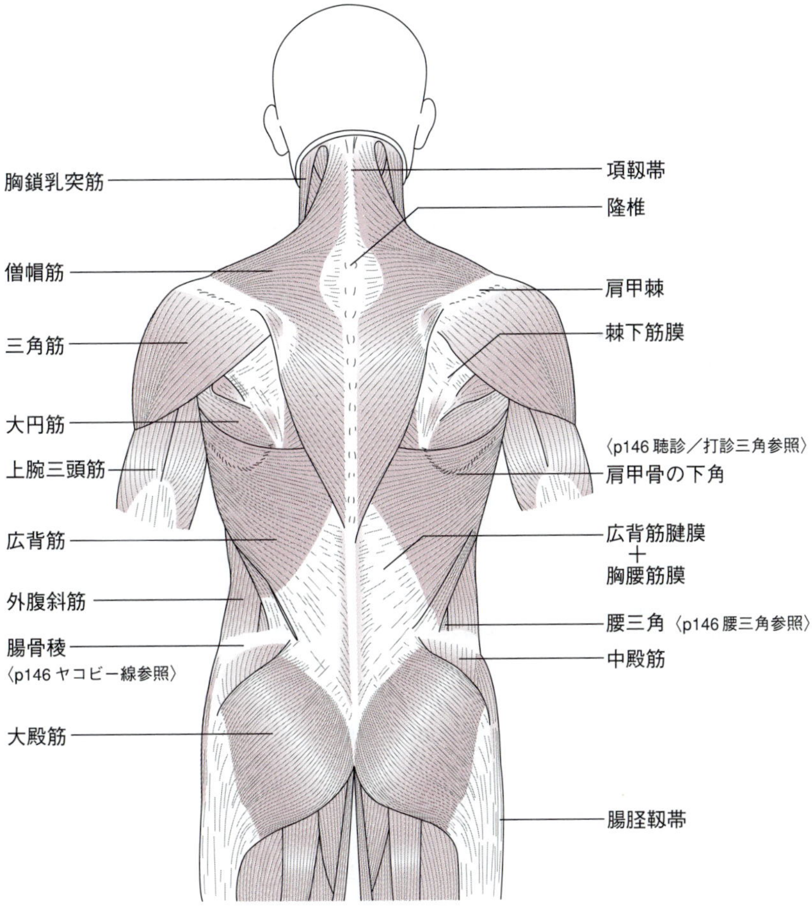

図2-28　背部の筋

体肢の筋
上肢の筋

> **ミニミニレクチャー**
>
> 上肢の働きは物をつかんで自分の体に近づけることにあるので，伸筋群よりも屈筋群の方が強大である．
>
> （藤田恒太郎，寺田春水．生体観察．第12版3刷．南山堂．1978：p.81，図72より改変）

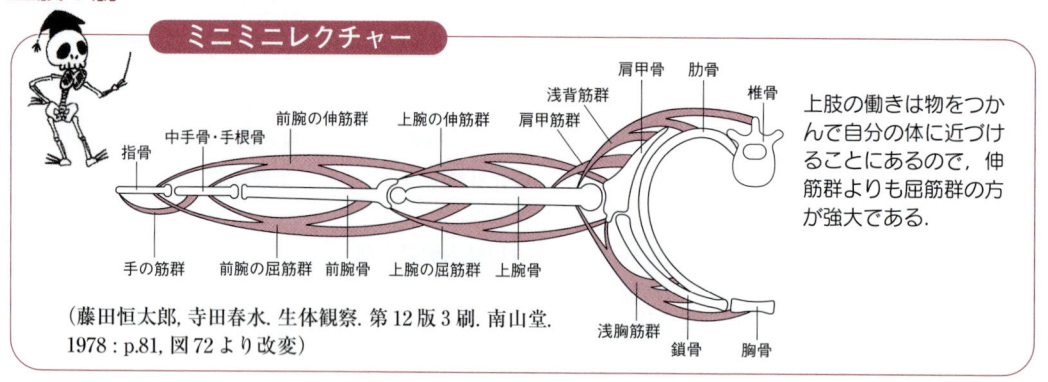

上肢帯の筋

筋名	起始	→ 停止	支配神経
三角筋	肩峰，肩甲棘，鎖骨外側1/3	→ 上腕骨・三角筋粗面	腋窩神経
小円筋	肩甲骨外側縁	→ 上腕骨・大結節	
棘上筋	肩甲骨・棘上窩	→ 上腕骨・大結節	肩甲上神経
棘下筋	肩甲骨・棘下窩	→ 上腕骨・大結節	
大円筋	肩甲骨下角	→ 上腕骨・小結節稜	肩甲下神経
肩甲下筋	肩甲骨肋骨面・肩甲下窩	→ 上腕骨・小結節	

上腕の筋

	筋名	起始	→ 停止	支配神経
屈筋	烏口腕筋	肩甲骨・烏口突起	→ 上腕骨体	筋皮神経
	上腕二頭筋	長頭：肩甲骨・関節上結節 短頭：肩甲骨・烏口突起	→ 橈骨粗面	
	上腕筋	上腕骨前面の下半部	→ 尺骨粗面	
伸筋	上腕三頭筋	長頭：肩甲骨・関節下結節 外側頭：上腕骨外側面 内側頭：上腕骨後面	→ 尺骨・肘頭	橈骨神経
	肘筋	上腕骨外側上顆	→ 尺骨上部	

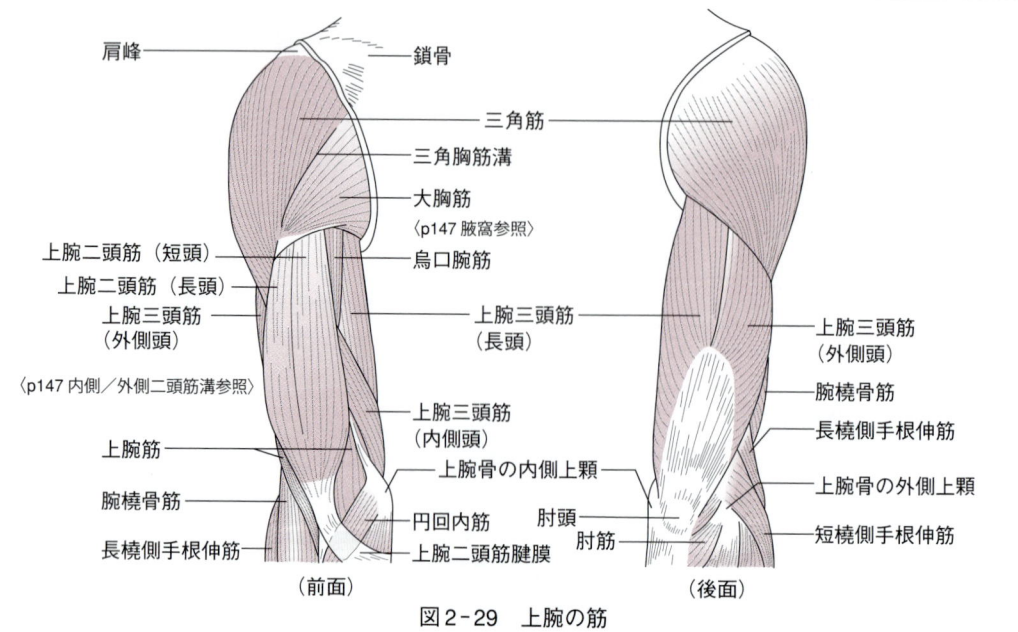

図2-29 上腕の筋

前腕の筋

筋名		起始 → 停止	支配神経
浅層の屈筋	円回内筋	上腕骨内側上顆, 尺骨・鉤状突起 → 橈骨・円回内筋粗面	正中神経
	橈側手根屈筋	上腕骨内側上顆 → 第2・第3中手骨	
	長掌筋	上腕骨内側上顆 → 手掌腱膜	
	浅指屈筋	上腕骨内側上顆, 尺骨, 橈骨 → 第2～第5指の中節骨	
	尺側手根屈筋	上腕骨内側上顆, 尺骨 → 豆状骨, 第5中手骨	尺骨神経
深層の屈筋	深指屈筋	尺骨, 前腕骨間膜 → 第2～第5指の末節骨	正中神経, 尺骨神経
	長母指屈筋	橈骨, 前腕骨間膜 → 母指の末節骨	正中神経
	方形回内筋	尺骨下部 → 橈骨下部	
浅層の伸筋	腕橈骨筋	上腕骨下部 → 橈骨茎状突起	橈骨神経
	長橈側手根伸筋	上腕骨外側上顆 → 第2中手骨	
	短橈側手根伸筋	上腕骨外側上顆 → 第3中手骨	
	総指伸筋	上腕骨外側上顆 → 第2～第5指の中・末節骨	
	小指伸筋	上腕骨外側上顆 → 第5指の指伸筋腱	
	尺側手根伸筋	上腕骨外側上顆, 尺骨 → 第5中手骨	
深層の伸筋	回外筋	上腕骨外側上顆, 尺骨 → 橈骨上部	橈骨神経
	長母指外転筋	橈骨, 尺骨, 前腕骨間膜 → 第1中手骨	
	短母指伸筋	橈骨, 前腕骨間膜 → 母指の基節骨	
	長母指伸筋	尺骨, 前腕骨間膜 → 母指の末節骨	
	示指伸筋	尺骨, 前腕骨間膜 → 第2指の指背腱膜	

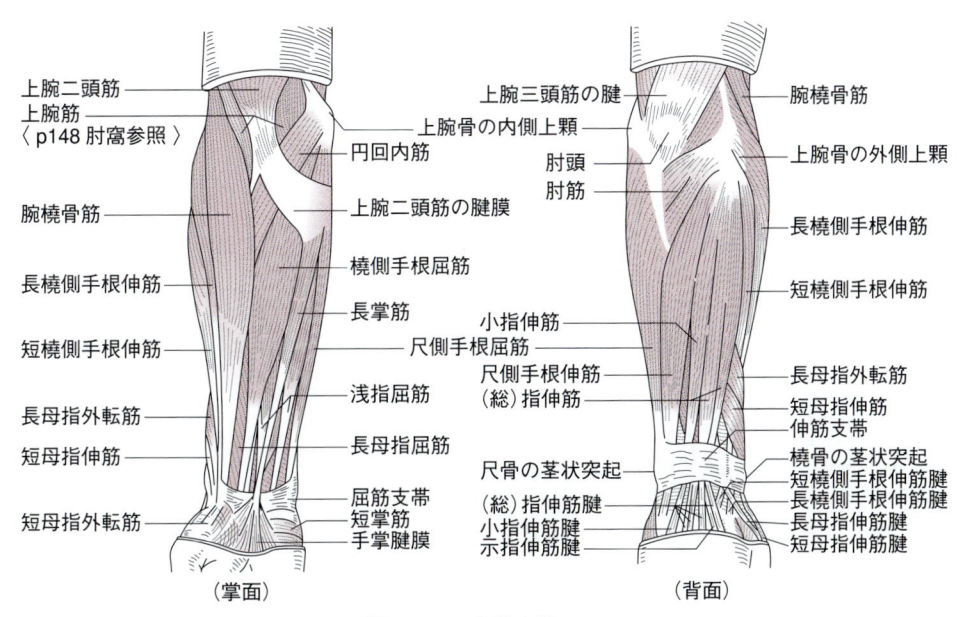

図2-30 前腕の筋

手の筋

	筋名	支配神経
母指球筋	短母指外転筋，母指対立筋	正中神経
	短母指屈筋	正中神経，尺骨神経
	母指内転筋	尺骨神経
小指球筋	短掌筋 ※皮筋，小指外転筋，短小指屈筋，小指対立筋	尺骨神経
中手筋	虫様筋	正中神経，尺骨神経
	掌側骨間筋，背側骨間筋	尺骨神経

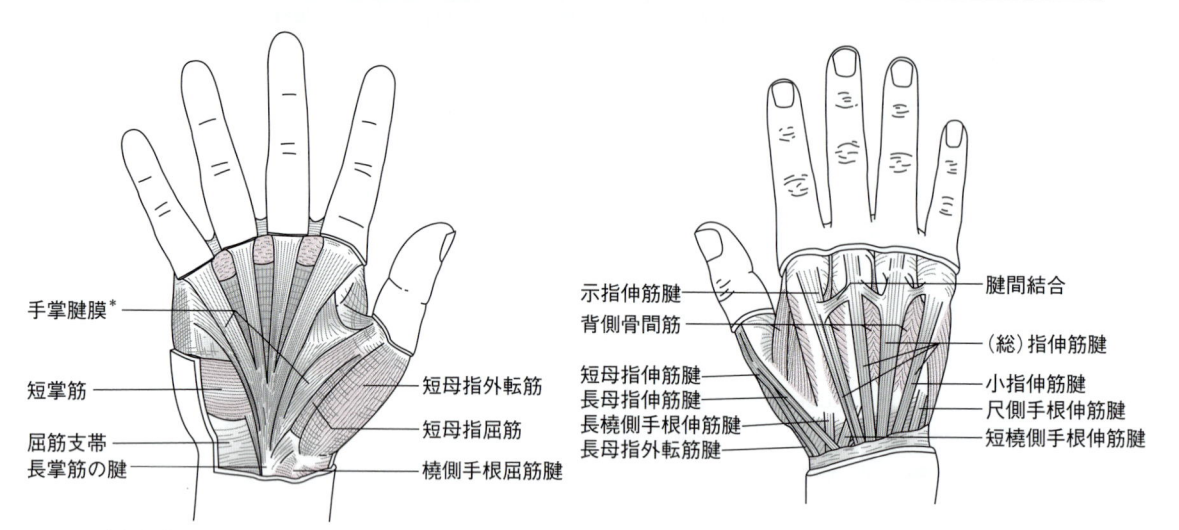

（掌面）
- 手掌腱膜*
- 短掌筋
- 屈筋支帯
- 長掌筋の腱
- 短母指外転筋
- 短母指屈筋
- 橈側手根屈筋腱

*手掌腱膜：イチョウの葉のような形をし，先は5尖に分かれ，各中手骨頭あたりの皮膚につく。長掌筋腱は手根管を通らず手掌腱膜に移行する

（背面）
- 示指伸筋腱
- 背側骨間筋
- 短母指伸筋腱
- 長母指伸筋腱
- 長橈側手根伸筋腱
- 長母指外転筋腱
- 腱間結合
- （総）指伸筋腱
- 小指伸筋腱
- 尺側手根伸筋腱
- 短橈側手根伸筋腱

〈p148 橈骨小窩参照〉
〈p149 腱区画参照〉

図2-31 手の筋
（藤田恒太郎, 寺田春水. 生体観察. 第12版3刷. 南山堂. 1978：p.87～88, 図81, 83より改変）

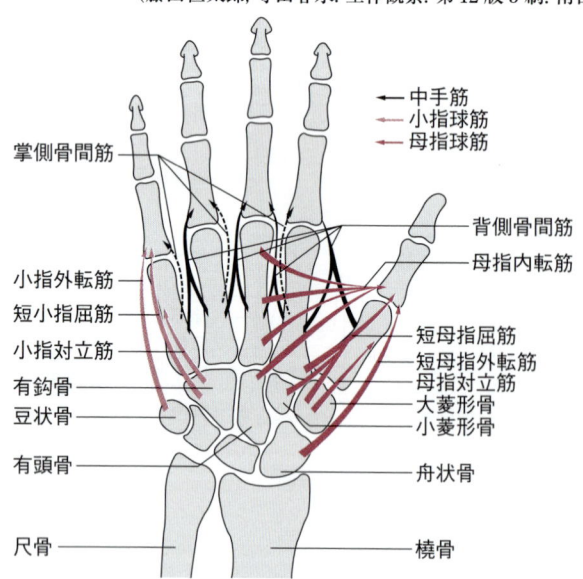

図2-32：
- 掌側骨間筋
- 小指外転筋
- 短小指屈筋
- 小指対立筋
- 有鈎骨
- 豆状骨
- 有頭骨
- 尺骨
- 背側骨間筋
- 母指内転筋
- 短母指屈筋
- 短母指外転筋
- 母指対立筋
- 大菱形骨
- 小菱形骨
- 舟状骨
- 橈骨

→ 中手筋
→ 小指球筋
→ 母指球筋

図2-32 手の筋：起始と停止
（藤田恒太郎, 寺田春水. 生体観察. 第12版3刷. 南山堂. 1978：p.89, 図84より改変）

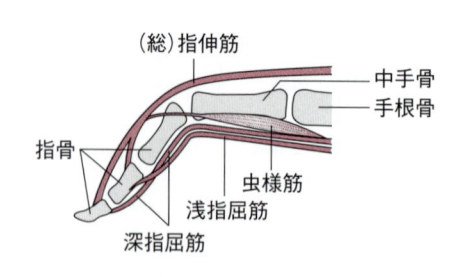

図2-33：
- （総）指伸筋
- 指骨
- 中手骨
- 手根骨
- 虫様筋
- 浅指屈筋
- 深指屈筋

起始；深指屈筋腱
停止；（総）指伸筋の腱と指骨
作用；指の中節と末節を伸ばしたまま基節／中手指節関節を曲げる

図2-33 虫様筋
（藤田恒太郎, 寺田春水. 生体観察. 第12版3刷. 南山堂. 1978：p.92, 図88より改変）

下肢の筋
下肢帯の筋
内寛骨筋／骨盤内筋

筋　名	起　始　　　　　→　　停　止	支配神経
腸(骨筋・大)腰筋	腸骨筋：腸骨窩 大腰筋：腰椎の肋骨突起（，椎体，椎間円板）→ 大腿骨・小転子	大腿神経 腰神経叢

※ 約50％の人が小腰筋をもつ．腸腰筋に含める

外寛骨筋／骨盤外筋

筋名	起始 → 停止	支配神経
大殿筋	腸骨，仙骨，尾骨　→　大腿骨・殿筋粗面，腸脛靱帯	下殿神経
中殿筋	腸骨外面　→　大腿骨・大転子	上殿神経
小殿筋	腸骨外面　→　大腿骨・大転子	
大腿筋膜張筋	上前腸骨棘　→　腸脛靱帯	
梨状筋	仙骨前面　→　大腿骨・大転子	仙骨神経叢
内閉鎖筋	閉鎖膜　→　大腿骨・転子窩	
上双子筋	坐骨棘　→　大腿骨・転子窩	
下双子筋	坐骨結節　→　大腿骨・転子窩	
大腿方形筋	坐骨結節　→　大腿骨・転子間稜	

大腿の筋

	筋名	起始 → 停止	支配神経
伸筋群	縫工筋	(腸骨)上前腸骨棘　→　脛骨粗面　※鵞足の形成	大腿神経
	大腿四頭筋	**大腿直筋**：(腸骨)下前腸骨棘 内側広筋：大腿骨粗線内側唇 中間広筋：大腿骨前面 外側広筋：大腿骨粗線外側唇　→（膝蓋靱帯→）脛骨粗面	
	膝関節筋	大腿骨下部　→　膝関節包	
屈筋群	大腿二頭筋	長頭：坐骨結節 短頭：大腿骨粗線外側唇　→　腓骨頭	**坐骨神経・脛骨神経** **坐骨神経・総腓骨神経**
	半腱様筋	坐骨結節　→　脛骨粗面内側　※鵞足の形成	**坐骨神経・脛骨神経**
	半膜様筋	坐骨結節　→　脛骨内側顆	

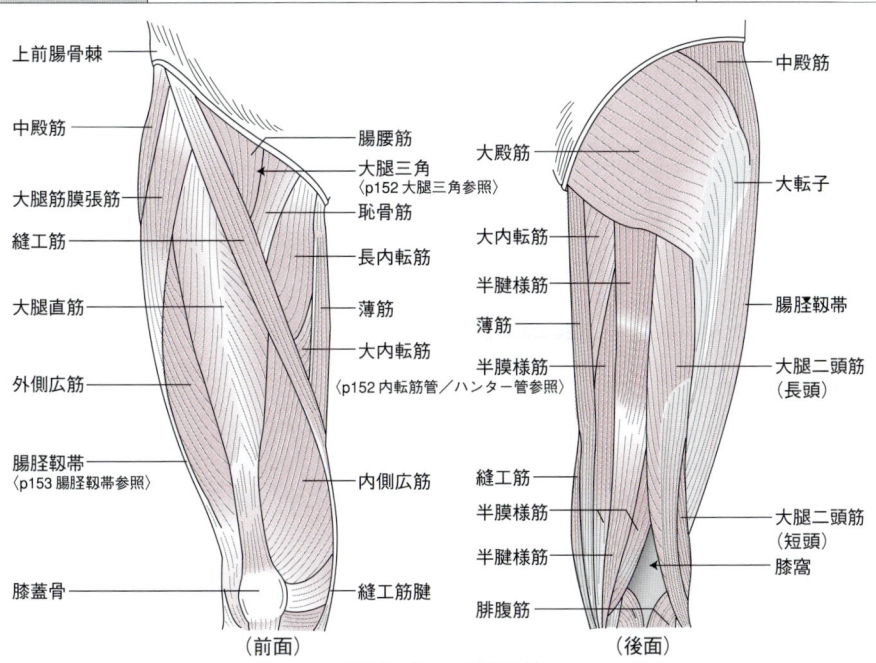

図2-34　大腿の筋

筋群	筋名	起始	→ 停止	支配神経
内転筋群	恥骨筋	恥骨櫛	→ 大腿骨・恥骨筋線	大腿神経
	長内転筋	恥骨体	→ 大腿骨粗線内側唇	閉鎖神経
	短内転筋	恥骨下枝	→ 大腿骨粗線内側唇	
	大内転筋	恥骨下枝 坐骨枝，坐骨結節	→ 大腿骨粗線内側唇 大腿骨・内転筋結節	
	薄筋	恥骨下枝	→ 脛骨粗面 ※鵞足の形成	
	外閉鎖筋	閉鎖膜	→ 大腿骨・転子窩	

下腿の筋

筋群	筋名	起始	→ 停止	支配神経
伸筋群	前脛骨筋	脛骨，下腿骨間膜	→ 内側楔状骨，第1中足骨	深腓骨神経
	長母指伸筋	腓骨，下腿骨間膜	→ 母指の末節骨	
	長指伸筋	脛骨外側顆，腓骨，下腿骨間膜	→ 第2～第5指の中・末節骨	
	第三腓骨筋	腓骨，下腿骨間膜	→ 第5中足骨	
腓骨筋群	長腓骨筋	腓骨頭，腓骨上部	→ 内側楔状骨，第1中足骨底	浅腓骨神経
	短腓骨筋	腓骨下部	→ 第5中足骨粗面	
屈筋群	下腿三頭筋	腓腹筋 内側頭：大腿骨内側上顆 　　　　外側頭：大腿骨外側上顆 ヒラメ筋：腓骨頭，脛骨・ヒラメ筋線	→ （踵骨腱→）踵骨隆起	脛骨神経
	後脛骨筋	下腿骨間膜	→ 遠位足根骨，中足骨	
	足底筋	大腿骨外側上顆	→ 踵骨	
	膝窩筋	大腿骨外側上顆	→ 脛骨後面上部	
	長指屈筋	脛骨後面	→ 第2～第5指の末節骨	
	長母指屈筋	腓骨の下部	→ 母指の末節骨	

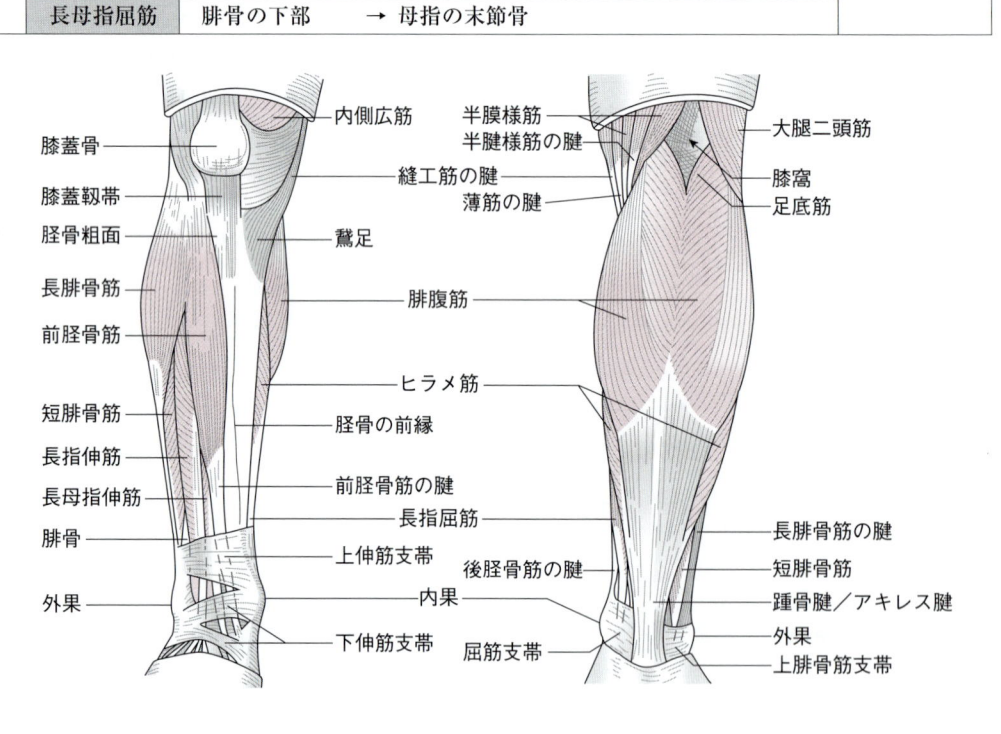

図2-35　下腿の筋

足の筋

		筋 名	支配神経
足背の筋		短母指伸筋, 短指伸筋	深腓骨神経
足底の筋	母指球筋	母指外転筋, 短母指屈筋	内側足底神経
		母指内転筋	外側足底神経
	小指球筋	小指外転筋, 短小指屈筋, 小指対立筋*	外側足底神経
	中足筋	短指屈筋	内側足底神経
		虫様筋	内側足底神経, 外側足底神経
		底側骨間筋, 背側骨間筋, 足底方形筋	外側足底神経

＊小指対立筋：しばしば欠如する

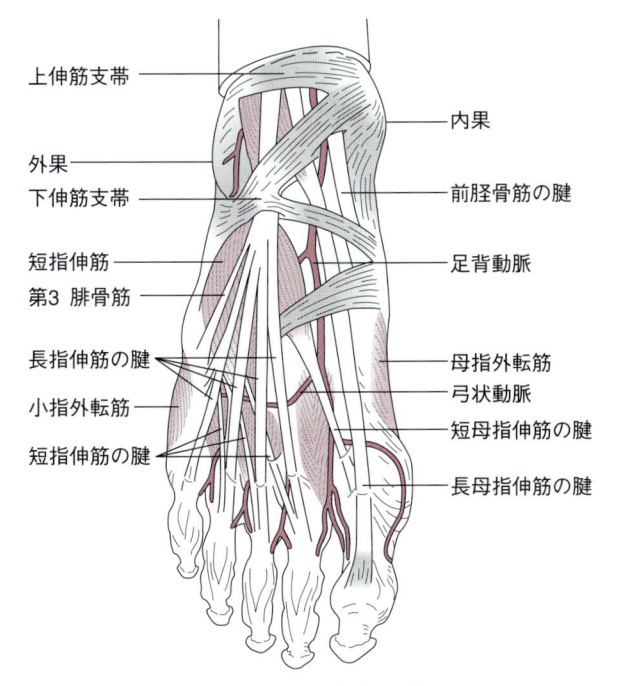

図2-36 足（背）の筋

ミニミニレクチャー

ヒトでは体幹と下肢帯との間の可動性がほとんどないので下肢帯／寛骨を動かす（寛骨に停止する）筋がない．

(右図：藤田恒太郎, 寺田春水. 生体観察. 第12版3刷. 南山堂. 1978：p.103, 図105より改変)

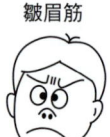

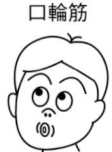

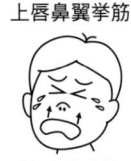

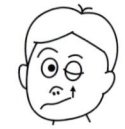

■ 全身の連結／関節と運動

顔面の運動／表情運動

ミニミニレクチャー

顔面の筋は表情運動にかかわるので**表情筋**という．
- 眼を閉じる…眼輪筋
  - ※ 開けるのは上眼瞼挙筋
- 口を閉じる…口輪筋（と，そしゃく筋）
  - ※ 開けるのは舌骨上筋と舌骨下筋
- 鼻孔を広げる…上唇鼻翼挙筋
- 鼻孔を狭める…鼻筋
- 額に横皺…後頭前頭筋
- 眉間に縦皺…皺眉筋
- 眉間に横皺…鼻根筋
- 口唇を上げる…大・小頬骨筋
- 口唇を下げる…下唇下制筋
- 口角を上げる…口角挙筋
- 口角を下げる…口角下制筋

前頭筋	皺眉筋	口輪筋	上唇鼻翼挙筋
額のシワ	眉間のシワ	口笛を吹く	泣く時の筋
大頬骨筋	口角下制筋	小頬骨筋	眼輪筋と口角挙筋
笑う時の筋	不満の表情	泣き顔	ウィンクした時に口も曲がる

顎関節

下顎骨の関節突起（関節円板） ⇔ 側頭骨の下顎窩	楕円関節

そしゃく運動

嚥下／開口	オトガイ舌骨筋，顎舌骨筋，顎二腹筋，茎突舌骨筋	舌骨上筋群
	肩甲舌骨筋，胸骨舌骨筋，胸骨甲状筋，甲状舌骨筋	舌骨下筋群
下顎骨の挙上	側頭筋，咬筋，内側翼突筋	そしゃく筋
下顎骨の前方移動	外側翼突筋	
下顎骨の後方移動	側頭筋	
下顎の左右運動	外側翼突筋	

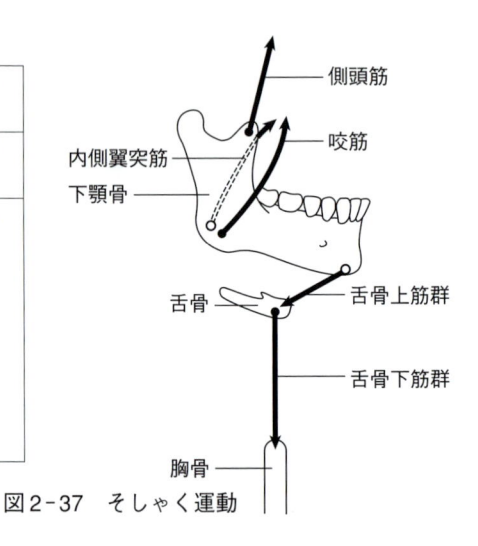

図2-37 そしゃく運動

椎骨の連結

環椎後頭関節	後頭骨の後頭顆 ⇔ 環椎の上関節面	楕円関節／顆状関節
正中環軸関節	環椎前弓の歯突起窩 ⇔ 軸椎の歯突起	車軸関節
外側環軸関節	環椎の下関節面 ⇔ 軸椎の上関節面	平面関節

※ 連結の補強：**環椎十字靭帯**（環椎横靭帯＋縦束），歯尖靭帯，翼状靭帯

椎間関節	上位椎骨の下関節突起 ⇔ 下位椎骨の上関節突起	平面関節
肋椎関節	肋骨頭関節：肋骨頭 ⇔ 胸椎の上・下肋骨窩 肋横突関節：肋骨結節関節面 ⇔ 胸椎の横突肋骨窩	半関節
椎体間結合	椎間円板：線維輪＋髄核	軟骨結合

※ 連結の補強
- **前縦靭帯**：後頭骨から仙骨前面まで全椎体の前面
- **後縦靭帯**：後頭骨斜台から仙骨管まで椎体の後面
- 項靭帯：外後頭隆起から第7頸椎棘突起まで
- 棘上靭帯：第7頸椎棘突起から正中仙骨稜まで
- 黄色靭帯：上・下の椎弓間
- 横突間靭帯：上・下の横突起間
- 棘間靭帯：上・下の棘突起間

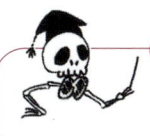

> **ミニミニレクチャー**
>
> **椎間関節の関節面**は，頸椎では水平面に近く回旋に，胸椎では前額面に近く側屈に，腰椎では矢状面に近く前後屈に都合がよい．

頭部と頚部の動き

前屈／屈曲	椎前筋群，斜角筋群，**胸鎖乳突筋**
後屈／伸展	**胸鎖乳突筋**，板状筋群，後頭下筋群，**脊柱起立筋**
側屈	椎前筋群，**胸鎖乳突筋**，斜角筋群，肩甲挙筋，板状筋群，後頭下筋群，脊柱起立筋
同側回旋	板状筋群，後頭下筋群，**脊柱起立筋群**
(反)対側回旋	**胸鎖乳突筋**

腰部の動き

前屈／屈曲	腹直筋，外腹斜筋，内腹斜筋
後屈／伸展	脊柱起立筋
側屈	腹直筋，外腹斜筋，内腹斜筋，腰方形筋，脊柱起立筋
同側回旋	**内腹斜筋**，脊柱起立筋
対側回旋	**外腹斜筋**

呼吸運動

安静吸気／平常吸気	横隔膜，外肋間筋
努力吸気／強制吸気	横隔膜，外肋間筋，肋骨挙筋，上後鋸筋，胸鎖乳突筋，斜角筋群，大・小胸筋，僧帽筋，脊柱起立筋，肩甲挙筋
努力呼気／強制呼気	内肋間筋，腹筋群，腹横筋，胸横筋，肋下筋，下後鋸筋

胸部の連結

胸肋関節	(第1〜第7)肋軟骨⇔胸骨の肋骨切痕	半関節
胸骨結合	胸骨柄⇔胸骨体⇔剣状突起間の2つの結合	線維軟骨結合 ※加齢とともに骨化

※胸肋関節：第1〜第7肋(軟)骨が別々に胸骨の肋骨切痕に連結する関節をさすが，第1肋骨と胸骨との間には関節腔が(実際には)存在しないので軟骨結合に相当するといわれる．

上肢帯／肩甲骨の動き

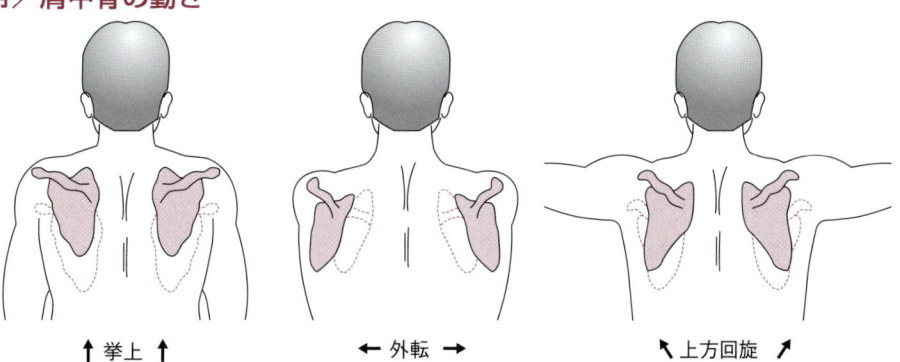

↑挙上↑　↓下制↓　　←外転→　→内転←　　↖上方回旋↗　↙下方回旋↘

図2-38 肩甲骨の動き

(中村隆一, 齋藤宏, 長崎浩：基礎運動学 第6版. 医歯薬出版. 2003. p.209, 図4-12改変.)

挙上	僧帽筋上部，肩甲挙筋，菱形筋
下制	鎖骨下筋，小胸筋，僧帽筋下部
外転	小胸筋，前鋸筋
内転	僧帽筋上・中・下部，菱形筋
上方回旋	僧帽筋上部，**前鋸筋**，僧帽筋下部
下方回旋	小胸筋，菱形筋，肩甲挙筋

上肢帯の連結

胸鎖関節	胸骨の鎖骨切痕（関節円板）⇔ 鎖骨の胸骨端／胸骨関節面 ※関節面は浅い鞍状をなすが，関節円板の介在により球関節様に機能する	鞍関節

※ 連結の補強：前・後胸鎖靱帯，肋鎖靱帯，鎖骨間靱帯

肩鎖関節	肩甲骨の肩峰関節面（関節円板）⇔ 鎖骨の肩峰端／肩峰関節面	平面／半関節

※ 連結の補強：肩鎖靱帯，烏口鎖骨靱帯

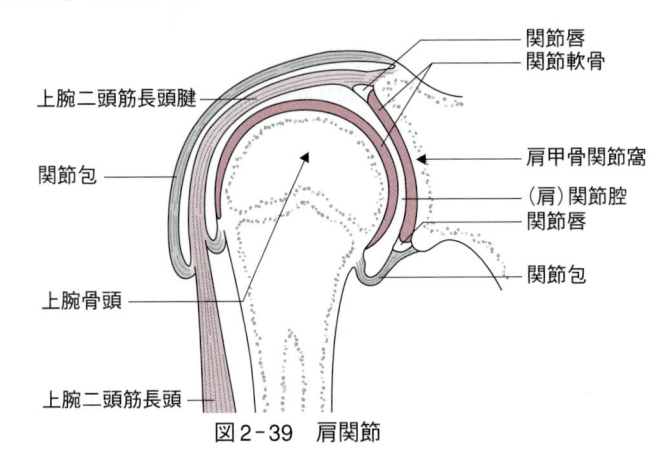

図2-39 肩関節

肩関節

肩甲骨の関節窩（関節唇）⇔ 上腕骨頭 ※関節窩が浅いので関節窩周縁に線維軟骨性の関節唇が付き，深さを補う	球関節

※ 連結の補強┬ 烏口上腕靱帯，烏口肩峰靱帯，関節上腕靱帯
　　　　　　└ 三角筋下包，上腕二頭筋長頭(腱)，大胸筋，上腕三頭筋長頭(腱)，回旋筋腱板〈p147図7-9参照〉

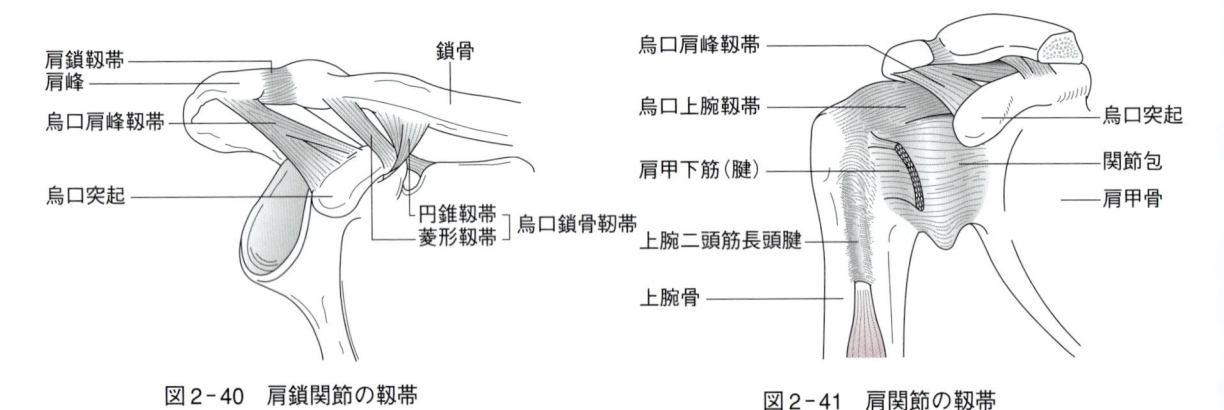

図2-40 肩鎖関節の靱帯　　　　図2-41 肩関節の靱帯

肩関節の動き

屈曲／前方挙上	三角筋前部，大胸筋鎖骨部，烏口腕筋，上腕二頭筋短頭
伸展／後方挙上	三角筋後部，広背筋，大円筋，上腕三頭筋長頭
外転／側方挙上	三角筋中部，棘上筋，上腕二頭筋長頭，上腕三頭筋長頭
内転	大胸筋胸腹部，広背筋，大円筋，肩甲下筋
外旋	棘下筋，小円筋
内旋	肩甲下筋，大円筋，広背筋
水平屈曲	大胸筋，烏口腕筋，肩甲下筋，三角筋前部
水平伸展	三角筋中部，三角筋後部，棘下筋，小円筋

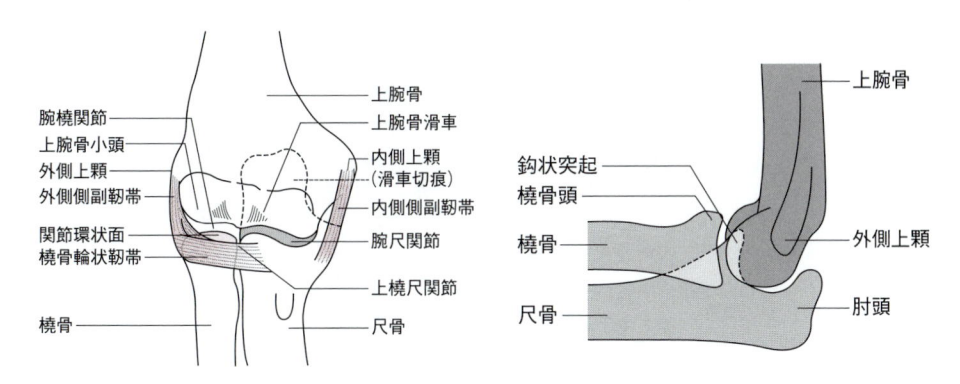

肘角/運搬角：生理的外反肘 ─ 成人男子平均約8°，成人女子平均12°
　　　　　　　　　　　　├ 小児 ─ 15°以上になることもある
　　　　　　　　　　　　└ 20°以上は病的外反肘

図2-42　肘関節

（東洋療法学校協会編，土肥信之：リハビリテーション医学 第3版. 医歯薬出版，2008. p.164 図Ⅲ-24・図Ⅲ-25.）

肘関節 ※複関節

腕橈関節	上腕骨小頭 ⇔ 橈骨頭窩	球関節
腕尺関節	上腕骨滑車 ⇔ 尺骨の滑車切痕	蝶番関節／ラセン関節
上橈尺関節	橈骨頭の関節環状面 ⇔ 尺骨の橈骨切痕	車軸関節

※ 連結の補強：内・外側側副靱帯，橈骨輪状靱帯

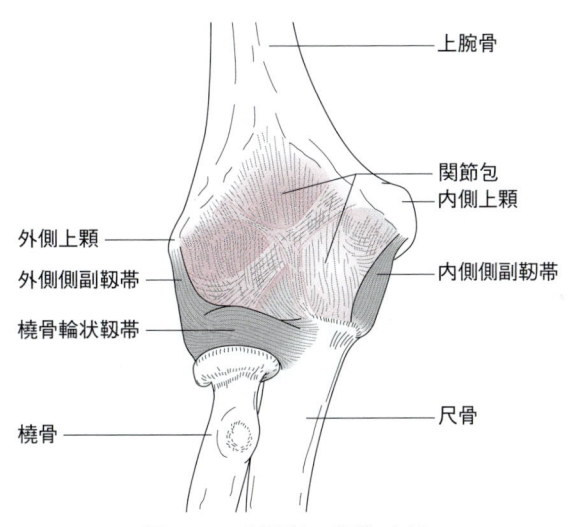

図2-43　肘関節の靱帯（右）

肘関節の動き

屈曲	上腕二頭筋，上腕筋，**腕橈骨筋**，円回内筋，手関節屈筋群
伸展	上腕三頭筋，肘筋，手関節伸筋群

前腕の動き

回内	円回内筋，肘筋，**方形回内筋**，手関節屈筋群
回外	回外筋，上腕二頭筋，腕橈骨筋，長母指外転筋

下橈尺関節	尺骨頭の関節環状面（関節円板）⇔ 橈骨の尺骨切痕	車軸関節

図2-44 手の関節（手背面）

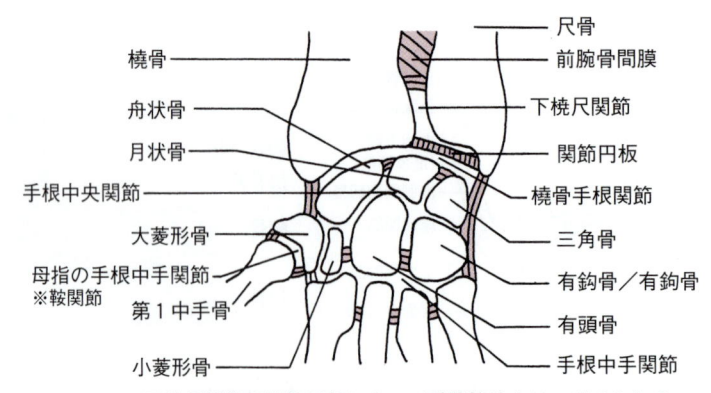

※下橈尺関節は関節円板によって手関節腔よりへだてられる

(「林典雄：骨格系7 手関節・指関節．柳澤健編．理学療法士・作業療法士 ブルー・ノート 基礎編．メジカルビュー社．東京．2005．p.21, 図5」より許諾を得て改変し転載．)

橈骨手根関節／手関節

橈骨の手根関節面（関節円板）⇔ 手の舟状骨，月状骨，三角骨	楕円関節

※ 連結の補強：背側・掌側橈骨手根靭帯，掌側尺骨手根靭帯，内側／外側手根側副靭帯

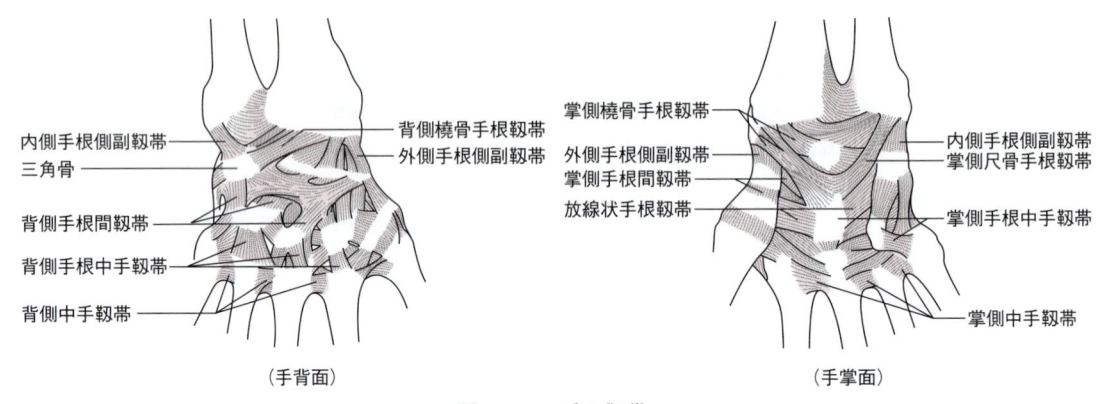

図2-45 手の靭帯

手関節の動き

掌屈／屈曲	橈側手根屈筋，長掌筋，尺側手根屈筋，浅指屈筋，深指屈筋，長母指屈筋
背屈／伸展	長・短橈側手根伸筋，尺側手根伸筋，（総）指・示指・小指伸筋，長母指伸筋
橈屈	橈側手根屈筋，長・短橈側手根伸筋
尺屈	尺側手根屈筋，尺側手根伸筋

手の連結

手根間関節	8個の手根骨のそれぞれの関節	平面関節／半関節
手根中央関節	遠位列と近位列との関節	／変形した蝶番関節
豆状骨関節	豆状骨 ⇔ 三角骨	半関節
手根中手関節／CM関節	遠位手根骨 ⇔ 中手骨底	
第1／母指の手根中手関節*	大菱形骨 ⇔ 第1中手骨底	鞍関節
中手指節関節／MP関節*	中手骨頭 ⇔ 基節骨底	顆状関節
近位指節間関節／PIP関節	基節骨頭 ⇔ 中節骨底	蝶番関節
遠位指節間関節／DIP関節	中節骨頭 ⇔ 末節骨底	

＊中手指節関節：多軸性の運動を行うが，母指だけは1軸性で，その代わり母指の手根中手関節は可動性が増し多軸性の運動を行う．

指の動き

母指CM関節	(橈側) 外転	長母指外転筋
	(尺側) 内転	母指内転筋, 短母指屈筋
	掌側外転	長・短母指外転筋
	掌側内転	母指内転筋, 短母指屈筋
	対立	母指対立筋 (, 小指対立筋)
MP関節	屈曲	長・短母指屈筋, 浅・深指屈筋, 短小指屈筋, 虫様筋
	伸展	(総) 指・示指・小指伸筋, 長・短母指伸筋
	外転*	小指外転筋, 背側骨間筋
	内転*	掌側骨間筋
母指IP関節	屈曲	長母指屈筋
	伸展	長・短母指伸筋
PIP関節	屈曲	浅・深指屈筋
	伸展	(総) 指・示指・小指伸筋, 虫様筋
DIP関節	屈曲	深指屈筋
	伸展	(総) 指・示指・小指伸筋, 虫様筋

*中指以外 ┌外転：指間を開く／中指から遠ざかる   中指 ┌橈側外転：母指側へ
         └内転：指間を閉じる／中指に近づく   └尺側外転：小指側へ

骨盤の連結

寛骨	腸骨, 恥骨, 坐骨が融合	骨結合
恥骨結合	左右の恥骨結合面 (恥骨間円板)	線維軟骨結合
仙腸関節	仙骨の耳状面 ⇔ 腸骨の耳状面	半関節

※ 連結の補強：前・後仙腸靱帯, 骨間仙腸靱帯, 腸腰靱帯, **仙結節靱帯, 仙棘靱帯**

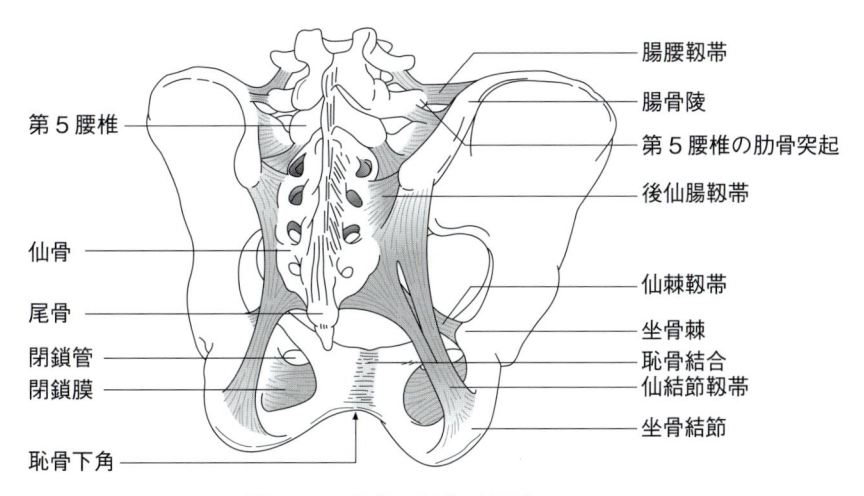

図2-46 骨盤の靱帯 (背面)

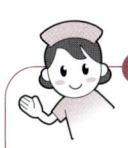

ミニミニレクチャー

交互に足を上げる歩行時には, 上げた足側／遊脚側に骨盤が傾くのを防ぐため外転筋の大腿筋膜張筋, 中殿筋, 小殿筋が収縮します. 中殿筋, 小殿筋が麻痺すると**トレンデレンブルグ徴候**といって歩行時に骨盤が遊脚側に傾き歩行障害を起こします.

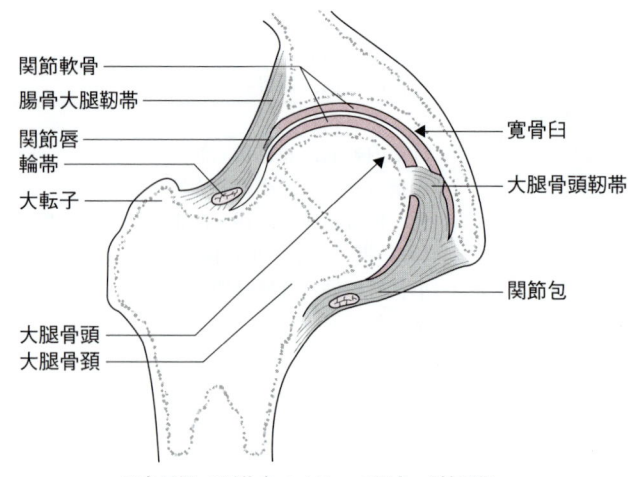

図2-47 股関節（前頭断面）
（全国柔道整復学校協会監修，岸清・石塚寛編：解剖学 第2版. 医歯薬出版，2008. p.55 図2-36.）

※内反股＜頚体角：120～130°＜外反股

股関節

寛骨臼（関節唇）⇔ 大腿骨頭	臼状関節

※ 連結の補強
- **腸骨大腿靱帯／Y靱帯**：関節包前面を補強，人体中最強の靱帯．
- **恥骨大腿靱帯**：関節包前（下）面を補強．
- **坐骨大腿靱帯**：関節包後面を補強．
- **輪帯**：関節包の過度の伸展を防ぐ．
- **寛骨臼横靱帯**：関節唇とともに関節窩の深さを補う．
- **大腿骨頭靱帯**：大腿骨頭の栄養血管・閉鎖動脈の枝が通る．

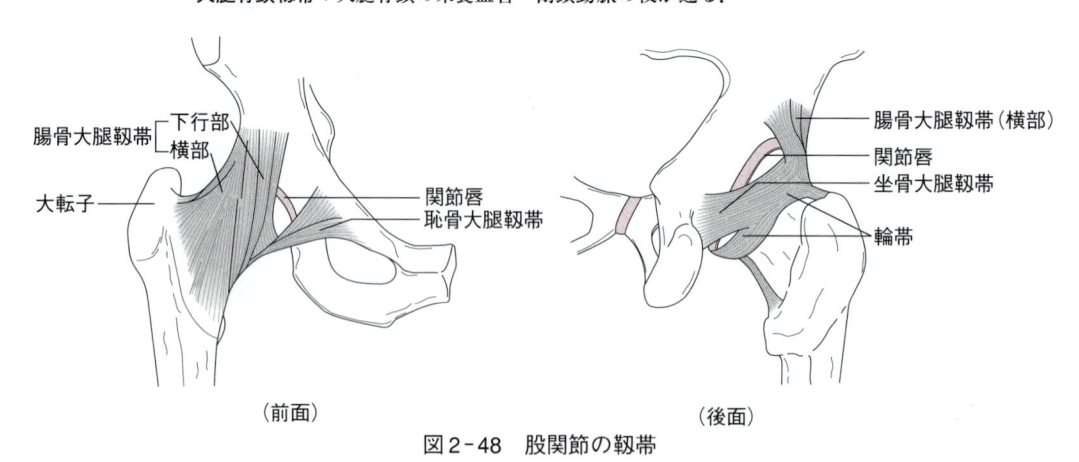

図2-48 股関節の靱帯

股関節の動き

屈曲	**腸腰筋**，縫工筋，**大腿直筋**，恥骨筋，大腿筋膜張筋
伸展	**大殿筋**，大腿二頭筋長頭，半腱様筋，半膜様筋
外転	縫工筋，大腿直筋，**大腿筋膜張筋**，**中殿筋**，小殿筋
内転	**恥骨筋**，薄筋，長内転筋，短内転筋，大内転筋
外旋	縫工筋，大殿筋，大腿二頭筋 **深層外旋6筋**：内・外閉鎖筋，上・下双子筋，大腿方形筋，梨状筋
内旋	半腱様筋，半膜様筋，中殿筋，**小殿筋**，薄筋，大内転筋

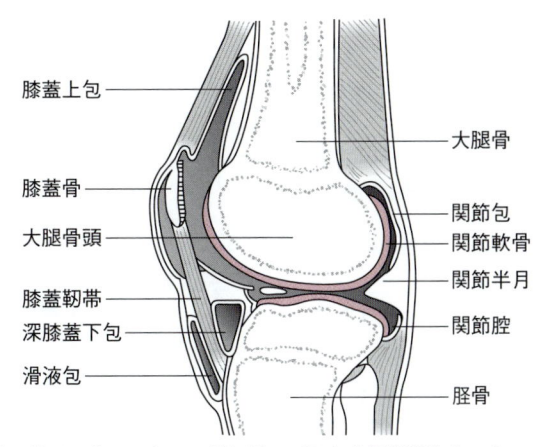

```
                膝蓋上包                              大腿骨
                膝蓋骨                                関節包
                大腿骨頭                              関節軟骨
                                                     関節半月
                膝蓋靱帯                              関節腔
                深膝蓋下包
                滑液包                                脛骨
```

※ 生理的外反10° ┌外反が著しいもの：外反膝/X脚;変形性膝関節症に多い．
              └内反傾向の強いもの：内反膝/O脚;関節リウマチ，くる病に多い．

図2-49　膝関節（矢状断面）

（中村隆一, 齋藤宏, 長崎浩：基礎運動学 第6版. 医歯薬出版, 2003. p.246 図4-64改変.）

膝関節

膝蓋骨後面 ⇕ 大腿骨内側顆・外側顆 ⇔ 脛骨内側顆・外側顆	蝶番関節／ 顆状関節

※ 連結の補強　┌ **内側・外側側副靱帯** ┌膝伸展位における水平方向の安定性に関与．
　　　　　　　│   └膝関節伸展時に緊張し，屈曲時に弛緩する．
　　　　　　　├ **前・後十字靱帯**：膝関節の前後方向の運動の安定性と過剰な運動の制限．
　　　　　　　├ 膝蓋靱帯：大腿四頭筋の筋力を下腿に伝達．
　　　　　　　├ **内側・外側半月**：大腿骨と脛骨間の適合を円滑にし，圧力・衝撃力の緩衝に働く．
　　　　　　　└ 膝横靱帯：左右の半月を結ぶ．

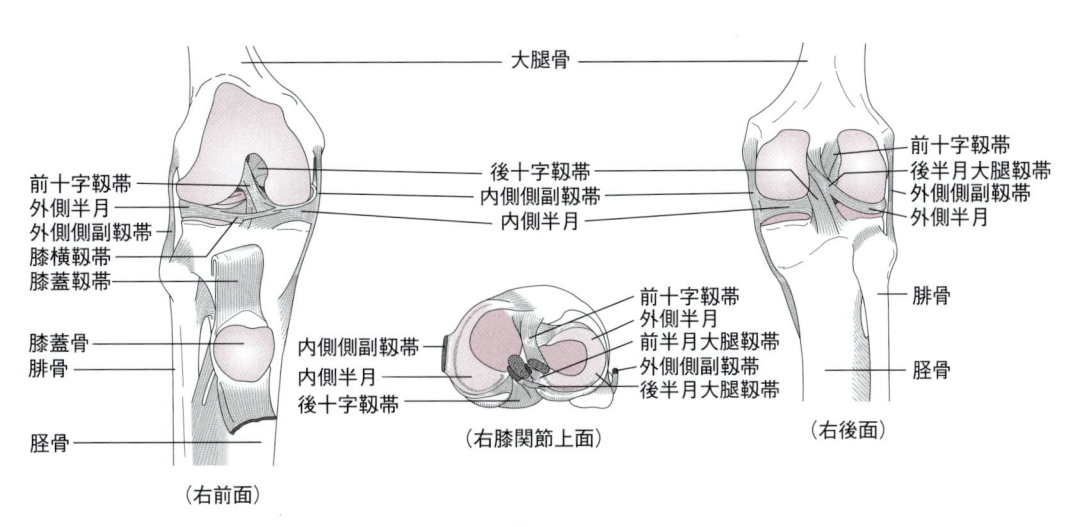

図2-50　膝関節の靱帯と半月

膝関節の動き

屈曲	半腱様筋，半膜様筋，大腿二頭筋，縫工筋，薄筋，腓腹筋，膝窩筋，足底筋
伸展	大腿四頭筋，大腿筋膜張筋
内旋	半腱様筋，半膜様筋，縫工筋，薄筋
外旋	大腿二頭筋，大腿筋膜張筋

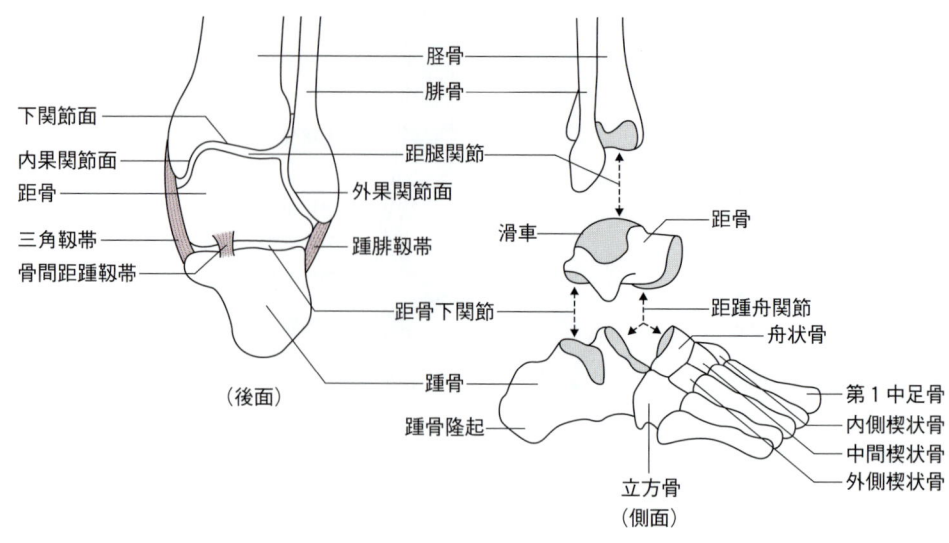

図2-51 足の関節

距腿関節／上跳躍関節

脛骨の下関節面・内果関節面，腓骨の外果関節面 ⇔ 距骨の滑車	ラセン関節／蝶番関節

※ 連結の補強 ─内側：三角靱帯／内側側副靱帯；内果 ⇔ 舟状骨，距骨，踵骨
　　　　　　 ─外側：前・後距腓靱帯；距骨 ⇔ 腓骨外果　　　┐足関節の側方の安定性
　　　　　　 　　　　踵腓靱帯；踵骨 ⇔ 腓骨外果　　　　　　┘

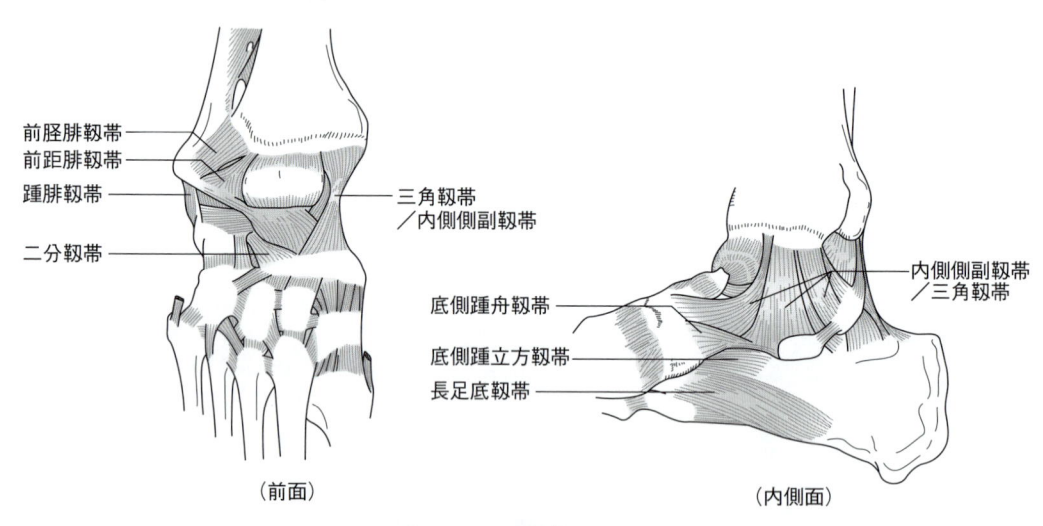

図2-52 足関節の靱帯

足関節の動き

背屈	前脛骨筋，長母指伸筋，長指伸筋，第3腓骨筋
底屈	長・短腓骨筋，腓腹筋，ヒラメ筋，足底筋，後脛骨筋，長指屈筋，長母指屈筋
内反／内がえし	前脛骨筋，後脛骨筋，長指屈筋，長母指屈筋
外反／外がえし	長指伸筋，第3腓骨筋，長・短腓骨筋

※ ─内反，外反：現在では足の変形をあらわす．
　 ─内がえし，外がえし：足の運動方向を示す．

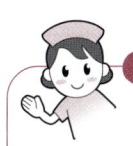

> **ミニミニレクチャー**
>
> **距腿関節**（／通称**足関節**）は蝶番関節にあたりますが，足を底屈すると足底が内側を向く／ラセン状に動くのでラセン関節といわれます．
> 　足関節の内側は三角靱帯／内側側副靱帯，外側は前・後距腓靱帯，踵腓靱帯によって連結が補強されていますが，**足首**は**捻挫**（運動性から内側／脛骨側より外側／腓骨側に多発）することが多いです．

足の連結

下跳躍関節	距骨下関節	距骨 ⇔ 踵骨		上跳躍関節では蝶番運動が，下跳躍関節では回旋運動が可能
	距踵舟関節	距踵部：距骨 ⇔ 踵骨		
		距舟部：距骨 ⇔ 舟状骨		
踵立方関節		踵骨 ⇔ 立方骨		鞍関節
楔立方関節		外側楔状骨 ⇔ 立方骨		半関節
楔舟関節		外側・中間・内側楔状骨 ⇔ 舟状骨		
横足根関節／ショパール関節／距踵舟関節＋踵立方関節		足根骨の近位列と遠位列の境界		外科的切除部位
足根中足関節／リスフラン関節		**内側・中間・外側楔状骨，立方骨 ⇔ 中足骨**		平面関節 ※外科的切除部位
中足指節関節		中足骨頭 ⇔ 基節骨底		球関節
指節間関節		基節骨頭 ⇔ 中節骨底，中節骨頭 ⇔ 末節骨底		蝶番関節

※ ┌上・下跳躍関節　跳躍運動時に共同して働く．
　　背側足根靱帯：足根骨を足背で結び付けている靱帯の総称．距舟靱帯，背側踵立方靱帯，
　　　　　　　　二分靱帯（踵舟靱帯，踵立方靱帯），背側立方舟靱帯，背側楔舟靱帯，
　　　　　　　　背側楔立方靱帯，背側楔間靱帯がある．底側足根靱帯と比較して薄く短い．
　└底側足根靱帯：足根骨を足底側で結び付けている靱帯．長足底靱帯，底側踵舟靱帯＊，底側楔舟靱帯，底側
　　　　　　　　立方舟靱帯，底側楔間靱帯，底側楔立方靱帯，底側踵立方靱帯をいう

＊底側踵舟靱帯／**ばね靱帯**／スプリング靱帯：踵骨載距突起の前縁から舟状骨下面に至る台形の強靱な靱帯で，踵骨と舟状骨の連結と距骨頭の支持に寄与している．ばね靱帯とも呼ばれ，足のアーチの維持にとって特に重要であるが，ばね様の弾性を有しているかどうかは明らかでない．

トライTry 練習問題

正には○，誤には×をつけよ（×は誤りを訂正してください）．

1　手の指骨は長骨である．
2　中足骨は短骨である．
3　椎骨は扁平骨である．
4　胸骨や肋骨は長骨である．
5　頭頂骨と前頭骨は含気骨である．
6　筋の中に発生する骨を種子骨という．
7　耳小骨は人体最大の種子骨である．
8　歯が歯槽骨にはまった結合を縫合という．
9　左右の恥骨は靱帯で結合する．
10　腸骨と坐骨は滑膜性の結合をする．
11　線維膜は滑液を分泌する．
12　肩関節は2軸性の関節である．
13　橈骨手根関節は1軸性の関節である．
14　膝関節には関節円板，顎関節には関節半月がある．
15　後頭骨と頭頂骨はラムダ縫合をつくる．
16　矢状縫合は左右の頭頂骨間にある．
17　大泉門は矢状縫合とラムダ縫合の会合部である．
18　小泉門は生後2歳半頃閉じる．
19　滑膜性連結には関節頭と関節窩がある．
20　滑膜と線維膜は骨膜の続きである．
21　股関節は多軸性の臼状関節である．
22　距腿関節は蝶番関節である．
23　正中環軸関節はラセン関節である．
24　膝関節は鞍関節である．
25　母指の手根中手関節は楕円関節である．
26　仙腸関節は軟骨結合である．
27　腕尺関節は球関節である．
28　下顎骨と上顎骨はともに対をなす．
29　鋤骨と下鼻甲介はどちらも1個である．
30　口蓋突起は口蓋骨の一部である．
31　斜台は後頭骨の一部である．
32　鶏冠は前頭骨の一部である．
33　眼窩上孔，眼窩下孔は前頭骨に属する．
34　下顎窩は側頭骨に属する．
35　乳様突起は後頭骨に属する．
36　口蓋骨には水平板と垂直板がある．
37　蝶形骨には上・下眼窩裂がある．
38　トルコ鞍，下垂体窩は篩骨に属する．
39　鋤骨は口蓋の構成に関わる．
40　蝶形骨の大翼には正円孔と卵円孔が，小翼には棘孔があいている．
41　下顎骨と舌骨は関節する．
42　下顎体は関節突起と筋突起に分かれる．
43　側頭骨の側頭突起と頬骨の頬骨突起が合わさって頬骨弓をつくる．
44　眼窩は前頭骨，側頭骨，篩骨，頬骨，涙骨で構成される．
45　蝶形骨小翼は中頭蓋窩の構成に関わる．
46　小脳，橋，延髄は後頭蓋窩にある．
47　大〔後頭〕孔を迷走神経と脊髄が通る．
48　頚静脈孔を内頚静脈，舌咽・迷走・舌下神経が通る．
49　オトガイ孔は頬骨にあいている．
50　動眼・滑車・眼・外転神経は下眼窩裂を通る．
51　正円孔を下顎神経が通る．
52　斜台に延髄と橋がのる．
53　舌咽神経と内耳神経が内耳孔を通る．
54　頚椎7個，胸椎12個，腰椎5個である．
55　脊柱の一次弯曲は前弯である．
56　脊柱の胸部後弯は骨盤臓器を容れる．
57　生後3カ月頃に脊柱に腰部前弯が現れる．
58　椎骨の基本形は椎体，椎弓と突起からなる．
59　棘突起と横突起は1個，関節突起は上下とも2個である．
60　椎孔は連続して脊柱管をつくる．
61　胸椎の横突孔を椎骨動脈が通る．
62　上下の椎切痕で囲まれた椎間孔を脊髄神経が通る．
63　棘突起は椎骨の椎体から側方に出る．
64　第1頚椎は軸椎，第2頚椎は環椎という．
65　椎骨では第7頚椎が1番大きい．
66　腰椎の肋骨突起は胸椎の横突起より大きい．
67　歯突起は第1頚椎にある．
68　腰椎のみかけの横突起は肋骨突起と呼ばれる．
69　正中仙骨稜は靱帯と横突起が癒合したものである．
70　胸椎には肋骨と関節する上・下肋骨窩がある．
71　椎間板は中心が線維輪，外周が髄核である．
72　肋骨と胸椎は胸郭を構成する．
73　胸骨体上縁の凹みを頚切痕という．
74　胸骨の柄と体の結合縁の高まりを胸骨角という．
75　胸骨角は第1胸肋関節の高さに位置する．
76　第1〜7肋骨を仮肋，第8〜12肋骨を真肋という．
77　第10〜12肋骨を浮肋（浮遊弓肋）という．
78　第1胸椎，第1肋骨，胸骨体上縁で囲まれる部を胸郭上口という．
79　左右の肋骨弓が合して胸骨下角をつくる．
80　2個の肩甲骨が上肢帯を構成する．
81　肩甲骨の背面にある浅い凹みを肩甲下窩とい

第2章 運動器／骨・筋

82 肩甲骨背面の肩甲棘の外端を肩峰端という．
83 烏口突起の上部を棘上窩，下部を棘下窩という．
84 上腕骨大結節の下の骨折しやすい部を解剖頚という．
85 橈骨にも尺骨にも茎状突起がある．
86 近位手根骨は舟状骨，月状骨，有頭骨，有鈎骨である．
87 母指には末節骨がない．
88 中手骨は8個である．
89 腸骨上縁の肥厚した部位を腸骨稜という．
90 坐骨下端の円形の隆起を坐骨隆起という．
91 腸骨，恥骨，坐骨が軟骨結合して寛骨となる．
92 骨盤は左右の寛骨，尾骨により構成される．
93 分界線は岬角から恥骨結節を結ぶ線である．
94 骨盤上口と骨盤下口で囲まれた部分を大骨盤という．
95 男性は女性に比べて骨盤腔は狭く，恥骨下角は小さい．
96 女性の骨盤上口は横楕円形で閉鎖孔は三角形にちかい．
97 男性の仙骨は幅狭く長く，女性の仙骨は幅広く短い．
98 大腿骨の外側には小転子，内側には大転子が隆起する．
99 脛骨の遠位端には外果が，腓骨の遠位端には内果が突出する．
100 腓骨近位端の膨大部を腓骨結節という．
101 脛骨の前縁はするどく突出し，むこうずね（弁慶の泣き所）という．
102 近位足根骨は踵骨，距骨，舟状骨，立方骨である．
103 距骨上面の鞍上の膨隆部を距骨滑車という．
104 踵をなす骨を距骨という．
105 踵骨の後方の突出部を踵骨隆起という．
106 腱の方向転換に働く装置を（筋）滑車という．
107 肘筋は肘関節における上腕二頭筋の協力筋である．
108 縫工筋は股関節における大腿直筋の協力筋である．
109 大殿筋は股関節における大腿直筋の拮抗筋である．
110 表情筋を支配するのは三叉神経である．
111 そしゃく筋を支配するのは顔面神経である．
112 前頭筋麻痺では閉眼できない．
113 4つのそしゃく筋は体表から触知できる．
114 外側翼突筋は下顎を挙上する．
115 胸鎖乳突筋の起始は乳様突起である．
116 胸鎖乳突筋は大後頭神経支配である．
117 顎二腹筋は顔面神経と三叉神経に支配される．
118 広頚筋は皮筋である．
119 大胸筋と前鋸筋は浅胸筋，小胸筋と鎖骨下筋は深胸筋である．
120 深胸筋は呼吸に関与する．
121 外肋間筋と肋骨挙筋はともに呼気筋である．
122 横隔膜は腹式呼吸に関わる．
123 大胸筋の起始は肩甲骨，停止は上腕骨大結節稜である．
124 大胸筋は（内側・外側）胸筋神経に支配される．
125 前鋸筋の起始は第1〜第8(9)肋骨，停止は上腕骨である．
126 前鋸筋は肋間神経に支配される．
127 肋骨挙筋は脊髄神経後枝に支配される．
128 横隔膜は横隔神経に支配される．
129 横隔膜は胸椎，肋軟骨，胸骨に起始する．
130 横隔膜は腱中心に停止する．
131 胸管は大静脈孔を通る．
132 食道と迷走神経は食道裂孔を通る．
133 腹直筋は腸骨に起始し，肋軟骨と剣状突起に停止する．
134 腹直筋は脊柱を後屈し腹圧を加える．
135 腹直筋は腰神経に支配される．
136 側腹筋のうち腹横筋は最表層にある．
137 鼠径靱帯は腸骨稜から坐骨結節へ張り渡されている．
138 鼠径靱帯に沿って走る側腹筋のトンネルを鼠径管という．
139 浅鼠径輪と深鼠径輪の間を男性は精索，女性は子宮円索が通る．
140 僧帽筋の起始は外後頭隆起〜腰椎の棘突起である．
141 僧帽筋の停止は肩甲骨と上腕骨である．
142 僧帽筋は副神経と頚神経叢の枝に支配される．
143 肩甲挙筋の停止は肩甲骨下角である．
144 菱形筋は肩甲上神経に支配される．
145 広背筋は上腕骨大結節に停止する．
146 広背筋は胸筋神経に支配される．
147 脊柱起立筋は腸肋筋，最長筋，棘筋よりなる．
148 脊柱起立筋の最下部は腰椎である．
149 脊柱起立筋最上部は頚椎である．
150 脊柱起立筋は肋間神経に支配される．
151 三角筋の起始は鎖骨と肩甲骨である．
152 三角筋は筋皮神経に支配される．
153 棘上筋の停止は上腕骨小頭である．

154　棘上筋は肩甲上神経，棘下筋は肩甲下神経に支配される．
155　大円筋も小円筋も上腕骨小結節に停止する．
156　上腕の伸筋群は腋窩神経に支配される．
157　上腕の屈筋群も腋窩神経に支配される．
158　上腕二頭筋の起始は肩甲骨，停止は尺骨である．
159　上腕三頭筋の起始は肩甲骨と上腕骨，停止は橈骨である．
160　円回内筋の起始は上腕骨と尺骨である．
161　長掌筋の起始は上腕骨内側上顆，停止は中手骨である．
162　長掌筋の支配神経は尺骨神経である．
163　尺側手根屈筋は尺骨神経に支配される．
164　深指屈筋は正中神経と尺骨神経に支配される．
165　腕橈骨筋の起始は上腕骨，停止は尺骨茎状突起である．
166　腕橈骨筋は橈骨神経に支配される．
167　長・短橈側手根伸筋の起始は上腕骨外側上顆である．
168　（総）指伸筋の起始は尺骨である．
169　（総）指伸筋の停止は第2〜5指の基節骨である．
170　前腕の伸筋群は正中神経に支配される．
171　回外筋の起始は上腕骨外側上顆である．
172　長母指伸筋腱と短母指伸筋腱の間にできる陥凹を尺骨小窩という．
173　手関節掌面の屈筋腱で最橈側にあるのは橈側手根屈筋である．
174　前腕掌側の屈筋で最尺側にあるのは尺側手根屈筋腱である．
175　手根管は橈側手根隆起，尺側手根隆起，伸筋支帯で構成される．
176　手根管中を橈側手根屈筋腱，長母指屈筋腱，浅指屈筋腱，深指屈筋腱，尺骨神経が通る．
177　長掌筋腱と尺側手根屈筋腱は手根管を通らない．
178　短母指外転筋，短母指屈筋，母指対立筋，母指内転筋は母指球筋をなす．
179　短掌筋，小指外転筋，短小指屈筋，小指対立筋は小指球の筋をなす．
180　小指球筋は正中神経の支配である．
181　腸腰筋は外寛骨筋である．
182　大腿筋膜張筋は体表から触れられる．
183　大殿筋の停止は坐骨である．
184　腸腰筋は大腿骨大転子に停止する．
185　腸腰筋は坐骨神経に支配される．
186　大殿筋は上殿神経に支配される．
187　中・小殿筋は下殿神経に支配される．
188　大腿四頭筋は坐骨神経に支配される．
189　縫工筋の起始は下前腸骨棘，停止は脛骨粗面である．
190　縫工筋は坐骨神経に支配される．
191　大腿直筋は上前腸骨棘に起始する．
192　大腿四頭筋は膝蓋靱帯を経て脛骨粗面に停止する．
193　半腱・半膜様筋の起始は腸骨である．
194　半腱・半膜様筋は大腿神経に支配される．
195　大腿の内転筋群のほとんどが閉鎖神経支配である．
196　前脛骨筋は足根骨に停止する．
197　長腓骨筋の起始は脛骨である．
198　長腓骨筋は深腓骨神経に支配される．
199　腓腹筋とヒラメ筋を合わせて下腿三頭筋という．
200　腓腹筋の起始は脛骨である．
201　下腿三頭筋の停止は中足骨である．
202　下腿三頭筋は浅腓骨神経に支配される．
203　前脛骨筋腱は足の上・下伸筋支帯の下を通る．
204　後脛骨筋腱，長指屈筋腱，長母指屈筋腱は足の屈筋支帯の下を通る．
205　環椎後頭関節は鞍関節である．
206　正中環軸関節は平面関節である．
207　正中環軸関節は軸椎の歯突起窩に環椎の歯突起がはまる．
208　顎関節は側頭骨の下顎頭と下顎骨の下顎窩で構成される．
209　顎関節には関節半月がある．
210　椎間関節は上・下関節突起によってつくられる蝶番関節である．
211　前縦靱帯は椎弓の前面を，後縦靱帯は椎弓の後面を走行する．
212　黄色靱帯は上下の椎体間に張られる．
213　項靱帯は外後頭隆起から第12胸椎棘突起まで走行する．
214　椎間関節は，頸椎では水平面に近く回旋に都合がよい．
215　胸肋関節は鞍関節である．
216　横隔膜と外肋間筋は呼気に働く．
217　横隔膜は胸式呼吸に働く．
218　胸腔の左右方向の拡大は主に上位肋骨が関わる．
219　肩関節は鎖骨の関節窩と上腕骨頭でつくられる球関節である．
220　肩関節は前方は肩甲下筋，後上方は棘上筋，後方〜後下方は棘下筋，小円筋により補強される．
221　胸鎖関節は半関節である．
222　肘関節は橈骨,尺骨でつくられる複関節である．

223 尺骨関節環状面と橈骨尺骨切痕がつくる関節を上橈尺関節という．
224 腕尺関節は球関節，腕橈関節は蝶番関節である．
225 橈骨手根関節は多軸性の楕円関節である．
226 橈骨手根関節は橈骨と三角骨の間で構成される．
227 母指のMP関節は鞍関節である。
228 手のCM関節は典型的な蝶番関節で屈伸運動を行う．
229 PIPは近位，DIPは遠位指節間関節である．
230 仙骨耳状面と腸骨耳状面は仙腸関節をつくる．
231 仙腸関節は仙結節靱帯，仙棘靱帯等により補強される．
232 股関節は腸骨を関節窩とし，大腿骨頭を関節頭とする多軸性の臼状関節である．
233 股関節の前面は腸骨大腿靱帯で，側面は坐骨大腿靱帯で補強される．
234 大腿骨頭靱帯中を神経が通る．
235 Y靱帯は恥骨結合を補強する．
236 膝関節は大腿骨，脛骨，腓骨，膝蓋骨によってつくられる．
237 膝の十字靱帯は前後，側副靱帯は水平方向の安定性に関与する．
238 膝関節は楕円関節と考えられる．
239 膝関節は内側と外側に関節円板をもつ．
240 いわゆる足関節は脛骨，腓骨，踵骨，距骨で構成される．
241 距腿関節は楕円関節である．
242 足関節の外側は三角靱帯で補強される．
243 ショパール関節は横足根関節のことである．
244 リスフラン関節は内側・中間・外側楔状骨と立方骨で構成される．
245 底側踵舟靱帯はスプリング靱帯といわれる．
246 踵骨から第5中足骨を内足弓という．
247 後頭前頭筋は眉を引き下げ，額に横皺をつくる．
248 眼輪筋は眼瞼を開ける．
249 頬筋は口裂を閉じる．
250 外側翼突筋，内側翼突筋は咀嚼運動にかかわる．
251 舌骨上筋群は閉口に働く．
252 舌骨下筋群は舌骨を下方に引く．
253 胸鎖乳突筋は頭の前屈，後屈，側屈，同側回旋，対側回旋を行う．

254 腰部の前屈は腹直筋，側屈は外腹斜，後屈は脊柱起立筋が主に行う．
255 大胸筋は上腕を屈曲，内転，内旋する．
256 前鋸筋は肩甲骨を下内方に引く．
257 僧帽筋は鎖骨を挙上，下制する．
258 肩甲挙筋と菱形筋は肩甲骨を上方回旋する．
259 小胸筋は肩甲骨の内転に働く．
260 三角筋は上腕の外転，屈曲，伸展をする．
261 棘上筋は上腕の内転，棘下筋は外転を行う．
262 大円筋は上腕の内転，小円筋は外旋を行う．
263 烏口腕筋は肘関節の屈曲を行う．
264 上腕二頭筋長頭は上腕の外旋をする．
265 広背筋は上腕を内転，内旋する．
266 上腕二頭筋は肘関節を伸展する．
267 上腕三頭筋は前腕を屈曲する．
268 上腕筋は肘関節の屈曲，肘筋は伸展を行う．
269 腕橈骨筋は手関節の屈曲に働く．
270 長掌筋は手関節の屈曲に働く．
271 橈側手根屈筋と橈側手根伸筋により手関節の尺屈が行われる．
272 深指屈筋は指骨を伸展する．
273 虫様筋はMPを屈曲，PIPとDIPを伸展する．
274 背側骨間筋は示指，薬指，小指を中指に近づける．
275 縫工筋は股関節を屈曲，外転，外旋し，膝関節を屈曲する．
276 大腿筋膜張筋は大腿を外旋する．
277 中殿筋は股関節を伸展する．
278 大腿直筋は大腿を屈曲する．
279 恥骨筋，薄筋は大腿を外転する．
280 梨状筋は膝関節の外旋筋である．
281 大殿筋は大腿を外転する．
282 半腱様筋，半膜様筋は膝関節を伸展する．
283 膝関節の屈曲は大腿四頭筋，大腿筋膜張筋が行う．
284 大腿二頭筋は股関節の伸展と膝関節の屈曲を行う．
285 前脛骨筋は足の背屈と内反をする．
286 後脛骨筋は足の底屈と内反をする．
287 長腓骨筋は足の底屈と外反をする．
288 ヒラメ筋は足を背屈する．

第3章 循環器

■ 循環と血管

- 体循環／大循環：左心室→(大)動脈[動脈血]→全身の毛細血管→(大)静脈[静脈血]→右心房
- 肺循環／小循環：右心室→肺動脈[静脈血]→肺胞毛細血管→肺静脈[動脈血]→左心房

	構造的特徴	弁膜	機能
動脈	血管壁（とくに中膜）が厚い　弾性に富む，3層構造	大動脈弁　肺動脈弁	血液を心臓から末梢に送る　脈拍を触れる
毛細血管	単層の内皮細胞よりなる	なし	血液（血管）と組織液（組織の細胞）間の酸素，栄養物，老廃物のやりとり
静脈	血管壁（中膜）が薄い　弾性は少ない，3層構造	(多数)あり	血液を末梢から心臓に送る　脈拍を触れない
弾性動脈	心臓に近い大血管　弾性線維が多く弾性がある		大動脈，鎖骨下動脈，総頚動脈，肺動脈主幹部
筋性動脈	末梢の臓器に向かう中程度以下の動脈　平滑筋線維が多く収縮力がある		上腕動脈，大腿動脈

※ 終動脈：他の動脈枝との間に吻合をもたない動脈枝　例 大脳皮質，肺，網膜，内耳などに分布する動脈
　 機能的終動脈　例 脾臓，腎臓，心臓などの動脈

> **ミニミニレクチャー**
> 終動脈には側副循環路がないので閉塞すると下流の組織が虚血障害を起こす．心臓の冠状動脈は吻合枝をもつが，細くて必要量が確保できないので機能的終動脈と呼ばれる．

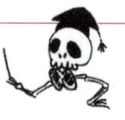

浅静脈／皮静脈	体の浅部・皮下を動脈とは無関係に走る	尺側皮静脈，大伏在静脈
深静脈／伴行静脈	体の深部を走る，動脈に伴行する	上腕静脈，大腿静脈

※洞様毛細血管／類洞：内腔が拡張し著しく広く，物質の通過が容易　例 骨髄，脾，肝，心臓，内分泌臓器など

■ 心臓

> **ミニミニレクチャー**
> 心臓は左右の肺の間・縦隔にあり，(心尖)拍動は左乳頭線の内側／左鎖骨中線から1～2横指内側で，第5肋間隙で触知され，体表からみることもできる．

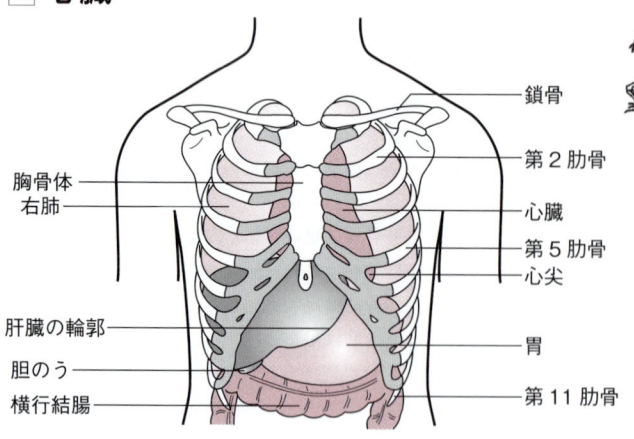

図3-1　心臓の位置

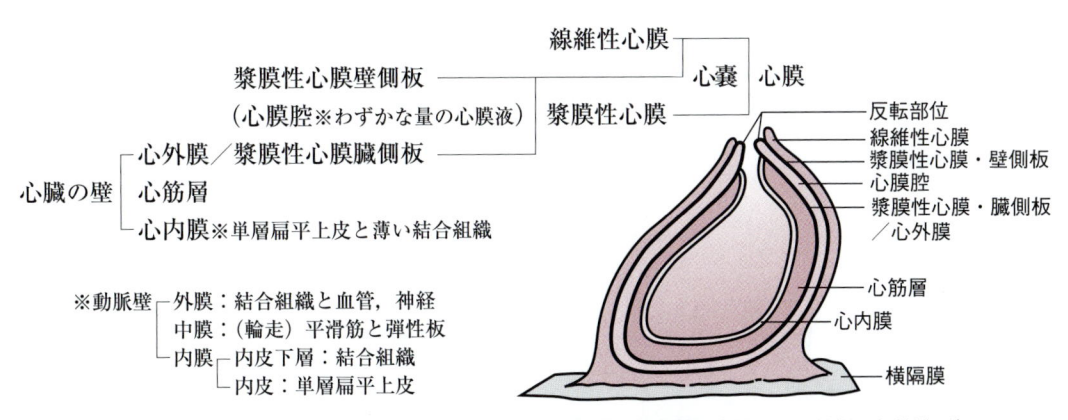

```
心臓の壁 ┬ 心外膜／漿膜性心膜臓側板
         ├ 心筋層
         └ 心内膜※単層扁平上皮と薄い結合組織
```

漿膜性心膜壁側板
（心膜腔※わずかな量の心膜液）

線維性心膜 ┐
          ├ 心囊 ┐
漿膜性心膜 ┘   ├ 心膜

図の右側ラベル：反転部位／線維性心膜／漿膜性心膜・壁側板／心膜腔／漿膜性心膜・臓側板／心外膜／心筋層／心内膜／横隔膜

```
※動脈壁 ┬ 外膜：結合組織と血管，神経
        ├ 中膜：（輪走）平滑筋と弾性板
        └ 内膜 ┬ 内皮下層：結合組織
               └ 内皮：単層扁平上皮
```

＊心臓は筋肉でできており、内面を心内膜が内張りし、外側を心外膜が包んでいる
図3-2 心臓の壁

（林正健二編．山内豊明著．ナーシング・グラフィカ① 人体の構造と機能－解剖生理学．第2版．メディカ出版．2010：p.93，図5-2 より改変）

尖弁／房室弁	右房室弁	3尖弁	心室拡張期に開く
	左房室弁／僧帽弁	2尖弁	
半月弁／動脈弁	肺動脈弁		心室収縮期に開く
	大動脈弁		

固有心筋	介在板で網目状に連絡している〈p4 筋組織参照〉	心臓の壁／心筋層
特殊心筋	固有心筋より太いが筋原線維は少ない	刺激伝導系

心臓内の血液の流れ

上大静脈↓
下大静脈↑ →**右心房**→右房室弁→**右心室**→肺動脈弁→肺動脈→肺胞毛細血管
　　　　　←上行大動脈←大動脈弁←**左心室**←僧帽弁←**左心房**←肺静脈

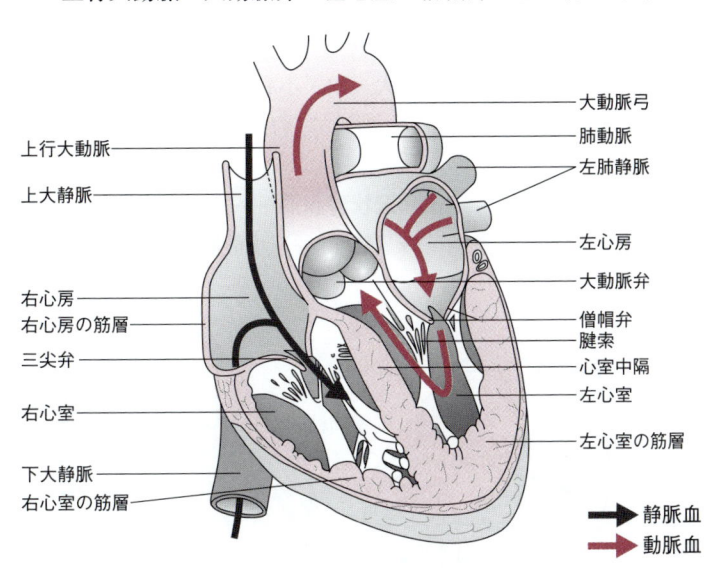

図3-3 心臓の房・室と弁

> **ミニミニレクチャー**
> **左心室の壁**が最も厚く，成人で11mmくらい，右心室は左の約1/3くらいだ．右は血液を肺へ送ればよいが，左は全身に送らなければならないので筋が発達している．

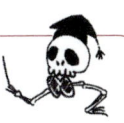

刺激伝導系／特殊心筋

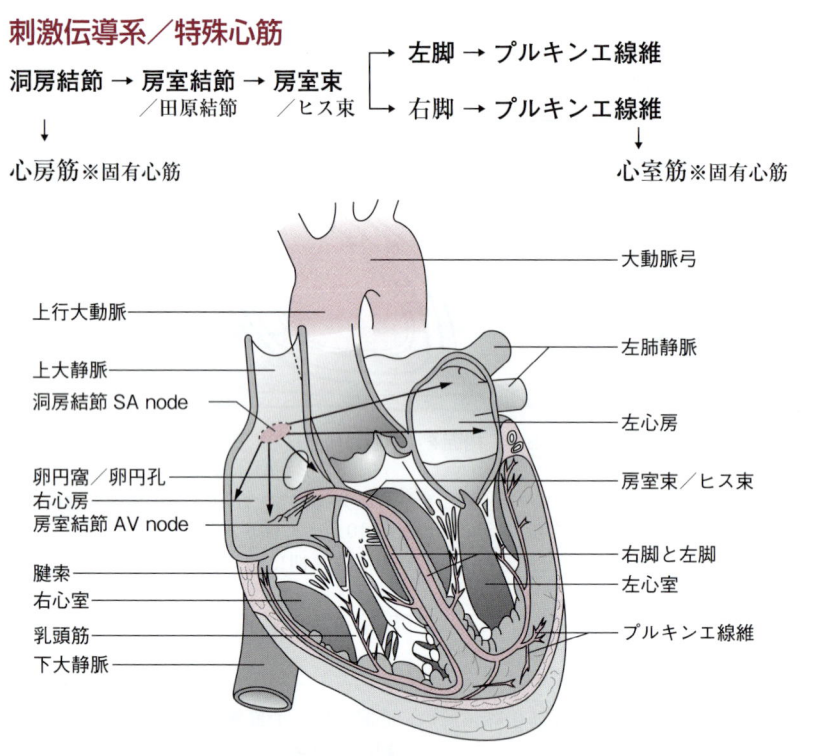

洞房結節 → 房室結節 → 房室束 →┬→ 左脚 → プルキンエ線維
　　　　　／田原結節　／ヒス束　└→ 右脚 → プルキンエ線維
↓　　　　　　　　　　　　　　　　　　　　　　　　　↓
心房筋 ※固有心筋　　　　　　　　　　　　心室筋 ※固有心筋

図3-4　刺激伝導系

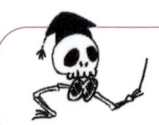

> **ミニミニレクチャー**
> 洞房結節は70／minで最も早く収縮するので，心筋全体の歩調取り・**ペースメーカー**となる．

心臓の血管

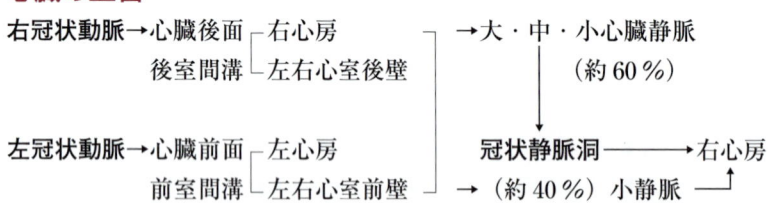

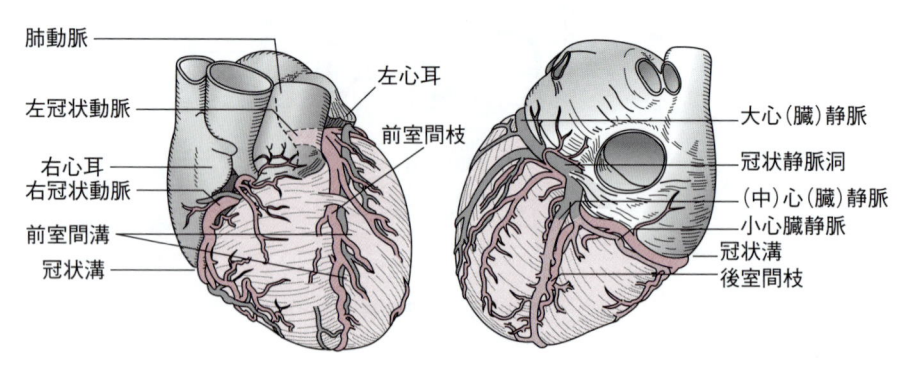

右冠状動脈→心臓後面┬右心房　　　　→大・中・小心臓静脈
　　　　　　　後室間溝└左右心室後壁　　　　　（約60％）
　　　　　　　　　　　　　　　　　　　　　↓
左冠状動脈→心臓前面┬左心房　　　　冠状静脈洞 ――→右心房
　　　　　　　前室間溝└左右心室前壁　→（約40％）小静脈 ┘

図3-5　心臓の血管

■ 動脈系

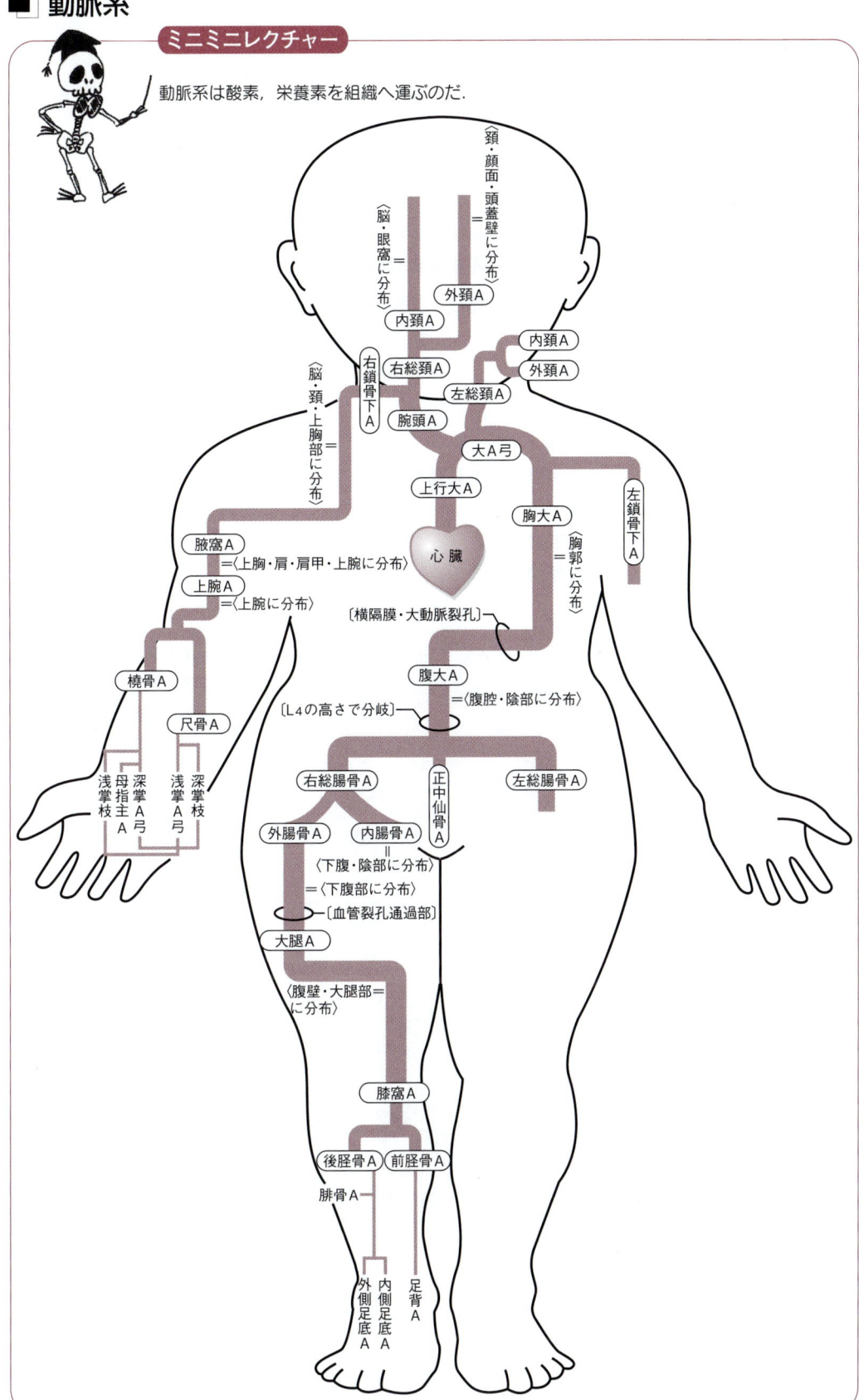

ミニミニレクチャー

動脈系は酸素，栄養素を組織へ運ぶのだ．

〈頸・顔面・頭蓋壁に分布〉＝ 外頸A
〈脳・眼窩に分布〉＝ 内頸A
内頸A
外頸A
右総頸A
左総頸A
〈脳・頸・上胸部に分布〉＝ 右鎖骨下A
腕頭A
大A弓
上行大A
左鎖骨下A
胸大A 〈胸郭に分布〉
心臓
腋窩A ＝〈上胸・肩・肩甲・上腕に分布〉
上腕A ＝〈上腕に分布〉
〔横隔膜・大動脈裂孔〕
橈骨A
尺骨A
腹大A ＝〈腹腔・陰部に分布〉
〔L4の高さで分岐〕
浅掌枝
母指主A
深掌A弓
浅掌枝
深掌A弓
右総腸骨A
正中仙骨A
左総腸骨A
外腸骨A ＝〈下腹・陰部に分布〉
内腸骨A ＝〈下腹部に分布〉
〔血管裂孔通過部〕
大腿A
〈腹壁・大腿部に分布〉＝
膝窩A
後脛骨A 前脛骨A
腓骨A
外側足底A
内側足底A
足背A

第3章 循環器

心臓　動脈系

大動脈

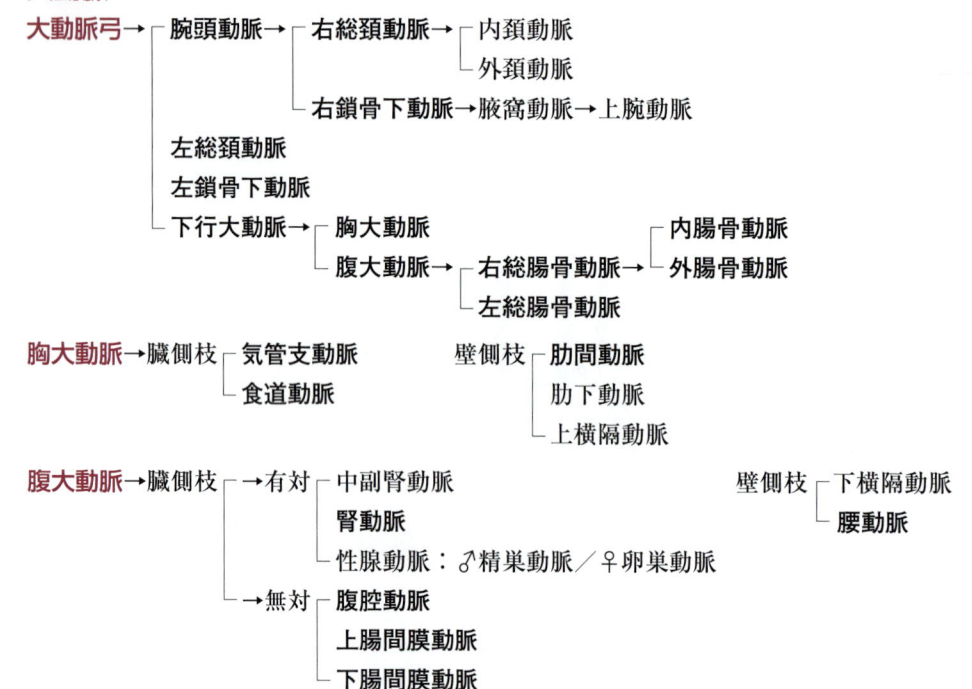

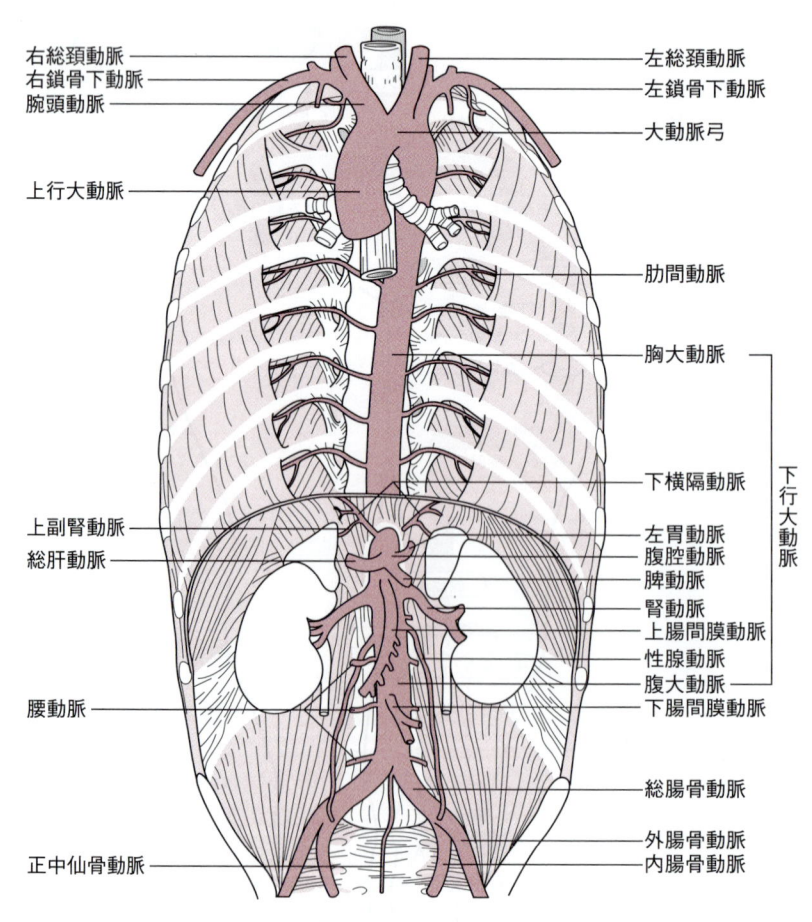

大動脈弓→┬腕頭動脈→┬右総頚動脈→┬内頚動脈
　　　　　│　　　　　│　　　　　　└外頚動脈
　　　　　│　　　　　└右鎖骨下動脈→腋窩動脈→上腕動脈
　　　　　├左総頚動脈
　　　　　├左鎖骨下動脈
　　　　　└下行大動脈→┬胸大動脈
　　　　　　　　　　　　└腹大動脈→┬右総腸骨動脈→┬内腸骨動脈
　　　　　　　　　　　　　　　　　 │　　　　　　　└外腸骨動脈
　　　　　　　　　　　　　　　　　 └左総腸骨動脈

胸大動脈→┬臓側枝┬気管支動脈　　壁側枝┬肋間動脈
　　　　　│　　　└食道動脈　　　　　　├肋下動脈
　　　　　　　　　　　　　　　　　　　 └上横隔動脈

腹大動脈→┬臓側枝┬→有対┬中副腎動脈　　　　　　　壁側枝┬下横隔動脈
　　　　　│　　　│　　　├腎動脈　　　　　　　　　　　　└腰動脈
　　　　　│　　　│　　　└性腺動脈：♂精巣動脈／♀卵巣動脈
　　　　　│　　　└→無対┬腹腔動脈
　　　　　│　　　　　　 ├上腸間膜動脈
　　　　　│　　　　　　 └下腸間膜動脈

図3-6　大動脈

腹部の動脈

腹腔動脈 →
- 左胃動脈
- 総肝動脈 →
  - 右胃動脈
  - **固有肝動脈**
  - 胃十二指腸動脈 →
    - 右胃大網動脈
    - 前・後上膵十二指腸動脈
- 脾動脈 →
  - 左胃大網動脈，短胃動脈，膵枝
  - 脾枝

上腸間膜動脈 →
- 下膵十二指腸動脈
- 空腸動脈 ┐
- 回腸動脈 ┘小腸動脈
- 回結腸動脈 →
  - 盲腸動脈
  - 虫垂動脈
- 右結腸動脈〈上行結腸〉
- 中結腸動脈〈横行結腸〉

下腸間膜動脈 →
- 左結腸動脈〈下行結腸〉
- S状結腸動脈
- 上直腸動脈〈直腸上部〉

ミニミニレクチャー

上・下の腸間膜動脈は，腸間膜の中で二重三重にアーチ状に吻合するので，腸管運動で血管が圧迫されても血行障害が起きずらいのだ．

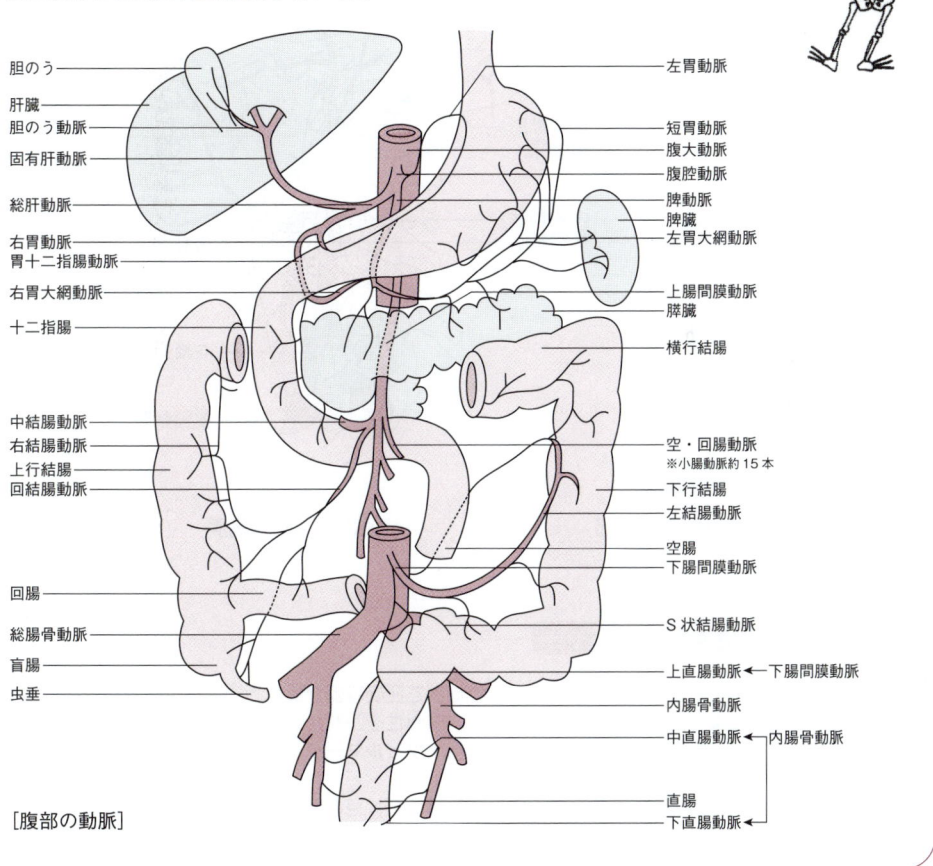

[腹部の動脈]

ラベル:
- 胆のう
- 肝臓
- 胆のう動脈
- 固有肝動脈
- 総肝動脈
- 右胃動脈
- 胃十二指腸動脈
- 右胃大網動脈
- 十二指腸
- 中結腸動脈
- 右結腸動脈
- 上行結腸
- 回結腸動脈
- 回腸
- 総腸骨動脈
- 盲腸
- 虫垂
- 左胃動脈
- 短胃動脈
- 腹大動脈
- 腹腔動脈
- 脾動脈
- 脾臓
- 左胃大網動脈
- 上腸間膜動脈
- 膵臓
- 横行結腸
- 空・回腸動脈　※小腸動脈約15本
- 下行結腸
- 左結腸動脈
- 空腸
- 下腸間膜動脈
- S状結腸動脈
- 上直腸動脈 ← 下腸間膜動脈
- 内腸骨動脈
- 中直腸動脈 ← 内腸骨動脈
- 直腸
- 下直腸動脈

第3章　循環器　動脈系

頭・頸部の動脈

外頸動脈→┬ 上甲状腺動脈〈甲状腺，舌骨～喉頭〉
　　　　　├ 上行咽頭動脈〈咽頭，中耳〉→後硬膜動脈〈脳硬膜〉
　　　　　├ 舌動脈〈舌，前頸筋，舌下腺〉
　　　　　├ **顔面動脈**〈顔面前部〉
　　　　　├ 後頭動脈〈後頭～頭頂，耳介，胸鎖乳突筋〉
　　　　　├ 後耳介動脈〈耳介後部〉
　　　　　├ **顎動脈**＊：深在終枝〈顔面深部；脳硬膜，鼓室，そしゃく筋，歯，鼻腔，口腔〉
　　　　　└ 浅側頭動脈：浅在終枝〈側頭部〉

＊顎動脈→┬ 深耳介動脈，前鼓室動脈，中硬膜動脈，下歯槽動脈，咬筋動脈，深側頭動脈，翼突筋枝，
　　　　　└ 頬動脈，後上歯槽動脈，眼窩下動脈，下行口蓋動脈，翼突管動脈，蝶口蓋動脈

> 外頸動脈は……エ（甲状）員（咽頭）の舌（舌）癌（顔面）と後（後頭）が
> 　　　　　　　痔（耳介）の学（顎）生と先（浅側頭）生　　　　　　　……と覚える

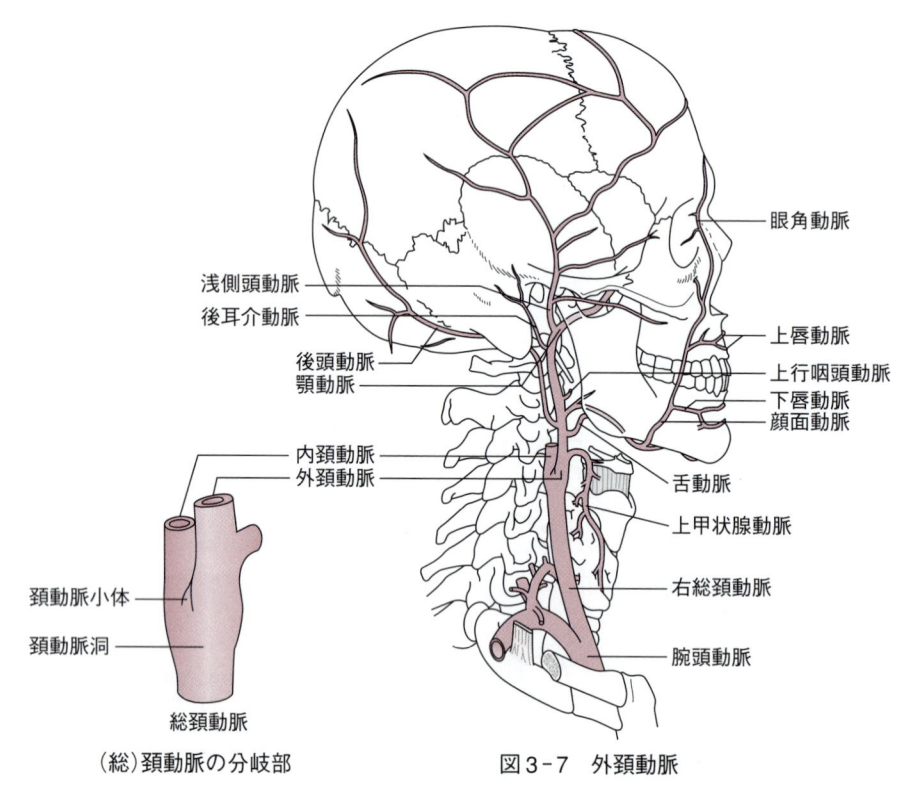

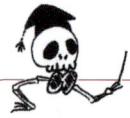

図 3-7　外頸動脈

ミニミニレクチャー

- **頸動脈洞**は分岐部の内頸動脈基部が洞状に膨れた部で圧受容器があり舌咽神経・頸動脈洞枝が分布している．血圧の変化による血管壁の伸展度を感知し，求心性インパルスは舌咽神経枝から迷走神経を経て伝わり，反射性に徐脈，血圧低下，呼吸抑制を生じる．**ツェルマーク・ヘーリング反射／（高）圧受容器反射**という．
- **頸動脈小体**は分岐部の後面にある米粒大の小体で，交感神経と舌咽神経からの神経線維が分布し，血中の酸素分圧，炭酸ガス分圧やpHを感知し，呼吸（換気量の増大）・循環調節に関与する化学受容器として働く．

脳の動脈

内頚動脈→ 眼動脈〈網膜，涙腺，眼筋〉
　　　　　　前大脳動脈〈脳梁～大脳半球内側面，尾状核・被殻・内包等の一部〉
　　　　　　中大脳動脈〈外側溝～大脳半球外側面，前頭葉，頭頂葉，側頭葉，内包，大脳核〉

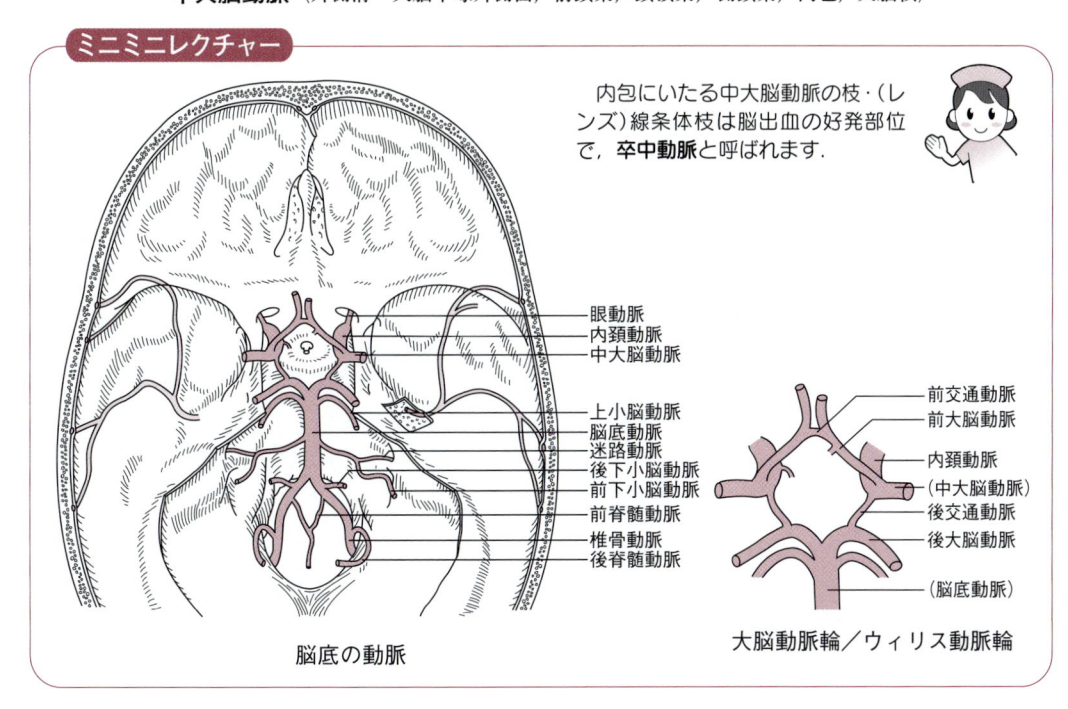

> **ミニミニレクチャー**
>
> 内包にいたる中大脳動脈の枝・(レンズ)線条体枝は脳出血の好発部位で，**卒中動脈**と呼ばれます．
>
> 脳底の動脈：眼動脈／内頚動脈／中大脳動脈／上小脳動脈／脳底動脈／迷路動脈／後下小脳動脈／前下小脳動脈／前脊髄動脈／椎骨動脈／後脊髄動脈
>
> 大脳動脈輪／ウィリス動脈輪：前交通動脈／前大脳動脈／内頚動脈／(中大脳動脈)／後交通動脈／後大脳動脈／(脳底動脈)

脳と頚肩部の動脈

鎖骨下動脈→ 椎骨動脈→脳底動脈→後大脳動脈〈大脳半球後部～下面，内包，視床〉
〈p145 図7-5参照〉
　　　　　　　内胸動脈→上腹壁動脈〈前胸部～臍部，乳腺，気管支，心膜，横隔膜〉
　　　　　　　甲状頚動脈→┬ 上行頚動脈〈後頚部の筋，脊髄の被膜〉
　　　　　　　　　　　　　├ 下甲状腺動脈〈甲状腺，喉頭（，咽頭，食道，気管）〉
　　　　　　　　　　　　　├ 肩甲上動脈〈肩甲骨付近の筋（棘上筋，棘下筋）〉
　　　　　　　　　　　　　└ 頚横動脈〈肩甲骨付近の筋，背筋〉
　　　　　　　肋頚動脈→┬ 深頚動脈〈項部の筋〉
　　　　　　　　　　　　└ 最上肋間動脈→第1，第2肋間動脈
　　　　　　　腋窩動脈

> 鎖骨下動脈は……ツ（椎骨）ナ（内胸）コ（甲状）ロッケ（肋頚）へ（腋窩）
> ……と覚える

肩・胸部と上肢の動脈

腋窩動脈→ ┬ 前上腕回旋動脈 ┐
　　　　　　　├ 後上腕回旋動脈 ┘〈三角筋，肩関節〉
　　　　　　　├ 肩甲下動脈→┬ 胸背動脈〈広背筋，前鋸筋〉
　　　　　　　│　　　　　　└ 肩甲回旋動脈〈棘下筋〉
　　　　　　　├ 外側胸動脈〈前鋸筋，乳腺〉
　　　　　　　├ 胸肩峰動脈〈肩峰，三角筋，大胸筋〉
　　　　　　　├ 最上胸動脈〈小胸筋，前鋸筋〉
　　　　　　　└ 上腕動脈

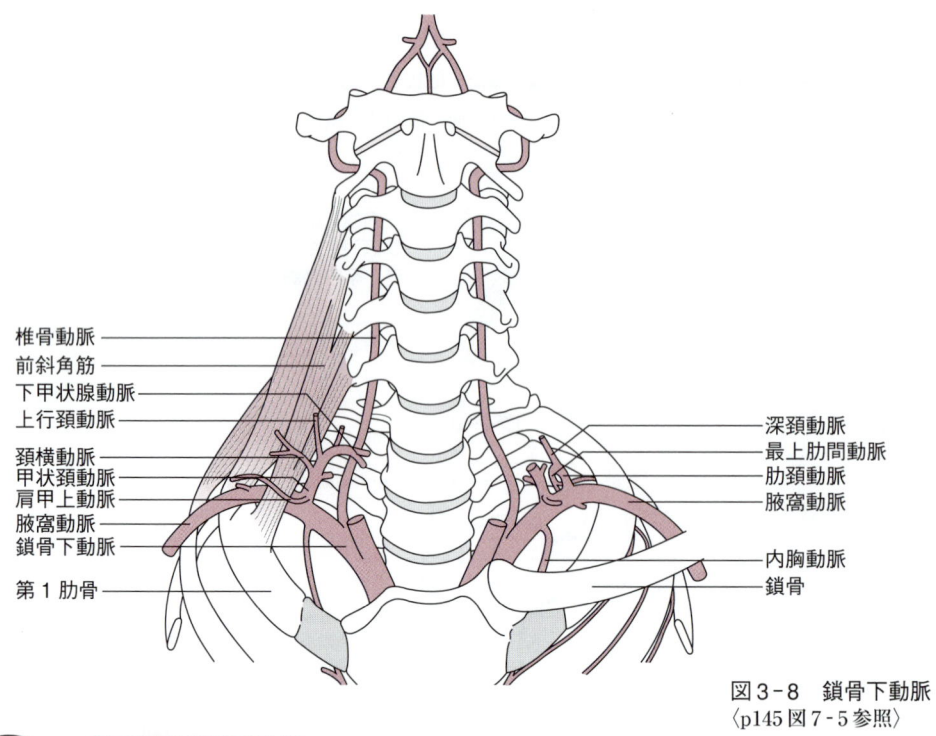

図3-8 鎖骨下動脈
〈p145図7-5参照〉

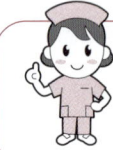

ミニミニレクチャー

胸郭出口症候群／神経血管絞扼症候群（手の脱力，しびれ，冷感などの病態）は腕神経叢と鎖骨下動脈が斜角筋隙（p145斜角筋隙参照）で圧迫されたり，腋窩動脈が小胸筋と肩甲下筋の間で圧迫されることが原因です．

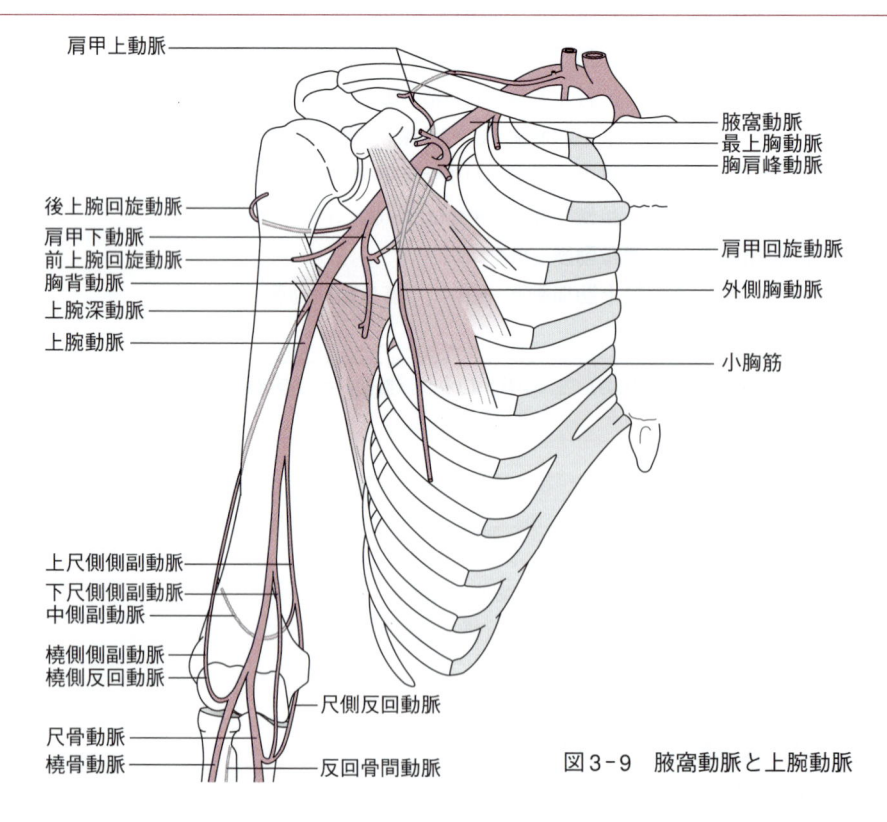

図3-9 腋窩動脈と上腕動脈

上肢の動脈

上腕動脈 → **上腕深動脈** → ┬ 橈側側副動脈
　　　　　　　　　　　　└ 中側副動脈
　　　├ 上尺側側副動脈
　　　├ 下尺側側副動脈
　　　├ **橈骨動脈**
　　　└ **尺骨動脈**

橈骨動脈 → ┬ 橈側反回動脈
　　　　　├ 母指主動脈
　　　　　├ （橈骨動脈）浅掌枝
　　　　　├ **深掌動脈弓** → 掌側中手動脈 → 固有掌側指動脈
　　　　　└ （橈骨動脈）背側手根枝

尺骨動脈 → ┬ 尺側反回動脈
　　　　　├ 総骨間動脈 → ┬ 反回骨間動脈
　　　　　│　　　　　　　├ 前骨間動脈
　　　　　│　　　　　　　└ 後骨間動脈
　　　　　├ （尺骨動脈）深掌枝
　　　　　├ **浅掌動脈弓** → 総掌側指動脈 → 固有掌側指動脈
　　　　　└ （尺骨動脈）背側手根枝 → 背側中手動脈 → 背側指動脈

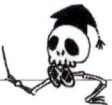

> **ミニミニレクチャー**
>
> **鎖骨下動脈**は前斜角筋の後，第1肋骨の上を通り，第1肋骨外側縁より**腋窩動脈**となり，大胸筋の下縁で上腕動脈となる．**上腕動脈**は上腕の内側をくだり肘窩で**橈骨動脈**と**尺骨動脈**に分かれる．手掌で橈骨動脈は深掌動脈弓と浅掌枝に，尺骨動脈は浅掌動脈弓と深掌枝に分かれ，浅掌枝は浅掌動脈弓に深掌枝は深掌動脈弓に吻合する．

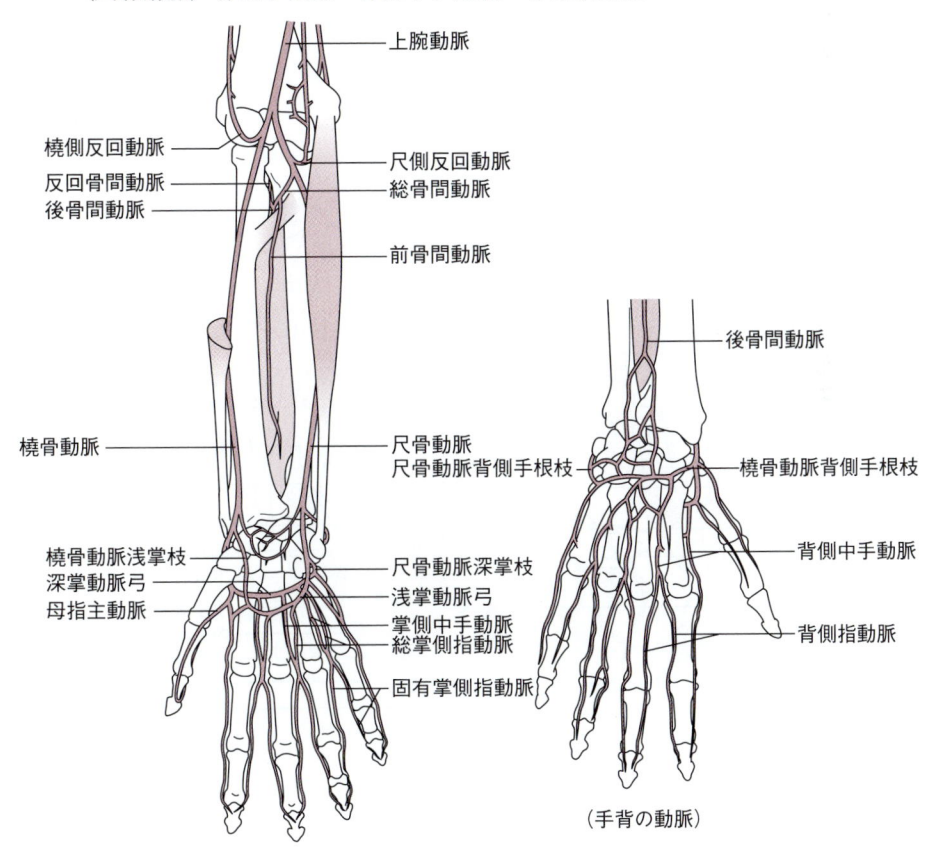

図3-10　前腕と手の動脈

骨盤内の動脈

外腸骨動脈→┬ **下腹壁動脈**〈腹壁前部，腹直筋〉
　　　　　　　└ **大腿動脈**

内腸骨動脈→┬ **臍動脈**→┬ **臍動脈索**　※生後に閉鎖してひも状の結合組織となった臍動脈
　　　　　　　│　　　　　　└ **上膀胱動脈**
　　　　　　　├ **閉鎖動脈**〈上部の内転筋群，骨盤外筋〉→ **寛骨臼枝**〈大腿骨頭〉
　　　　　　　├ **腸腰動脈**〈腸腰筋，腰方形筋〉
　　　　　　　├ **外側仙骨動脈**〈骨盤内筋，仙骨〉
　　　　　　　├ ♀**子宮動脈**〈子宮，卵管（，卵巣），膣〉
　　　　　　　├ ／♂**精管動脈**〈精巣，精管，前立腺，精のう（，膀胱，尿管）〉※臍動脈から分かれる
　　　　　　　│　　　　　　　　　　　　　　　　　　　　　　　　　　　　　　　 こともある
　　　　　　　├ **上殿動脈**〈大殿筋，中殿筋，小殿筋〉
　　　　　　　├ **下膀胱動脈**
　　　　　　　├ **中直腸動脈**〈直腸中部，♀膣，♂前立腺〉
　　　　　　　├ **下殿動脈**〈殿部の筋，梨状筋，内転筋の深層部〉
　　　　　　　└ **内陰部動脈**〈会陰筋，♂陰茎，♀膣前庭，大陰唇〉
　　　　　　　　　　└→ **下直腸動脈**〈直腸下部，肛門〉

> 内腸骨動脈は……ヘソ（臍）閉ジ（閉鎖）ヨウ（腸腰）外（外側仙骨）の子宮（子宮）は上下デ（上殿，下殿）
> 中（中直腸）下（下膀胱）はナイ（内陰部）カ（下直腸）
> 　　　　　　　　　　　　　　　　　　　　　　　　　　　　　……と覚える

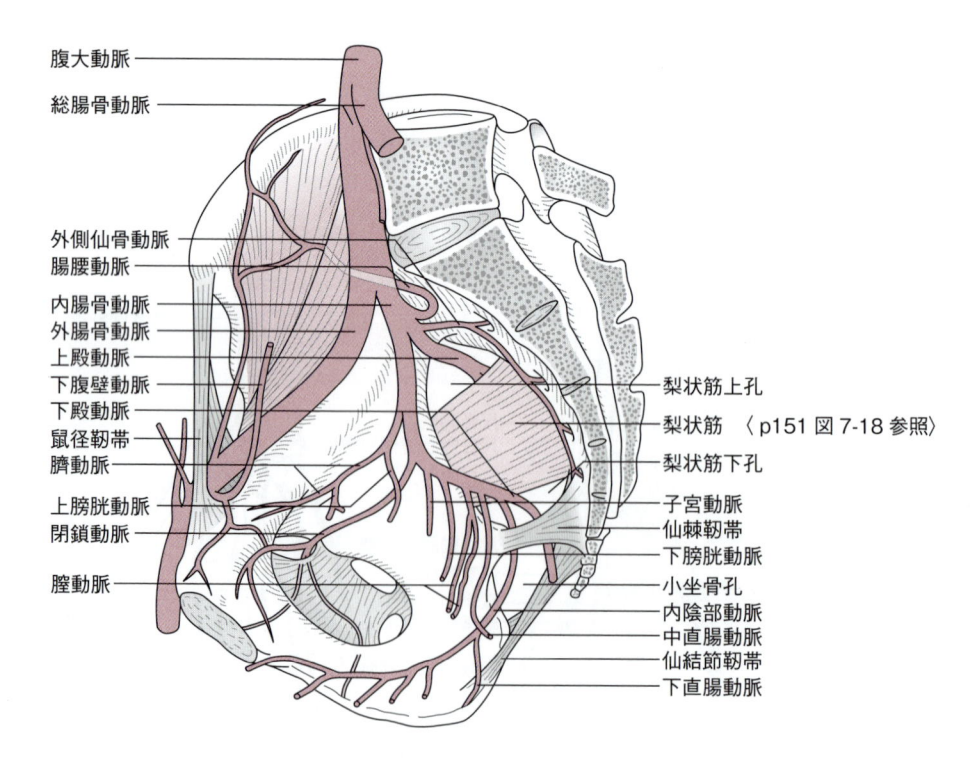

図3-11　骨盤部の動脈

殿部の動脈　〈p151 図7-18参照〉

下肢の動脈

大腿動脈 →
- 浅腹壁動脈〈腹壁前部〉
- 外陰部動脈〈外陰部〉
- **大腿深動脈**〈大腿の筋のほとんど〉→ 貫通動脈〈大腿の屈筋群〉
- 下行膝動脈〈内側広筋，縫工筋，薄筋〉
- **膝窩動脈**

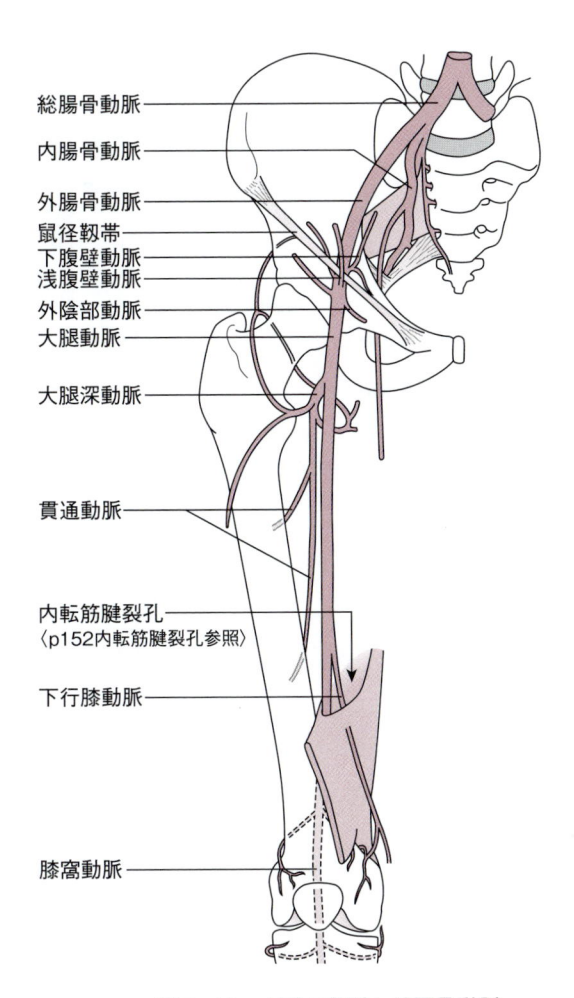

図3-12 大腿の動脈と外腸骨動脈

ミニミニレクチャー

外腸骨動脈は鼠径靱帯の下の血管裂孔を出ると**大腿動脈**となり，大腿三角の腸恥窩から内転筋管を通り内転筋腱裂孔を抜け，後面の膝窩に出て**膝窩動脈**となる．膝窩動脈は下腿後面上部で**前脛骨動脈**と**後脛骨動脈**に分かれる．前脛骨動脈は下腿骨間膜上部の裂孔を抜け下腿前面に出て下行し，伸筋支帯を通過して**足背動脈**となり**弓状動脈**をなす．後脛骨動脈は下腿後面を下り，屈筋支帯から足底に出て**外側足底動脈**と**内側足底動脈**に分かれる．

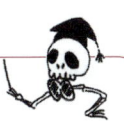

膝窩動脈 → ┬ 内側・外側上膝動脈 ┐
　　　　　　├ 中膝動脈〈膝関節内に〉　│ 膝関節動脈網
　　　　　　├ 腓腹動脈〈腓腹筋〉　　　│
　　　　　　├ 内側・外側下膝動脈 ──┘
　　　　　　├ **前脛骨動脈**〈下腿前面～足背〉
　　　　　　└ **後脛骨動脈**〈下腿後面～足底〉

図3-13　膝の動脈

（ラベル：内転筋腱裂孔、膝窩動脈、内側上膝動脈、外側上膝動脈、腓腹動脈、中膝動脈、内側下膝動脈、外側下膝動脈、前脛骨動脈、前脛骨反回動脈、後脛骨動脈）

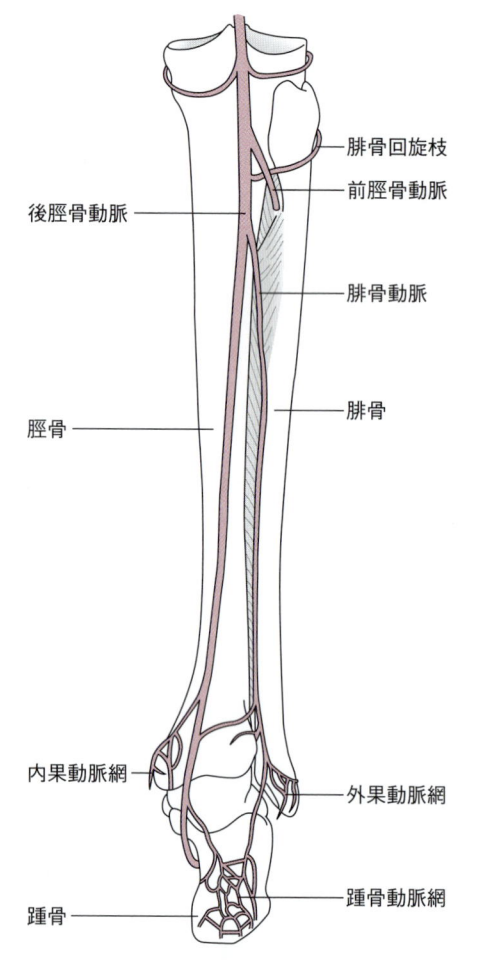

図3-14　下腿後面の動脈

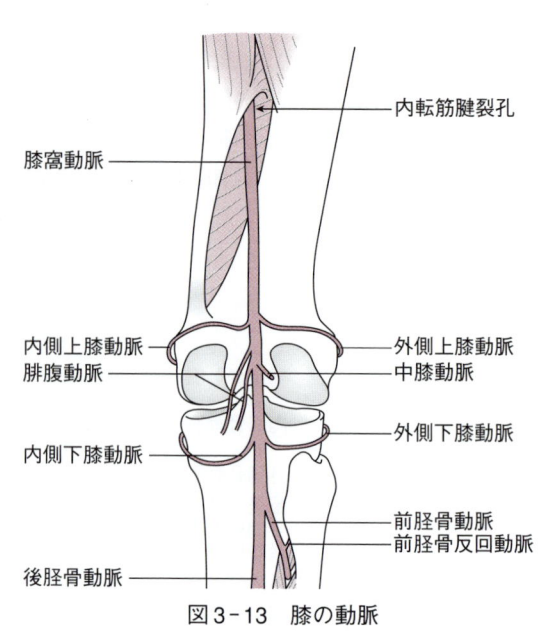

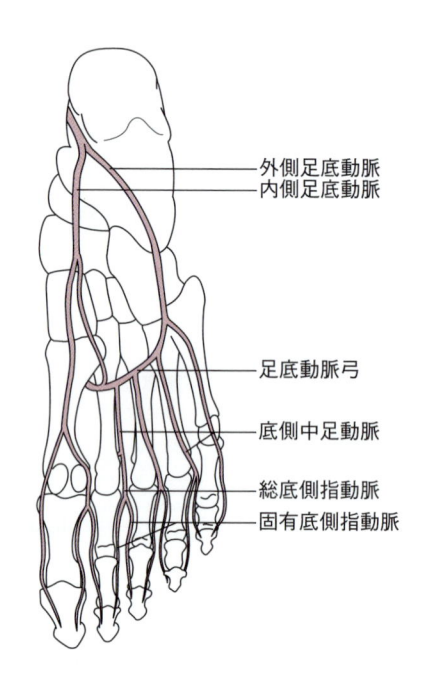

（ラベル：後脛骨動脈、腓骨回旋枝、前脛骨動脈、腓骨動脈、脛骨、腓骨、内果動脈網、外果動脈網、踵骨、踵骨動脈網）

図3-15　足底の動脈

（ラベル：外側足底動脈、内側足底動脈、足底動脈弓、底側中足動脈、総底側指動脈、固有底側指動脈）

後脛骨動脈→┬腓骨動脈〈腓骨後側〉
　　　　　├外側足底動脈┐
　　　　　└内側足底動脈┴→足底動脈弓→底側中足動脈→底側指動脈

前脛骨動脈→足背動脈→弓状動脈→背側中足動脈→背側指動脈

前脛骨動脈
足背動脈
弓状動脈
背側中足動脈
背側指動脈

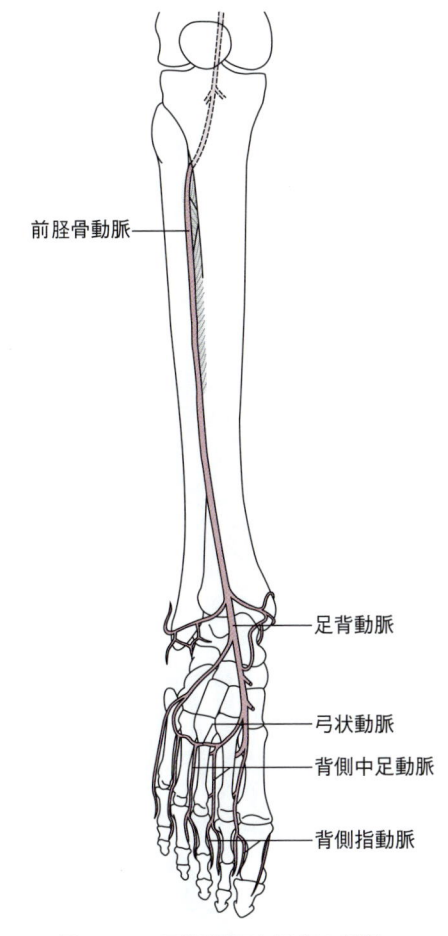

図3-16　下腿前面と足背の動脈

ミニミニレクチャー

脈拍は血圧によっても変動し，橈骨動脈などでは血圧が60mmHg以下になると触れなくなる．このような傾向は末梢動脈で著しく，体幹に近い動脈ほど脈拍を触れやすい．

拍動を触れやすい動脈
- 浅側頭動脈：耳介前部・こめかみ
- 顔面動脈：下顎角の前方で下顎骨下縁の陥凹，咬筋内側
- 総頸動脈：頸動脈三角
- 腋窩動脈：上腕を外転位にして腋窩
- 上腕動脈：内側二頭筋溝〜肘窩中央
- 橈骨動脈：橈側手根屈筋腱の橈側，橈骨窩
- 尺骨動脈：尺側手根屈筋腱の橈側
- 大腿動脈：大腿三角
- 膝窩動脈：膝窩
- 後脛骨動脈：内果の後下方約2cm
- 前脛骨動脈：足関節の上で長母指伸筋腱と前脛骨筋腱の間
- 足背動脈：足背で長母指伸筋腱と長指伸筋腱の間

■ 胎児の循環

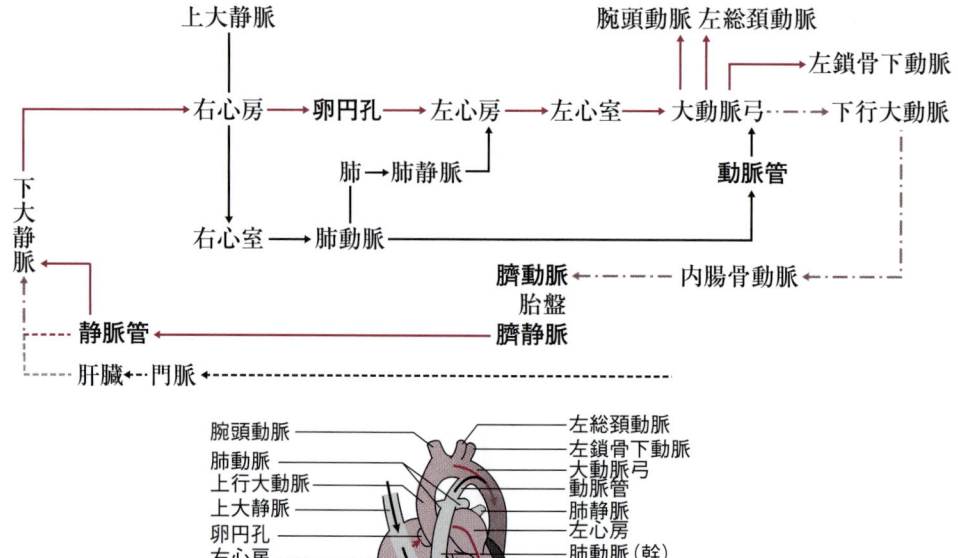

```
                    上大静脈           腕頭動脈 左総頚動脈
                                        ↑   ↑
                                              ┌─ 左鎖骨下動脈
         →右心房→卵円孔→左心房→左心室→大動脈弓┄→下行大動脈
      ↑              ↓        肺→肺静脈↑           ┊
    下              右心室→肺動脈     動脈管       ┊
    大                                ↑          ┊
    静                              臍動脈←┄┄内腸骨動脈←┘
    脈                              胎盤
     ↑┄静脈管←─────────────臍静脈
      ┊
      └┄肝臓←門脈←┄┄┄┄┄┄┄┄┄┄┄┄┄┄┄┄
```

図3-17 胎児の循環

ミニミニレクチャー

　胎児では臍動脈を経て胎盤に至った血液は，胎盤で母体の子宮動脈から酸素と栄養物を受け動脈血となり臍静脈から門脈を経て肝臓へと流れるが，胎盤からの血液は高栄養で肝臓での栄養補給を必要とせず，多くの血液は静脈管を経て直接下大静脈へと流れる．また酸素も豊富なので肺へ流れる必要がなく，下大静脈からの動脈血は右心房→卵円孔→左心房→左心室→大動脈弓へと流れ多くの血液は肺を経由しない．

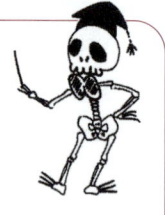

　下大静脈からきた栄養に富む血液のほとんどが総頚動脈と鎖骨下動脈に流れるので，生まれたときは脳と上肢が発達しているのだ．下肢は発育が遅れ1年くらいしてから立って歩けるようになる．

生後は
- 動脈管／ボタロー管→**動脈管索**
- 静脈管／アランチウス管→**静脈管索**
- 臍静脈→**肝円索**　となる．
- 臍動脈→**臍動脈索**
- 卵円孔→**卵円窩**

■ 静脈系

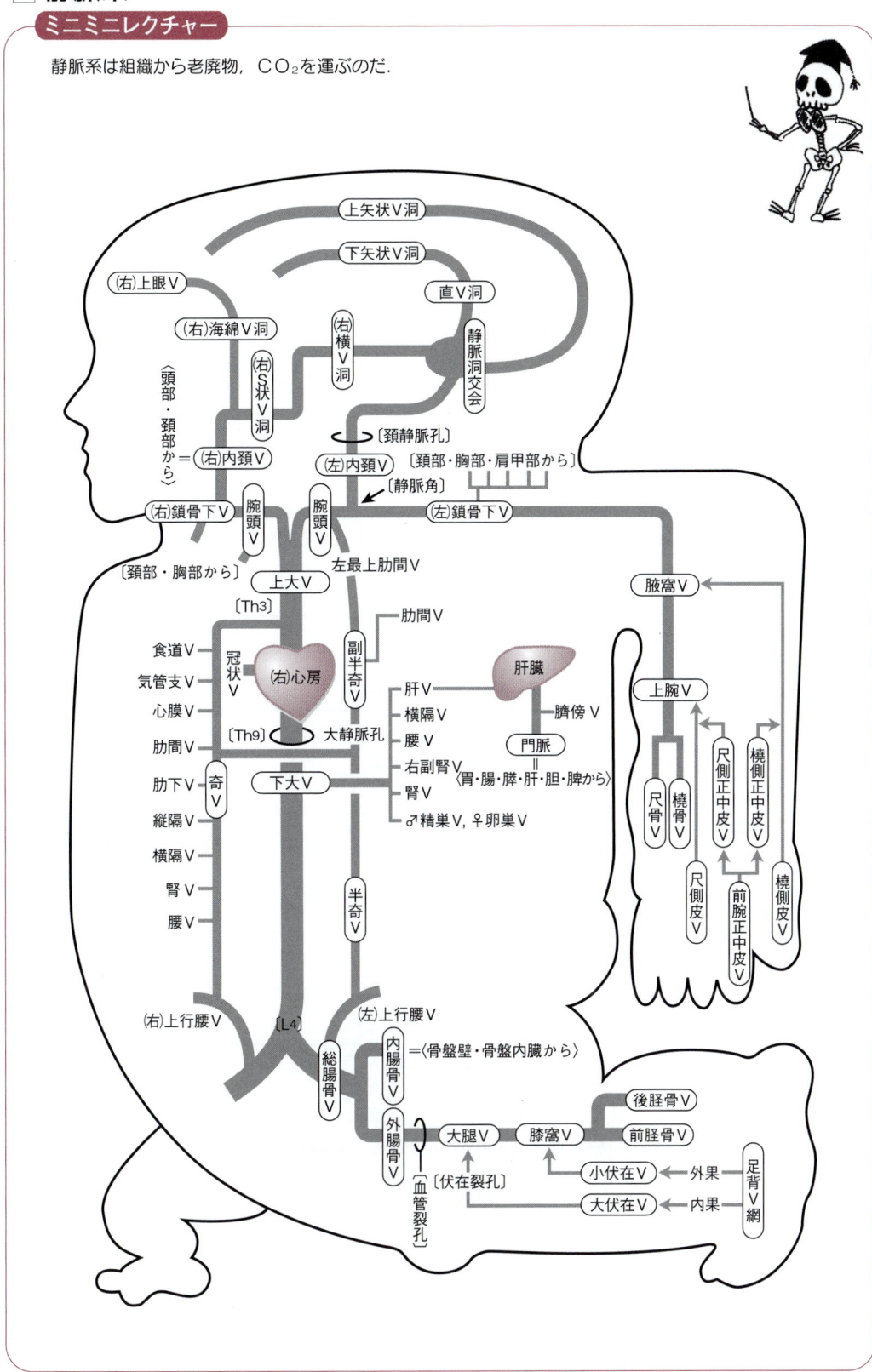

ミニミニレクチャー

静脈系は組織から老廃物，CO_2を運ぶのだ．

第3章 循環器 / 胎児の循環　静脈系

体幹の静脈

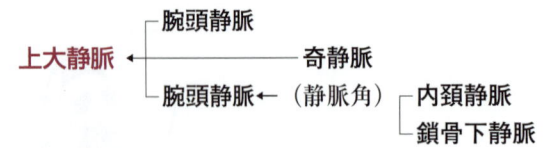

上大静脈 ← ┬ 腕頭静脈
　　　　　├ ──── 奇静脈
　　　　　└ 腕頭静脈 ← （静脈角）┬ 内頚静脈
　　　　　　　　　　　　　　　　└ 鎖骨下静脈

奇静脈系

心膜静脈，縦隔静脈，上横隔静脈
肋間静脈，食道静脈，気管支静脈
↓
上大静脈 ← 　奇静脈　← ──── 右上行腰静脈
　　　　　↑　　↑
　　　副半奇静脈　半奇静脈 ← ──── 左上行腰静脈
　　　　　　　　↑
　　　　　　　肋間静脈

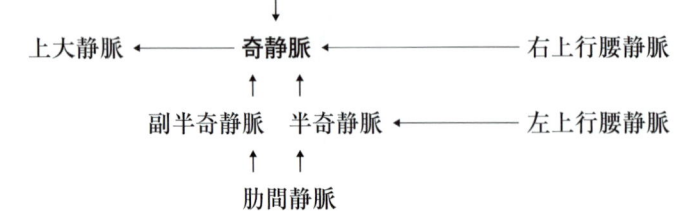

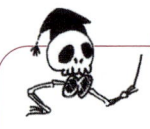

ミニミニレクチャー

奇静脈とは奇数（偶数／対でない）の意で不対を表している．本来は下大静脈に流れ込む静脈血が上大静脈に流れ，下大静脈と上大静脈の連絡路をなしている．

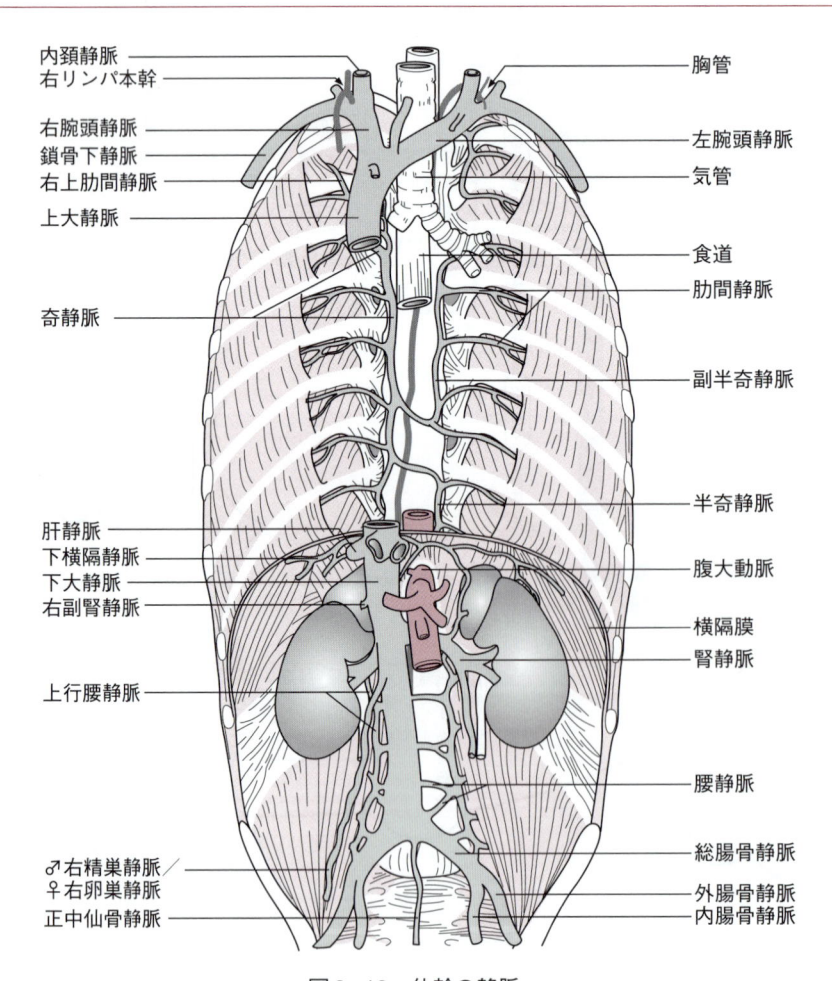

図3-18　体幹の静脈

鎖骨下静脈← ┬ 胸筋静脈，背側肩甲静脈，胸肩峰静脈
※変異多い　├ 皮静脈：前頸静脈，外頸静脈（←後耳介静脈，後頭静脈，肩甲上静脈，頸横静脈）
　　　　　　└ 腋窩静脈

腹部の静脈／門脈

　　　┌ **脾静脈**←膵静脈，短胃静脈，左胃大網静脈，脾枝
　　　├ **下腸間膜静脈**←左結腸静脈，S状結腸静脈，上直腸静脈
　　　├ **上腸間膜静脈**←空・回腸静脈，右胃大網静脈，膵十二指腸静脈，回結腸静脈，右結腸静脈，中結腸静脈
　　　├ 胃冠状静脈 ┬ 左胃静脈
　　　│　　　　　　└ 右胃静脈
　　　├ 臍傍静脈
門脈←└ 胆のう静脈

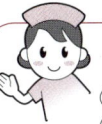

ミニミニレクチャー

門脈圧が亢進すると臨床上問題になる側副路⇒が3箇所あります．
①**奇静脈との吻合**：門脈←胃冠状静脈／短胃静脈⇒食道静脈叢←奇静脈→上大静脈
②**直腸静脈との吻合**：門脈←下腸間膜静脈←上直腸静脈⇒中・下直腸静脈→内腸骨静脈→下大静脈
③**臍(傍)静脈との吻合**：門脈⇒臍傍静脈⇒ ┬ 上腹壁静脈→内胸静脈→上大静脈
　　　　　　　　　　　　　　　　　　　　　└ 下・浅腹壁静脈（→大腿・外腸骨静脈）→下大静脈
門脈には静脈弁がないので逆流しやすいのです．肝硬変などで門脈圧が亢進すると側副路に血液が流れ⇒①は**食道静脈瘤**を，②は**痔静脈瘤**を，③は**メドゥサの頭**を形成します．

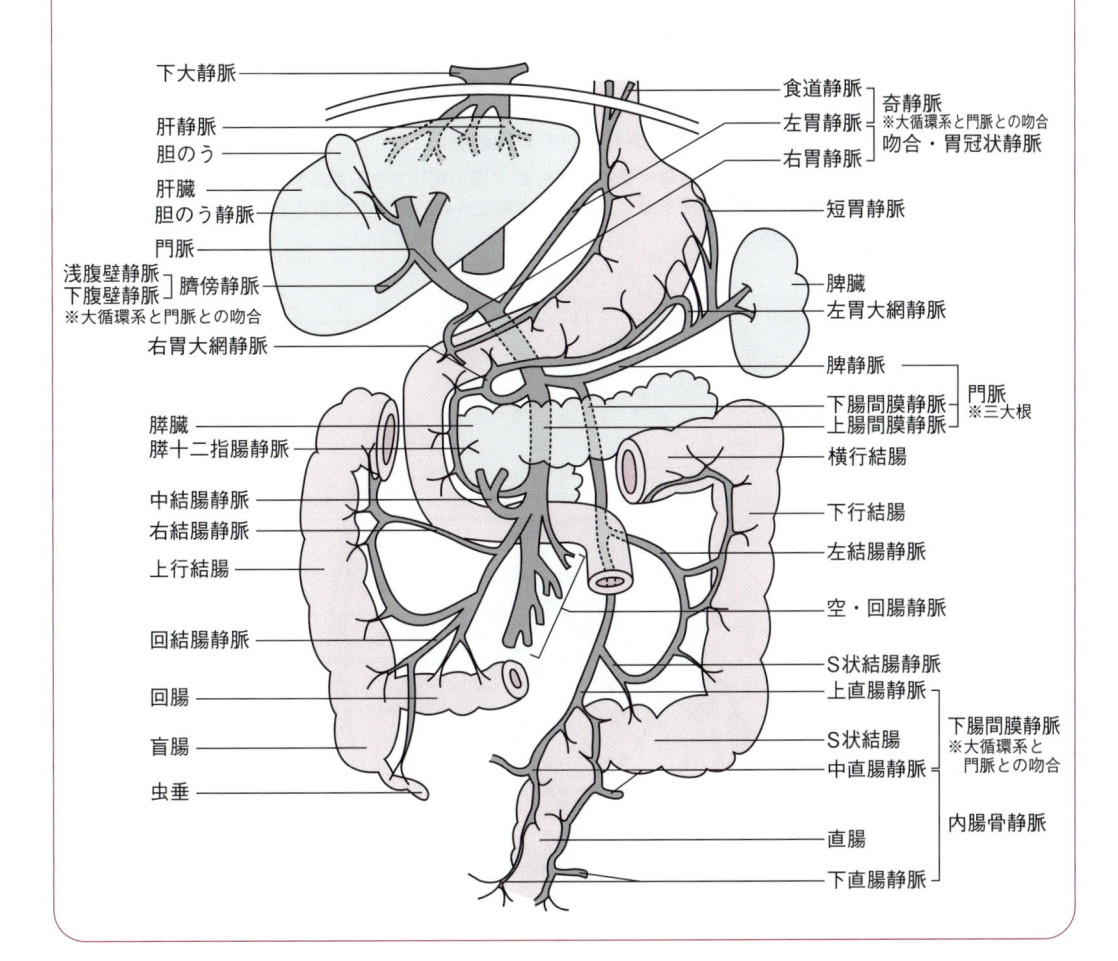

頭・顔面部の静脈

```
内頸静脈 ← ┬ S状静脈洞 ← 横静脈洞 ← ┬ 上矢状静脈洞
         │                      │ 直静脈洞 ← ┬ 下矢状静脈洞
         │                      │          └ 大大脳静脈
         │                      └ 後頭静脈洞
         │ 咽頭静脈
         │ 舌静脈
         │ 総顔面静脈 ← ┬ 下顎後静脈 ← ┬ 浅側頭静脈
         │            │              └ 顎静脈
         │            └ 顔面静脈 ← 眼角静脈
         │ 胸鎖乳突筋静脈
         └ 上甲状腺静脈
```

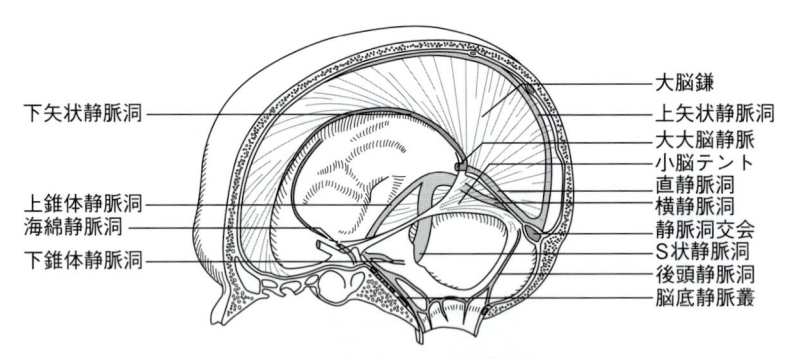

図3-19 頭蓋（右）の硬膜静脈洞

※脳硬膜は内・外2葉からなり，外葉は頭蓋骨の骨膜にあたる．2葉の間にできる間隙が（脳の）硬膜静脈洞で，内腔は血管内皮細胞により覆われ特異な静脈をなし，大脳と小脳からの静脈血の大部分を内頸静脈へ導く．一部は導出静脈を経由して頭蓋外の静脈へと導く．

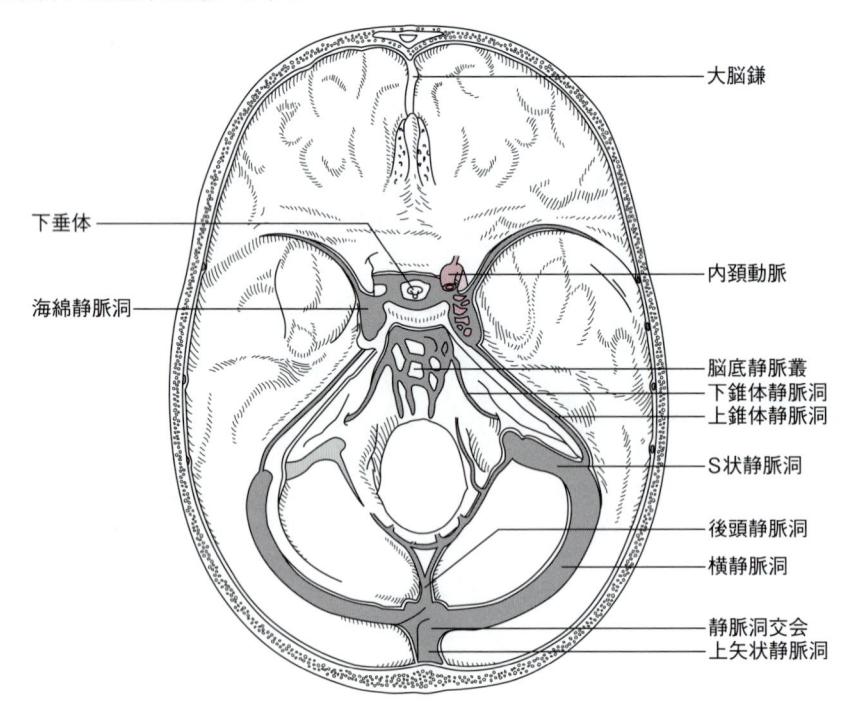

図3-20 頭蓋底の静脈

上肢の静脈

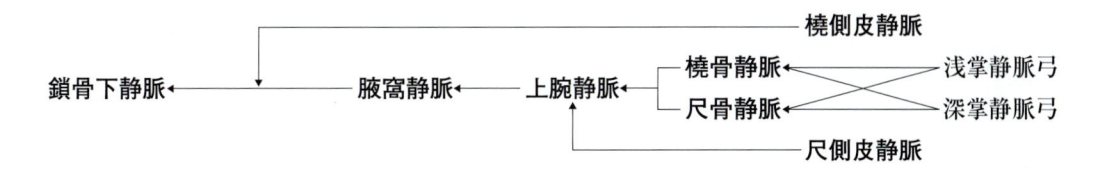

鎖骨下静脈 ← 腋窩静脈 ← 上腕静脈 ← 橈側皮静脈
上腕静脈 ← 橈骨静脈 ← 浅掌静脈弓
　　　　　尺骨静脈 ← 深掌静脈弓
　　　　　尺側皮静脈

下肢の静脈

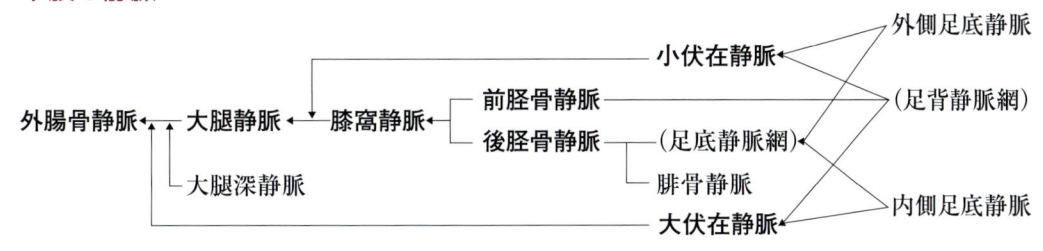

外腸骨静脈 ← 大腿静脈 ← 膝窩静脈 ← 小伏在静脈 ← 外側足底静脈
　　　　　　　　　　　　　　前脛骨静脈 ← （足背静脈網）
　　　　　　　大腿深静脈　　後脛骨静脈 ← （足底静脈網）
　　　　　　　　　　　　　　腓骨静脈
　　　　　　　　　　　　　　大伏在静脈 ← 内側足底静脈

■ 動脈と静脈の位置

内頚・外頚動脈分岐部	甲状軟骨上縁（C_4～C_5）
右総頚動脈と右鎖骨下動脈の分岐部	右胸鎖関節
内頚静脈と鎖骨下静脈の合流部／静脈角	胸鎖関節の後
左右の腕頭静脈の合流部	右第1肋軟骨内端後方
上大静脈の右心房への開口部	右第3肋軟骨の下縁
大動脈弓から下行大動脈への移行部	T_4のレベル
鎖骨下動脈から腋窩動脈への移行部	鎖骨の下縁／第1肋骨外側縁
腋窩動脈から上腕動脈への移行部	大胸筋の下縁
大静脈孔	T_8のレベル
大動脈裂孔	T_{12}のレベル
腹大動脈から総腸骨動脈への移行部	L_4のレベル
総腸骨動脈から内・外腸骨動脈への移行部	仙腸関節の前

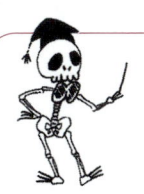

ミニミニレクチャー

　血管は血液の通路である．血液は物質の移動に働き，血液内／血管内の物質と組織／組織液の物質との交換が行われる．血管の壁が薄いほど物質は通り抜けやすい．**毛細血管**は1層の内皮細胞のみで壁が構成されているので物質が通り抜けやすく，物質の交換の場となっている．動脈と静脈は移動中の血液が漏れないように内皮細胞／毛細血管を外側から補強装置／中膜と外膜が取り巻いていて（，毛細血管とは目的を異にした）血液の通路をなしている／単なる通路にすぎない．毛細血管こそ血管系の中での本質的な部分なのである．

■ リンパ系

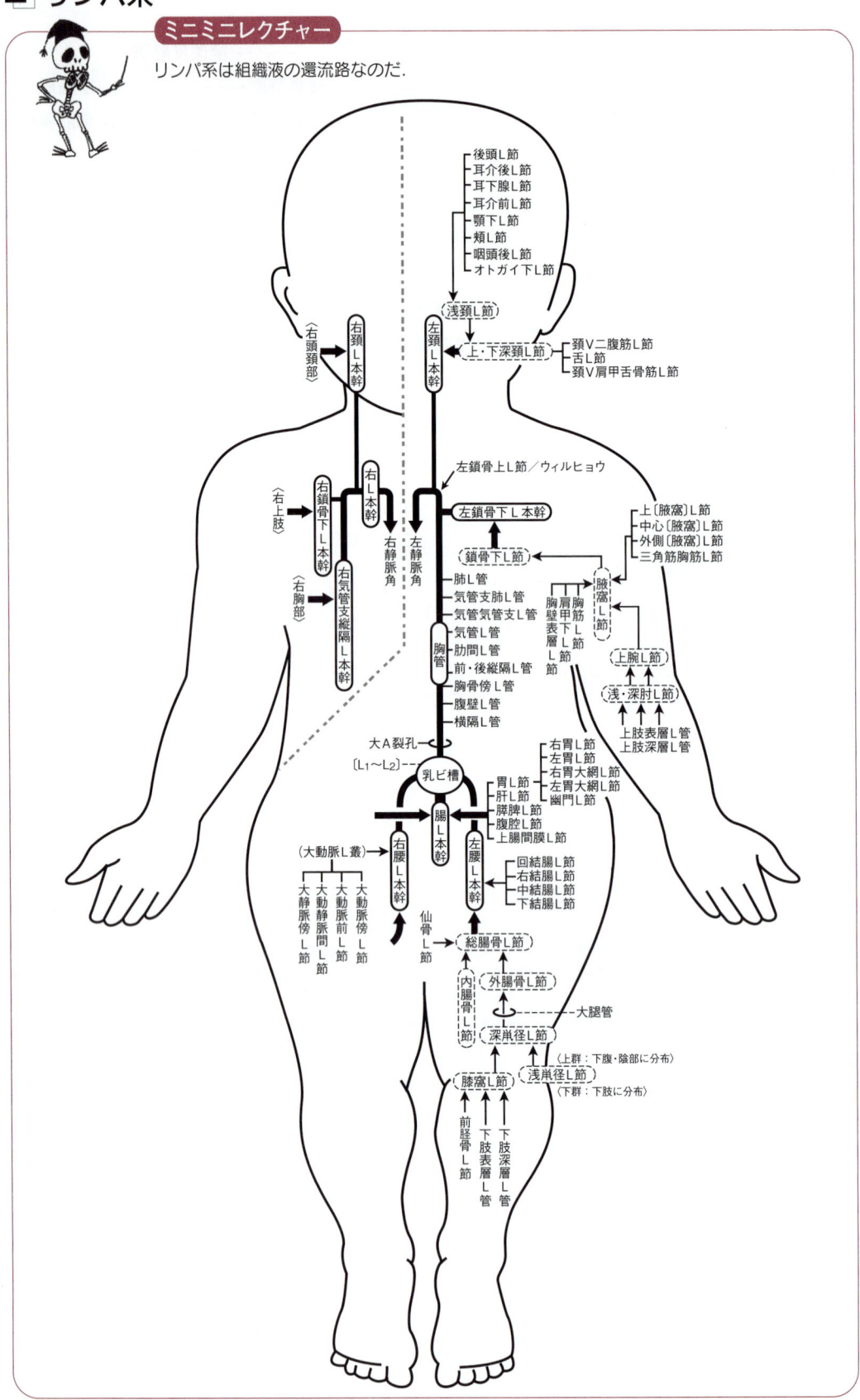

> **ミニミニレクチャー**
> リンパ系は組織液の還流路なのだ．

胸管	乳ビ槽で始まり，腹大動脈の右側を上がり，大動脈裂孔を抜け胸腔に入り，奇静脈と胸大動脈の間を通り，食道の後から第7頸椎の高さで前に曲がり，**左静脈角**の部で左の**内頸静脈**と**鎖骨下静脈**との合流部に注ぐ	**左上半身**と**左右の下半身**のリンパを集める
右リンパ本幹	右頸リンパ本幹，右鎖骨下リンパ本幹，右気管支縦隔リンパ本幹のリンパを受け取り，**右静脈角**の部で右の内頸静脈と鎖骨下静脈との合流部の右静脈角に注ぐ	**右上半身**のリンパを集める

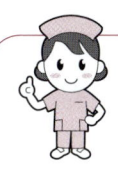

> **ミニミニレクチャー**
> - 左鎖骨上リンパ節の**ウィルヒョウのリンパ節**は深頸リンパ節のうち，胸鎖乳突筋後縁の鎖骨上窩にあるリンパ節です．胸管からの逆流浸潤による悪性腫瘍（胸・腹部の乳癌，肺癌，**胃癌**，膵臓癌など）の転移で，腫大して触れることがあります．
> - **腋窩リンパ節**の胸筋リンパ節／ロッテルのリンパ節は乳腺深部からのリンパを受け，**乳癌**の浸潤，転移の経路として重要です．
> - 下肢の皮膚や外陰部などからのリンパ管が入る**鼠径リンパ節**中の浅鼠径リンパ節は会陰，外陰部，殿部，子宮，尿道，肛門などからのリンパ液を受け，上群のリンパ節は**性病**の際に腫大します．

リンパ器官

一次リンパ器官	免疫細胞の産生，成長，成熟に関わる	骨髄，胸腺
二次リンパ器官	免疫細胞が異物と戦う場 リンパ球が分裂・増殖する胚中心をもつ	リンパ小節，扁桃，リンパ節，脾臓，孤立／集合リンパ小節，細網組織

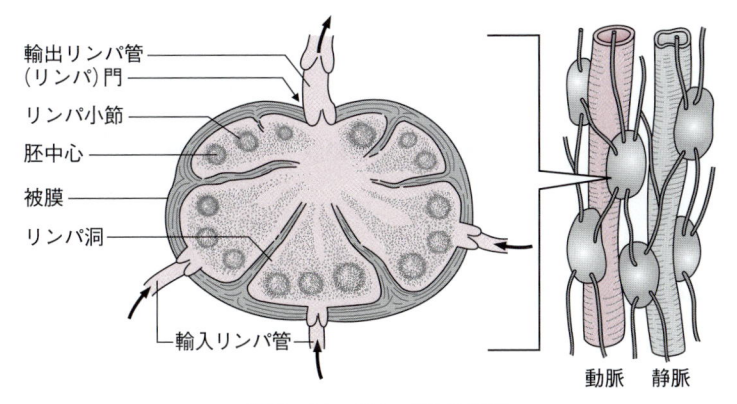

図3-21 リンパ節の構造

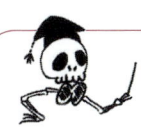

> **ミニミニレクチャー**
> 　**胸腺**は縦隔の上前部で胸骨の後，心臓の前上方に位置する．発生学的に最も早く出現するリンパ器官で，新生児で重さ約15gから，思春期で30〜40gまで発達するが，以後は退縮し，60歳では10g以下になるという．骨髄で産生された未分化リンパ球の多くが胸腺に入り，「免疫担当能力をもつ細胞」に分化した後，全身のリンパ組織／2次リンパ器官に運ばれ，細胞性免疫（感染細胞に作用してこれを破壊する）に関わる．

脾臓

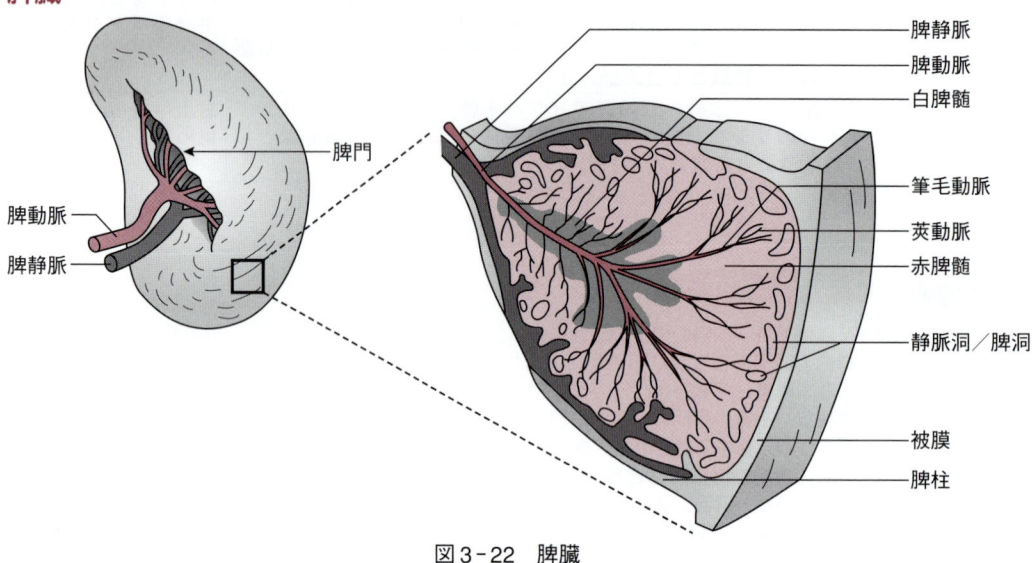

図3-22 脾臓
(全国柔道整復学校協会監修, 岸清・石塚寛編:解剖学 第2版. 医歯薬出版, 2008. p.155 図3-33.)

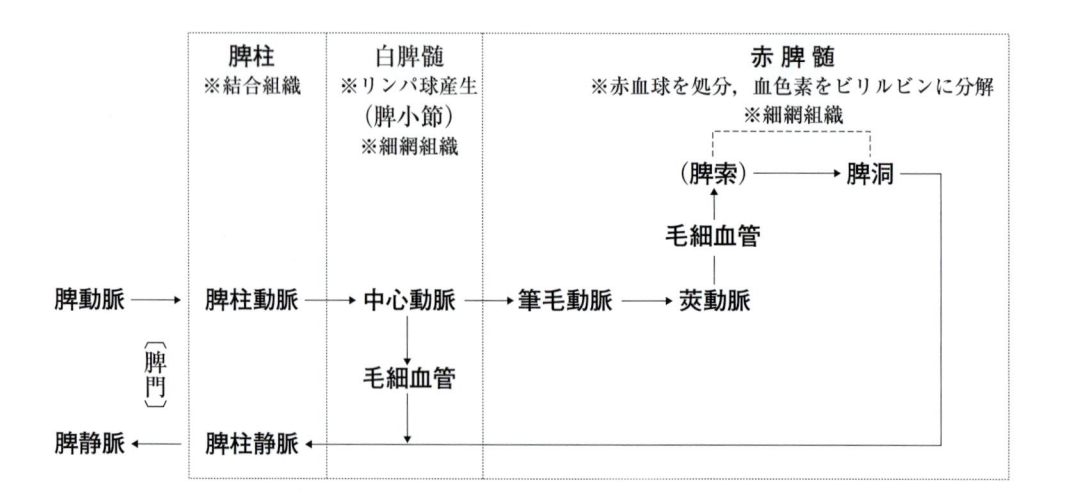

脾柱	白脾髄	赤脾髄		
※結合組織	※リンパ球産生 (脾小節) ※細網組織	※赤血球を処分，血色素をビリルビンに分解 ※細網組織		

脾動脈 → 脾柱動脈 → 中心動脈 → 筆毛動脈 → 莢動脈 → 毛細血管 → (脾索) → 脾洞

脾静脈 ← 脾柱静脈 ← 毛細血管

〔脾門〕

ミニミニレクチャー

脾臓は腹腔の左上部で，横隔膜直下，第10肋骨の高さにあり，重さ100～120gの実質臓器です．
白脾髄には脾(リンパ)小節があり、抗体産生細胞／B細胞の分化にあずかります．
赤脾髄には脾洞／洞様血管がみられ，300cc/分の血流が流れ込み，古い赤血球を破壊(分解産物の鉄やタンパクは造血に再利用され，ビリルビンは主要な胆汁色素となる)します．
血液は門脈を経て肝臓へ流れていくので，門脈圧亢進時には肝脾腫大を起こします．

トライTry 練習問題

正には○，誤には×をつけよ（×は誤りを訂正してください）．

1. 左心室から右心房までの循環を肺循環という．
2. 総頸動脈は筋性動脈である．
3. 冠状動脈は機能的終動脈である．
4. 毛細血管は単層円柱上皮よりなる．
5. 動脈の中膜は平滑筋と多量の膠原線維からなる．
6. 静脈は動脈よりとくに外膜が薄い．
7. 動脈間の交通枝を吻合枝という．
8. 交通枝を持たない動脈を終動脈という．
9. 肺静脈には弁がある．
10. 肺静脈には動脈血が流れる．
11. 心臓は腹膜腔の縦隔の中に位置する．
12. 心臓の上端部は広く心底とよばれ，下端は少し尖っていて心尖という．
13. 心尖拍動は第4肋間隙で触知される．
14. 心内膜と心外膜の間は心膜腔となる．
15. 心膜腔には粘液が入っている．
16. 心房と心室の境に一致する溝を房室溝という．
17. 左右の心室の境に一致する溝を心室溝という．
18. 左右の心耳は左右大静脈の基部にある．
19. 腱索は房室弁と心室中隔を結んでいる．
20. 乳頭筋は心房にある．
21. 三尖弁は左心房と左心室の間にある．
22. 右房室弁を別名僧帽弁という．
23. 僧帽弁は半月弁である．
24. 右心室の心筋層が最も厚い．
25. 興奮を伝える心筋を固有心筋という．
26. 収縮に適している心筋を平滑筋という．
27. （固有）心筋は刺激伝導系をなす．
28. 房室結節はペースメーカー（歩調取り）として働く．
29. ペースメーカーは下大静脈開口部に位置する．
30. 洞房結節は田原の結節とも呼ばれる．
31. 房室結節はヒス束ともいわれる．
32. 右脚と左脚は心房中隔中を走行する．
33. プルキンエ線維は心房の固有心筋につながる．
34. 右冠状動脈は左心房と心室後壁を栄養する．
35. 心臓の静脈血は冠状静脈に集まり右心房に注ぐ．
36. 左心房には上・下大静脈が入る．
37. 左心室から肺動脈が出る．
38. 右心房には肺静脈が入る．
39. 右心室からは上行大動脈が出る．
40. 大循環を右心系という．
41. 上行大動脈の続きを胸大動脈という．
42. 大動脈弓から左右の冠状動脈が最初に枝分かれする．
43. 右総頸動脈は大動脈弓の直接の枝である．
44. 左鎖骨下動脈は腕頭動脈の枝である．
45. 気管支動脈，食道動脈，肋間動脈は胸大動脈の枝である．
46. 上腹壁動脈は肋間動脈の，肋間動脈は胸大動脈の枝である．
47. 腹腔動脈，上腸管膜動脈，下腸間膜動脈，腎動脈，精巣／卵巣動脈，腰動脈は腹大動脈の枝である．
48. 腋窩動脈は腕頭動脈の枝である．
49. 脳へ血液を供給するのは内頸動脈と顎動脈である．
50. 内頸動脈は鎖骨下動脈の枝である．
51. 内頸動脈と外頸動脈は輪状軟骨の高さで分かれる．
52. 内頸動脈は頸静脈管から頭蓋腔に入る．
53. 眼動脈は上眼窩裂から眼窩に入る．
54. 眼動脈は顔面動脈の枝である．
55. 中大脳動脈は脳底動脈の枝である．
56. ウィリス動脈輪は中脳を取り囲む．
57. 左右の内頸動脈が合流し脳底動脈となる．
58. 椎骨動脈は外頸動脈の枝である．
59. 外頸動脈は頸椎の横突孔を通る．
60. 外頸動脈の起始部は頸動脈洞と呼ばれる．
61. 内頸動脈の起始部には頸動脈小体がある．
62. 顔面動脈は外頸動脈の終枝である．
63. 椎骨動脈，甲状頸動脈，頸横動脈，肋頸動脈，内胸動脈，腋窩動脈は外頸動脈の枝である．
64. 上行咽頭動脈，後頭動脈，後耳介動脈，浅側頭動脈，顎動脈，顔面動脈，舌動脈，上甲状腺動脈は鎖骨下動脈の枝である．
65. 顔面動脈は側頭部で拍動を触れる．
66. 顎動脈は下顎骨の下縁で拍動を触れる．
67. 脳硬膜に分布する中硬膜動脈は舌動脈の枝である．
68. 腋窩動脈は斜角筋隙を通る．
69. 橈骨動脈は上腕動脈，尺骨動脈は腋窩動脈の直接枝である．
70. 上腕動脈は外側二頭筋溝と肘窩で拍動を触れる．
71. 橈骨動脈と尺骨動脈は肘窩で分かれる．
72. 手首母指側で尺骨動脈の拍動を触れる．
73. 浅掌動脈弓は橈骨動脈（浅掌枝）と尺骨動脈から作られる．
74. 母指を栄養する母指主動脈は尺骨動脈の枝である．
75. 肺の栄養血管を肺動脈という．

76 左胃動脈，総肝動脈，脾動脈は腹腔動脈の枝である．
77 小腸／空・回腸動脈は下腸間膜動脈の枝である．
78 上直腸動脈は下腸間膜動脈の，中直腸動脈は内腸骨動脈の枝である．
79 総肝動脈は肝門から肝臓へ入る．
80 上腸間膜動脈は下行結腸から直腸上部までを栄養する．
81 性腺（精巣・卵巣）動脈は内腸骨動脈の枝である．
82 腎動脈は総腸骨動脈の枝である．
83 外腸骨動脈と内腸骨動脈は仙骨の高さで左右に分かれる．
84 総腸骨動脈は鼠径部で拍動を触れる．
85 臍動脈は総腸骨動脈の枝である．
86 膀胱動脈は外腸骨動脈の枝である．
87 下腹壁動脈は内腸骨動脈の枝である．
88 浅腹壁動脈は外腸骨動脈の枝である．
89 上殿動脈は中殿筋と小殿筋に，下殿動脈は大殿筋に血液を供給する．
90 総腸骨動脈は鼠径靱帯の下を通る．
91 前・後脛骨動脈は大腿深動脈の枝である．
92 足背動脈は後脛骨動脈の枝である．
93 後脛骨動脈は足関節の前で拍動を触れる．
94 前脛骨動脈は内果の後方で拍動を触れる．
95 内側／外側足底動脈は前脛骨動脈の枝である．
96 浅層の皮静脈は動脈に伴行する．
97 上矢状静脈洞は大脳表面の静脈血を集め，横静脈洞に注ぐ．
98 総頸静脈と鎖骨下静脈が合流して腕頭静脈となる．
99 外頸静脈は内頸静脈に注ぐ．
100 半奇静脈，副半奇静脈は下大静脈に注ぐ．
101 奇静脈は下大静脈に注ぐ．
102 奇静脈，副半奇静脈は肋間静脈からの続きである．
103 橈側皮静脈は外側二頭筋溝を通って上腕静脈に注ぐ．
104 尺側皮静脈は内側二頭筋溝を通って腋窩静脈に注ぐ．
105 顔面の静脈血は外頸静脈に集まる．
106 内頸静脈と外頸静脈の合流点を静脈角という．
107 内頸静脈は大〔後頭〕孔通る．
108 食道から直腸までの消化管の静脈血は門脈に流れる．
109 脾静脈，上腸間膜静脈，下腸間膜静脈を門脈の3大根という．
110 膵臓，脾臓，肝臓からの静脈血は門脈へ注ぐ．
111 門脈と食道静脈とは吻合する．
112 腹壁の動脈が怒張するとメドゥサの頭を形成する．
113 大伏在静脈は膝窩静脈に注ぐ．
114 小伏在静脈は大腿静脈に注ぐ．
115 臍静脈は2本で動脈血が流れる．
116 胎児では肺動脈の血液は左心房に入る．
117 胎児では下大静脈からの動脈血は卵円孔を通り左心房に流れる．
118 胎児の臍動脈は静脈管で下大静脈につながる．
119 生後，動脈管は動脈管索，静脈管は静脈管索，臍動脈は臍動脈索，臍静脈は肝円索となる．
120 扁桃，胸腺，脾臓，虫垂はリンパ性器官である．
121 顔面部のリンパは右リンパ本幹に流入する．
122 腸の絨毛中の毛細リンパ管を中心乳ビ腔という．
123 胸管は乳ビ槽→左静脈角まで走行する．
124 右上半身のリンパは胸管に集まる．
125 左右のリンパ本幹が合流する部を静脈角という．
126 会陰，外陰部，肛門などからのリンパは鼠径リンパ節に流入する．
127 ウイルヒョウのリンパ節は胃がんの転移で知られる．
128 乳がんの転移として腋窩リンパ節が知られる．
129 腰リンパ本幹と腸リンパ本幹が合流して胸管となる．
130 脾臓は胃の下方に位置する．
131 脾臓はリンパ節に類似した構造をしていてリンパ管系に属する．
132 白脾髄はリンパ球を生産する．
133 赤脾髄は赤血球を産生する．
134 胚中心は赤脾髄にある．
135 胸腺はリンパ球と上皮性細網細胞をもつ一次リンパ器官である．
136 胸腺は思春期以降退縮して結合組織となる．

第4章 内臓

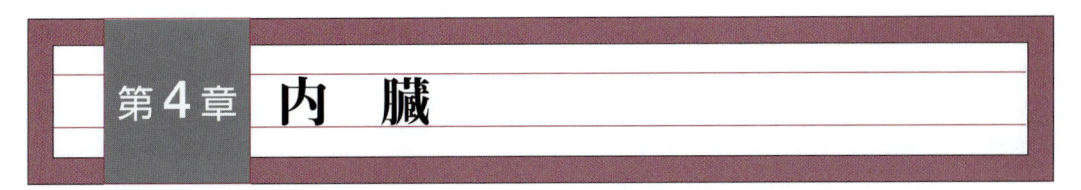

■ 内臓

消化器，呼吸器，泌尿器，生殖器，内分泌器官を指し，日常用語としては心臓や脾臓など循環器も含める．

- 中腔性臓器　例 食道，胃，小腸，大腸
- 実質性臓器　例 肝臓，膵臓，腎臓，脾臓，甲状腺

漿膜
- 胸膜（p78 図4-10 縦隔参照）
- 心膜（p49 図3-2 心臓の壁参照）
- 腹膜（p89 図4-21 腹膜と腹腔参照）

胸膜腔，心膜腔，腹膜腔を構成する膜
漿膜上皮は**中皮**と呼ばれる
単層扁平上皮で中胚葉由来

■ 呼吸器系

外呼吸を行う器官系：鼻腔→咽頭→喉頭→気管→気管支→肺

内呼吸／**組織呼吸**	細胞と血液の間で行う呼吸／組織で行われるガス交換
外呼吸／**肺呼吸**	血液と大気の間で行う呼吸／肺胞で行われるガス交換

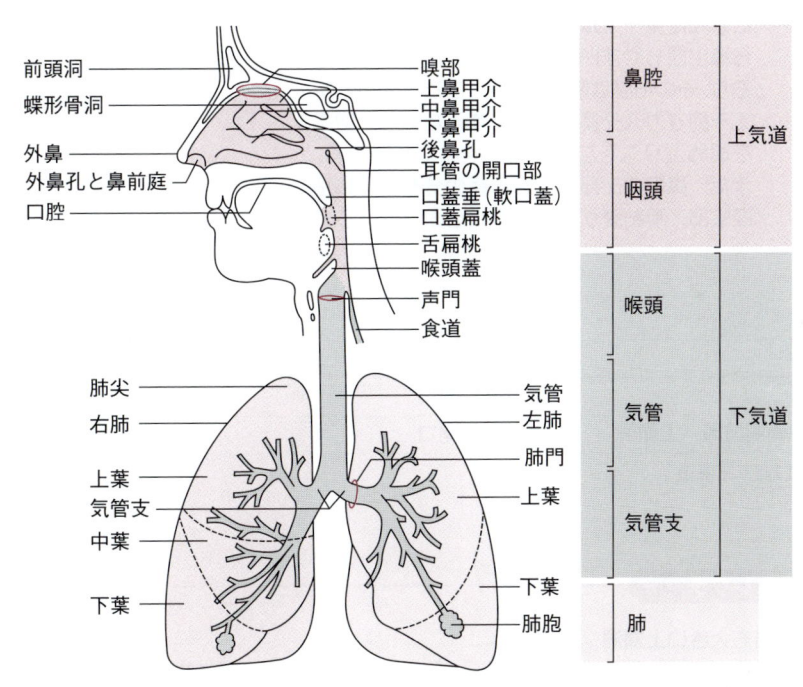

※上気道／下気道という分類は臨床的な区分のためのもので，喉頭を厳密に上気道／下気道に区分することは難しい．喉頭は上気道に含まれるとすることもある．

図4-1　呼吸器系
（堺章. 新訂目で見るからだのメカニズム. 医学書院. 2003. p.22, 呼吸器系に属する器官より改変）

呼吸器の上皮

鼻腔	多列線毛（円柱）上皮
咽頭	鼻部：多列線毛（円柱）上皮　※口部，喉頭部は重層扁平上皮
喉頭	前面と後面上部：重層扁平上皮 後面下部：多列線毛（円柱）上皮

	粘膜上皮	杯細胞	混合腺	軟骨	平滑筋
気管・気管支	多列線毛（円柱）上皮	あり	あり	あり	あり
呼吸細気管支	単層立方上皮	なし	なし	なし	あり
肺胞	単層扁平上皮				

鼻腔

- 上壁：鼻骨，前頭骨鼻部，篩骨篩板，蝶形骨体
- 鼻中隔：鼻中隔軟骨＋篩骨垂直板＋鋤骨
- 側壁：篩骨（上・中鼻甲介）＋下鼻甲介
- 下壁：硬口蓋；上顎骨口蓋突起＋口蓋骨水平板

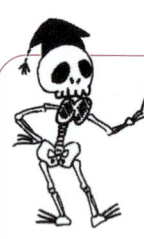

ミニミニレクチャー

　鼻腔の粘膜は多列線毛（円柱）上皮からなり，線毛は少しずつ鼻腔の後方に向かって運動し塵埃を排出している．粘膜には鼻汁を出す鼻腺があり，ときに大量の粘液と漿液を分泌する．外鼻孔近くの鼻中隔の粘膜下には，血管に富んだ**キーゼルバッハ部位**があり，ここから鼻出血しやすい．鼻腔は内腔が狭くなっており，その粘膜は静脈に富み，ここに入った空気を肺でガス交換しやすくするために，空気を暖め湿り気を与える機能を果たしている．また，鼻腔の上部には嗅神経の分布する鼻粘膜嗅部／嗅粘膜があり，嗅覚を司っている．

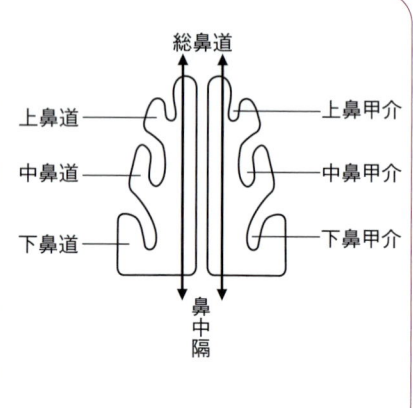

副鼻腔

蝶形骨洞	蝶篩陥凹に開口　※上鼻甲介，鼻中隔，蝶形骨体で囲まれる部
篩骨洞後部	上鼻道に開口
前頭洞，篩骨洞前部，上顎洞	中鼻道に開口

※鼻涙管の開口部：下鼻道

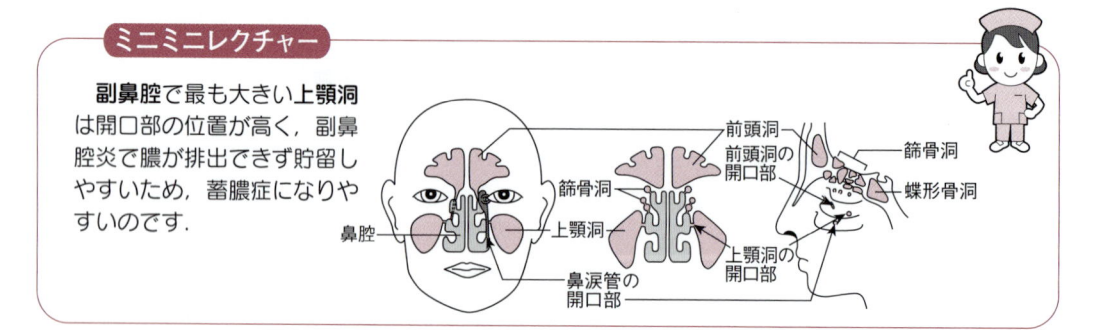

ミニミニレクチャー

　副鼻腔で最も大きい上顎洞は開口部の位置が高く，副鼻腔炎で膿が排出できず貯留しやすいため，蓄膿症になりやすいのです．

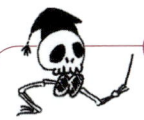

> **ミニミニレクチャー**
>
> 呼吸時には軟口蓋や喉頭蓋が気道を確保し，嚥下の際は軟口蓋が背側に動いて食道入り口を確保し，鼻腔への逆流を防ぎ，喉頭が引き上げられ，喉頭蓋が後方へ倒れ喉頭口を閉じて，食物が気道に入らないようにする．

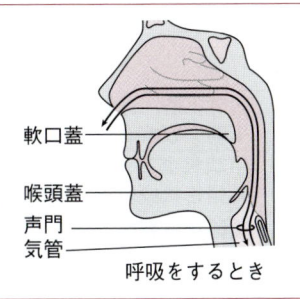

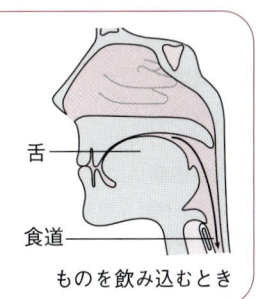

呼吸をするとき / ものを飲み込むとき

咽頭 〈p83 咽頭参照〉

ワルダイエルのリンパ咽頭輪

咽頭扁桃，耳管扁桃，口蓋扁桃，舌扁桃	咽頭を囲むように位置し，口や鼻から侵入しやすい細菌に対処する

図4-2　ワルダイエルのリンパ咽頭輪

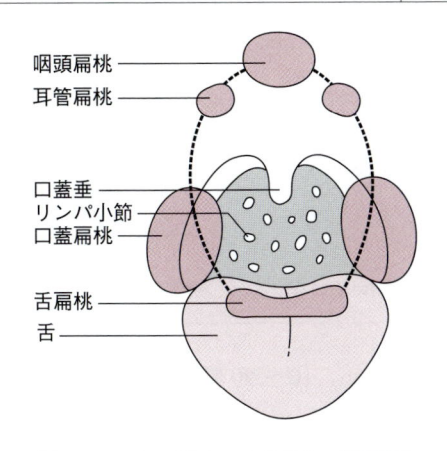

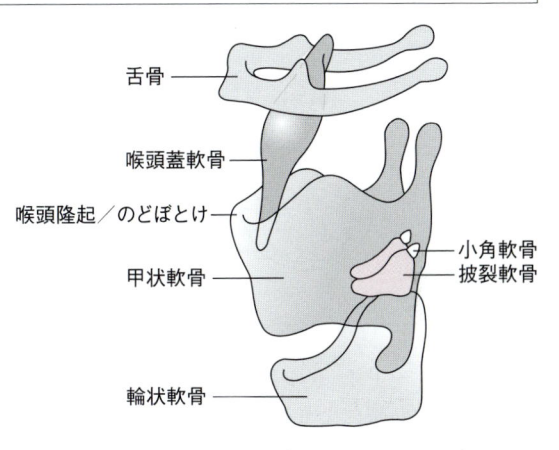

図4-3　喉頭の軟骨〈p101 図4-37参照〉

喉頭

喉頭の軟骨

甲状軟骨，輪状軟骨，披裂軟骨	硝子軟骨
小角軟骨，喉頭蓋軟骨	弾性軟骨

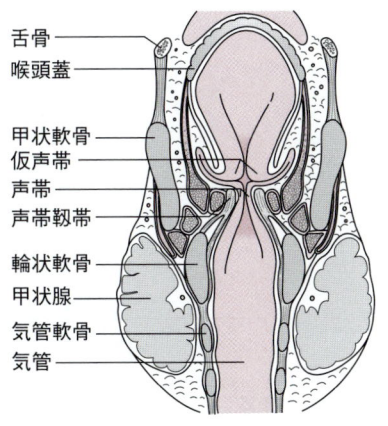

図4-4　喉頭

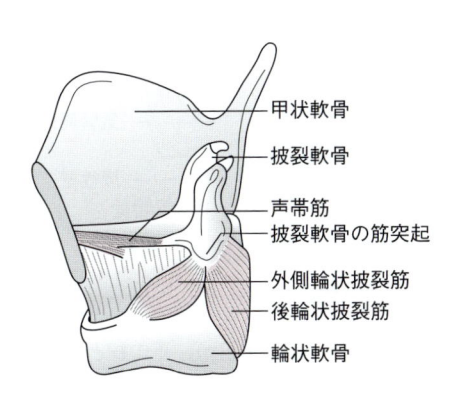

図4-5　喉頭の筋〈p101 図4-37参照〉

声門：声帯ヒダ／声帯（声帯靱帯＋声帯筋＊）＋声門裂

＊声帯筋：声門閉鎖筋のうちの甲状披裂筋（甲状軟骨←→披裂軟骨）の内側部

喉頭の筋

外喉頭筋	舌骨上筋，舌骨下筋，下咽頭収縮筋	喉頭全体の支持と運動にたずさわる	
内喉頭筋 ※迷走神経・反回神経・下喉頭神経	甲状披裂筋，横披裂筋，外側輪状披裂筋	声門閉鎖筋	発声に関わる
	後輪状披裂筋／後筋	**声門開大筋**	

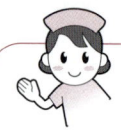

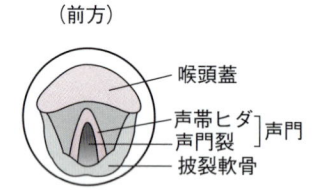

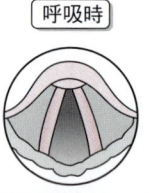

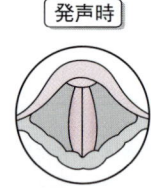

> **ミニミニレクチャー**
>
> 輪状軟骨と披裂軟骨がつくる**輪状披裂関節**は車軸関節で，開大筋が収縮すると外転して声門が開き，閉鎖筋が働くと内転して閉じます．ふつうの呼吸時には声門は開いています．発声は声門を閉じた状態で息をあて声帯を振動させると，咽頭や鼻腔で共鳴し，舌，軟口蓋，口唇などが働いて声となるのです．**反回神経麻痺**では閉鎖筋が麻痺するので嗄声となります．
>
> （前方）喉頭蓋／声帯ヒダ／声門裂〕声門／披裂軟骨
>
> 呼吸時：声門は開いている　　発声時：声門は閉じている

気管：C6〜T4, 5のレベル，長さ10〜13cm，直径2cm、16〜20個の馬蹄形の気管軟骨が輪状靱帯により連結，後壁は軟骨を欠く膜性壁．

粘膜上皮	杯細胞	多列線毛（円柱）上皮／呼吸上皮
粘膜固有層	気管腺　※混合腺	疎性結合組織
軟骨	**気管軟骨**	硝子軟骨
膜性壁	※軟骨を欠く	平滑筋
外膜	薄い　※血管，神経	疎性結合組織

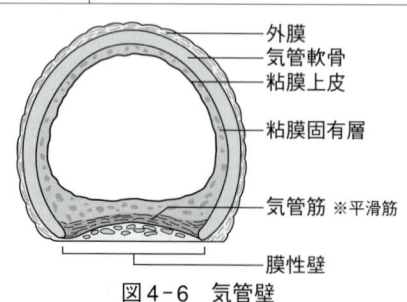

図4-6　気管壁（外膜／気管軟骨／粘膜上皮／粘膜固有層／気管筋※平滑筋／膜性壁）

気管支：（主）気管支は気管の壁構造と同じ

> **ミニミニレクチャー**
>
> 左気管支は細く長く（4〜6cm），正中線とは約45度の角度をなし，**右気管支は太く短く（約3cm）**，正中線とは約24度の角度をなしています．そのため，誤飲すると右気管支へ入り，右肺は嚥下性肺炎を起こします．

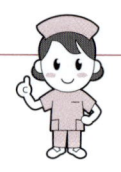

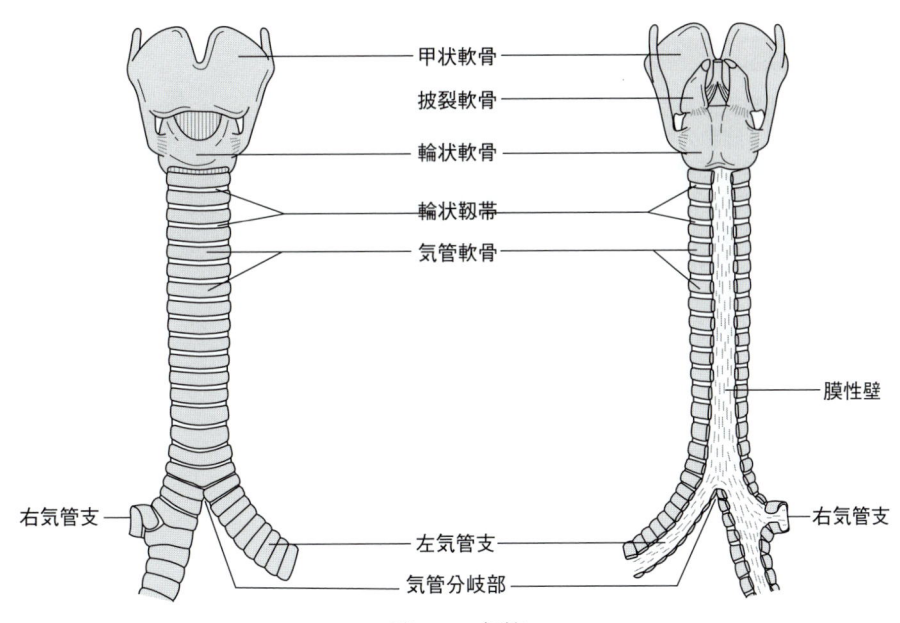

図4-7　気管

気管支筋収縮，気管支腺分泌	迷走神経	**副交感神経**
気管支筋弛緩	下〔頚〕心臓神経，胸心臓神経	**交感神経**

肺：肺の尖端を**肺尖**，横隔膜に沿った面が**肺底**，ガス交換を行う**肺胞**を備える．
　　┌ 左肺2葉：上葉…**斜裂**…下葉；500g，1000ml
　　└ 右肺3葉：上葉…**水平裂**…中葉…**斜裂**…下葉；600g，1200ml
　　※ 左肺の内側面下部には心圧痕／心切痕，右肺では痕跡的

肺尖	鎖骨上方（／胸郭上口の上）2〜3cmで頚部へ突出	
肺門	T5〜T7のレベル	気管支，肺動・静脈（機能血管），気管支動・静脈（栄養血管），神経，リンパ管が通る

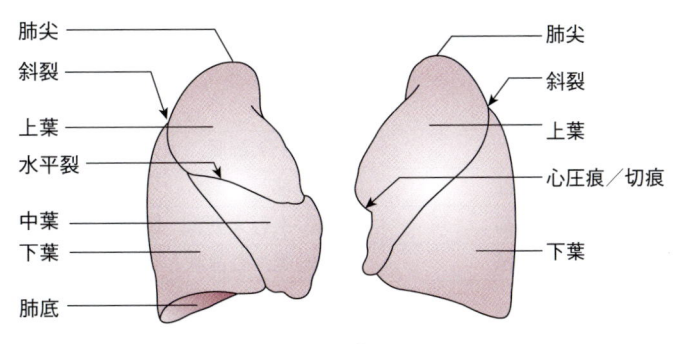

図4-8　肺

肺胞	直径0.1〜0.2mmの半球状ののう，周囲を毛細血管が取り囲む
肺胞壁	単層扁平上皮，弾性線維を含む

（肺の）**機能血管**	肺動脈（静脈血），肺静脈（動脈血）：肺循環系
（肺の）**栄養血管**	気管支動脈（動脈血），気管支静脈（静脈血）：体循環系

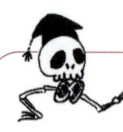

ミニミニレクチャー

　気管支は肺胞管までにおよそ16〜20回分岐を繰り返す．**肺胞**の数は左右合わせて2億〜6億個，その表面積（呼吸面積）は40〜120m²で，およそテニスコートの広さといわれる．肺胞壁は厚さ0.1〜0.5μmの上皮でおおわれ，その中に毛細血管を含んでいる．肺胞上皮細胞（単層扁平上皮），基底膜と血管内皮細胞を通過してガス交換が行われる．

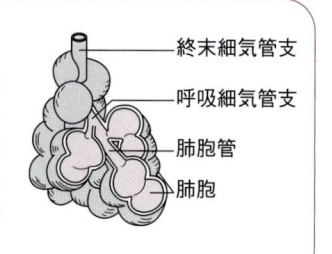

■ 縦隔

- 上方：胸郭上口；胸骨柄，第1肋骨，第1胸椎上縁
- 下方：横隔膜
- 前方：胸骨，肋軟骨
- 側方：肺
- 後方：胸椎

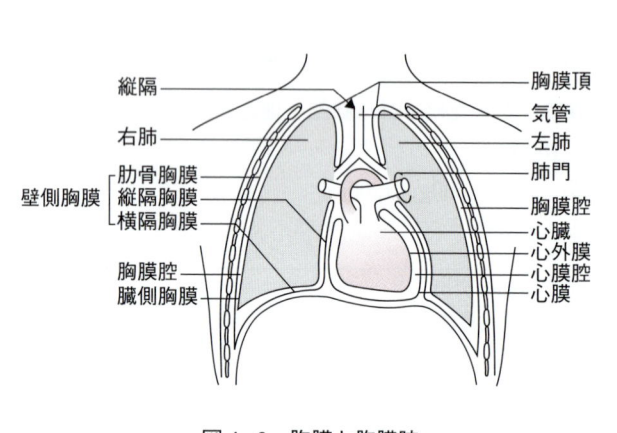

図4-9　胸膜と胸膜腔

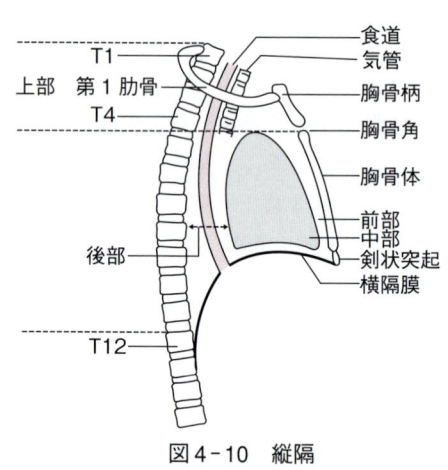

図4-10　縦隔

縦隔上部		胸腺，上大静脈，大動脈弓，気管，食道
縦隔下部	縦隔前部	胸腺下部
	縦隔中部	心臓，上行大動脈，肺動・静脈，上大静脈
	縦隔後部	胸大動脈，奇静脈と半奇静脈，食道，気管支

■ 消化器系

食物の摂取・咀嚼・輸送・消化・吸収, 残渣の排泄を行う器官の総称.

消化管＋付属器官＋消化腺

- 機械的消化作用：消化管運動；食物を粉砕, 輸送, 混和
- 化学的消化作用：消化液分泌；酵素により栄養素を加水分解

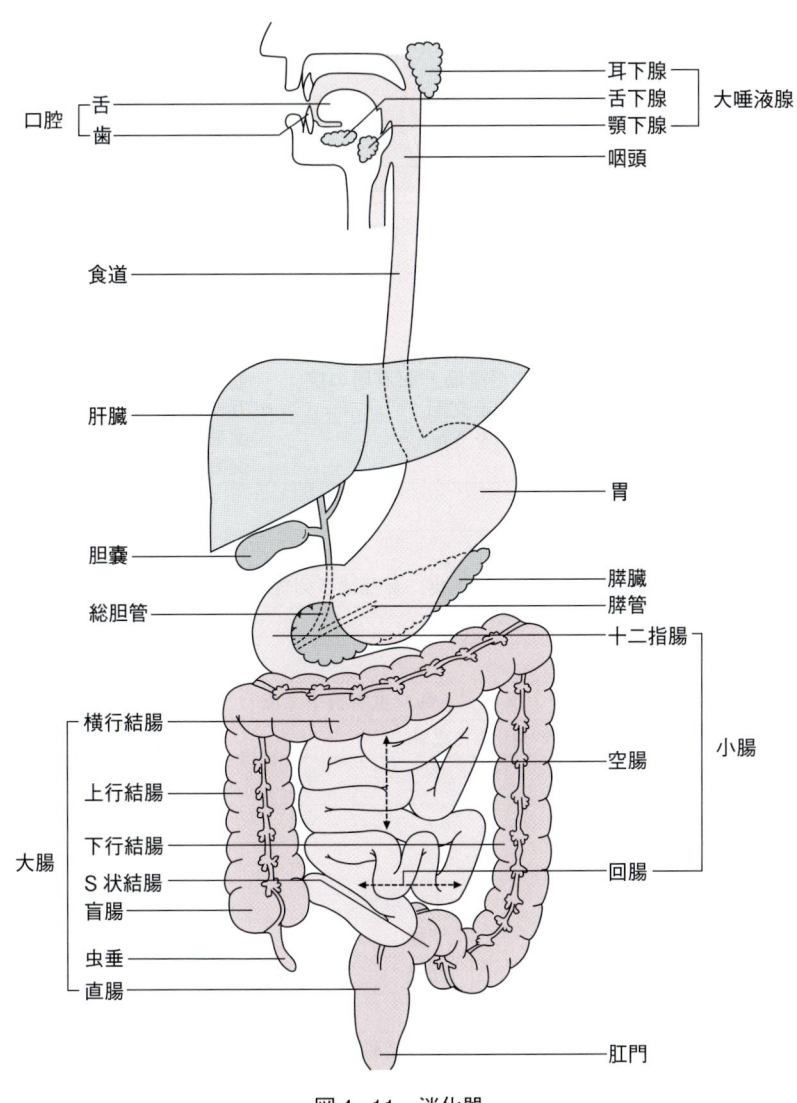

図 4-11　消化器

ミニミニレクチャー

　消化管は大体において管状の器官であるが, **胃**は口から取り入れた食物の一時の溜まり場なので, 胃だけが大きくふくれて袋のようになっている. **腸**は食物に移動の場所を与え, かつ, 吸収面積を大きくするため長い管となっている. 消化に時間を要する草食動物の腸は長く, 肉食動物では短い. 肉食動物の腸は体長の 5 倍位だが, 羊や山羊の腸は体長の 25 倍に達する.

　ヒトは雑食性だが, 食物を加工調理するので肉食動物に匹敵する短い腸をもっている.

中腔性臓器

- 粘膜：粘膜上皮，粘膜固有層，粘膜筋板，粘膜下組織
- 筋層：内輪走筋，外縦走筋
- 漿膜／外膜*（食道，胆路／胆道）

＊外膜：（消化器以外では）血管，気管，肺，精管，腎盤／腎盂，尿管など

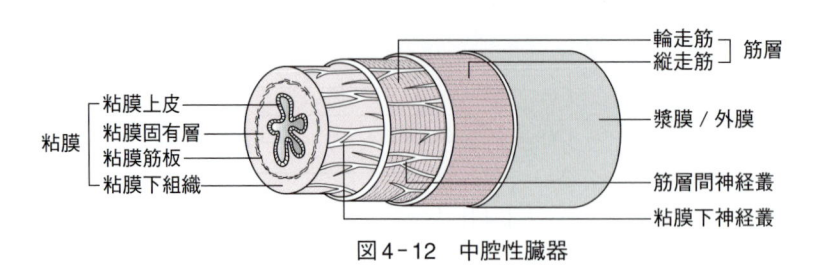

図4-12　中腔性臓器

神経叢

粘膜下神経叢／ マイスネル神経叢	粘膜筋板の平滑筋と固有層の腺，絨毛の平滑筋を支配	筋層間神経叢と粘膜下神経叢は相互に連絡する． 交感神経線維，迷走神経の枝・副交感性線維を含む
筋層間神経叢／ アウエルバッハ神経叢	筋層の平滑筋を支配	

消化器の粘膜上皮

口腔	重層扁平上皮
咽頭	口部・喉頭部は重層扁平上皮，鼻部は多列線毛（円柱）上皮
食道	重層扁平上皮
胃〜S状結腸	単層円柱上皮
直腸	（上部）**単層円柱上皮**→（下部）**重層扁平上皮**
肛門	**重層扁平上皮**　※角化した皮膚

消化器の長さ

咽頭	12〜15cm		
食道	約25cm		
小腸	6〜7m	十二指腸	12横指，約25cm
		空腸	約2.5m
		回腸	約3.5m
大腸	約1.6m	盲腸	約6cm
		上行結腸	約20cm
		横行結腸	約50cm
		下行結腸	約25cm
		S状結腸	約45cm
		直腸	約20cm

消化器の大きさ

胃	容量は約1〜1.5ℓ
肝臓	重量は体重の約1/50，1.2〜1.3kg　※人体最大の臓器
膵臓	長さは13〜16cm，重量は約70g
胆のう	長さは7〜10cm，容量は30〜50mℓ
虫垂	長さは（通常）6〜8cm

消化器の筋肉と支配神経

咽頭	内縦・咽頭拳筋	横紋筋	舌咽神経，迷走神経
	外輪・咽頭収縮筋		胸部交感神経
食道	上部	内輪（走筋）	横紋筋	迷走神経・反回神経
	中部	外縦（走筋）	横紋筋＋平滑筋	胸部交感神経，腹大動脈神経叢からの枝
	下部		平滑筋	
胃	内斜（走筋）	平滑筋	迷走神経，腹腔神経叢からの枝
	中輪（走筋）		
	外縦（走筋）		
小腸	内輪（走筋）	平滑筋	迷走神経
	外縦（走筋）		腹腔神経叢，上腸間膜神経叢からの枝
大腸	内輪（走筋）	平滑筋 ↓	迷走神経，骨盤内臓神経
	外縦（走筋）	横紋筋	上・下腸間膜神経叢，下下腹神経叢からの枝

口腔

- 前方は口裂：上唇と下唇の間の裂口
  - **口腔前庭**：歯列弓より前
  - **固有口腔**：歯列弓より後
- 後方は口峡：軟口蓋と舌根でせばめられた空間

口蓋
- 前2/3：**硬口蓋**；上顎骨，口蓋骨
- 後1/3：**軟口蓋**；口蓋帆，口蓋垂

歯
- **歯冠**：外部に露出している部分
  - （歯頸：歯冠と歯根の移行部で歯肉におおわれる部分）
- **歯根**：歯槽に埋まる部分

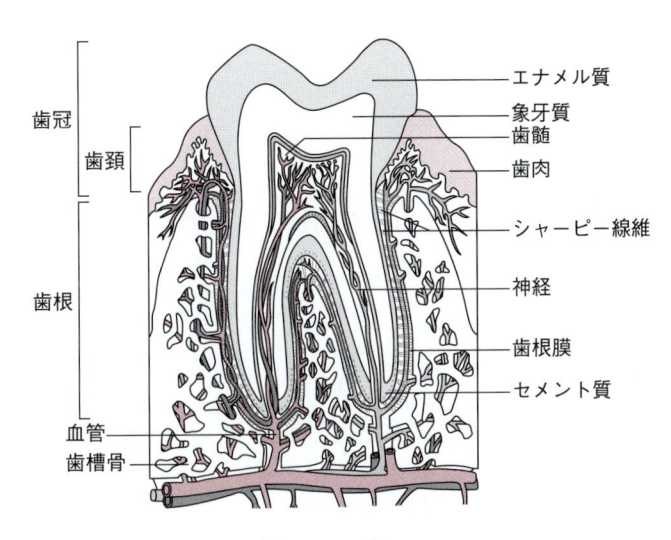

図4-13 歯

永久歯	（左右・上下）切歯8，犬歯4，小臼歯8，大臼歯12	計32
乳歯	（左右・上下）切歯8，犬歯4，乳臼歯8	計20

※ 永久歯の萌出時期

第1切歯	第2切歯	犬歯	第1小臼歯	第2小臼歯	第1大臼歯	第2大臼歯	第3大臼歯
7～8歳	8～9歳	11～13歳	9～11歳	11～15歳	6～7歳	13～16歳	18歳～

象牙質	歯の主体	中心に歯髄腔
エナメル質／ほうろう質	歯冠部	人体で最も硬い
セメント質	歯根部	骨組織と似ている
歯髄	歯髄腔中	柔らかい結合組織，血管，神経
歯根膜／歯周靱帯	歯槽骨とセメント質間	線維性結合組織
シャーピー線維	歯槽骨とセメント質に刺入	歯を顎骨に固定

※ ┌上顎歯：三叉神経第2枝・上顎神経
　└下顎歯：三叉神経第3枝・下顎神経

> **ミニミニレクチャー**
>
> **エナメル質**はモースの硬度計で計って6〜7°（水晶くらい）で，人体中，最も硬い構造物で，その成分は**アパタイト**・リン酸カルシウムを主成分としている．カルシウム分はエナメル質の成分の約96％を占めている．

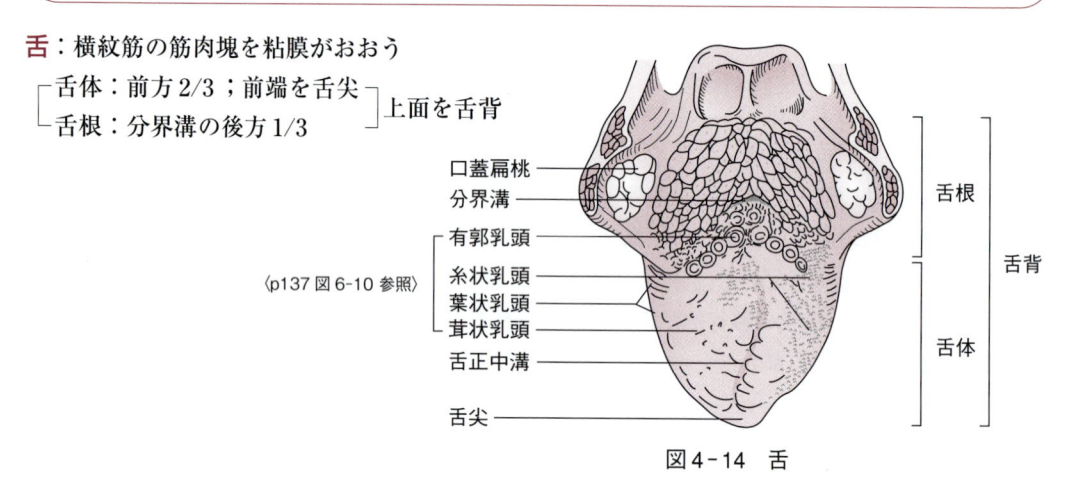

舌：横紋筋の筋肉塊を粘膜がおおう

┌舌体：前方2/3；前端を舌尖─┐
└舌根：分界溝の後方1/3　　　┘上面を舌背

〈p137 図6-10 参照〉

図4-14　舌

内舌筋	舌自体の運動／舌の形を変える	上・下縦舌筋，横舌筋，垂直舌筋	舌下神経
外舌筋	舌全体を動かす／舌の位置を変える	オトガイ舌筋，舌骨舌筋，茎突舌筋	

糸状乳頭	舌背前面，最も多い	味蕾はない，角化する
葉状乳頭	舌側縁	味蕾
茸状乳頭	糸状乳頭中に散在	味蕾
有郭乳頭	分界溝の前に10〜12個	味蕾が多い

大唾液腺

耳下腺	漿液腺	口腔前庭で頰粘膜に開口	舌咽神経
顎下腺	混合腺	固有口腔の舌下小丘に開口	顔面神経
舌下腺	混合腺	大舌下腺→舌下小丘に開口 小舌下腺→舌下ヒダに開口	

※ 小唾液腺：外側舌腺／エブネル腺，後舌腺，口蓋腺，口唇腺，頰腺，臼歯腺，前舌腺

咽頭

- 上部：鼻部／上咽頭は呼吸器　※耳管咽頭口，咽頭扁桃，耳管扁桃
- 中部：口部／中咽頭は呼吸・消化器　※口蓋扁桃，舌扁桃
- 下部：喉頭部／下咽頭は消化器　※喉頭蓋

内縦（走筋）	**咽頭挙筋**	口蓋・耳管・茎突咽頭筋	横紋筋	咽頭神経叢：舌咽神経，迷走神経
外輪（走筋）	**咽頭収縮筋**	上・中・下咽頭収縮筋		

食道：C6〜T11のレベル，気管の後，椎骨の前，外周は外膜（疎性結合組織）
※ 三狭窄部：食道起始部／輪状軟骨部，大動脈交叉部／気管分岐部，横隔膜貫通部

胃

- 2縁／2彎2壁：小弯，大弯，前壁，後壁
- 噴門，胃底部，**胃体部**，幽門部／幽門前庭：幽門洞＋幽門管，**幽門**

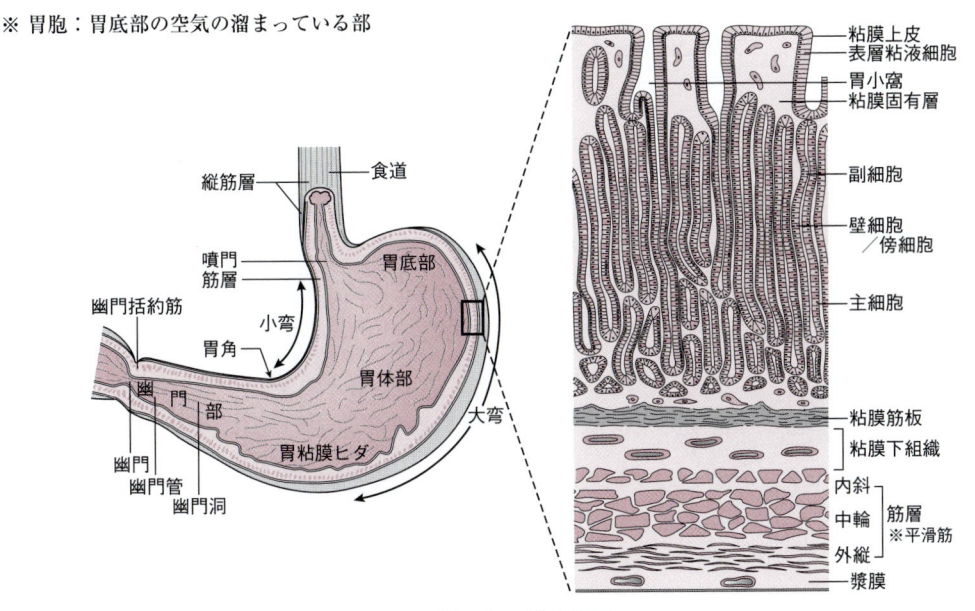

※ 胃胞：胃底部の空気の溜まっている部

図4-15　胃と胃壁
（林正健二編．明石惠子著．ナーシング・グラフィカ① 人体の構造と機能一解剖生理学．第2版．メディカ出版．2010：p.163, 図7-11 より改変）

噴門腺		粘液
胃底腺／固有胃腺	主細胞	ペプシノーゲン
	壁細胞／傍細胞	塩酸
	副細胞／頚部粘液細胞	粘液
幽門腺		粘液，ガストリン

大網	胃の前面と後面をおおう腹膜が2枚合わさり胃の大弯から小腸の前に下垂	〈p89腹膜参照〉
小網	肝門と胃の小弯の間にはる腹膜	

> **ミニミニレクチャー**
>
> 輪状に肥厚した幽門部の輪走筋を**幽門括約筋**といい，括約筋の収縮は十二指腸の収縮より長く続くので，十二指腸からの逆流は通常起こらない．幽門括約筋の高まりによる粘膜ヒダを**幽門弁**といい，胃内容物が小腸に進む速度を調節する．

小腸

十二指腸
- 上部：十二指腸球部　※輪状ヒダなし
- 下行部：**大十二指腸乳頭**
- 水平部／下部
- 上行部：十二指腸提筋／トライツ靱帯

大十二指腸乳頭／ファーター乳頭	総胆管と（主）膵管が開口
小十二指腸乳頭　※大十二指腸乳頭の上2〜3cm	副膵管が開口

※ **オッディ括約筋**：総胆管と（主）膵管を取り囲んでいる．

腸間膜小腸：空腸と回腸；腸間膜によって後腹壁と結合し可動性が大きい
- 空腸：口側2/5，**孤立リンパ小節**
- 回腸：肛門側3/5，**集合リンパ小節／パイエル板**が（回腸下部に）多い

輪状ヒダ／ケルクリングヒダ	粘膜と粘膜下組織からなるヒダで，空腸で顕著
	回腸では数と高さが減少

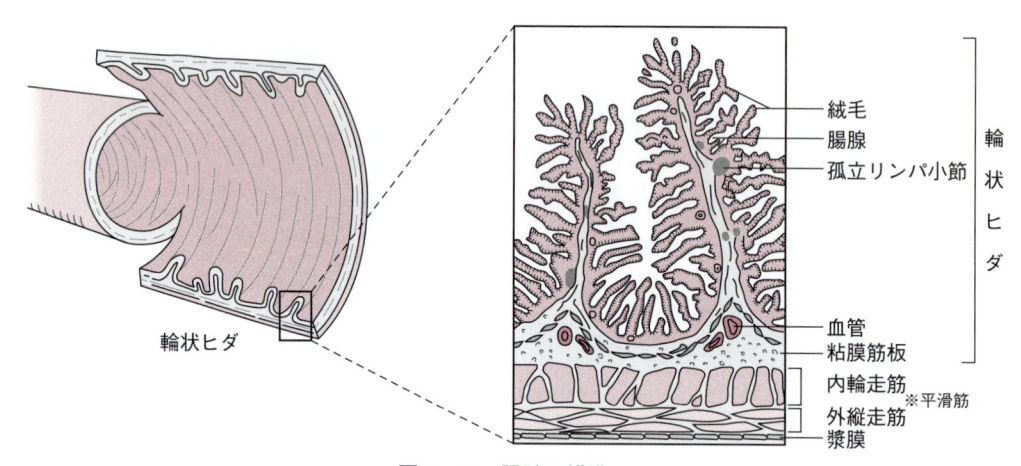

図4-16　腸壁の構造
（堺章．新訂目で見るからだのメカニズム．医学書院．2003．p.70，小腸粘膜の構造より改変）

ミニミニレクチャー

小腸にある高さ0.1〜1.2mmほどの粘膜上皮と粘膜固有層の小突起は**腸絨毛**といい，十二指腸では葉状，空腸では円柱状，回腸では棒状となり疎となる．粘膜上皮表面に突出した細胞質の突起は**微絨毛**という．輪状ヒダ，絨毛，微絨毛の存在によって，腸内容物がゆっくり進み，小腸の吸収面積は約600倍に増大し，栄養物の吸収に有利となる．**輪状ヒダ**は粘膜上皮，粘膜固有層，粘膜筋板，粘膜下層で形成される．

右図：（東洋療法学校協会編．河野邦雄，伊藤隆造ほか：解剖学第2版．医歯薬出版．2010．p.80 図4-13改変）

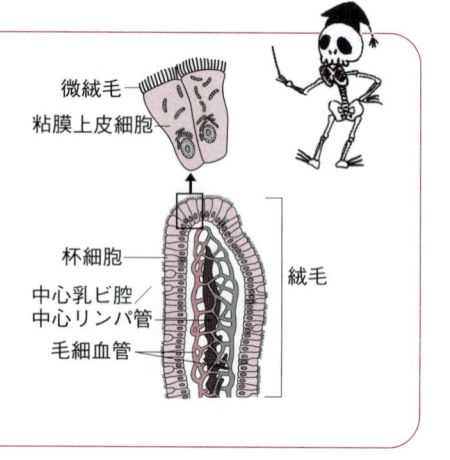

十二指腸腺／ブルンネル腺	十二指腸の近位1/3の粘膜下組織内に存在 弱アルカリ性の粘液を分泌
腸腺／陰窩／リーベルキューン腺	小腸・大腸の粘膜固有層に存在 吸収細胞や杯細胞や腸内分泌細胞を含む
孤立リンパ小節	腸管，食道，胃の粘膜固有層に散在するリンパ球の集塊 乳ビ管／中心リンパ管へ流れる
集合リンパ小節／パイエル板	孤立リンパ小節の集合体とみなされる

大腸

盲腸：大腸起始部で回盲弁より下にある部分，大腸中直径最大

虫垂：多量のリンパ組織（集合リンパ小節）を有する盲腸の内後側壁から起こる盲管

※ 回盲弁／バウヒン弁：回腸の盲腸への開口部にある平滑筋層を含む2葉の粘膜ヒダで大腸から小腸への逆流を防ぐ．

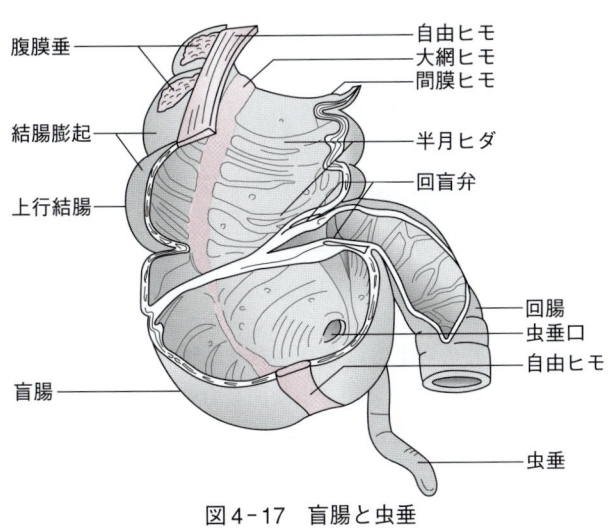

図4-17 盲腸と虫垂

結腸

- 上行結腸：右結腸曲まで
- 横行結腸：右結腸曲から左結腸曲まで
- 下行結腸：左結腸曲から
- S状結腸：第3仙椎の高さで直腸に移行

結腸の肉眼的／外形的三大特徴

結腸ヒモ 　大網ヒモ 　間膜ヒモ 　自由ヒモ	結腸，盲腸の長軸に沿う外縦走筋のヒモ状の集まりで，前壁に1本，後壁に2本．ヒモの間に縦走筋はほとんどない． 虫垂の根部から起こるので，虫垂を探す目標となる
結腸膨起	結腸壁の嚢状膨隆で，盲腸〜S状結腸間を3条の結腸ヒモが縦走・収縮することにより顕著になる
腹膜垂	大網ヒモと自由ヒモのところで局所的に集積した脂肪の黄色，葉状の下垂物

半月ヒダ	結腸壁から内腔に向かって突出する半月状の横のヒダ
上・中・下直腸横ヒダ	内輪平滑筋層により形成される半円形の直腸粘膜のヒダ

直腸

- 男性では膀胱，精のう，前立腺の後方
- 女性では子宮と腟の後方

※ 骨盤隔膜の直上は内腔が膨大し，直腸膨大部という．

内肛門括約筋	平滑筋	仙骨内臓神経
外肛門括約筋	横紋筋	陰部神経

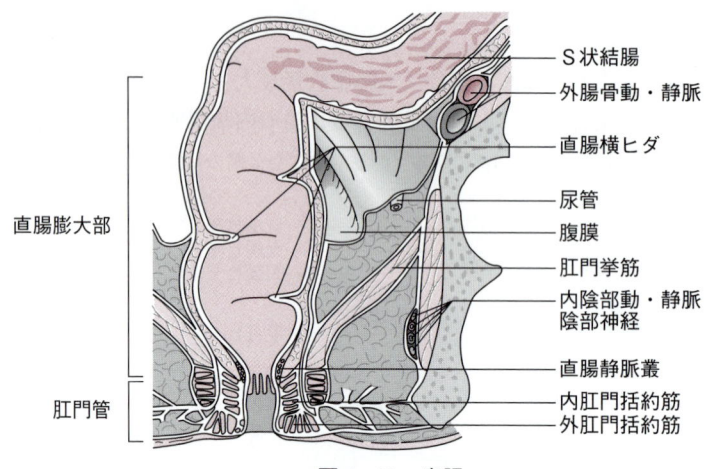

図4-18　直腸

肝臓：生体中で最大の腺で，腹腔の右上方にあり，右季肋部の大部分を占め，一部は心窩部を経て左季肋部に達し，実質はグリソン鞘／小葉間結合組織で六角柱状の肝小葉に分かれる．

- 右葉 4／5　※ 下面で肝門の前方に方形葉と尾状葉
  ※ 肝鎌状間膜が右葉と左葉を分ける
- 左葉 1／5

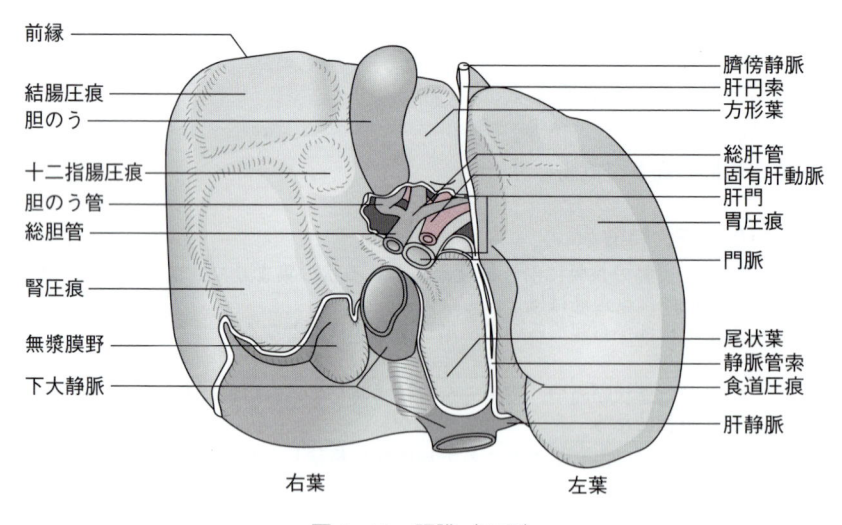

図4-19　肝臓（下面）

肝門	肝臓下面で方形葉（前方）と尾状葉（後方）との間にある深い溝で，肝円索裂の上端と胆嚢窩の間を横に走り，**門脈**，**固有肝動脈**，**肝管**，神経，リンパ管が出入りする

肝臓の血管と胆道

```
              肝門      グリソン三つ組
栄養血管：固有肝動脈 → ┌小葉間動脈┐    ※肝細胞索
                      │          ├→ 類洞 → 中心静脈 → 小葉間静脈 → 肝静脈 → 下大静脈
機能血管：門脈     → │小葉間静脈│    ※肝細胞索
胆　道：(総)肝管   → └小葉間胆管┘ ← 毛細胆管
```

グリソン三つ組／肝三つ組	胆管，肝動脈，門脈は肝内で同様に枝分かれしていくので，肝小葉間の結合組織であるグリソン鞘の中にはこの3者の枝（**小葉間静脈，小葉間動脈，小葉間胆管**）が併存することが多い
肝細胞索	中心静脈に向かって並ぶ肝細胞の列
類洞／洞様毛細血管	小葉間動脈・静脈の血液が合流して注ぐ 肝細胞索の間を中心静脈に向かって走る
クッパー（星）細胞	食作用を有する単球マクロファージ系の内皮細胞
（肝臓）星細胞／伊東細胞	ビタミンAを細胞質の脂質滴の中に貯蔵し，生体のビタミンAの恒常性を維持している

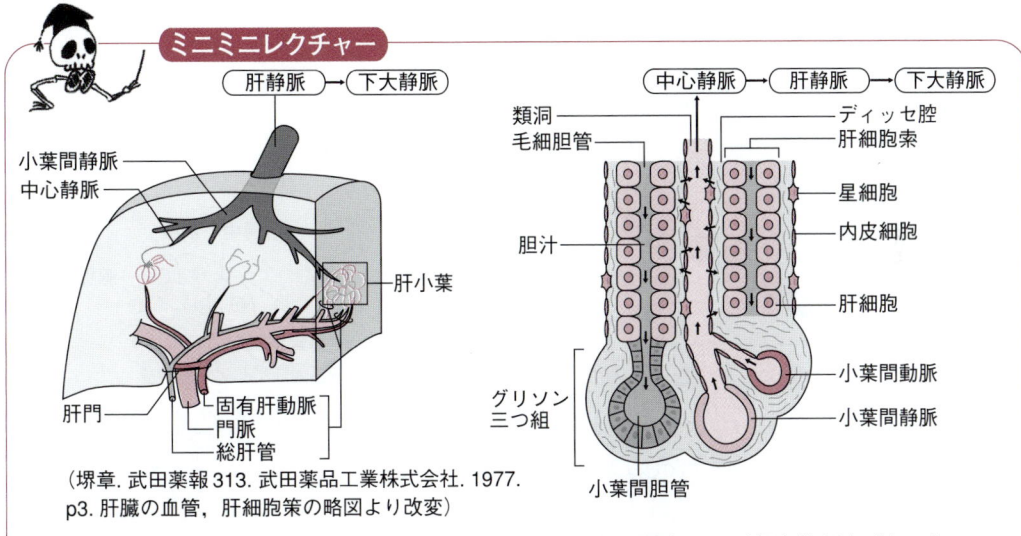

ミニミニレクチャー

（堺章. 武田薬報 313. 武田薬品工業株式会社. 1977. p3. 肝臓の血管，肝細胞策の略図より改変）

ディッセ腔は肝細胞索と類洞の間の間隙で血漿（成分）が流れる．毛細血管が広くなった類洞は流れが緩やかになるので，多くの仕事をする肝細胞は十分に血漿成分を取り込むことができる．機能血管の門脈には腸管からの栄養素，脾臓からのビリルビン等が含まれる．

胆汁の流れ

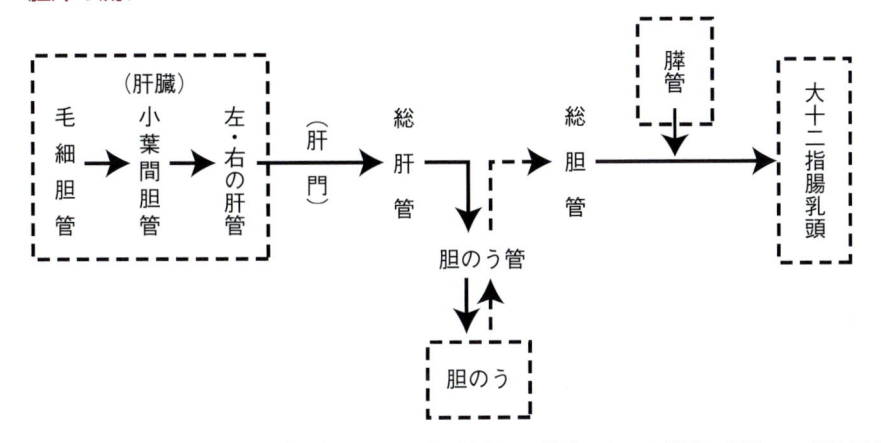

```
毛細胆管 → (肝臓)小葉間胆管 → 左・右の肝管 →(肝門)→ 総肝管 → 総胆管 → 大十二指腸乳頭
                                                    ↓↑         ↑
                                                  胆のう管    膵管
                                                    ↓↑
                                                   胆のう
```

※毛細胆管：隣接する肝実質細胞同士の間隙が拡大して管状になった胆汁の通路で，細胞同士はタイト結合／密着結合，接着帯，デスモソームによって結ばれているので胆汁は漏れ出さない．

胆のう：肝臓の下面の浅い陥凹に付着している，ナス形をした囊状の臓器で，肝臓でつくられ分泌された胆汁を，貯蔵し濃縮して十二指腸へと分泌する．

> **ミニミニレクチャー**
>
> **胆汁の流れ**
>
> 　胆汁の色素・**ビリルビン**は脾臓で破壊された赤血球のヘモグロビンを母体として肝・脾で作られ，肝細胞に摂取され，肝細胞でつくられた胆汁中に取り込まれる．腸内に排泄され，ウロビリノーゲンになり約90％は再吸収（腸肝循環）され，肝臓で再びビリルビンとなり，胆汁中に取り込まれる．

膵臓：やや扁平の細長い臓器で，腹腔の後壁に接着して，第1〜2腰椎の間に横たわり，胃の後ろを十二指腸から脾臓まで伸びている．膵頭／頭部，膵体／体部，膵尾／尾部の3部に分ける．膵頭は十二指腸の左方の彎曲に接着し，膵体は頭から左方やや上方に伸びて脊柱の前を横断し，膵尾は左端で細くなった部分で脾臓の下方に接する．

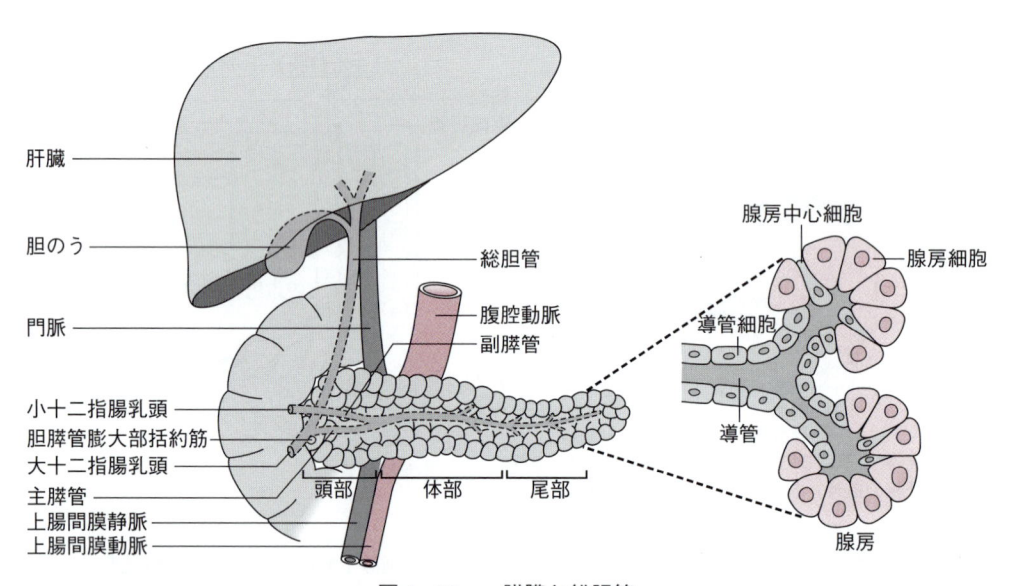

図4-20　膵臓と総胆管

（林正健二編．明石惠子著．ナーシング・グラフィカ① 人体の構造と機能—解剖生理学．第2版．メディカ出版．2010：p.174, 図7-21 より改変）

- **外分泌部**：腺房細胞（→膵管，副膵管）；**膵液**を分泌する
- **内分泌部**：**膵島／ラ（ンゲルハンス）島**；直径0.2（〜0.5）mm，約100万個　※膵尾に多い

〈p103 図4-39 参照〉

（膵島の）**腺細胞**

A／α細胞	約20％	グルカゴン分泌
B／β細胞	約60〜80％	インスリン分泌
D／δ細胞	約5％	ソマトスタチン分泌

■ 腹膜

- 壁側腹膜：腹壁の内面をおおう
  - 腹膜腔：2葉の腹膜の間の腔　※少量の漿液を含む
- 臓側腹膜：腹部内臓をおおう

※ 間膜：腹壁から離れて存在する腹部内臓と腹壁との間の膜

> 例 (小) **腸間膜**，虫垂間膜，横行結腸間膜，S状結腸間膜，直腸間膜
> 　　狭義の腸間膜は小腸間膜を指し，空腸，回腸を容れる
> 　　子宮広間膜〈p98 女性生殖器の付属物参照〉

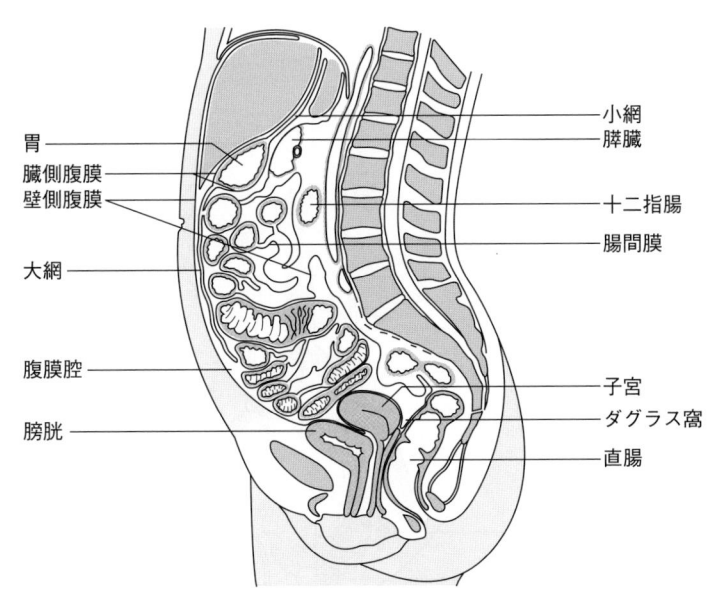

図4-21　腹膜と腹腔

腹膜後器官	十二指腸，上行結腸，下行結腸，直腸，膵臓，腎臓，副腎
腹膜内器官	胃，空腸，回腸，横行結腸，S状結腸，肝臓

直腸子宮窩／ダグラス窩	女性における直腸と子宮の間の腹膜腔の陥凹部
直腸膀胱窩	男性における直腸と膀胱の間の腹膜腔の陥凹部
膀胱子宮窩	女性における膀胱と子宮の間の腹膜腔の陥凹部

小網	肝臓の上面と前面をおおった腹膜と，後方からくる腹膜が肝門のところで合して胃の小弯に至る間膜で，中には固有肝動脈・門脈・肝管などが通る（肝十二指腸間膜）
大網	小網は胃の小弯で前後2葉に分かれて胃の前面と後面を包んだ後，大弯で再び合して間膜をつくり，大網となり大弯から下方に垂れ下がる。腹腔に炎症が起きると，大網は炎症部位を包み込み，炎症が広がるのを防ぐ

■ 泌尿器系

尿を産生して，体液の量と組成の恒常性を保ち，物質代謝の結果生じた分解産物を体外に排出する器官系．

- 尿を産生する：腎臓　※ 糸球体が血液を濾過して尿を生成し，尿細管が再吸収して人体に有用な物質を血液中に回収し尿量と成分を調節する．
- 尿を排泄する：尿管，膀胱，尿道

※ 腎臓は大量に濾過するために，安定した血圧で大量の血液が供給される必要があり，また尿の生成により，循環体液量が調節される．

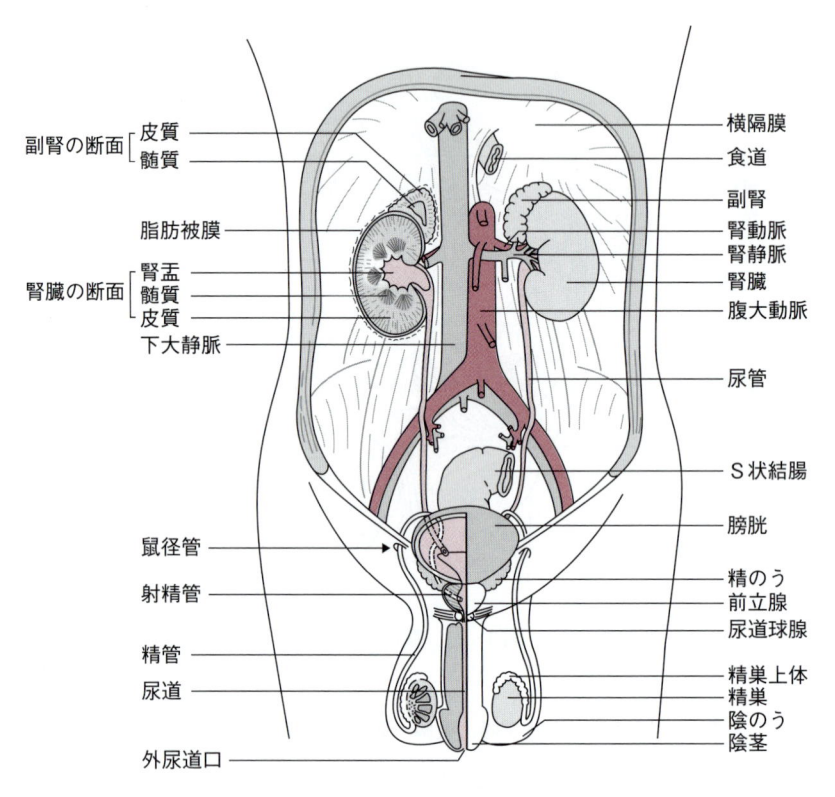

図4-22　泌尿器系

腎臓	長さ：たて約10cm，よこ約5cm	重量：約100g
尿管	長さ：約30cm	
膀胱		容量：300〜500mℓ
尿道	長さ：♂15〜20cm，♀3〜4cm	

泌尿器の上皮

ボーマンのう	単層扁平上皮
尿細管	単層立方上皮／円柱上皮
腎盂〜膀胱	**移行上皮**
尿道	♂移行上皮→単層円柱上皮→（外尿道口）重層扁平上皮 ♀移行上皮→多列円柱上皮→（外尿道口）重層扁平上皮

※ 尿管と膀胱の筋層は内縦（走），中輪（走），外縦（走）の平滑筋の3層構造．

腎臓：T12～L3のレベル，右腎が半椎体低い
- 被膜：脂肪被膜，線維被膜／腎被膜
- 実質
  - 皮質：片側約100万個の**腎小体**と**尿細管**
    ※皮質と髄質の間を弓状／弓形動脈が走る　　※腎柱：皮質の続き
    　　　　　　　　　　　　　　　　　　　　　　　髄放線：髄質の続き
  - 髄質：10数個の**腎錐体**と**腎乳頭**

図4-23　後方から見た腎臓の位置

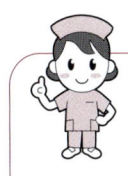

ミニミニレクチャー

腎臓の固定：腎臓は周りを脂肪被膜でおおわれ，さらに副腎とともにゲロタ筋膜（線維性の腎筋膜）で包まれ，後腹壁にゆるく支持固定（後腹膜器官）されています．位置を固定／保持する装置（靱帯など）がないため，呼吸により移動するので，そのため**遊走腎**や下垂して**腎下垂症**をきたしやすいのです．

腎臓の隣接臓器

右腎	前面	肝臓，十二指腸，右結腸曲
左腎	前面	胃，膵臓，左結腸曲
	外側縁	脾臓
接する筋		横隔膜，大腰筋，腰方形筋

※下大静脈は右腎門近く，腹大動脈は左腎門近くを走行する．

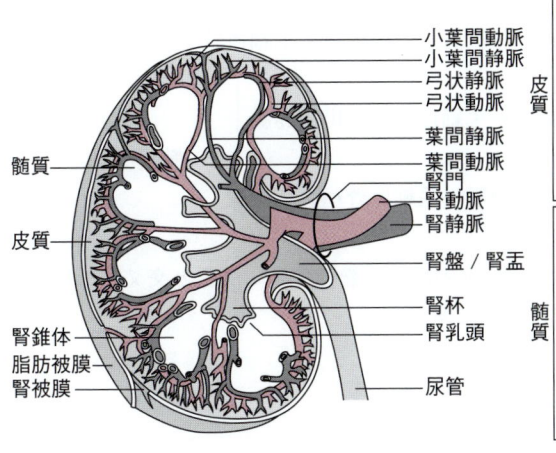

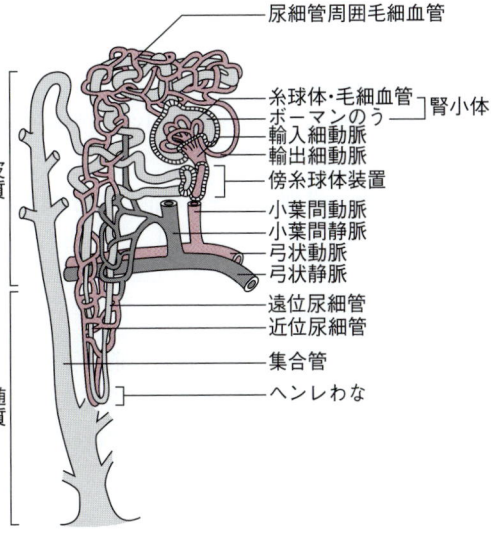

図4-24　（後方から見た）腎臓とネフロン

(林正健二編．林正健二著．ナーシング・グラフィカ① 人体の構造と機能―解剖生理学．第2版．メディカ出版．2010：p.189, 図8-2 より改変)

腎門	腎臓の内側にある，L1のレベル 前からV（静脈）A（動脈）U（尿管）が出入りする

尿の流れ

腎小体（糸球体→ボーマンのう）→近位尿細管→ヘンレわな→遠位尿細管→集合管
　　　　　　　　　　　　　　　　　　尿管極
→腎乳頭・乳頭管→腎杯→腎盂→尿管→膀胱→尿道

ネフロン／腎単位
- 腎小体／マルピギー小体
  - 糸球体 ※毛細血管
  - ボーマンのう／糸球体のう
- 尿細管
  - 近位尿細管
  - ヘンレわな
  - 遠位尿細管

※ 尿細管の管腔内には表面積を増大させる微絨毛があり，近位尿細管で最も発達している．

※ 糸球体傍装置／傍糸球体装置
- 傍糸球体細胞：レニン分泌
- 緻密斑

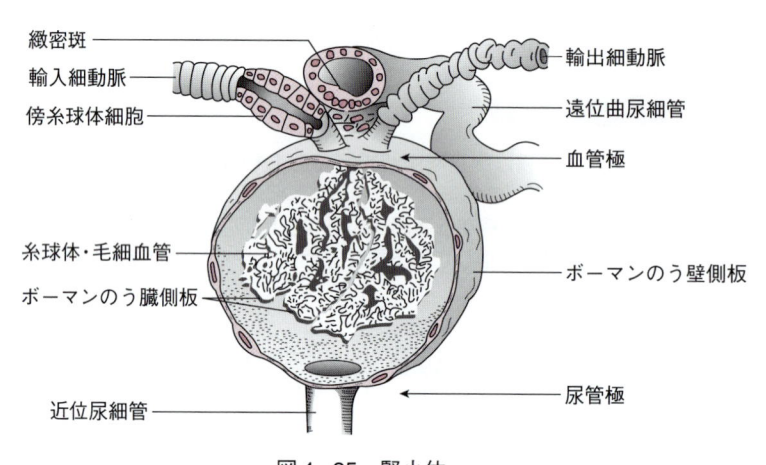

図4-25　腎小体
（山田安正. 現代の組織学. 金原出版. 1981：p.328, 図11-5 より改変）

腎臓の血液の流れ

　　　　　　　　　　　　　　　　　　　　　　血管極
腎動脈→葉間動脈→弓状動脈→小葉間動脈→輸入細動脈──→糸球体・毛細血管
　　　　　　※終動脈　　　　　　　　　　　　　　　　　　　↓　　　皮質
腎静脈←葉間静脈←弓状静脈←小葉間静脈←毛細血管←輸出細動脈
　　↑　　　　　　　　　　　　　　　　　　　　　　　　　　　　　髄質
　　　　　　　　　　　直細静脈←毛細血管←直細動脈

尿管：蠕動運動で尿を先へ送る

　　腎盂→（腎門→）大腰筋の前を下り（第4腰椎の高さで総腸骨動・静脈と交叉して）
　　膀胱壁を斜めに貫いて→（膀胱底の）尿管口に開口

※ 膀胱が尿で充満すると尿管口が閉鎖して膀胱内への逆流を防ぐ．

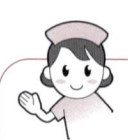

> **ミニミニレクチャー**
>
> **尿管の三狭窄部**：腎盂・尿管移行部，総腸骨動脈交叉部，膀胱壁貫通部は結石などが詰まりやすいところです．

膀胱

- 粘膜：**移行上皮，疎性結合組織**
- 筋層：排尿筋 ※平滑筋
- 漿膜

- 尖／頂：前上端部の細い部
- 体：膀胱の大半をなす中央部
- 底
  - 両側外側上部に**尿管(が開)口**
  - 下部に**内尿道口**：尿道の始まり
- 頸：下部の狭い部

※**膀胱三角**：左右尿管口と内尿道口を結ぶ三角形の部でヒダに乏しく平滑．

位置	♂（小骨盤内で）恥骨結合（の後ろ）と直腸の間
	♀（小骨盤内で）恥骨結合（の後ろ）と子宮（と膣）の間

排尿筋収縮	副交感神経・骨盤内臓神経	筋層の大部分は不規則な3層構造
排尿筋弛緩	交感神経・下腹神経	膀胱三角領域は2層構造

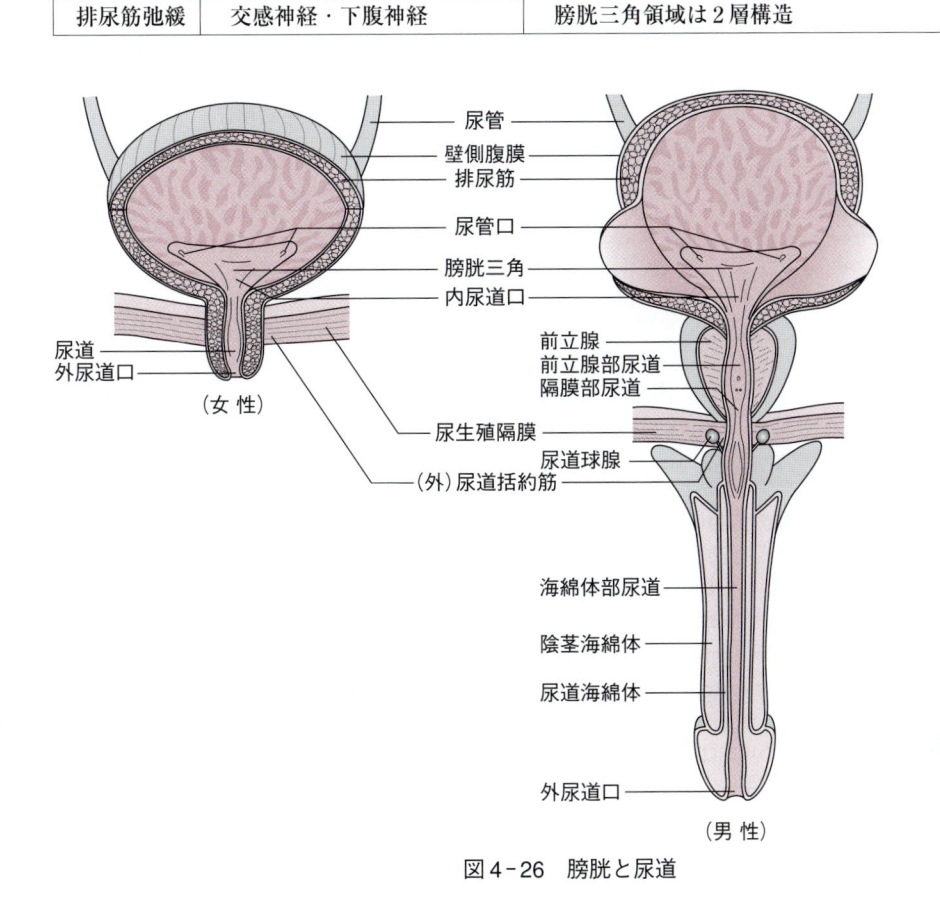

図4-26　膀胱と尿道

尿道

- ♂前立腺，尿生殖隔膜（主体は深会陰横筋）を貫き，陰茎を通り尿道海綿体を貫く
  - ※ 前立腺部には前立腺の導管，（精丘に）射精管が開口，隔膜部に尿道球腺が開口している
- ♀膣とともに尿生殖隔膜を貫き，外尿道口は膣前庭に開く

※**尿道括約筋**：深会陰横筋の筋束の一部が，（尿生殖隔膜部で）尿道の周囲を取り巻いてつくる骨格筋性の構造．

陰茎〈p94男性生殖器参照〉骨盤底筋群／会陰筋〈p150図7-15参照〉

生殖器系
男性生殖器

- 生殖腺／性腺：**精巣**　※外分泌：精子形成，内分泌：男性ホルモン分泌
- 副生殖器
  - 精路：**精巣上体管，精管，射精管，尿道**
  - 付属腺：**精嚢，前立腺，尿道球腺**
- 交接器：**陰茎**

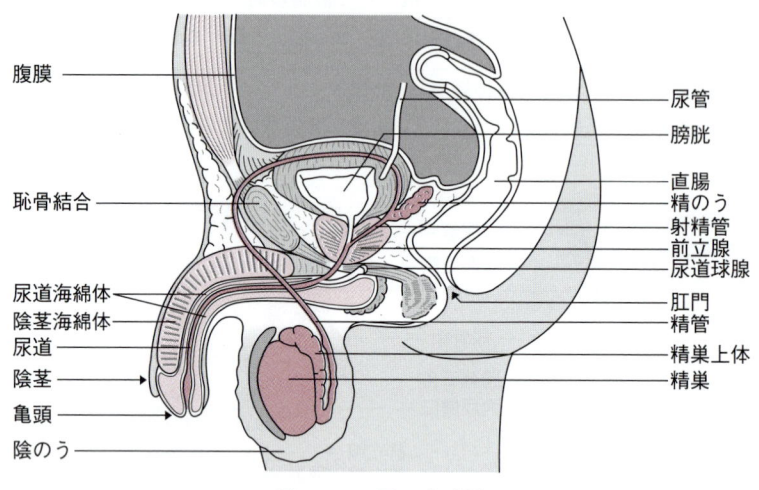

図4-27　男の生殖器

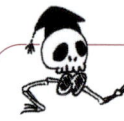

ミニミニレクチャー

精巣は腎臓の位置に発生するが，腹腔内の温度は精子形成には若干高いので，出生までに鼠径管を通り（温度の低い）陰嚢内に下降する．**精巣下降**に際して，精巣動脈，側腹筋（／生後は精筋膜と精巣挙筋），腹膜（／生後は精巣鞘膜），腹膜腔（／生後は精巣鞘膜腔）を伴う．

精巣／睾丸：梅の実大，扁平な楕円形，一対，重量約8g
※精巣小葉内に存在する強く迂曲した**曲精細管**の壁は支持細胞・**セルトリ細胞**と精細胞よりなる精上皮で，ここで精子が形成される．曲精細管の周囲には3〜5層の密に配列した収縮性をもつ扁平な多角形の線維筋細胞／筋様細胞の層があり，この細胞の収縮によって曲精細管内の精子や分泌物が送り出されると考えられている．

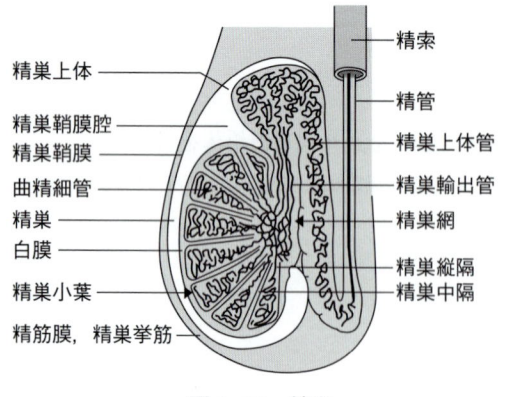

図4-28　精巣

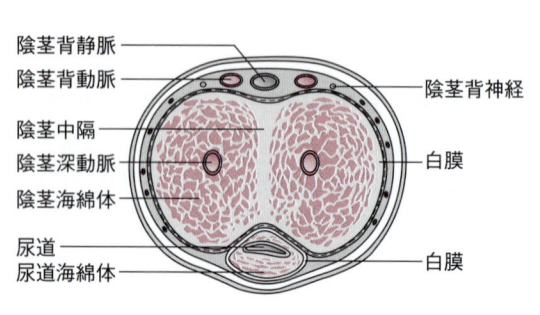

図4-29　陰茎の断面

白膜	強靱な結合組織性の膜で精巣を包む
精巣縦隔	精巣実質内にやや隆起した白膜で精巣網を入れる

精巣中隔	精巣縦隔から伸びでた白膜で実質を多数の小葉に分ける
精巣小葉	約250（200〜300），1小葉に精細管が3〜4本
間質の間細胞／ライデッヒ細胞	男性ホルモン・テストステロンを分泌
セルトリ細胞	曲精細管の中で精子を支持，栄養する
精巣鞘膜	腹膜由来で，臓側板と壁側板の間の精巣鞘膜腔は腹腔由来
精筋膜 精巣挙筋	外精筋膜：外腹斜筋由来 **精巣挙筋**：内腹斜筋由来の格子状の筋 内精筋膜：腹横筋由来

精細管	**曲精細管**	長さ約70cm，内面の上皮は精上皮といい精子産生の場
	直精細管	曲精細管と精巣網の間
精巣網	精巣縦隔内にある網状の腔	
精巣輸出管	精巣網から精巣上体管に連なる管，長さ約20cm，10〜15本	

精路

精巣上体・精巣上体管	4〜5cm，精子を貯蔵している
精管	約40cm，精管は神経，血管とともに結合組織に束ねられ，精索（長さ約11.5cm）という
精管膨大部	精管が前立腺に入る手前で太くなった部分
射精管	長さ約2cm，精管が前立腺を貫くところ

陰茎

尿道海綿体	無対	尿道が通り，精液を輸送
陰茎海綿体	左右一対	勃起時に血液が充満する
亀頭		尿道海綿体の終わりで外尿道口が開口

付属腺

精のう	精管膨大部が射精管に移行する部位に開口 細長く袋状 左右一対	分泌液はアルカリ性，淡黄色，粘性，果糖（精子運動のエネルギー）とプロスタグランジン（女性生殖器の収縮を強め精子の移動を助ける）を含む
前立腺	膀胱の前下部で直腸膨大部の前面，尿道の起始部を取り囲む 栗の実状，重量11〜18g，腺組織と平滑筋よりなる，尿道に開口 ※直腸壁を通して触診可能	分泌液は弱アルカリ性，乳白色，栗の花のような臭い，精子運動を促進する
尿道球腺／カウパー腺	尿道海綿体の後端両側で尿生殖隔膜中 エンドウ豆大，球状	分泌液はアルカリ性，性的興奮の際に亀頭を濡らす

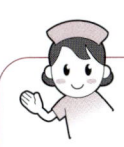

ミニミニレクチャー

前立腺の尿道周囲の内腺はエストロゲン感受性で**前立腺肥大**に，尿道から離れた外腺はテストステロン感受性で**前立腺癌**になりやすいといわれます．

■ 女性生殖器

```
┌内生殖器┬生殖腺／性腺：卵巣；卵子形成と女性ホルモンの産生
│        └副生殖器┬卵管：卵子輸送道；受精と受精卵の輸送
│                 ├子宮：受胎器；着床，胚子発生と胎盤形成
│                 └腟：交接器官と（出産時）産道
└外生殖器／外性器／外陰部：恥丘，大・小陰唇，腟前庭，陰核，前庭球，大前庭腺
```

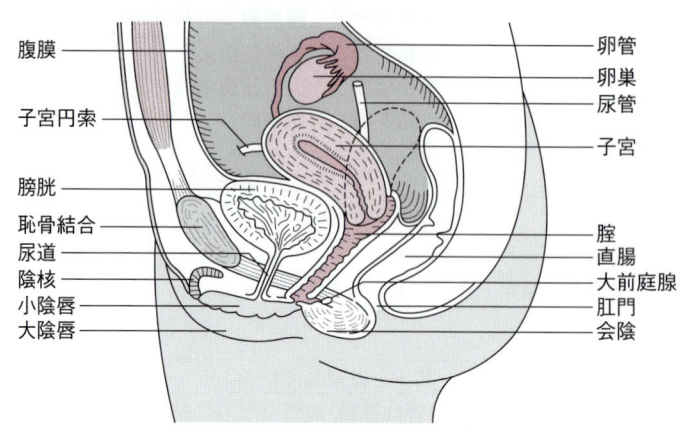

図4-30　女性生殖器

卵巣：母指頭大，3×1.5cm，楕円形，約7g，白膜に包まれる．
※卵巣提索と固有卵巣索により骨盤外側と子宮角部とにつながれる．

皮質	卵胞：原始卵胞→成熟卵胞／グラーフ卵胞	卵胞ホルモン／エストロジェン分泌
	（赤体）→黄体　※妊娠しないと白体	黄体ホルモン／プロジェステロン分泌
髄質	卵巣門：血管，リンパ管，神経が出入り　※血管網が発達	

※ 女性生殖器では卵巣だけが実質性臓器，卵管・子宮・腟は中腔性臓器．

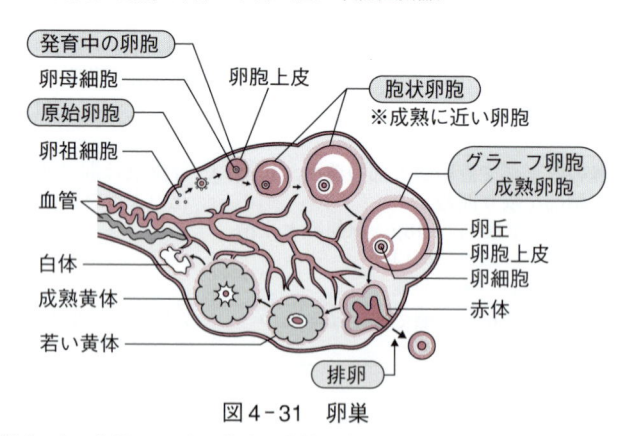

図4-31　卵巣

（堺章．武田薬報366．武田薬品工業株式会社．1986．p.5，図2を改変）

卵管：長さ8〜10cm，太さ約8mm

（卵管の）粘膜：線毛細胞が備わり卵管ヒダが発達

※ 線毛運動は子宮へ向かう液の流れをつくり精子の移動と分布に関わる．

　卵巣側は卵管腹腔口で腹腔に開口
　子宮側は子宮底の卵管子宮口に開口

卵管漏斗	卵管の自由端で，卵管腹腔口で腹腔に開く
卵管采	卵管漏斗にある房状の突起で，排卵した卵子を卵管内へ捕捉
卵管膨大部	卵巣寄りの2/3，通常受精が行われる

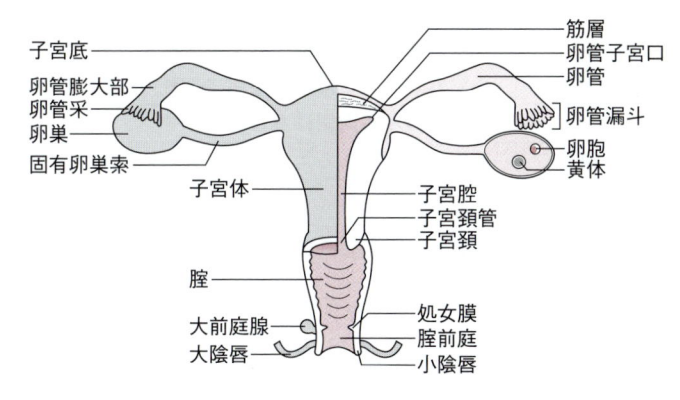

図4-32 卵巣，卵管，子宮，腟

子宮：長さ約7cm，幅約4cm，厚さ約2.5cm，重さ30〜40g，西洋梨状．
膀胱と直腸の間に位置する，正常位：**前傾，前屈**．
- 子宮底：卵管の接続部より上のドーム状の膨隆部
- 体部：上部2／3
- 頸部：下部1／3　※腟部：頸部の下端で腟腔に突出した部
※ 子宮口 ─内子宮口：子宮頸管の子宮体腔側への開口部
　　　　　└外子宮口：子宮頸管の腟腔側への開口部

内膜／粘膜	粘膜上皮 粘膜固有層	単層円柱上皮 ※ごく一部に線毛細胞 結合組織	機能層／剥離層	月経時に脱落する
			基底層／固有層	月経後分裂・増殖し内膜を再生・修復
筋層	内縦，中輪，外縦		最も厚く1cmを超える**平滑筋層**	
外膜	漿膜		腹膜の一部	

腟：幅2〜3cm，長さ7〜8cm，管状器官．
※管状器官だが腟の前後壁は相接し腟腔は前後に圧平されるが，縦走・横走する粘膜皺襞のため腟壁には著しい伸展性がある．
- 腟円蓋：子宮腟部を囲む上端部
- 腟口：腟前庭に開く，後縁には（処女では）処女膜がある

粘膜	粘膜上皮は角化しない重層扁平上皮，粘膜固有層は結合組織（性）
筋層：内縦，外輪	薄い平滑筋と弾性線維
外膜	直腸子宮窩は腹膜

ミニミニレクチャー

腟内細菌が剥離した上皮のグリコーゲンを乳酸に分解するので，腟内は酸性に保たれ，病原微生物の成長が抑えられるのです．

外生殖器

恥丘	恥骨結合の前で大陰唇が合した皮膚
大陰唇	陰裂の左右からの皮膚ヒダ
小陰唇	大陰唇の内側の粘膜ヒダ
腟前庭	小陰唇間にある裂隙を有する窪み ※尿道，腟，大前庭腺が開く
陰核	小陰唇が合する前端の突起 ※男性の陰茎にあたる
前庭球	腟前庭の左右両側にある海綿体
大前庭腺／バルトリン腺	前庭球後端にあるエンドウ豆大の粘液腺 ※男性の尿道球腺にあたる

女性生殖器の付属物

子宮広間膜	子宮広間膜は子宮側壁から骨盤壁に及ぶ腹膜の二重層．卵巣，子宮，卵管を包む．中に子宮円索，固有卵巣索を含む
卵巣間膜 卵管間膜	卵巣を包む2葉の腹膜が合わさって卵巣間膜となり，卵管に接する子宮広間膜を卵管間膜という
子宮円索	子宮体部を前屈に保つ左右1対の円紐状の靱帯．太さは約4mm，長さは13～14cm．鼠径管を通った後，分散し，恥丘および大陰唇の脂肪組織に移行する
固有卵巣索	卵巣提索とともに卵巣を支持する索状物の1つ．子宮円索と連続する
卵巣提索	固有卵巣索とともに卵巣の支持に働く索状物の1つ

胎盤：羊膜，絨毛膜，基底脱落膜からなる海綿様の組織．出産時に娩出された胎盤は直径約20cm，厚さ2.5cm，扁平円盤状で重量約500g．

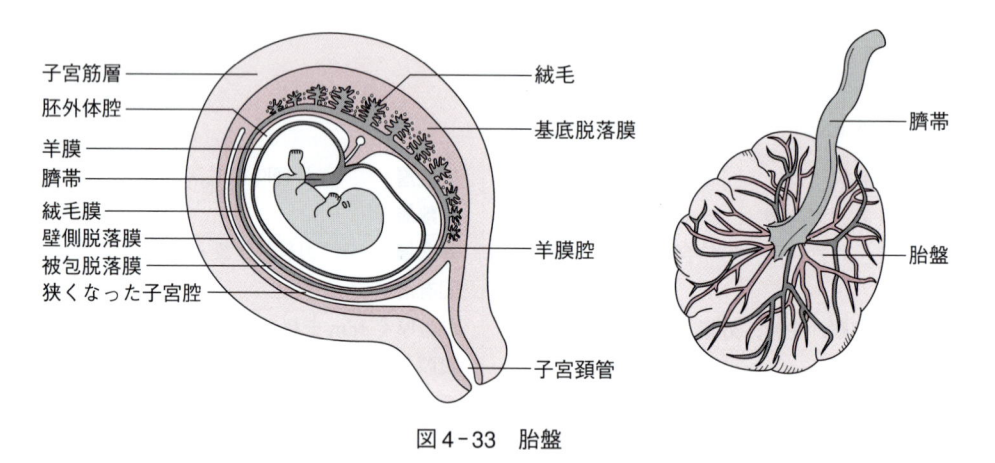

図4-33 胎盤

絨毛	受精卵を包む栄養膜が絨毛膜となり，絨毛を形成する．絨毛間に絨毛間血液腔があり，物質交換が行われる
脱落膜	月経時に剥離する子宮内膜の機能層が妊娠により脱落膜となり，分娩時に剥奪する．胎盤母体部を形成する基底脱落膜とそれ以外の壁側脱落膜，被包脱落膜よりなる
羊膜	胎児を包む膜の最内層部分で薄く透明で血管はない．初期は単層扁平上皮，妊娠3～4カ月以後は立方ないし円柱上皮．分泌機能をもち羊水を分泌する．胎児は羊水の入った羊膜腔に浮遊している
臍帯	臍輪と胎盤を繋ぐラセン状の紐状組織．長さは約50cm，直径は約1.5cm，内部には2本の**臍動脈**（静脈血）と1本の**臍静脈**（動脈血）を有し，母体と胎児間の物質輸送を行っている
臍帯血	分娩時に臍の緒から採取する血液で，ほとんどは胎盤血．旺盛な増殖能力を示し，骨髄に匹敵する造血幹細胞移植の供給源として注目される．採取量は50～150mℓ程度

■ 内分泌系

- 外分泌腺：導管があり，分泌物を体外へ排出する
- 内分泌腺：導管がなく，分泌物／ホルモンを血管，リンパ管，組織液を介して標的細胞に運ぶ

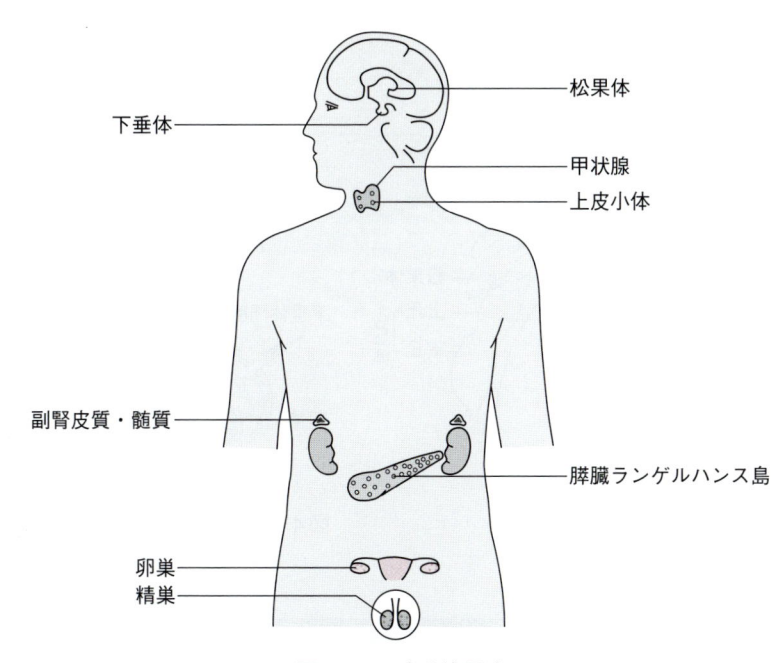

図4-34 内分泌器官
（中野昭一. 図解生理学. 第2版. 医学書院. 2000. p300図150より改変）

下垂体	視床下部の前下部で蝶形骨・トルコ鞍の下垂体窩の中	重量600〜900mg
松果体	間脳の第3脳室背側で中脳の上丘の上	重量約160mg
甲状腺	前頸部の喉頭下部から気管上部の高さ	重量18〜60g，高さ4〜8cm，幅2〜4cm
上皮小体	甲状腺の左右両葉の裏面に上下左右計4個	総重量100〜300mg
副腎	腎臓の上で右は扁平三角形，左は扁平半月形	1個約7g，長さ5cm，幅3cm，厚さ0.5cm
膵臓・ランゲルハンス島／膵島	膵尾に多く分布，約100万個	全部集めて2.4g前後 膵臓全体の体積の1〜3％，膵島直径0.1〜0.2mm

下垂体

- 下垂体前葉
  - 腺性下垂体：多数の腺細胞あり　※胎生期の口腔天蓋部粘膜の続きの上皮に由来
  - 中間部
- 下垂体後葉：**神経性下垂体**；腺細胞はなく神経線維と神経膠細胞よりなる　※胎生期の間脳由来

視床下部漏斗系	下垂体門脈を経た視床下部の放出ホルモン，抑制ホルモンが前葉のホルモン分泌を調節する
視床下部下垂体系	後葉にはホルモン産生細胞はいない **神経分泌**：後葉ホルモンは視床下部の視索上核，室傍核で産生され，後葉に送られる

図4-35　下垂体と松果体

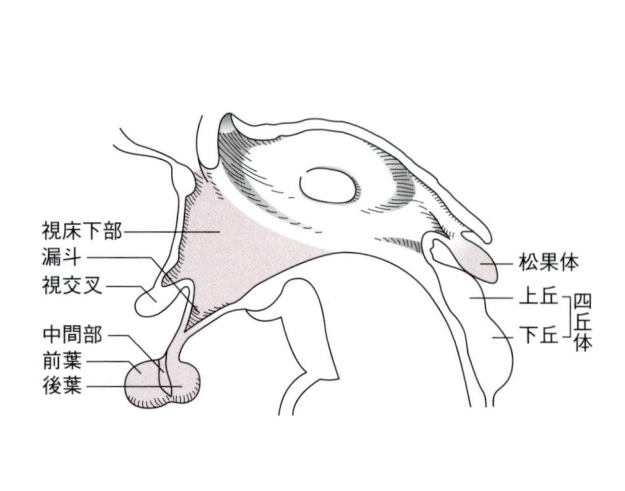

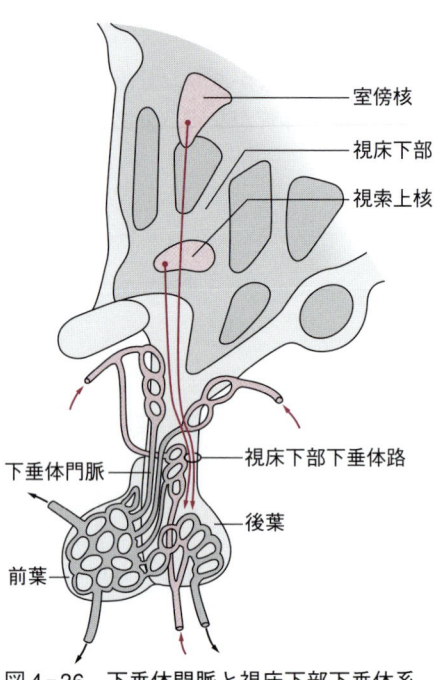

図4-36　下垂体門脈と視床下部下垂体系

下垂体前葉

ホルモン	作用	過剰	不足	
成長ホルモンGH	骨端軟骨の成長促進 タンパク質の合成促進	（成長期）巨人症 （成人）末端肥大症	小人症	汎下垂体機能低下／シモンズ病
甲状腺刺激ホルモンTSH	甲状腺ホルモン／サイロキシンの分泌促進	甲状腺機能亢進症／バセドウ病	甲状腺機能低下症	
副腎皮質刺激ホルモンACTH	副腎皮質ホルモン／コルチゾールの分泌促進	副腎皮質機能亢進症／クッシング病	副腎皮質機能不全／アジソン病	
性腺刺激ホルモン／ゴナドトロピン 卵胞刺激ホルモンFSH 黄体形成ホルモンLH	♀卵胞の発育促進 ♂精子の形成促進 ♀排卵誘発，黄体形成 ♂男性ホルモンの分泌		性機能低下 月経不順 不妊	
プロラクチンPRL／乳腺刺激ホルモンLTH	乳腺の発育，乳汁産生・分泌促進	母乳の異常増加	母乳不足	

下垂体中間部

メラニン細胞刺激ホルモン	メラニン色素の合成促進　※ヒトでの機能は不明

下垂体後葉

バゾプレッシン／抗利尿ホルモンADH	集合管での水の再吸収促進　※抗利尿作用 細動脈を収縮して血圧上昇	不足：尿崩症
オキシトシン	子宮収縮，分娩促進，乳汁排出　※射乳反射	

松果体：松果体実質は神経細胞が変化した松果体細胞と神経膠細胞等の神経組織

メラトニン	日内リズム／サーカディアンリズムにかかわる

甲状腺

- 右葉, 左葉, 峡部：前面で右葉と左葉をつなぐ
- 濾胞：単層立方上皮でできた直径2mm前後の小胞腔で，サイログロブリン（T4，T3とタンパクが結合）・コロイドで満たされる．必要に応じて分解し甲状腺ホルモンとして放出する

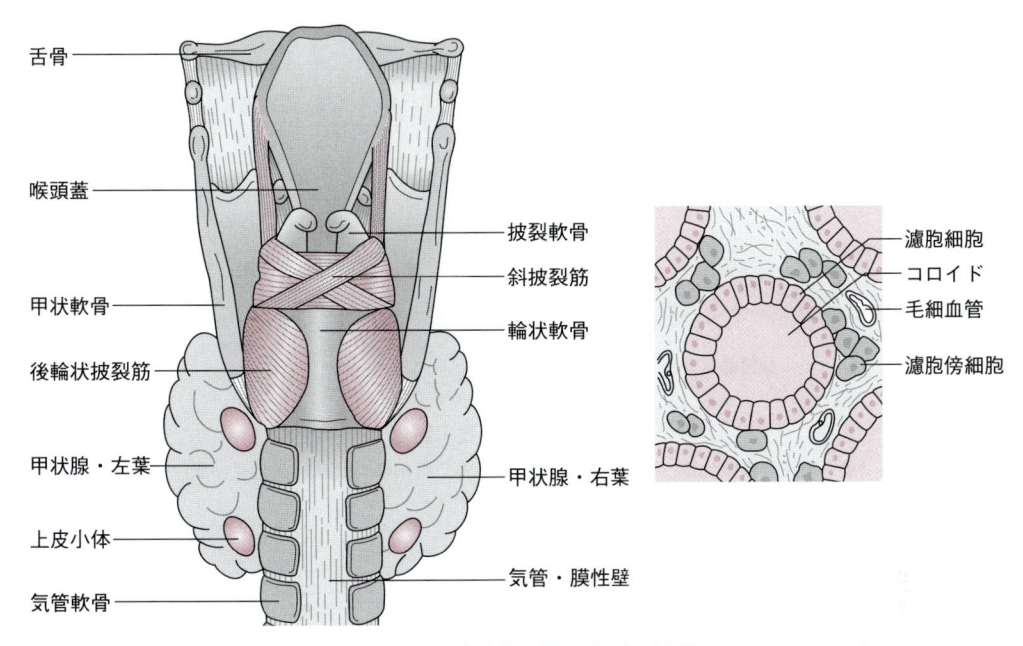

図4-37　甲状腺（後面），上皮小体／副甲状腺と濾胞 〈p75 図4-3参照〉

濾胞細胞	サイロキシン T4 トリヨードサイロニン T3	組織の代謝促進，精神機能刺激，発育・成長促進，心機能亢進 ※寒冷刺激により分泌増加	過剰：バセドウ病／グレーブス病 不足：（成人）粘液水腫　　　（幼児）クレチン病
濾胞傍細胞／傍胞旁細胞	カルシトニン	骨からのCa^{2+}放出（骨吸収）を抑制して血中Ca^{2+}を低下させる	

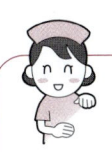

ミニミニレクチャー

バセドウ病は甲状腺ホルモンの分泌が過剰となる疾患で，思春期〜更年期の女性に多く発症します．代謝が亢進して発汗，食欲亢進，微熱，動悸，頻脈を呈し，眼球が前方に突出することが知られています．予後は良好ですが，眼球突出は改善しません．

上皮小体：多数の濾胞がある

パラソルモン	骨からCa^{2+}を放出し血中Ca^{2+}を上昇	過剰：汎発性線維性骨炎 不足：全身痙攣・テタニー

副腎／腎上体

- 表層：**皮質**　※腹腔上皮に由来
- 内部／中央部：**髄質**　※発生学的に交感神経系に属す

分泌するホルモンはすべてステロイド

※皮質，髄質とも身体にストレスが加わった時，体内の状態を正常に維持するのに重要な役割を演じる．

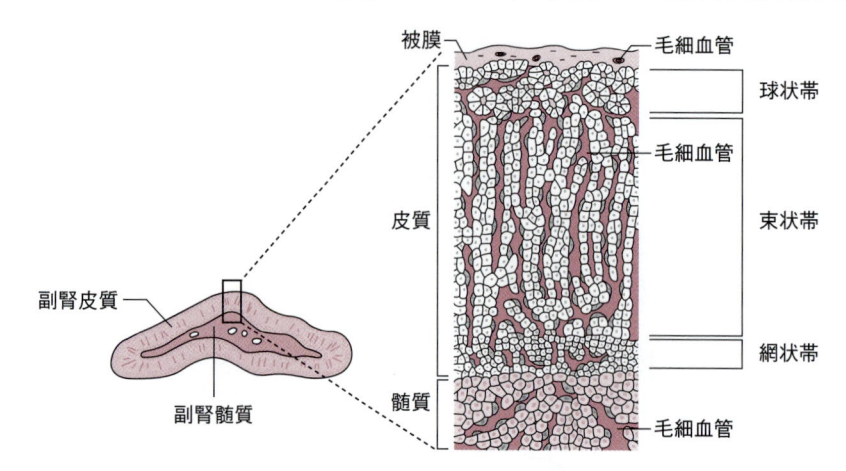

図4-38　副腎皮質・髄質
（東洋療法学校協会編，河野邦雄，伊藤隆造ほか：解剖学 第2版. 医歯薬出版, 2010, p.113 図7-4改変）

副腎皮質

球状帯	**電解質コルチコイド／ミネラルコルチコイド／アルドステロン**	尿細管におけるNa⁺再吸収の促進	過剰：コン症候群	不足：アジソン病
束状帯	**糖質コルチコイド／グルココルチコイド**	血糖上昇，抗炎症作用，胃液分泌促進	過剰：クッシング症候群	
網状帯	皮質性ホルモン／**男性ホルモン／アンドロゲン** ※女性ホルモンも少量分泌するといわれている	男性化	過剰：副腎性器症候群	

※副腎アンドロゲンは末梢組織で男性／女性ホルモンに転換されるが，性腺由来のものに比べ少なく，最近はむしろ老化との関係が示唆されている．

副腎髄質

髄質ホルモン／カテコールアミン	アドレナリン ノルアドレナリン	交感神経類似作用：心拍数・収縮力増加，気管支拡張，血糖上昇，血圧上昇

※
- アドレナリン細胞：約8割
- ノルアドレナリン細胞：約2割

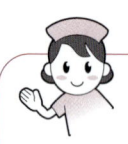

クロム親和性を示す

> **ミニミニレクチャー**
>
> **クッシング症候群**はコルチコイドの過剰分泌の結果，糖新生の促進，耐糖能の低下，タンパク合成抑制と分解促進などによる特徴的な症状：満月様顔貌（浮腫状で丸く赤ら顔），水牛様脂肪沈着（肩甲骨領域へ脂肪組織が沈着），高血圧，多毛を呈す症候群です．
>
> **アジソン病**は慢性的に副腎皮質の機能が低下をきたす疾患で，低血糖，低血圧，無月経，腋毛・恥毛が脱毛し，メラニン細胞が刺激され色素が沈着をきたします．

85	角切痕は大弯側にある.	128	ランケルハンス島は膵尾に多い.
86	胃には複雑に錯綜する輪状ヒダがみられる.	129	膵島のα細胞はインスリンを分泌する.
87	噴門部のG細胞はガストリンを分泌する.	130	空腸，回腸，横行結腸，直腸は腸間膜によって後腹壁につなぎとめられている.
88	固有胃腺の主細胞は塩酸を分泌する.	131	腎臓，副腎などは腹膜後器官と称される.
89	固有胃腺の旁細胞は粘液を分泌する.	132	膀胱と子宮の間はダグラス窩といわれる.
90	胃の十二指腸への出口を噴門という.	133	膀胱と尿道をあわせて尿路という.
91	幽門腺では消化酵素が分泌される.	134	腎臓は腹膜に包まれる.
92	胃の筋層は3層で内輪，中斜，外縦である.	135	腎動脈，腎静脈，尿道が腎門を通る.
93	十二指腸，空腸，回腸は有腸間膜小腸である.	136	腎門は第12胸椎の高さにある.
94	小十二指腸乳頭には総胆管が，大十二指腸乳頭には膵管が開口する.	137	左腎は右腎より1/2椎体高い.
95	副膵管は大十二指腸乳頭の上に開口する.	138	腎臓は骨盤内に位置する.
96	空腸にはパイエル板が多い.	139	腎臓の下に副腎が接する.
97	盲腸には集合リンパ小節が多い.	140	右結腸曲は右腎に接する.
98	リンパ小節の胚中心では白血球が増殖する.	141	膵臓は左腎に接する.
99	十二指腸にはブルンネル腺がある.	142	大腰筋は腎臓に接する.
100	ブルンネル腺は腸腺ともいう.	143	腎臓の実質は内側の皮質と外側の髄質からなる.
101	腸絨毛は粘膜上皮と固有層の高まりである.	144	髄質には約200万の腎小体がある.
102	輪状ヒダは粘膜と筋層の高まりである.	145	髄質には10数個の腎乳頭があり先端は腎錐体となる.
103	結腸ヒモ，腹膜垂，結腸膨起を結腸の肉眼的三大特徴という.	146	腎小体と尿管を合わせて腎単位／ネフロンという.
104	盲腸弁は盲腸から回腸への逆流を防ぐ.	147	糸球体と尿細管をあわせて腎小体という.
105	結腸には輪状ヒダがある.	148	糸球体は静脈管の束である.
106	結腸は腸間膜に包まれる.	149	腎乳頭は腎盂／腎盤に包まれる.
107	横行結腸は膵臓の上にある.	150	尿管の上端部は広がって腎杯を形成する.
108	虫垂は結腸に開口する.	151	尿細管は近位尿細管→ヘンレのわな→遠位尿細管で構成される.
109	大腸には輪状ヒダがある.		
110	外肛門括約筋は平滑筋である.	152	尿細管でヘアピンカーブするところをヘンレわなという.
111	内肛門括約筋は脊髄神経に支配される.		
112	筋層間神経叢をマイスネル神経叢という.	153	尿管極から尿管がはじまる.
113	肝臓は小網で左右に分けられる.	154	髄質と皮質の間を腎静脈が走る.
114	肝臓は左葉が大きい.	155	腎小体には血管極から毛細血管が入る.
115	肝臓の小葉間動脈は固有肝動脈の枝である.	156	緻密斑からレニンが分泌される.
116	門脈は栄養血管である.	157	尿細管の上皮は移行上皮である.
117	肝静脈は肝門を通る.	158	尿管，膀胱，尿道は移行上皮である.
118	小葉間動脈と小葉間静脈は合して肝静脈となる.	159	尿管の総腸骨動脈との交叉部は狭窄部である.
119	肝静脈は肝臓の下面から出て下大静脈に注ぐ.	160	膀胱は男性では恥骨結合と直腸の間，前立腺の下にある.
120	小葉間胆管，小葉間動脈，小葉間静脈をグリソンの三つ組みという.	161	膀胱は女性では恥骨結合と直腸の間にある.
121	グリソンの三つ組みは肝小葉の中心部にある.	162	尿管は膀胱底の尿管口に開口する.
122	肝臓のディッセの腔にはクッパー細胞がいる.	163	尿管口と左右の尿道口で膀胱三角が構成される.
123	クッパー細胞は胆汁を作る.		
124	肝細胞の列状の並びをグリソン鞘という.	164	排尿筋は横紋筋からなる.
125	胆のうは肝右葉の下に密着している.	165	排尿筋は脊髄神経に支配される.
126	総胆管と胆のう管が合流して総肝管となる.	166	尿道括約筋は自律神経に支配される.
127	胆のうは胆汁を作る.		

第4章 内臓

167　男の尿道は女より短い．
168　男性の尿道には2本の尿道海綿体と1本の陰茎海綿体がある．
169　精巣上体は男性の性腺をなす．
170　子宮は女性の性腺をなす．
171　胎生初期に精巣は骨盤内で発生する．
172　下降した精巣が通ったあとは鼠径靱帯となる．
173　精巣下降した精巣は鼠径管に入る．
174　精巣は強膜という膠原線維の多い膜に包まれる．
175　精巣挙筋は腹横筋由来である．
176　精子は精巣中隔で産生される．
177　精子は直精細管に蓄えられる．
178　ライディッヒの間細胞は精巣小葉の間質にいる．
179　ライディッヒ細胞は精子産生細胞を保持し，栄養を与える．
180　間細胞はアルドステロンを分泌する．
181　前立腺は尿管に開口する．
182　尿管は陰茎中を通る．
183　射精管は前立腺を貫く．
184　卵細胞は卵巣の髄質にいる．
185　排卵直前の卵胞を胞状卵胞という．
186　排卵したあとの卵胞は閉鎖卵胞となる．
187　排卵後の卵母細胞は赤体となる．
188　受精が起きると赤体は白体となる．
189　妊娠しないと赤体は黄体となる．
190　卵胞からプロゲステロンが分泌される．
191　黄体からアンドロゲンが分泌される．
192　妊娠すると黄体は消滅する．
193　卵子は卵巣から卵管膨大部に排卵される．
194　通常，卵管口で受精が起きる．
195　卵管の自由端は卵巣皮質に開く．
196　子宮は骨盤の上部で，膀胱と直腸の間に位置する．
197　子宮は大網に包まれる．
198　子宮の正常位は後傾，前屈である．
199　子宮は卵巣円索により固定される．
200　子宮の中部を子宮体という．
201　子宮の下方の膨隆した部分を子宮底という．
202　子宮の中1/3で円柱形の部を子宮頚部という．
203　子宮頚部は触診できる．
204　子宮は内膜が厚い．
205　膣の前には膀胱が後には直腸がある．

206　男女の外陰部には大前庭腺／バルトリン腺がある．
207　臍動脈は1本，臍静脈は2本ある．
208　臍静脈中の血液はCO_2が多い．
209　胎盤は羊膜と脱落膜で構成される．
210　胎児と母体の血液が混じり合って物質の交換が行われる．
211　下垂体は大脳半球の下面から漏斗柄でぶら下がっている．
212　下垂体は篩骨の下垂体窩・トルコ鞍中で，視神経交叉の後ろに位置する．
213　下垂体の前葉は外胚葉，後葉は内胚葉から発生する．
214　腺性下垂体は食道の上皮に由来する．
215　オキシトシンは下垂体前葉のホルモンである．
216　プロラクチンは下垂体後葉のホルモンである．
217　神経性下垂体のホルモンは大脳皮質で産生される．
218　下垂体漏斗と前葉の間には下垂体動脈がある．
219　下垂体後葉は神経線維と神経膠細胞よりなる．
220　松果体は視床下部の背面に突出している．
221　松果体はメラニンを分泌する．
222　甲状腺の位置は気管上部で甲状軟骨を上から取り囲む．
223　甲状腺の実質は腺細胞で構成される．
224　甲状腺からはパラソルモンとカルシトニンが分泌される．
225　上皮小体は甲状腺の側面に位置し上下2対で4個ある．
226　上皮小体からはサイロキシンが分泌される．
227　副腎は左右の腎臓の前に位置する．
228　副腎の表層は髄質，深層は皮質である．
229　副腎皮質は外胚葉，髄質は中胚葉由来である．
230　副腎皮質は表層から網状帯，束状帯，球状帯の3層に区別できる．
231　球状帯の分泌細胞はACTHの影響を受ける．
232　副腎球状帯からは電解質コルチコイド／ミネラルコルチコイドが分泌される．
233　副腎束状帯からは糖質コルチコイド／グルココルチコイドが分泌される．
234　副腎網状帯からはアンドロゲン／男性ホルモンが分泌される．
235　副腎髄質からホルモンは分泌されない．

第5章 神経系

人体の組織・器官が協調して秩序ある生命活動を営むよう，身体の組織・器官を連絡して，情報を伝え調整する．

- 中枢神経系：脳，脊髄　　　　　　　　　　　　　　　；高次機能を担う
- 末梢神経系
  - 体性神経：脳神経，脊髄神経　　　　　　中枢神経と身体各部・
  - 自律神経：交感神経，副交感神経　　　　器官を連絡する

■ 中枢神経系

脳	（左右の）大脳半球，間脳，中脳，橋，延髄，小脳
脊髄	頚髄，胸髄，腰髄，仙髄（，尾髄）

脊髄	長さ40～45cm，直径約1cm，重量約25g
脳	重量1200～1400g，♂1350g，♀1250g，表面積約2200cm²
小脳	脳重量の約10％，約130g
左右の大脳半球	皮質の神経細胞約26億，脳全体で140億

		脊髄	大脳半球，小脳
灰白質	（主に）神経細胞が集団をなして存在	中心部	表層／皮質
白質	（主に）神経線維が通る通路	外周部	深部／髄質

（脳脊）髄膜

- 硬膜
  - 脊髄硬膜：内葉―脂肪組織，内椎骨静脈叢―外葉
  - 脳硬膜：硬膜静脈洞　※頭蓋腔の静脈
  - ※硬膜下隙：リンパ液
- クモ膜：結合組織線維がクモの巣状に張る
  - ※クモ膜下腔：脳脊髄液；クモ膜顆粒を介して硬膜静脈洞に吸収される．
- 軟膜：脊髄，脳に密着

頭蓋腔の仕切り

- 大脳鎌：左右の大脳半球を仕切る
- 小脳鎌：大脳鎌の後方に続く
- 小脳テント：大脳と小脳を仕切る

神経系の発生

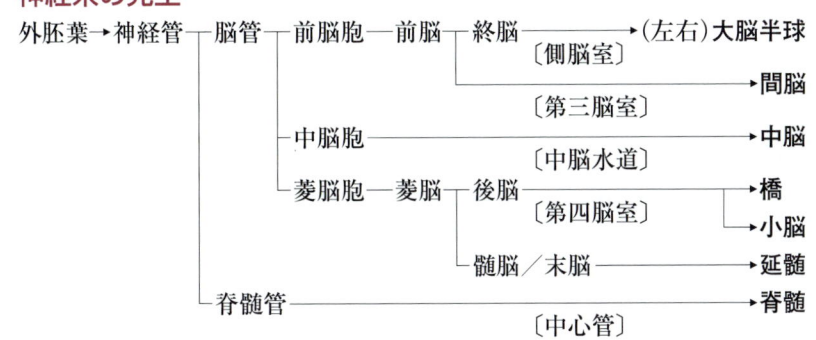

外胚葉→神経管
- 脳管
  - 前脳胞―前脳―終脳―――――→（左右）大脳半球
    - 〔側脳室〕
    - ―――――――――――――→間脳
    - 〔第三脳室〕
  - 中脳胞―――――――――――→中脳
    - 〔中脳水道〕
  - 菱脳胞―菱脳―後脳―――――→橋
    - 〔第四脳室〕　　　　　　→小脳
    - 髄脳／末脳―――――――→延髄
- 脊髄管―――――――――――――→脊髄
  - 〔中心管〕

■ 脊髄

脊柱管の上約2/3の中にあり，おおむね円柱状をなし，上は環椎と後頭骨の境の高さで延髄に移行し，下は第1, 2腰椎の高さで円錐状に終わる（**脊髄円錐**）．中心部に**中心管**があり，上方で第四脳室に連なる．中心管を囲んでH字形に**脊髄灰白質**があり，その周囲を**白質**が囲んでいる．

```
         ┌ 前角／前柱：運動ニューロン→ 前根 ※遠心性 ─ 前枝
  ┌ 灰白質 ┤ 側角／側柱：自律ニューロン                        ※混合神経
  │      └ 後角／後柱：知覚／感覚ニューロン→ 後根 ※求心性 ─ 後枝
 ─┤
  │      ┌ 前索
  └ 白質 ┤ 側索 ├ 上行性，下行性の神経線維の通路
         └ 後索
```

※ 頚髄〜腰髄の側角は交感神経の，仙髄側角は副交感神経のニューロン

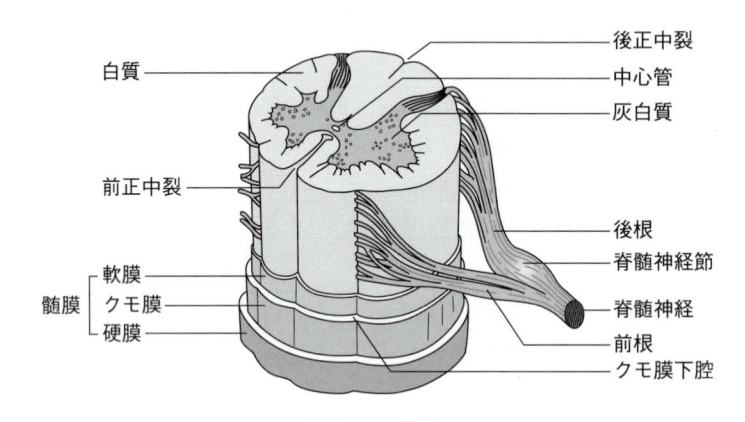

図5-1 脊髄

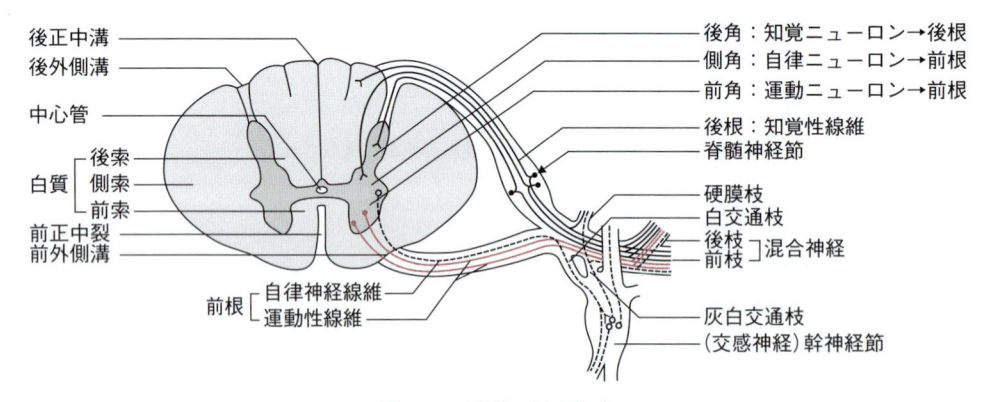

図5-2 脊髄（水平面）

- 頚膨大：頚髄の膨大部には上肢へのニューロンが多数存在
- 腰膨大：腰髄の膨大部には下肢へのニューロンが多数存在

ミニミニレクチャー

虫垂炎の手術時に腰椎麻酔で腰椎と腰椎の間に針を刺すが，脊髄は第2〜3腰椎で終わり，あとは神経線維となって馬尾のようにばらけている（**馬尾神経**）ので，脊髄に刺さることはまずない．

■ 脳

- 脳幹：延髄，橋，中脳（，間脳）
- 終脳：左右の大脳半球

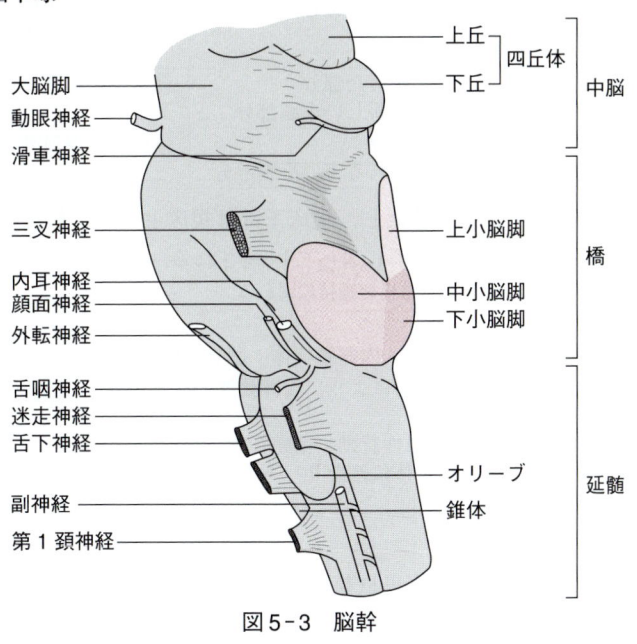

図5-3 脳幹

延髄

錐体	錐体路，錐体交叉	随意運動の伝導路
オリーブ	オリーブ核，オリーブ小脳路	錐体外路系
後索核	内側：**薄束核／ゴル核** 外側：**楔状束核／ブルダッハ核**	識別性の触圧覚と深部知覚を中継

菱形窩	延髄，橋，小脳に囲まれる	第四脳室の底
網様体	延髄～中脳にかけて 神経線維網の中に神経細胞体が散在	呼吸中枢，血管運動中枢 運動や感覚情報の制御の調節 上行性網様体賦活系として意識，覚醒，睡眠に関与

橋

橋底部	橋核，（小脳半球を結ぶ）橋横線維，橋縦束（錐体路）からなる
橋背部／被蓋	中脳被蓋および延髄被蓋と連続，網様体ニューロンが存在
上・中・下小脳脚	脳幹と小脳の連絡

中脳

大脳脚	錐体路
被蓋	赤核，黒質　※錐体外路
中脳蓋／四丘体	上丘：視覚の反射運動，下丘：聴覚の反射運動

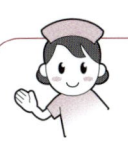

> **ミニミニレクチャー**
>
> 　赤核と黒質は意識にのぼらない骨格筋の協調的な運動に関与します．**赤核の障害**では骨格筋の異常な緊張を生じ不随意運動が起き，**黒質**は大脳基底核とドパミンdopamineにより情報の伝達を行っており，基底核や黒質が変性してドパミンの合成が障害される／ドパミン濃度が減少すると**パーキンソン病**となります．

小脳

小脳皮質／灰白質 ※ 表層部	小脳溝に囲まれる小脳回からなる	厚さは約1mm，3層に分かれる
小脳髄質／白質 ※ 深部	有髄神経線維が集合し神経路／伝導路を形成	小脳核：**歯状核**，栓状核，球状核，室頂核
小脳半球	両側に大きく広がった部分 哺乳類にみられる新しい小脳部分	筋緊張に関連，巧妙な運動の制御
小脳虫部	正中部の無対の部分 鳥類以下でもみられる古い小脳部分	体幹の協調運動や筋緊張の調節

間脳：大脳半球と脳幹の間で深部に位置し，視床下部は視床とともに第三脳室の左右に位置し，背方の視床とは脳室壁の視床下溝によって区画される．

※生体の植物性機能の統御に当たり生体の恒常性の維持に関わる．

視床	感覚情報の中継点 **外側膝状体**：視覚の中継核，**内側膝状体**：聴覚の中継核
視床下部	（脳幹，脊髄への下行性投射により）**自律機能の統合中枢** 大脳辺縁系との連絡 体温調節中枢，摂食中枢，性行動・情動行動を調節する中枢 （下垂体柄を介して脳下垂体に連なり）下垂体前葉ホルモンの分泌を調節 下垂体後葉ホルモンの産生*

＊〈p99内分泌系参照〉

大脳半球：大脳皮質，大脳髄質，大脳基底核を合わせた呼称で，左右1対ある．
　　　　　　左右を合わせて大脳と呼ぶ．

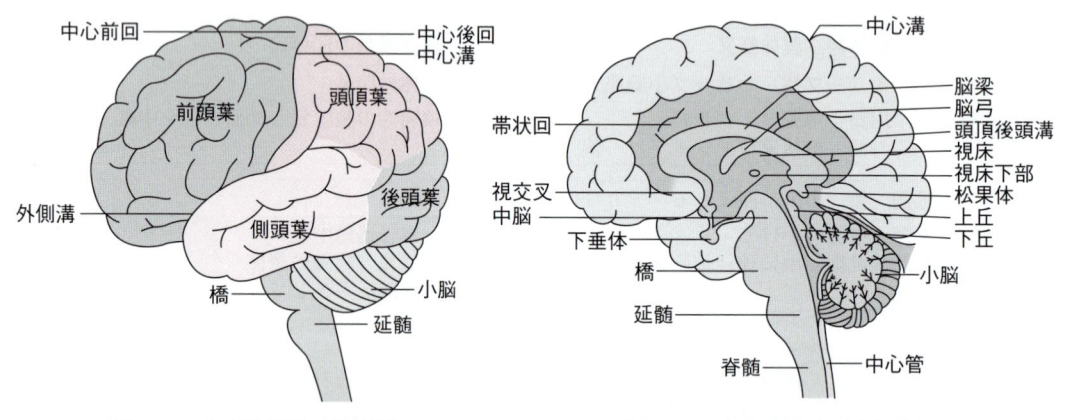

図5-4　左大脳半球（外側面）　　　図5-5　左大脳半球（内側面）

大脳皮質／大脳灰白質：大脳外套*1にある灰白質，厚さ2.5～3mm

大脳溝	表面・皮質の落ち込み／しわ　　例 中心溝，外側溝，頭頂後頭溝		
大脳回	溝と溝に囲まれた隆起部　　例 **中心前回，中心後回**，上・中・下前頭回，上・中・下側頭回		
大脳葉	前頭葉：中心溝の前　※ 約40％，		
	頭頂葉：中心溝の後		
	後頭葉：頭頂後頭溝*2の後	※ 各約20％	
	側頭葉：外側溝の下		
島	外側溝内部に隠れている脳の表面の部分		

＊1 **大脳外套**：皮質＋髄質
＊2 **頭頂後頭溝**：内面にあり，表面からは見えない．
※ 皮質の1/3が表面，2/3は内部

新皮質	大脳皮質の90％ ※ 系統発生学的に新しい皮質	運動中枢／運動野，感覚中枢／感覚野，意識・思考・創造に関わる
（中間皮質）	海馬傍回，帯状回，帯状回峡	（大脳）辺縁系
（原始皮質）	海馬，歯状回，小帯回，脳梁灰白層	
古皮質	大脳半球深部 嗅脳，帯状回，海馬	嗅覚に関わる領域／辺縁系の領域

等皮質／同皮質	新皮質	6層（構造）
不等皮質／異皮質	古皮質	3層（構造）

大脳辺縁系：（中間皮質と原始皮質で）機能的な広がりを示し，解剖学的範囲は定かではない．

海馬傍回，帯状回／辺縁回，梁下野，海馬体，扁桃体，（視床下部，視床なども含める）	本能行動，情動行動に関わる 生命維持，調整機能に関与

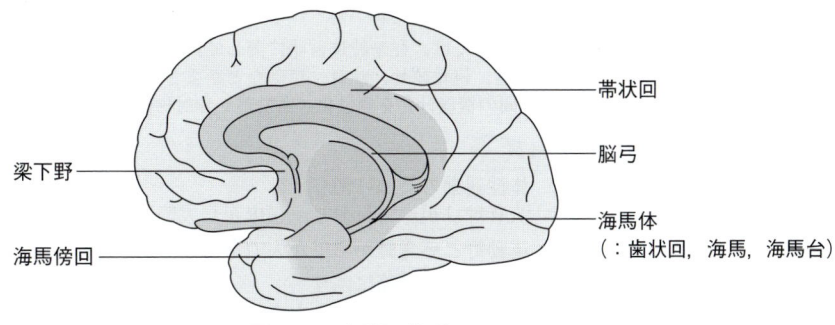

図5-6 大脳辺縁系

（皮質の）機能局在

（随意）運動野	前頭葉・**中心前回** ※ 中心溝の前 支配する身体部位の上下と左右は反対	骨格筋の随意運動を指令
（体性）感覚野	頭頂葉・**中心後回** ※ 中心溝の後 支配する身体部位の上下と左右は反対	皮膚感覚：温・痛・触覚 深部感覚：関節覚（関節の位置と運動），筋覚（筋の伸張，筋の張力）
視覚野	後頭葉内面・鳥距溝周囲	
聴覚野	側頭葉上面	
味覚野	体性感覚野の最下部に隣接する領域	
嗅覚野	側頭葉内側面，古皮質	
連合野	運動野，感覚野以外の領域	各運動野，感覚野を連絡し，情報を統合し，高度な精神活動に関わる領域

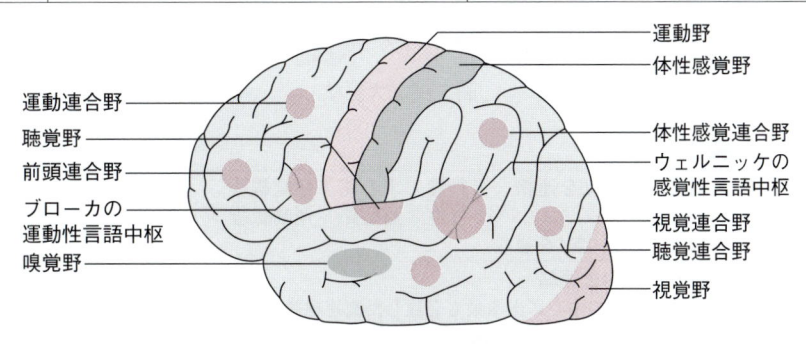

図5-7 皮質の機能局在

※運動野／運動中枢
- 1次運動野：**錐体路系**の中枢で，錐体路は第5層のベッツの巨大錐体細胞から始まる．
- 運動前野／2次運動野：中心前回の前方で錐体外路系の中枢で，障害されると失行を生じる．
- 前頭眼野：中心前回の顔面支配領域の前方で，**眼球の共同運動の中枢**．
- 補足運動野：上前頭回内側部，**姿勢や運動開始**に関わると考えられている．

運動性言語中枢／ブローカの中枢	前頭葉外側下部 ※ 運動野下部	口腔，口唇，喉頭の筋肉に指令を発し発語する
感覚性言語中枢／ウェルニッケの中枢	側頭葉上面の後方 ※ 聴覚野後方	聞いた言葉の意味を理解する

> **ミニミニレクチャー**
>
> 手や顔（特に唇）など微妙かつ複雑な運動をする筋肉の支配領域は広い領域を占めるので，手や指を使う運動は脳の活性化に有効である．

優位脳 ─ 言語機能：（通常）左大脳半球
　　　 └ 物の形や空間の認知：（通常）右大脳半球

※大脳側性化：大脳半球の機能分化については，従来特に言語に関して優位脳という用語が用いられてきた．しかし言語に限らず，行為，視覚認知，注意，情動などさまざまな機能に関連して半球差が指摘され，こうした大脳半球間の機能分化を**側性化／左右差／非対称性**と呼ぶようになった．

大脳核／基底核：髄質中の灰白質

レンズ核	淡蒼球	体性運動の調節に関与 淡蒼球は視床へ投射し，視床から大脳皮質に連絡する
	被殻	運動野と感覚野から主な入力を受ける
（線条体）	被殻＋尾状核	体性運動の調節に関与 大脳皮質や黒質から入力を受け淡蒼球へ出力する
尾状核		運動野，感覚野以外の広い領域からの入力を受ける
前障		尾状核，被殻，淡蒼球などとの直接の連絡はなく，大脳皮質からの入力を受ける
扁桃体		情動に関与するとされる

※鳥類以下の動物は大脳核が運動の最高中枢をなすが，ヒト／哺乳動物では皮質が発達して大脳皮質が運動の最高中枢となるため，大脳核は下位中枢となる．

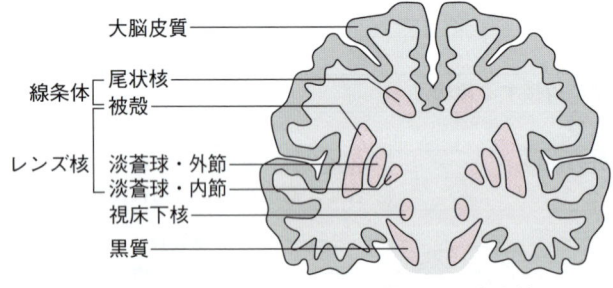

図5-8　大脳核

大脳髄質／大脳白質

投射線維	大脳皮質と下位を連絡 ─ 上行性／求心路／知覚線維 　　　　　　　　　　 └ 下行性／遠心路／運動線維 ※ ほとんどが**内包***を通る
交連線維	左右の半球間を連絡 ※ **脳梁**：大脳の中心にある最も発達した交連線維
連合線維	同じ半球内の皮質間を連絡 ※ 弓状線維：短い連合線維で近接領域ないし隣接皮質間を連絡するU字型に走行する線維

＊**内包**：前方では尾状核と被殻の間，後方では被殻あるいは淡蒼球と視床の間に存在する神経線維の集まりで，大脳皮質と脳幹，脊髄（上行，下行とも）とを連絡．

伝導路

```
┌ 下行性／遠心性伝導路 ┬ 錐体路
│                      └ 錐体外路
└ 上行性／求心性伝導路 ┬ 体性感覚伝導路　例 外側脊髄視床路，長後索路，脊髄小脳路
※3つのニューロンを経由 └ 視覚・聴覚・平衡覚・味覚・嗅覚伝導路
```

錐体路	大脳皮質→脊髄 骨格筋の随意運動	中心前回・巨大錐体細胞→**内包**→大脳脚→橋底部→延髄錐体 **錐体交叉→対側側索→外側皮質脊髄路／錐体側索路** **→（20％同側前索）前皮質脊髄路／錐体前索路→交叉** →脊髄前角細胞
錐体外路	筋群の協調を無意識的に調節し，随意運動を円滑に行う	赤核脊髄路，視蓋脊髄路，（前・外側）網様体脊髄路，前庭脊髄路，被蓋脊髄路，内側縦束

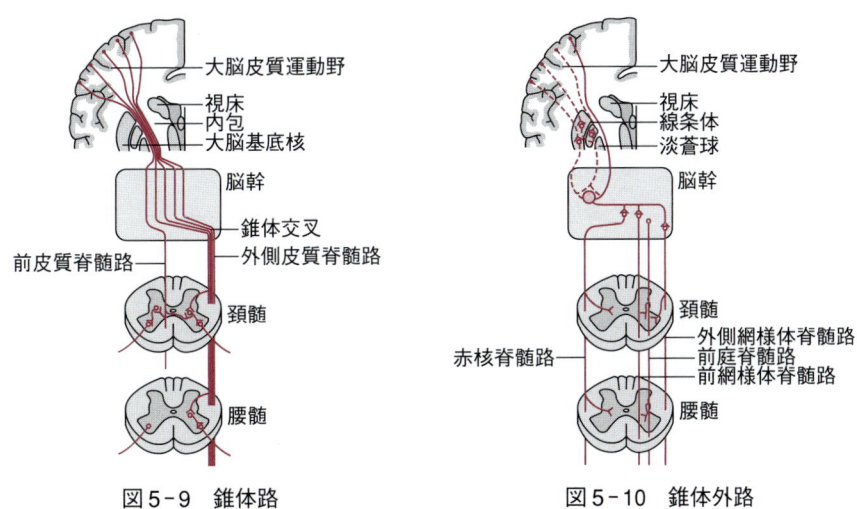

図5-9　錐体路

図5-10　錐体外路

ミニミニレクチャー

錐体路徴候は，四肢の運動麻痺，筋トーヌスの変化，腱反射の減弱／亢進などで，その確実な証明としてバビンスキー徴候の出現があります．

錐体外路徴候は明らかな麻痺はなく，個々の運動の合理性・円滑さが障害され，不随意運動，運動過少，または運動遂行障害が起き，パーキンソン症候群，バリスム，ハンチントン舞踏病，アテトーゼ，ジストニー，企図振戦，筋トーヌス低下などを生じます．

外側脊髄視床路 痛覚・温度覚	体性感覚野←内包←視床	三次ニューロン
	←対側・外側脊髄視床路←後角	二次ニューロン
	←脊髄神経節細胞・自由神経終末	一次ニューロン・受容器
長後索路 触圧覚	体性感覚野←内包←視床	三次ニューロン
	←中脳被蓋←対側内側毛帯←延髄・後索核	二次ニューロン
	←同側後索←脊髄神経節細胞	一次ニューロン
	←マイスネル小体，パチニ小体	受容器
脊髄小脳路 深部知覚	小脳←延髄・下小脳脚	
	←後脊髄小脳路←同側側索←胸髄後角・胸髄核	二次ニューロン
	←同側後索←脊髄神経節細胞	一次ニューロン
	←筋・腱・関節の筋紡錘，腱紡錘	受容器
前脊髄視床路は識別力のない粗大触圧覚を伝導すると考えられている		

第5章　神経系　脳

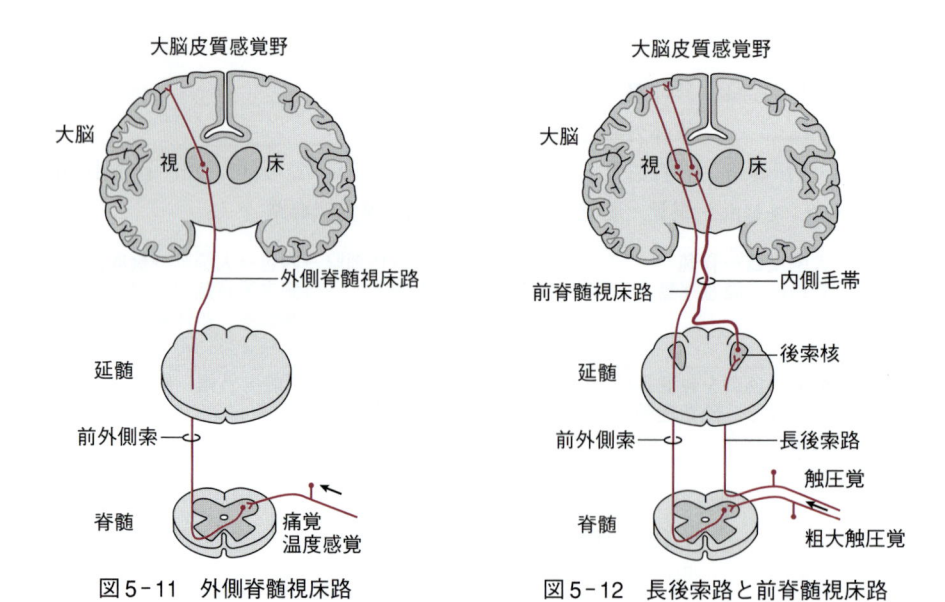

図5-11 外側脊髄視床路　　図5-12 長後索路と前脊髄視床路

視覚・聴覚・平衡覚・味覚・嗅覚伝導路〈第6章 感覚器参照〉

脳の血管〈p55 ミニミニレクチャー参照〉

脳脊髄液：無色透明，比重1.006，微量のタンパク質と白血球を含む，全量120mℓ，生産量；1日約550mℓ，側脳室〜中心管を満たす．

側脳室	大脳半球	脈絡叢*
（室間孔）		側脳室と第三脳室の連絡口
第三脳室	間脳	脈絡叢*
中脳水道／シルヴィウス水道	中脳	第三脳室と第四脳室の間
第四脳室	橋，延髄　小脳	脈絡叢*　第四脳室外側口と正中口：クモ膜下腔と交通
中心管	脊髄	第四脳室に続く脊髄全長を貫く細長い管腔で終室を形成して終わる

＊脈絡叢：脳室壁の一部を構成する（軟膜と上衣細胞からなる）脈絡組織が毛細血管の叢を伴ったもの．脳脊髄液を産生して脳室内に分泌する．

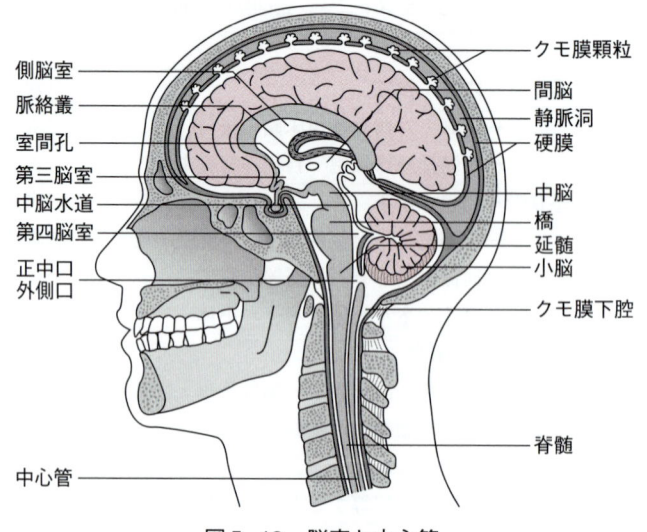

図5-13 脳室と中心管

■ 末梢神経系

脳神経

> 脳神経は…
> 嗅（嗅）いで視（視）る動（動眼）く車（滑車）の三（三叉）つの外（外転）顔（顔面）聴（聴／内耳）く舌（舌咽）に迷（迷走）う副（副），舌（舌下）　…と覚える

（純）知覚／感覚性		Ⅰ嗅神経，Ⅱ視神経，Ⅷ内耳神経
（純）運動性		Ⅳ滑車神経，Ⅵ外転神経，Ⅺ副神経，Ⅻ舌下神経
混合性	知覚，運動	Ⅴ三叉神経
	知覚，運動，副交感	Ⅶ顔面神経，Ⅸ舌咽神経，Ⅹ迷走神経
	運動，副交感	Ⅲ動眼神経

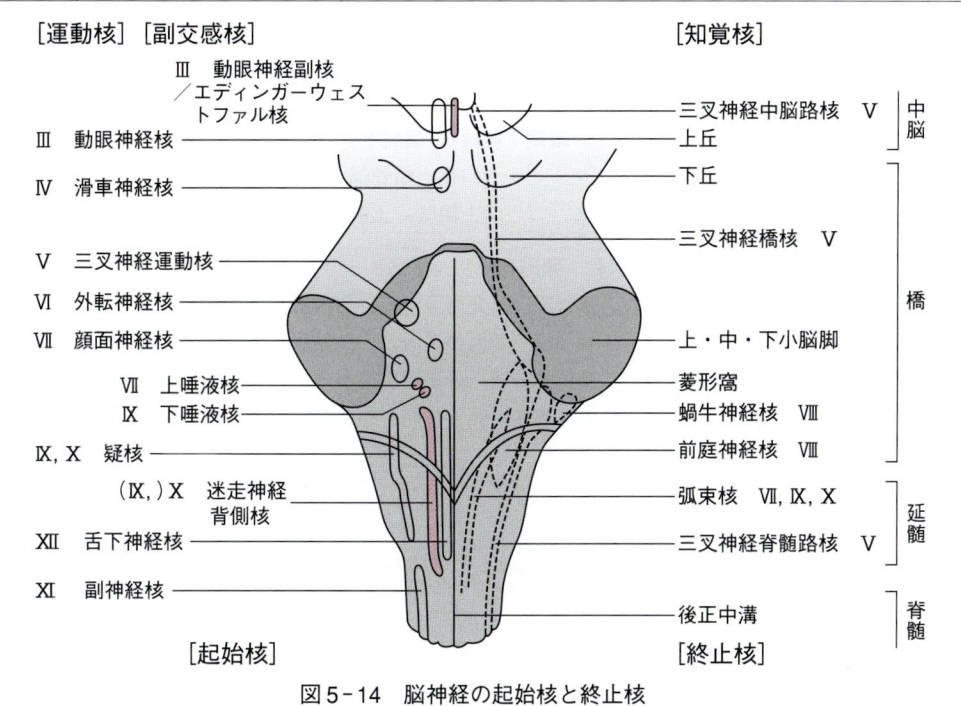

図5-14　脳神経の起始核と終止核

Ⅰ嗅神経〈p138 嗅覚器参照〉

知覚	嗅覚中枢←嗅三角（前頭葉底面）←嗅索←嗅球←（篩骨篩板） 　　　　　　　　　　　　　　　　　　　　　←嗅神経／嗅糸←嗅上皮・嗅細胞

Ⅱ視神経〈p132 視覚器参照〉

知覚	中脳・上丘←視床 ※一部，対光反射 視覚中枢・後頭葉←視放線←視床・**外側膝状体** ※大部分 　　　　　←視索←視交叉←**視神経**←（視神経管）←（視神経乳頭／円板） 　　　　　←網膜・神経節細胞　←網膜・双極細胞　←網膜・視細胞：錐状体，杆状体

Ⅲ動眼神経

運動	**動眼神経核**→（上眼窩裂→眼窩）→上眼瞼挙筋，上直筋，内側直筋，下直筋，下斜筋
副交感	**動眼神経副核**→毛様体神経節→瞳孔収縮筋／瞳孔括約筋，毛様体筋

Ⅳ滑車神経

運動	**滑車神経核**→（上眼窩裂→眼窩）→上斜筋

Ⅴ 三叉神経

三叉神経中脳路核 ←　　　　　　　　　　　　　　　　　　┌ 第1枝・眼神経
三叉神経橋核　 ← 三叉神経節／ガッセルの半月神経節 ← 第2枝・上顎神経
三叉神経脊髄路核 ←　　　　　　　　　　　　　　　　　　└ 第3枝・下顎神経
三叉神経運動核 →

第1枝 知覚	**眼神経**←（上眼窩裂←眼窩） 　　　　←テント枝，涙腺神経，前頭神経，鼻毛様体神経 　　　　　　←小脳テント，眼球，結膜，涙腺，副鼻腔粘膜， 　　　　　　　鼻腔，前頭部の皮膚，眼瞼，鼻の皮膚
第2枝 知覚	**上顎神経**←（蝶形骨大翼・正円孔←翼口蓋窩） 　　　　←┌ 翼口蓋神経←（大小口蓋孔） 　　　　　└（下眼窩裂）**頬骨神経**←（頬骨顔面孔，頬骨側頭孔） 　　　　　　　┌ 上歯槽神経叢 　　　　　　　**眼窩下神経**←（眼窩下管←眼窩下孔） 　　　　　　　　←┌ 口蓋，頬骨部・側頭部・鼻翼の皮膚，上唇， 　　　　　　　　　└ 上眼瞼，上顎の歯髄・歯根膜・歯肉

第 3 枝	知覚	**下顎神経**←（蝶形骨大翼・卵円孔←側頭下窩） 　　　　←硬膜枝，**頬神経，耳介側頭神経，舌神経，下歯槽神経** 　　　　　　←硬膜，顔面の皮膚，口腔粘膜，下顎歯，下顎骨，顎関節
	運動	下顎神経→**咬筋神経，深側頭神経，外側翼突筋神経，内側翼突筋神経，顎舌骨筋神経** 　　　　→4つの咀嚼筋，顎舌骨筋，顎二腹筋前腹，口蓋帆張筋，鼓膜張筋

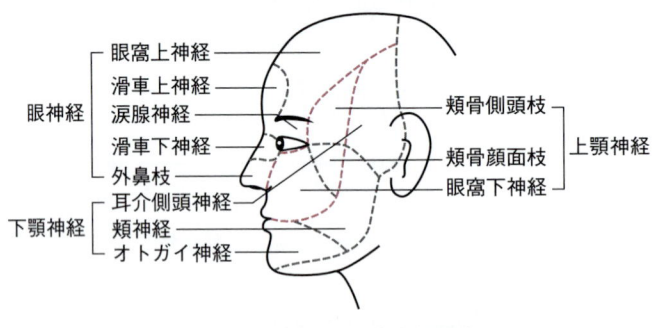

図5-15 三叉神経の皮膚知覚支配

Ⅵ 外転神経

運動	**外転神経核**→（上眼窩裂→眼窩）→外側直筋

Ⅶ 顔面神経

運動	┌→アブミ骨筋神経→アブミ骨筋 **顔面神経核**→（内耳道→顔面神経管→茎乳突孔）→耳下腺神経叢 　　　　　　→表情筋，茎突舌骨筋，顎二腹筋後腹
知覚 中間神経	孤束核←（内耳道）←膝神経節・顔面神経膝←（顔面神経管）←**鼓索神経** 　　　　←舌前2/3の味覚，耳介と外耳道の触圧温痛覚
副交感 中間神経	上唾液核→大錐体神経→翼口蓋神経節→涙腺，鼻腔の腺 　　　　└→鼓索神経→顎下神経節→顎下腺，舌下腺

Ⅷ 内耳神経

知覚	聴覚：**蝸牛神経核**←──**内耳神経**←**蝸牛神経**←**ラセン神経節**←聴細胞 　　　　　　　　　　（内耳道） 平衡覚：**前庭神経核**←**内耳神経**←**前庭神経**←**前庭神経節**←有毛細胞

Ⅸ 舌咽神経

運動	**疑核**→（頚静脈孔）→茎突咽頭筋，上咽頭収縮筋
知覚	**孤束核**←（頚静脈孔）←┬**頚動脈洞枝**←頚動脈洞，頚動脈小体 　　　　　　　　　　　├舌の後1/3の味覚と知覚 　　　　　　　　　　　├**鼓室神経**←鼓室，耳管 　　　　　　　　　　　└耳介後部の皮膚，咽頭粘膜の触圧温痛覚
副交感	**下唾液核**→鼓室神経→小錐体神経→**耳神経節**→耳下腺

Ⅹ 迷走神経

運動	**疑核**→（頚静脈孔）─┬→口蓋，咽頭，喉頭の随意筋 　　　　　　　　　　└→**反回神経**→声帯筋
知覚	**孤束核**←（頚静脈孔）┬外耳道，耳介 　　　　　　　　　　└咽頭，喉頭〜胸腹部の内臓感覚，喉頭蓋付近の味覚
副交感	**迷走神経背側核**→頚静脈孔→臓器内・臓器近傍の神経節→咽頭，喉頭，食道 　　〜上行結腸，心臓，気管，肺，肝臓，腎臓（などの腺の分泌，消化管の 　　蠕動，脈拍，血圧などの調節）

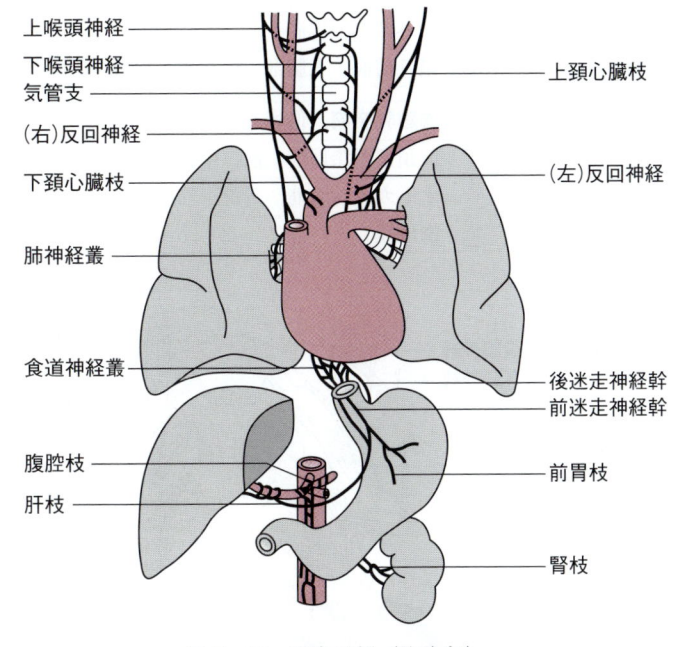

図5-16　迷走神経（胸腹部）

Ⅺ 副神経

運動	疑核，（第1〜6頚髄の）副神経核→（大後頭孔，頚静脈孔）→胸鎖乳突筋，僧帽筋

※ ┌延髄根：延髄の疑核尾側部　　　　　　　　┐
　└脊髄根：第1〜6頚髄の副神経核　　　　　　┘からの線維により構成される

Ⅻ 舌下神経

運動	**舌下神経核**→（舌下神経管）→舌の筋（内舌筋*1，外舌筋*2），オトガイ舌骨筋

＊1 内舌筋：上・下縦舌筋，横舌筋，垂直舌筋；起始と停止が舌内にある　〈p82舌参照〉
＊2 外舌筋：オトガイ舌筋，舌骨舌筋，茎突舌筋；起始が舌外にある　〈p82舌参照〉

脊髄神経
後枝

頚神経	後頭下神経 C_1	大・小後頭直筋，上・下頭斜筋，頭半棘筋
	大後頭神経 C_2	後頭部〜頭頂部の皮膚
胸神経	胸神経後枝	固有背筋とその付近の皮膚
腰神経	上殿皮神経 $L_1〜L_3$	殿部上部の皮膚
仙骨神経	中殿皮神経 $S_1〜S_3$	殿部中央の皮膚

前枝 ─ 頚腕神経叢 ─ 頚神経叢 $C_1〜C_{4(5)}$
　　　　　　　　└ 腕神経叢 $C_{(4)5}〜T_1$
　　　胸神経：肋間神経
　　　腰仙骨神経叢 ─ 腰神経叢 $T_{12}〜L_4$
　　　　　　　　　└ 仙骨神経叢 $L_4〜S_3$
　　　陰部神経叢 $S_2〜S_4$
　　└ 尾骨神経叢 $S_4〜C_0$

頚神経叢

知覚	小後頭神経 $C_{2,3}$	後頭部の皮膚
	大耳介神経 $C_{2,3}$	耳介前・下・後部の皮膚
	頚横神経 $C_{2,3}$	頚部前面・外側部の皮膚
	鎖骨上神経 $C_{3,4}$	下頚部・鎖骨前面・上胸部・肩前面・肩峰付近・肩甲骨上部の皮膚

運動	副神経とともに	胸鎖乳突筋，僧帽筋
	筋枝	前頚部の深層筋：前・中斜角筋，肩甲挙筋，頭長筋，頚長筋
	頚神経ワナ $C_{1,2,3}$	オトガイ舌骨筋，舌骨下筋群
	横隔神経 $C_{(3)4(5)}$	横隔膜

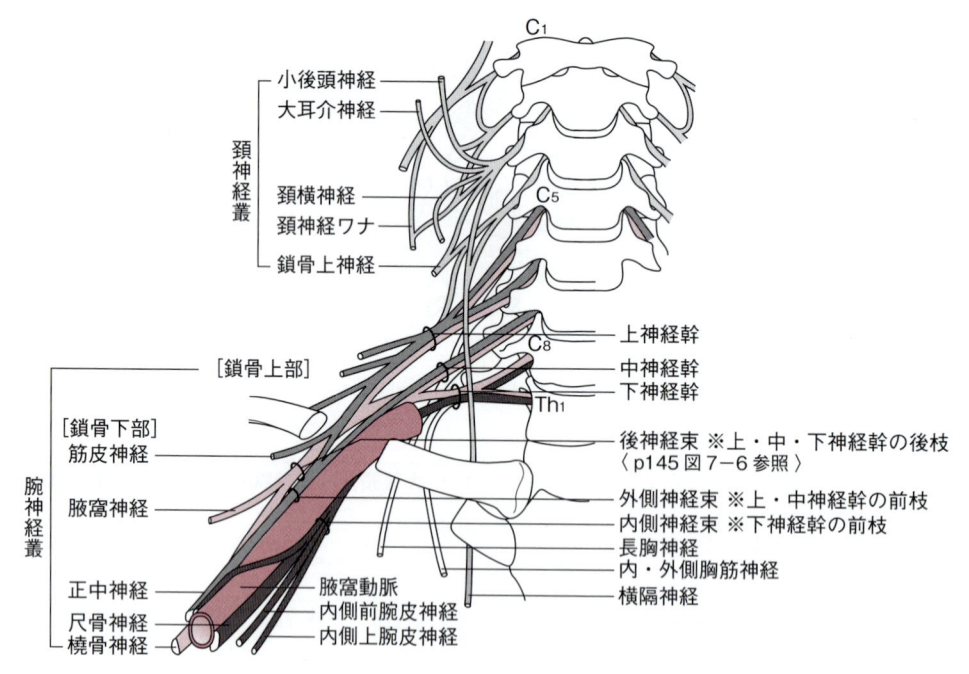

図5-17　頚腕神経叢

※知覚神経〈p123 デルマトーム／皮膚（分）節参照〉

腕神経叢 〈p145 腕神経叢参照〉

鎖骨上部／上腕神経叢

運動	肩甲背神経 $C_{4,5}$	大・小菱形筋，肩甲挙筋
	長胸神経 $C_5 \sim C_7$	前鋸筋
	鎖骨下筋神経 $C_{5,6}$	鎖骨下筋
	肩甲上神経 $C_{5,6}$	棘上・棘下筋
	肩甲下神経 $C_5 \sim C_7$	肩甲下筋，大円筋
	胸背神経 $C_5 \sim C_7$	広背筋

鎖骨下部／下腕神経叢

知覚	(腋窩神経 $C_{5,6}$) 上外側上腕皮神経	肩甲部と上腕上部後外側の皮膚
	(筋皮神経 $C_5 \sim C_7$) 外側前腕皮神経	前腕外側の皮膚
	正中神経 $C_6 \sim T_1$	第1〜4指の皮膚
	内側上腕皮神経 C_8, T_1	上腕内側の皮膚
	内側前腕皮神経 C_8, T_1	前腕内側の皮膚
	尺骨神経 C_8, T_1	第4〜5指の皮膚，手掌尺側の皮膚
	(橈骨神経 $C_5 \sim T_1$) 下外側上腕皮神経，後上腕皮神経，後前腕皮神経	上腕下部後外側の皮膚 上腕と前腕の背面，手背橈側の皮膚

運動	内側胸筋神経 $C_7 \sim T_1$	大・小胸筋
	外側胸筋神経 $C_5 \sim C_7$	大胸筋
	腋窩神経 $C_5 \sim C_7$	三角筋，小円筋
	筋皮神経 $C_5 \sim C_7$	上腕二頭筋，烏口腕筋，上腕筋
	正中神経 $C_6 \sim T_1$	前腕の屈筋：円回内筋，**橈側手根屈筋**，長掌筋，**方形回内筋**，浅指屈筋，深指屈筋の橈側，長母指屈筋 母指球筋：短母指外転筋，母指対立筋，短母指屈筋の一部，第1・2虫様筋
	尺骨神経 C_8, T_1	深指屈筋の尺側，尺側手根屈筋 母指球筋：母指内転筋，短母指屈筋の一部 第3・4虫様筋，掌側骨間筋，背側骨間筋 小指球筋：短掌筋，小指外転筋，短小指屈筋，小指対立筋
	橈骨神経 $C_5 \sim T_1$	上腕三頭筋，肘筋 前腕の伸筋群：**腕橈骨筋**，**長・短橈側手根伸筋**，(総)**指伸筋**，小指伸筋，**尺側手根伸筋**，長・短母指伸筋，**回外筋**，長母指外転筋，示指伸筋

ミニミニレクチャー

　正中神経は上腕動・静脈に伴い内側二頭筋溝を通って肘関節に下り，円回内筋の2頭間を通って前腕に出て，橈側手根屈筋腱と長掌筋腱との間を通り手掌に至り，掌枝と総掌側指神経に分かれる．

　尺骨神経は上腕動・静脈，正中神経とともに内側二頭筋溝を通って肘関節の背側に出て，内側上顆の後ろにある尺骨神経溝を通り，前腕屈側に出て尺骨動静脈とともに尺側手根屈筋の下外側に沿い，手関節では屈筋支帯の下を通り手掌に至る．

　橈骨神経は上腕動・静脈の後で，上腕深動脈とともに上腕骨の背側に出て，橈骨神経溝を通って上腕三頭筋の外側頭と内側頭との間を経て，腕橈骨筋と上腕骨との間を通り，肘関節の外側に達し，浅深の2終枝に分かれる．

胸神経

知覚	肋間神経 T_1〜T_{11} 皮枝	体幹側面と前面の皮膚
運動	肋間神経 T_1〜T_{11} 筋枝	**胸壁筋**：**外肋間筋**，内肋間筋，最内肋間筋，胸横筋 **腹壁筋**：**外腹斜筋**，内腹斜筋，腹横筋，腹直筋
知覚・運動	肋下神経 T_{12}	第12胸神経前枝は，実体は肋間神経と変わらないが，最下位の第12肋骨の下を走行するので肋下神経と呼ぶ

※胸神経は胸髄に由来する12対の脊髄神経で，前枝と後枝がある．
- 前枝：肋間神経と肋下神経で，体幹の壁側筋を支配する筋枝と，体幹側面と前面／腹側面に分布する皮枝を分岐する．その主要な枝は外側皮枝，前皮枝である．
- 後枝：内側枝と外側枝に分かれる．内側枝は脊柱起立筋の内側部を，外側枝は脊柱起立筋の外側部を支配する．

※知覚神経〈p123デルマトーム／皮膚（分）節参照〉

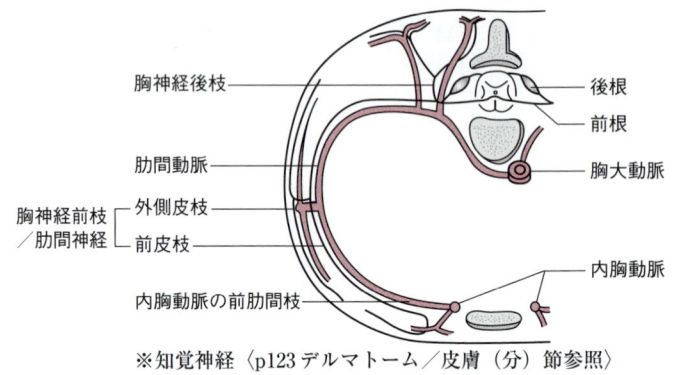

図5-18 胸部の神経と血管

腰神経叢

知覚	腸骨下腹神経 T_{12}〜L_1（皮枝）	下腹壁・外陰部・上殿部の皮膚
	腸骨鼠径神経 L_1（皮枝）	陰囊と陰唇の皮膚
	陰部大腿神経 $L_{1,2}$ 大腿枝	大腿内面上部の皮膚
	外側大腿皮神経 L_2	大腿外側面の皮膚
	閉鎖神経 $L_{2,3}$（皮枝）	大腿内側の皮膚
	大腿神経 L_2〜L_4 前皮枝	大腿前面と内側の皮膚に分布
	伏在神経	下腿内側〜足内側の皮膚
運動	筋枝 T_{12}〜L_4	腰方形筋，腸腰筋
	腸骨下腹神経 T_{12}, L_1	腹横筋，内腹斜筋
	腸骨鼠径神経 L_1	腹横筋，内腹斜筋
	陰部大腿神経 $L_{1,2}$ 陰部枝	精巣挙筋
	閉鎖神経 $L_{2,3}$	短内転筋，長内転筋，薄筋，外閉鎖筋，大・小内転筋
	大腿神経 L_2〜L_4	**腸腰筋**，恥骨筋，**大腿四頭筋**，縫工筋

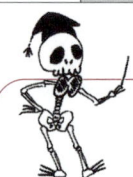

> **ミニミニレクチャー**
>
> **閉鎖神経**は腰神経叢から起こり，大腰筋の内側を下行し，閉鎖管を通過して骨盤腔の外に出ると前枝と後枝に分かれる．前枝は外閉鎖筋の表面を通過して短内転筋，長内転筋，薄筋を支配し，その終枝は大腿内側に分布する皮神経となる．後枝は外閉鎖筋を貫いてこれを支配した後，小内転筋と大内転筋を支配する．
>
> **大腿神経**は腰神経叢から出て，大腰筋と腸骨筋の間を下り，筋裂孔で大腿動脈の外側を通り，腸恥窩に出て数枝に分かれる．終枝の**伏在神経**は知覚神経で，縫工筋の下を通り，大腿骨内側顆の後ろへ出て，大伏在静脈に沿って足の内側縁に至る．

図5-19　腰仙骨神経叢

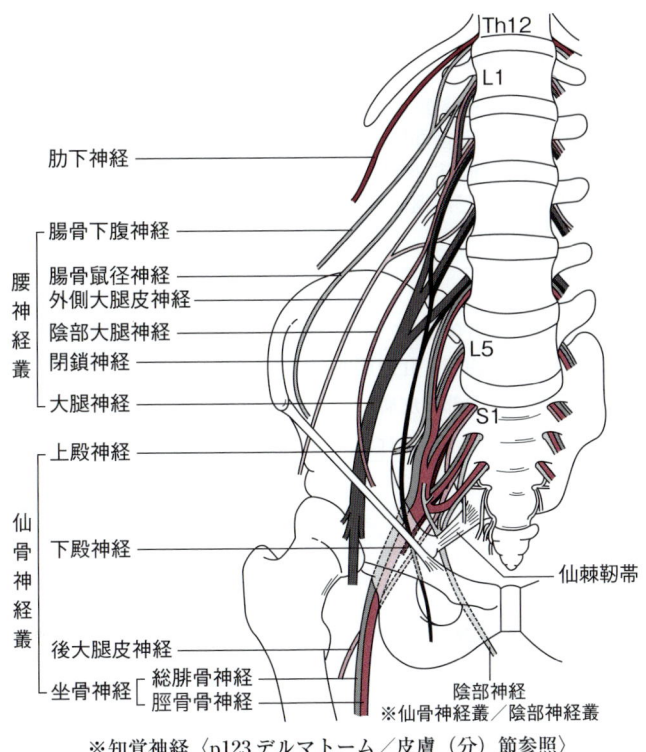

※知覚神経〈p123 デルマトーム／皮膚（分）節参照〉

仙骨神経叢

知覚	後大腿皮神経 $S_{1〜3}$		会陰と殿部と大腿後面の皮膚
	下殿皮神経		下殿部の皮膚
	坐骨神経　総腓骨神経 $L_4〜S_2$		
	外側腓腹皮神経		下腿外側の皮膚
	浅腓骨神経		
	内側足背皮神経		足背内側の皮膚
	中間足背皮神経		足背中間の皮膚
	深腓骨神経		母指と示指の間の皮膚
	腓腹神経		下腿後面の皮膚
	外側足背皮神経		足背外側の皮膚
	脛骨神経 $L_4〜S_3$		
	内側腓腹皮神経		下腿後面の皮膚
	内側足底神経		足底内側の皮膚
	外側足底神経		足底外側の皮膚
運動	筋枝 $L_4〜S_3$		梨状筋，内閉鎖筋，上・下双子筋，大腿方形筋
	上殿神経 $L_4〜S_1$		中・小殿筋，大腿筋膜張筋
	下殿神経 $L_4〜S_1$		大殿筋，梨状筋
	坐骨神経 $L_4〜S_3$　総腓骨神経		大腿二頭筋短頭
	浅腓骨神経		長・短腓骨筋
	深腓骨神経		前脛骨筋，長・短指伸筋，長・短母指伸筋，第三腓骨筋，足背の筋群
	脛骨神経		大腿二頭筋長頭，半腱様筋，半模様筋，腓腹筋，ヒラメ筋，足底筋，膝窩筋，後脛骨筋，長指屈筋，長母指屈筋
	内側・外側足底神経		足底の筋群

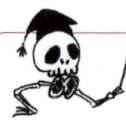

> **ミニミニレクチャー**
>
> **坐骨神経**は仙骨神経叢より起こり,梨状筋下孔より骨盤外に出て,坐骨結節と大転子の真中を通り,大腿後面に出て脛骨神経と総腓骨神経に分かれる(大腿後側筋群に枝を出す).総腓骨神経は腓骨頭をまわり(浅・深腓骨神経に分かれ),下腿前面外側に枝を出し,足背に出て足指に至る.脛骨神経は膝窩中央から下腿後側筋群に枝を出しながら足底に至る.

陰部神経叢 $S_2 \sim S_4$

※ $S_2 \sim S_4$ は仙骨神経叢の下端に入れる場合と独立させて陰部神経叢と呼ぶ場合とがある.

陰部神経 ┬ 下直腸神経:外肛門括約筋,肛門周囲の皮膚	
├ 会陰神経:会陰筋,会陰部の皮膚	
└ 陰茎／陰核背神経:陰茎／陰核背面	

尾骨神経叢

肛門尾骨神経:尾骨先端の皮下
尾骨筋神経:尾骨筋

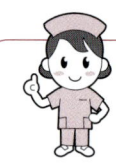

> **ミニミニレクチャー**
>
> **膝蓋腱反射**／大腿四頭筋反射は膝蓋腱を叩いた時,下腿が伸び上がる反射です.高齢者では低下傾向を示しますが,健常者では必ずみられます.反射弓を構成する末梢神経障害や運動細胞障害,筋障害で低下／消失します(ウェストファル徴候).亢進は錐体路障害のほか,若い神経質な人や甲状腺機能亢進症患者などでみられますが,高度に亢進している時には錐体路障害が強く示唆されます.
>
> ①大腿四頭筋の腱／膝蓋腱を叩打する
> ②大腿四頭筋内の受容器／筋紡錘が刺激される
> ③(神経)インパルスが感覚神経／後根を介して脊髄に伝わる
> ④反射中枢:第2〜4腰髄
> ⑤(神経)インパルスが運動神経／前根を介して大腿四頭筋に伝わる
> ⑥膝が伸展／下腿が前に上がる

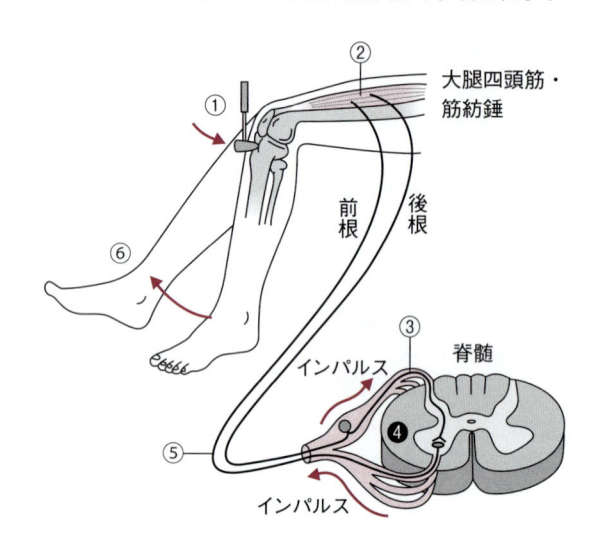

デルマトーム／皮膚（分）節

> **ミニミニレクチャー**
>
> 　体幹・胸部の中胚葉性組織（肋骨と椎骨，肋間筋）は，分節性（体節）を保っている．胸部の脊髄神経は各椎間孔を出て体表にいくので，体幹部の分節に対応して，皮膚を帯状に知覚支配する．脊髄神経の分布する皮膚領域を**デルマトーム／皮膚節**という．神経の帯状支配領域は上下のものが屋根瓦状に重なっているため，知覚障害，知覚鈍麻や脱出は上下に接している3本以上の神経の障害により起きる．

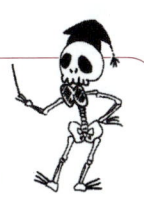

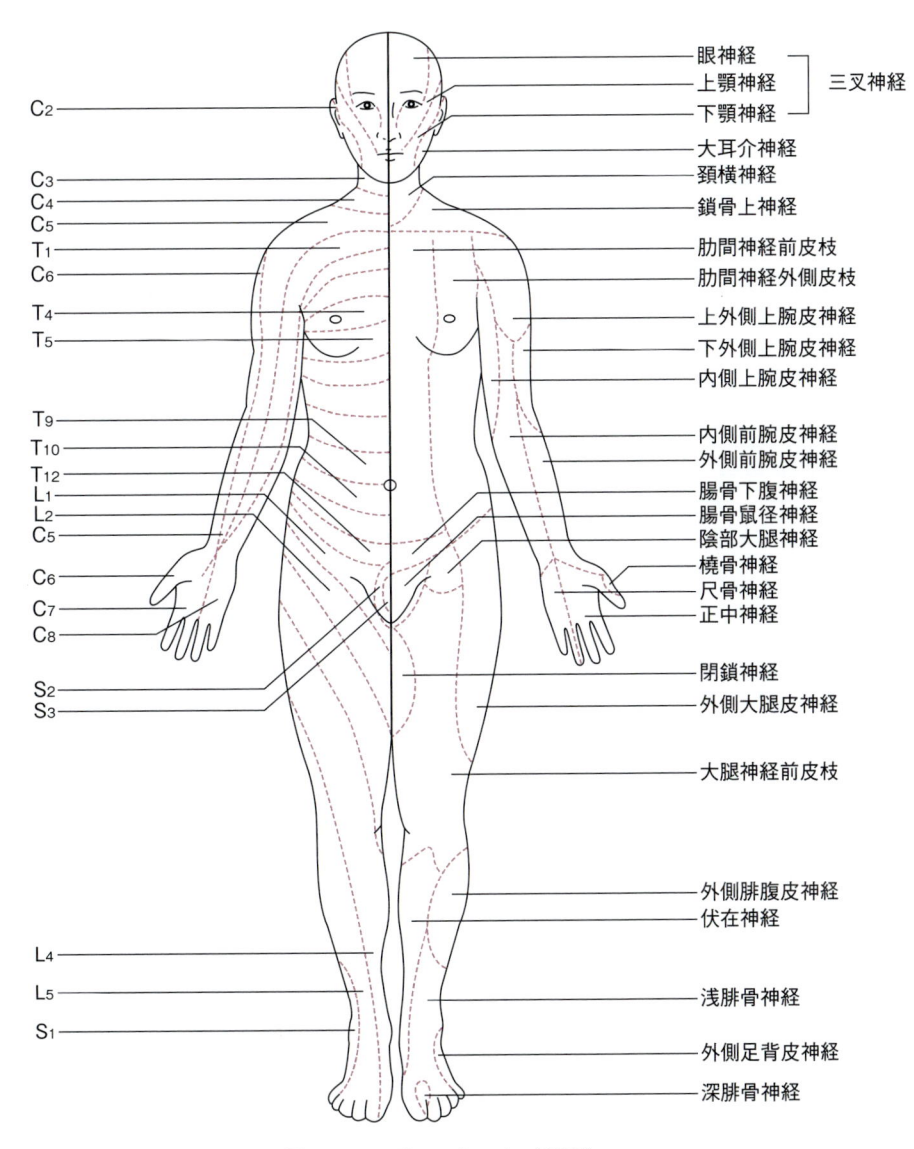

図5-20　デルマトーム（前面）

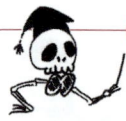

ミニミニレクチャー

　一定の皮節の知覚の脱落は，一定の脊髄の高さの障害を示しており，診断的意義を持つ．触・圧覚，痛覚（，または発汗，立毛筋の反応）などによって分節の境界はやや異なる．体幹では皮節は輪状を呈するが，上・下肢では長く引き伸ばされている．

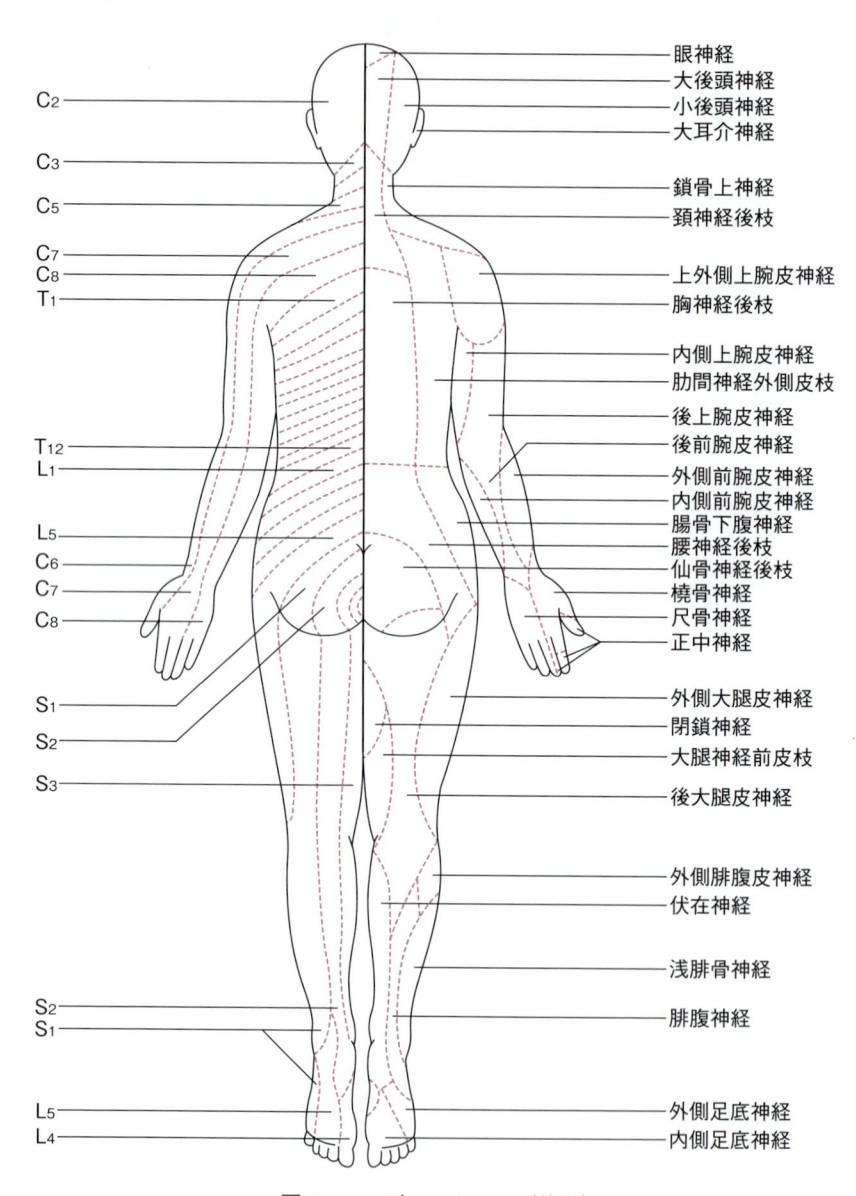

図5-21　デルマトーム（後面）

自律神経

- 交感神経：（主に）動脈に巻きついて走行
- 副交感神経：脳・脊髄神経とともに走行

副交感神経

起始核：頭仙系；脳幹の核と第2～第4仙髄の側角

- 頭部　**動眼神経**：**動眼神経副核**／　　　　　→毛様体神経節→ ┬ 毛様体筋
　　　　　　　　　　エディンガー・ウェストファル核　　　　　　　└ 瞳孔括約筋

　　　顔面神経・中間神経
　　　　：**上唾液核** ┬→大錐体神経→翼口蓋神経節→涙腺，鼻腔・口蓋・咽頭の腺
　　　　　　　　　　 └→鼓索神経→（舌神経）→顎下神経節→顎下腺，舌下腺

　　　舌咽神経：下唾液核→鼓室神経→小錐体神経→耳神経節→耳下腺

　　　迷走神経：迷走神経背側核→臓器内・臓器　　→頸部・胸部・腹部内臓（横行結腸
　　　　　　　　　　　　　　　　　近傍の神経節　　　まで）の平滑筋・血管，心筋など

- 仙骨部：骨盤（内臓）神経／；骨盤神経節──→下行結腸～直腸（**排便**），膀胱（**排尿**），
　　　　　　勃起神経　　　　　　　　　　　　生殖器（**勃起**）の平滑筋，血管など

※ 消化管壁の粘膜下層の**マイスナー神経叢／粘膜下神経叢**，筋層の輪走筋と縦走筋の間の**アウエルバッハ神経叢／筋層間神経叢**には小さな副交感神経節（副交感神経系の節後ニューロンの集団）が多数存在する〈p80 図4-12 参照〉．

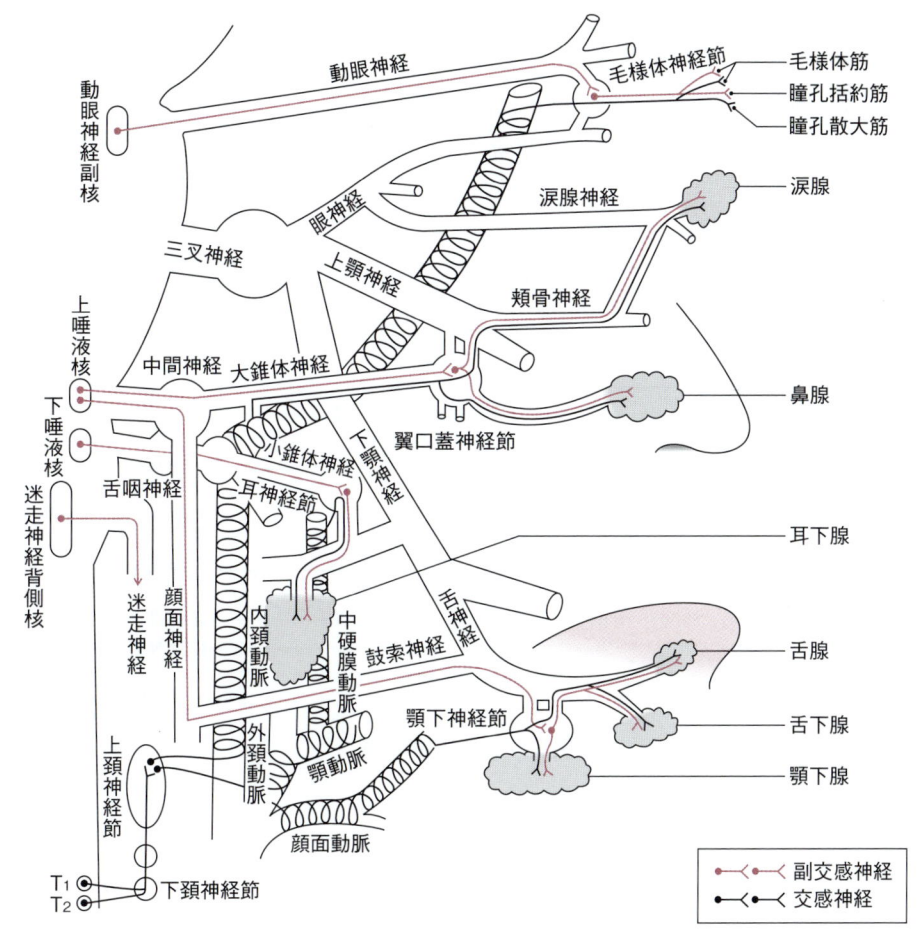

図5-22　頭部の自律神経

交感神経

起始核：胸腰系；第8頚髄～第3腰髄の側角

※ 交感神経の枝は，交感神経（節前，節後）線維のほかに内臓の（病的）痛覚を伝える知覚神経線維を含んでいる．

交感神経幹	体幹後壁で脊柱の左右外側に縦にひも状をなす（交感神経）幹神経節の連鎖
（交感神経）幹神経節	脊髄神経から離れた節前線維が入り（白交通枝），ニューロンをかえ節後線維として出て行く（灰白交通枝）
節前線維	脊髄側角から神経節でニューロンを替えるまでの神経線維
節後線維	神経節でニューロンを取り替えてからの神経線維
節間枝	上下の幹神経節を連絡する線維
白交通枝	脊髄神経から幹神経節へ入る交通枝，有髄
灰白交通枝	幹神経節から出て行く交通枝，無髄

〈p108 図5-2 脊髄（水平面）参照〉

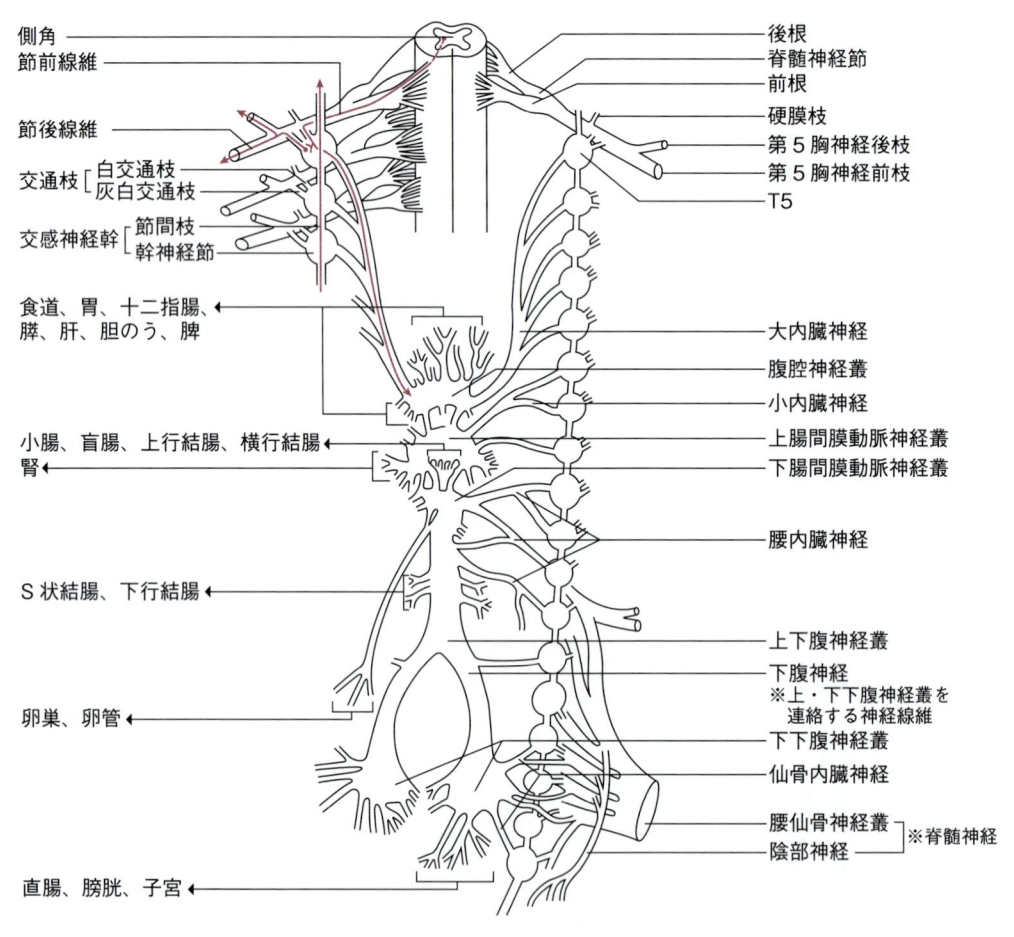

図5-23　交感神経系

┌ 上頚神経節	頭・顔面・頚部の血管や立毛筋，汗腺，鼻腺，涙腺，唾液腺，**瞳孔散大筋**などの平滑筋		
│	上頚心臓神経		
中頚神経節	中頚心臓神経	※欠けることが多い	
下頚神経節	下頚心臓神経	**心臓神経叢**	※（上・中・下）頚心臓神経，胸心臓神経と，迷走神経の（上・下）頚心臓枝
胸神経節 10〜12 対	胸心臓神経		
	肺枝	肺神経叢	
	食道枝	食道神経叢	
	大内臓神経	腹腔神経叢	
	小内臓神経	腎神経叢	
腰神経節 4〜5 対	腰内臓神経	上腸間膜動脈神経叢	
		下腸間膜動脈神経叢	
		上下腹神経叢	
仙骨神経節 4〜5 対	仙骨内臓神経	**下下腹神経叢／骨盤神経叢**	※仙骨内臓神経＋副交感神経系の骨盤内臓神経で，交感神経と副交感神経の総合調節，血管制御による臓器支配
└ 不対神経節			

※ ┌ **星状神経節**／頚胸神経節：下頚神経節＋第 1 胸神経節；胸部，頭頚部，上肢の交感神経作用に関与
　　└ **太陽神経節**：腹腔動脈周囲の左右の腹腔神経節を併せて

トライTry 練習問題

正には○，誤には×をつけよ．（×は誤りを訂正してください）

1. 脳と脊髄で細胞体が集まっている部位を白質という．
2. 脊髄神経節は中枢神経に属する．
3. 神経核は末梢神経に属する．
4. 末梢神経で神経細胞を支持するのは神経膠／グリア細胞である．
5. 稀突起グリアは血液脳関門の形成に関与する．
6. 上衣細胞は貪食作用を有する．
7. 末梢神経では外套細胞が髄鞘を形成する．
8. 脊髄下端は第5腰椎の高さである．
9. 脊髄の膨大部は胸髄と仙髄にある．
10. 後角には運動神経細胞が集まっている．
11. 側角には感覚神経細胞が集まっている．
12. 延髄と橋を脳幹という．
13. 橋の上方には延髄，下方には中脳，後方には小脳が位置する．
14. 錐体交叉は中脳にある．
15. 錐体は中脳の大脳脚に連続する．
16. 延髄の前正中裂の左右の膨らみをオリーブという．
17. 中脳と橋の背面の脳室を第4脳室という．
18. 中脳から間脳にかけて網様体がある．
19. 不随意運動の伝導路が錐体を通る．
20. 小脳の虫部は筋肉の緊張や筋肉の共同運動の調節を行う．
21. 小脳半球は体の平衡と姿勢の調節を行う．
22. 小脳白質の中で最大の灰白質塊を栓状核という．
23. 中脳の前面を被蓋という．
24. 四丘体は橋の後面にある．
25. 大脳脚は上行性の神経線維束からなる．
26. 中脳の赤核と黒質は錐体路に関係する．
27. 中脳蓋の下丘は視覚に関係する．
28. 間脳の前下部を視床という．
29. 視床には下垂体がぶら下がる．
30. 松果体は視床の下にぶら下がっている．
31. 外側膝状体は聴覚の伝導路の中継をなす．
32. 内側膝状体は視覚の伝導路の中継核をなす．
33. 視床下部は自律機能の最高中枢である．
34. 大脳半球の表層を大脳髄質という．
35. 大脳深部にある溝を大脳溝という．
36. 脳葉で最も広いのは頭頂葉である．
37. 中心溝は頭頂葉と後頭葉を分ける．
38. 外側溝は頭頂葉と側頭葉を分ける．
39. 中心前回には感覚の中枢がある．
40. 中心後回には運動の中枢がある．
41. 運動中枢は側頭葉にある．
42. 感覚中枢は前頭葉にある．
43. 視覚中枢は頭頂葉にある．
44. 聴覚中枢は前頭葉にある．
45. 味覚中枢は中心前回にある．
46. 嗅覚中枢は前頭葉にあるといわれている．
47. 運動性言語中枢／ブローカ中枢は側頭葉にある．
48. 感覚性言語中枢／ウェルニッケ中枢は頭頂葉にある．
49. 大脳基底核は本能や情動に関係する．
50. 意志，思考，創造などを支配する個性の座は頭頂葉にある．
51. レンズ核と扁桃核をあわせて線状体という．
52. 投射線維は同側の半球を連絡する．
53. 連合線維は左右の半球を連絡する．
54. 交連線維は大脳皮質と下位の脳・脊髄を連絡する．
55. 脳梁は連合線維の集まりである．
56. 基底核は脳出血の好発部位である．
57. 脳室系の内腔は脈絡叢でできている．
58. 脈絡叢の上衣細胞は脳脊髄液を分泌する．
59. 脈絡叢は中脳水道にある．
60. 側脳室は視床にある．
61. 第3脳室は中脳にある．
62. 側脳室は脊髄にもある．
63. 第4脳室は中脳，橋，小脳間にある．
64. 脳室とクモ膜下腔は第3脳室で連絡する．
65. 延髄の後面には第4脳室がある．
66. 脳・脊髄を保護する膜は外側から硬膜→クモ膜→軟膜である．
67. 硬膜と骨膜の隙間を硬膜下腔という．
68. 大脳鎌は上下の大脳半球を仕切る．
69. クモ膜と軟膜の間隙のクモ膜下腔はリンパ液で満たされる．
70. 滑車神経，外転神経，副神経，舌下神経は運動神経である．
71. 嗅神経，視神経，内耳神経は知覚性神経である．
72. 動眼神経，三叉神経，顔面神経，舌咽神経，迷走神経は混合神経である．
73. 動眼神経，顔面神経，舌咽神経，迷走神経は副交感神経をもつ．
74. 眼神経は視覚に関わる．
75. 顔面神経は上眼瞼挙筋を支配する．
76. 毛様体筋は動眼神経に支配される．
77. 上斜筋は動眼神経に支配される．

78 舌前2/3の知覚は上顎神経，味覚は下顎神経が司る．
79 舌後1/3の味覚は舌咽神経，知覚は三叉神経支配である．
80 上歯の痛覚は上顎神経，下歯の痛覚は下顎神経による．
81 表情筋は三叉神経，そしゃく筋は顔面神経支配である．
82 外転神経は内側直筋を支配する．
83 耳下腺は顔面神経に支配される．
84 内耳神経は平衡感覚に関わる．
85 声帯筋は舌咽神経に支配される．
86 副神経は胸鎖乳突筋と僧帽筋を支配する．
87 舌の筋すべてが舌下神経に支配される．
88 嗅神経は下眼窩裂を通る．
89 視神経は上眼窩裂を通る．
90 顔面神経は頸静脈孔を通る．
91 嗅神経は鼻粘膜の知覚を支配する．
92 迷走神経は頸動脈洞，頸動脈小体に線維を送る．
93 迷走神経は頭部から直腸までを支配する．
94 迷走神経は横隔膜の大静脈孔を通る．
95 迷走神経は後頸三角を通る．
96 頸神経叢は第1頸神経〜第8頸神経の前枝で構成される．
97 腕神経叢は第1胸神経〜第12胸神経の前枝で構成される．
98 腰神経叢は第1腰神経〜第5腰神経の前枝で構成される．
99 仙骨神経叢は第1仙骨神経〜第5仙骨神経の前枝で構成される．
100 腋の下の皮膚はT_1神経の支配領域である．
101 乳頭はT_6神経の支配領域である．
102 臍はT_8神経の支配領域である．
103 鼠径部はL_3神経の支配領域である．
104 手の母指はC_8神経の支配領域である．
105 手の小指はC_6神経の支配領域である．
106 大腿の後側はL_1神経の支配領域である．
107 下腿前外側はS_2神経の支配領域である．
108 足の小指の背面はL_4神経の支配領域である．
109 足の母指の背面はS_1神経の支配領域である．
110 横隔神経は頸神経叢の枝である．
111 頸横神経は腕神経叢の枝である．
112 坐骨神経は腰神経叢の枝である．
113 閉鎖神経は仙骨神経叢の枝である．
114 斜角筋隙を頸神経叢が通る．
115 筋裂孔を上殿神経が通る．
116 梨状筋上孔を下殿神経が通る．

117 梨状筋下孔を坐骨神経が通る．
118 大後頭神経は胸神経後枝である．
119 筋皮神経は上腕外側・下部の知覚を支配する．
120 腋窩神経は上腕後側の知覚を支配する．
121 筋皮神経は手掌の薬指から橈側の知覚を支配する．
122 尺骨神経は肘関節付近まで上腕動脈に沿って下行する．
123 尺骨神経は肘関節付近で皮神経となり，前腕外側を支配する．
124 尺骨神経は手背の中指から母指先端の知覚を支配する．
125 正中神経は前腕後側の知覚を支配する．
126 正中神経は手掌の薬指から尺側の知覚を支配する．
127 橈骨神経は上腕外側・上部の知覚を支配する．
128 棘上・棘下筋は肩甲背神経に支配される．
129 菱形筋・肩甲挙筋は肩甲下神経に支配される．
130 肩甲下筋・大円筋は肩甲上神経に支配される．
131 広背筋は長胸神経に支配される．
132 前鋸筋は胸背神経に支配される．
133 三角筋，小円筋は胸筋神経に支配される．
134 上腕二頭筋と烏口腕筋は腋窩神経に支配される．
135 肘筋は筋皮神経に支配される．
136 上腕三頭筋は腋窩神経に支配される．
137 回内筋は橈骨神経に支配される．
138 腕橈骨筋は尺骨神経に支配される．
139 上腕二頭筋は正中神経に支配される．
140 長掌筋は尺骨神経に支配される．
141 母指球筋は橈骨神経に支配される．
142 小指球筋は正中神経に支配される．
143 虫様筋は橈骨神経に支配される．
144 短掌筋は橈骨神経に支配される．
145 第1背側骨間筋は橈骨神経に支配される．
146 胸神経の後枝を肋間神経，肋下神経という．
147 閉鎖神経は外肛門括約筋を支配する．
148 閉鎖神経は尿道括約筋を支配する．
149 閉鎖神経は肛門挙筋を支配する．
150 精巣挙筋は大腿神経に支配される．
151 大腿神経は大腿内側の皮膚に分布する．
152 大腿神経は大腿外側面の皮膚に分布する．
153 大腿神経は大腿中央部内側の皮膚に分布する．
154 坐骨神経は大腿前面の皮膚に分布する．
155 大腿神経はL_3とL_4で構成される．
156 坐骨神経はS_1〜S_3で構成される．
157 坐骨神経は膝窩で分かれて脛骨神経と総腓骨神

経になる．
158 薄筋は大腿神経に支配される．
159 腸腰筋は大腿神経に支配される．
160 縫工筋は閉鎖神経が支配する．
161 大腿四頭筋は坐骨神経に支配される．
162 中殿筋・小殿筋は下殿神経に支配される．
163 大殿筋は上殿神経に支配される．
164 大腿二頭筋は大腿神経に支配される．
165 半腱・半膜様筋は脛骨神経に支配される．
166 大腿筋膜張筋は大腿神経に支配される．
167 長腓骨筋は深腓骨神経に支配される．
168 前脛骨筋は浅腓骨神経に支配される．
169 ヒラメ筋は深腓骨神経に支配される．
170 腓腹筋は大腿神経に支配される．
171 後脛骨筋は脛骨神経に支配される．
172 脛骨神経は足背の知覚を支配する．
173 深腓骨神経は足底の知覚を支配する．
174 浅腓骨神経は足の母指と示指の間の皮膚に分布する．
175 平滑筋の運動は自律神経が支配する．
176 交感神経幹は脊柱の後面を走行している．
177 交感神経は頭仙系と呼ばれる．
178 副交感神経は胸腰系といわれる．
179 節前線維は自律神経節から始まる．
180 節後線維は脊髄側角から始まる．
181 頭・顔面部への交感神経節後線維は胸神経節からでる．
182 上頚神経節と第1胸神経節の癒合したものを星状神経節という．
183 顔面神経は毛様体神経節に入る．
184 動眼神経は翼口蓋神経節に入る．
185 舌咽神経は顎下神経節に入る．
186 顔面神経は耳神経節に入る．
187 舌咽神経は涙腺を支配する．
188 心筋を支配する副交感神経は舌咽神経である．
189 直腸を支配する副交感神経は迷走神経である．
190 迷走神経は生殖器を支配する．
191 迷走神経は膀胱を支配する．
192 汗腺は迷走神経に支配される．
193 錐体外路は随意運動の伝導路をなす．
194 大脳基底核は錐体路の中継点をなす．
195 錐体外路は皮質延髄路と皮質脊髄路よりなる．
196 皮質延髄路は錐体側索路と錐体前索路よりなる．
197 錐体路のうち75～90％の線維が錐体前索路を通る．
198 赤核，黒質，前庭神経核は錐体路系の中継核をなす．
199 外側脊髄視床路は触圧覚を伝える．
200 長後索路は痛覚を伝える．
201 脊髄小脳路は圧覚を伝える．

第6章 感覚器

■ 感覚器

外来の刺激を受容し，中枢神経系に伝達する器官．一般に目（視覚器），耳（平衡聴覚器），鼻（嗅覚器），舌（味覚器），皮膚（触・圧覚，温痛覚などの受容器）の5感覚器官を指す．

■ 視覚器

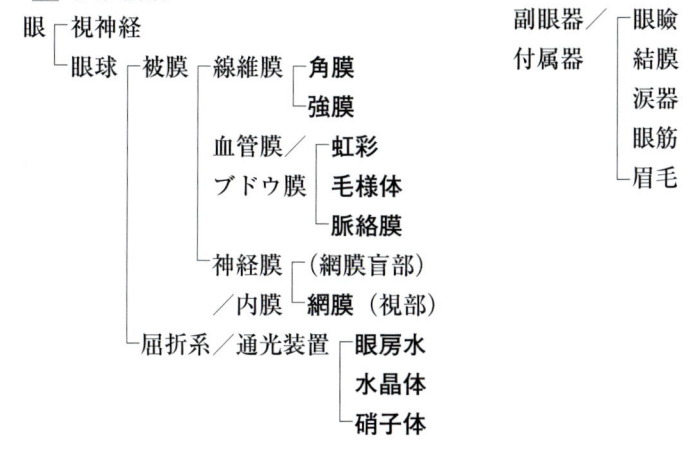

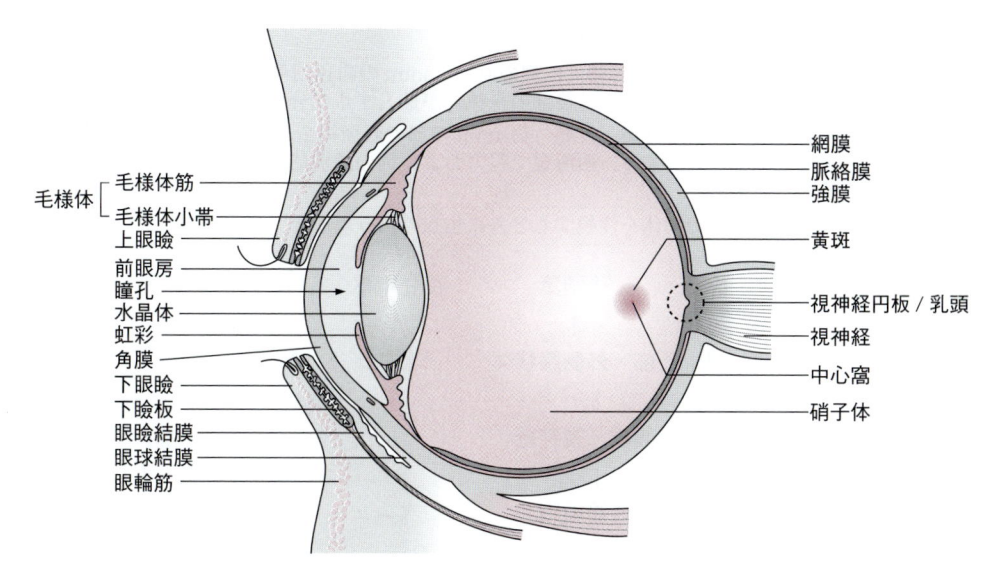

```
眼 ┬ 視神経
   └ 眼球 ┬ 被膜 ┬ 線維膜 ┬ 角膜
          │      │        └ 強膜
          │      ├ 血管膜／┬ 虹彩
          │      │ ブドウ膜 ├ 毛様体
          │      │          └ 脈絡膜
          │      └ 神経膜 ┬ （網膜盲部）
          │        ／内膜 └ 網膜（視部）
          └ 屈折系／通光装置 ┬ 眼房水
                              ├ 水晶体
                              └ 硝子体
```

```
副眼器／┬ 眼瞼
付属器  ├ 結膜
        ├ 涙器
        ├ 眼筋
        └ 眉毛
```

図6-1　視覚器

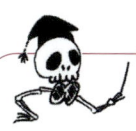

ラベル：毛様体（毛様体筋，毛様体小帯），上眼瞼，前眼房，瞳孔，水晶体，虹彩，角膜，下眼瞼，下瞼板，眼瞼結膜，眼球結膜，眼輪筋，網膜，脈絡膜，強膜，黄斑，視神経円板／乳頭，視神経，中心窩，硝子体

> **ミニミニレクチャー**
>
> 角膜には三叉神経が分布しているのでゴミが入ったりすると痛みが生じる．角膜が刺激されると眼輪筋を支配する顔面神経と連絡しているので瞬間的に閉眼する…**角膜反射**という．

眼球

角膜※線維膜前1／6	無血管，透明，知覚神経・三叉神経第1枝
強膜※線維膜後5／6	血管少なく，白色不透明
虹彩	色素・血管・神経に富む，瞳孔散大筋，瞳孔縮小筋／括約筋
毛様体	**眼房水産生** 毛様体筋は水晶体のふくらみを調節 毛様体小帯／チン小帯は水晶体を懸架
脈絡膜	血管・色素に富む，眼球内部を暗室にする
網膜	光受容器・視細胞：細胞中に感光色素を含む

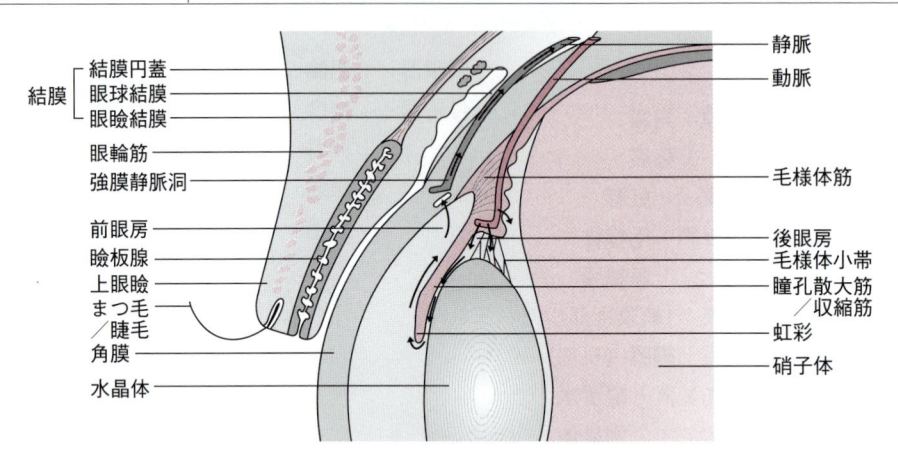

図6-2 視覚器と房水の流れ

視細胞	**錐(状)体**：明視，色覚，色や形を識別 **杆(状)体**：暗視，明暗や形を識別
視神経乳頭／ 視神経円板	中心窩の4〜5mm鼻側／内側の直径1.5mmの白色円形の斑 マリオットの盲点：眼球後部の視神経が進入する部分で光を感じない
黄斑	視神経円板から耳側／外側へ約4mmの部で直径約2mmの無血管領域で，光が直接視細胞に到達する．明所視で視力および色の識別能が最もよい．視細胞は錐体のみである
中心窩	黄斑の中心で物体を注視するときに焦点のあう場所で，視力が最も高い

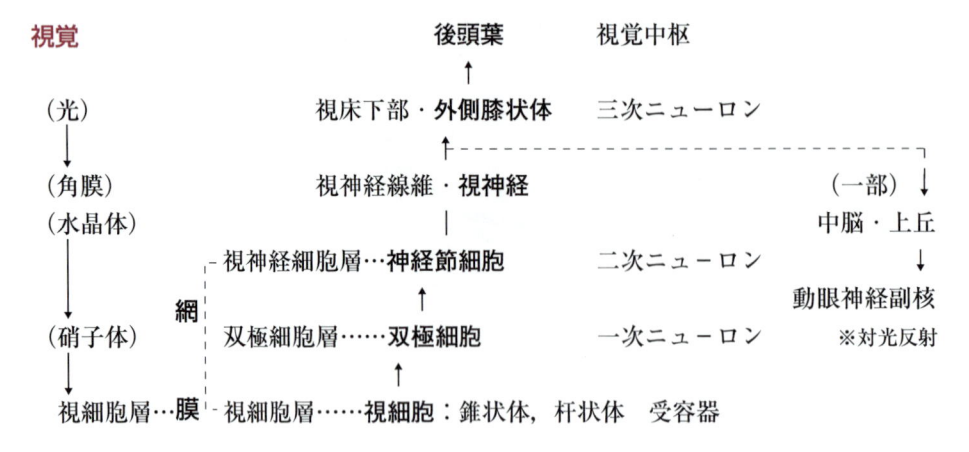

視覚

```
                            後頭葉        視覚中枢
                              ↑
(光)                視床下部・外側膝状体    三次ニューロン
                              ↑
(角膜)              視神経線維・視神経           (一部)↓
                              |                  中脳・上丘
(水晶体)                                              ↓
           ┌視神経細胞層…神経節細胞   二次ニューロン
           |                                  動眼神経副核
(硝子体)  網┤双極細胞層……双極細胞    一次ニューロン   ※対光反射
           |
視細胞層…膜└視細胞層……視細胞：錐状体，杆状体  受容器
```

屈折系／通光装置

眼房水	前後の眼房を満たす毛様体から分泌される血漿に由来する透明な液体で，水晶体を栄養する
水晶体	虹彩の後ろにある直径9〜10mm，厚さ約4mmの透明なレンズ様の両凸の構造物
硝子体	水晶体の後ろの空間を占める透明なゼリー状の物質

| 瞳孔 | 虹彩中心部の小孔 | 光の通過量により虹彩が伸縮して散(瞳)縮(瞳)する |

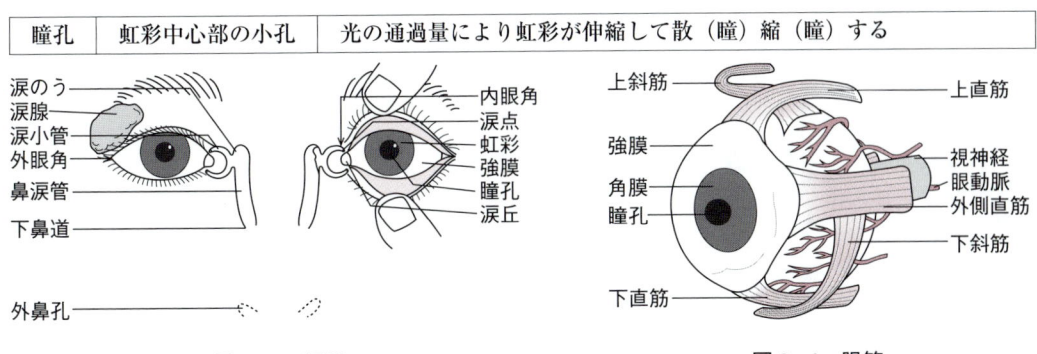

図6-3 涙器

図6-4 眼筋

副眼器／付属器

(上・下)眼瞼	上下2枚（上眼瞼，下眼瞼）あり，前面は皮膚（人体で最も薄い），後面は結膜（眼瞼結膜）におおわれる．芯は瞼板で，脂肪組織，**瞼板腺／マイボーム腺**，瞼板筋，血管，神経を含む．眼球を保護する
結膜	眼球表面の強膜部分（眼球結膜）と眼瞼内面を被う（眼瞼結膜）組織で，結膜上皮と結膜下組織からなる
涙器	涙液を鼻腔に排導する一連の器官．涙腺→涙点，涙小管，涙のう，**鼻涙管→鼻腔・下鼻道**に至る．涙液は角膜を潤し眼球表面を保護する
眼筋	**内眼筋**※平滑筋：瞳孔の大きさと水晶体の厚さを変える **外眼筋**※横紋筋：眼球の向きを変える
眉毛	眼窩の上縁に沿って生える硬毛
睫毛	前眼瞼縁に生えている硬毛．毛根の周囲に睫毛腺／モル腺，脂腺／ツアイス腺

外眼筋

眼輪筋	眼瞼を閉じる／閉眼	**顔面神経**
上眼瞼挙筋	上眼瞼を引き上げる／開眼	**動眼神経**
上直筋	上転：眼球を上方に向ける	
下直筋	下転：眼球を下方に向ける	
内側直筋	内転：眼球を内方／鼻側に向ける	
下斜筋	外旋：眼球を外方に回旋する	
外側直筋	外転：眼球を外方／耳側に向ける	**外転神経**
上斜筋	内旋：眼球を内方に回旋する	**滑車神経**

内眼筋

瞳孔散大筋	散瞳	**交感神経・上頚神経節**
瞳孔縮小筋／瞳孔括約筋	縮瞳	副交感神経・**動眼神経**
毛様体筋	収縮：近くを見る：水晶体が厚くなる 弛緩：遠くを見る：水晶体が薄くなる	副交感神経・**動眼神経**

眼の異常

軸性近視	眼軸が長い	網膜の前に結像	凹レンズで矯正
屈折性近視	水晶体の屈折力が大きすぎる※まれ		
遠視	眼軸が短い	網膜の後に結像	凸レンズで矯正
老視／老眼	水晶体の弾力性低下		
乱視	レンズ系の屈折力が方向により異なる		円柱レンズで矯正

■ 平衡・聴覚器

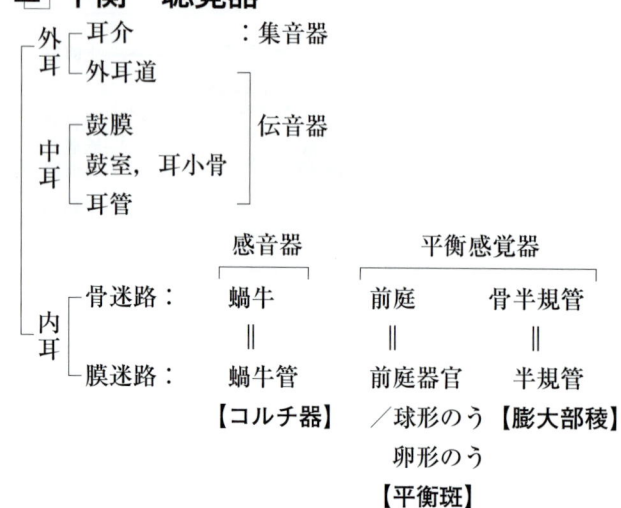

```
       ┌ 耳介        ：集音器
    外耳 │
       └ 外耳道

       ┌ 鼓膜        ┐
    中耳 │ 鼓室，耳小骨  │ 伝音器
       └ 耳管        ┘

                  感音器      平衡感覚器
       ┌ 骨迷路：   蝸牛       前庭      骨半規管
    内耳 │         ‖        ‖        ‖
       └ 膜迷路：   蝸牛管     前庭器官    半規管
               【コルチ器】  ／球形のう  【膨大部稜】
                          卵形のう
                         【平衡斑】
```

外耳

耳介	外界の音を集める．耳介軟骨（弾性軟骨）を皮膚がおおう．耳垂の下部は軟骨を欠く
外耳道	耳介と中耳を連絡する約25mmの管状構造物．外側1/3は軟骨部で軟骨性外耳道，内側2/3は骨部で骨性外耳道

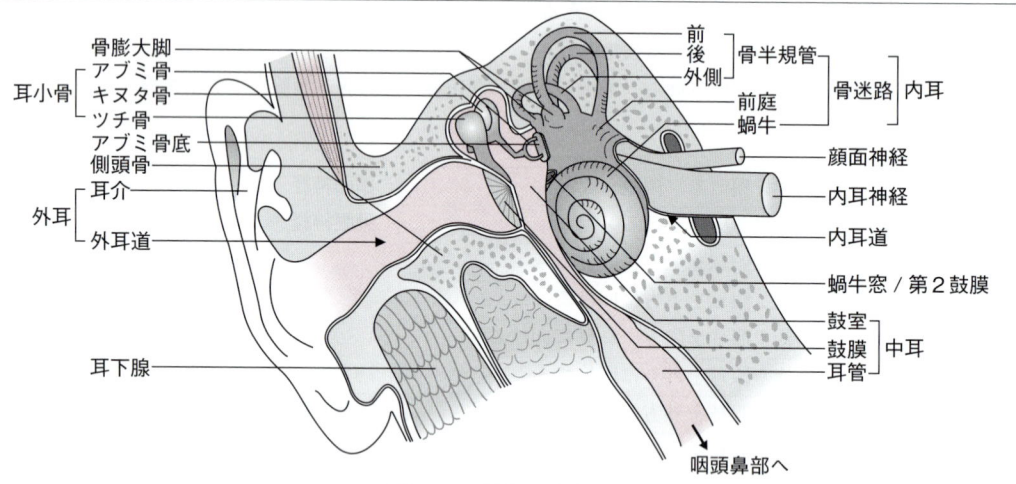

図6-5 平衡・聴覚器

中耳

鼓膜	外耳道，鼓室間にある横径10mm，縦径9mmの円形／楕円形の薄膜．水平面と40〜50°の角度をなす．内側面に付着するツチ骨柄により鼓室側に牽引されている
耳管	後1/3が骨部，前2/3が（硝子／弾性）軟骨部で，耳管鼓室口から耳管咽頭口に至る．嚥下運動時に口蓋帆張筋の収縮により内腔が開き，鼓室内圧と外気圧の平衡が保たれる
耳小骨	外からツチ骨，キヌタ骨，アブミ骨の順に連結し音波による鼓膜の振動を伝える．振動はテコの原理により増幅され，前庭窓から内耳の外リンパ液に伝わる
耳小骨筋	**鼓膜張筋**：ツチ骨に付き，鼓膜を鼓室側に引き，緊張させて過大な音による内耳の損傷を防ぐ．三叉神経・鼓膜張筋神経支配 **アブミ骨筋**：アブミ骨に停止し，振動を抑制して伝音感度を下げる．顔面神経・アブミ骨筋神経に支配され，顔面神経麻痺になると聴覚過敏

内耳

骨迷路	側頭骨の錐体内部にある管状の腔．前内側部の**蝸牛**，中央部の**前庭**，後外側部の**骨半規管**からなる
膜迷路と骨迷路の間は外リンパで満たされる	
膜迷路	骨迷路中の膜性の管で，内リンパで満たされる．聴覚に関わる**蝸牛管**と平衡覚にかかわる**半規管，球形のう，卵形のう**より構成される

聴覚

```
側頭葉                聴覚中枢
  ↑
聴放線
  ↑
内側膝状体・視床       四次ニューロン
  ↑
下丘・中脳             三次ニューロン
  ↑
蝸牛神経核             二次ニューロン
  ↑
蝸牛神経・内耳神経
  ↑
ラセン神経節           一次ニューロン
  ↑
聴細胞・ラセン器       受容器
```

※鼓室中にあるツチ骨，キヌタ骨，アブミ骨は関節していて，鼓膜の振動はテコの原理により増幅され前庭階の外リンパに伝わる．生じた外リンパの進行波は蝸牛管内の内リンパ，ラセン器を揺さぶり，聴細胞・有毛細胞を興奮させる．聴細胞の興奮はラセン神経節→蝸牛神経を経て脳に到達する．

蝸牛管	前庭階・前庭階壁／ライスネル膜と鼓室階・鼓室階壁／ラセン膜との間を2回と3/4回転する蝸牛中のらせん状の管．全長約30mm．（結合管によって）球形のうと連絡する
コルチ器／ラセン器	蝸牛管上皮が高度に分化してできた聴覚の受容器で，蝸牛管下壁の基底板とその上に位置する有毛細胞／聴細胞群．**有毛細胞**は聴覚を受容する感覚細胞で蝸牛神経の（ラセン神経節から伸びる）終末がシナプスしている

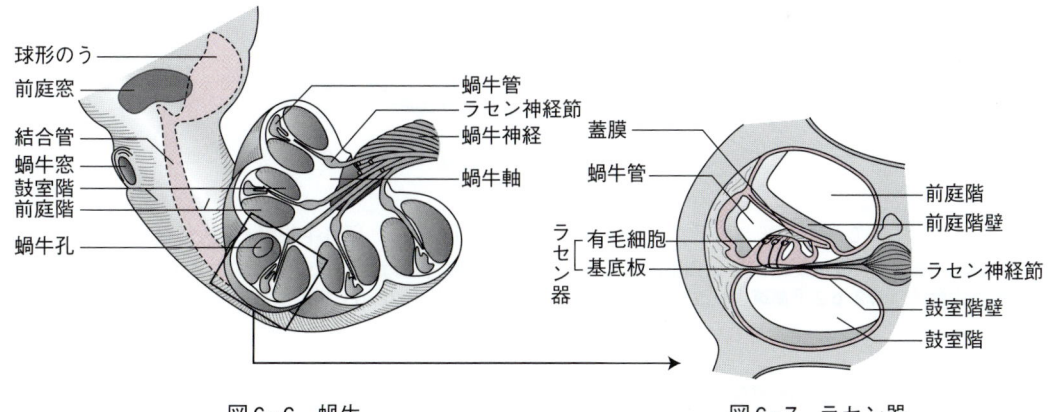

図6-6　蝸牛

図6-7　ラセン器

平衡覚

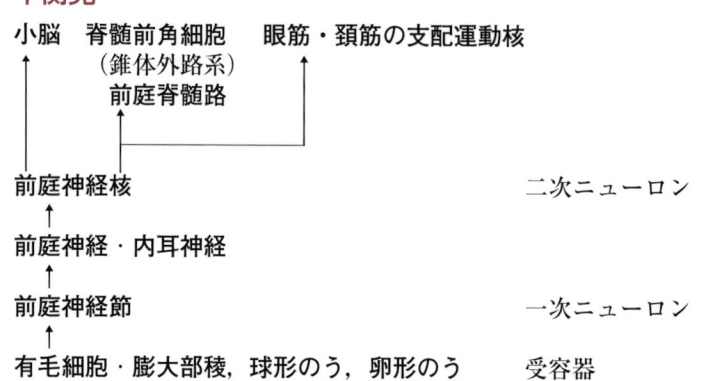

```
小脳　脊髄前角細胞　　眼筋・頚筋の支配運動核
↑　　（錐体外路系）
　　　　前庭脊髄路
↑　　　↑
前庭神経核　　　　　　　　　　二次ニューロン
↑
前庭神経・内耳神経
↑
前庭神経節　　　　　　　　　　一次ニューロン
↑
有毛細胞・膨大部稜，球形のう，卵形のう　　受容器
```

※垂直の関係に位置する球形のう，卵形のうの有毛細胞／感覚細胞は上にのっている耳石／平衡砂の重み，ずれにより重力，直線加速度，遠心力などを感受し，位置の変化，直線加速度の変化に反応する．球形のうは上下方向，卵形のうは前後・左右方向の加速度を検出する．
(三) 半規管の膨大部は回転で内リンパが移動し有毛細胞を刺激する．互いに直角に位置する半規管はすべての方向の回転運動を区別できる．

球形のう 卵形のう	膜迷路の中央に直角に位置し，**重力／加速度**を感受する**有毛細胞**が分布する．球形のうは結合管で蝸牛管と連絡し，連のう管で卵形のうに連絡する
平衡斑／平衡砂膜	卵形のうと球形のうの有毛細胞の上にのる部位で，炭酸カルシウム／耳石が層状に集積している
半規管／三半規管	前半規管，後半規管，外側半規管の3個の管状の膜迷路で，互いに直角な3平面上に位置する．**回転加速度**を受容する有毛細胞が分布する
膨大部稜	半規管の膨大部中の膜迷路が肥厚，分化した部分．小帽とゼリー状物質が感覚上皮をおおっている．(頭の)**回転運動**を感受する

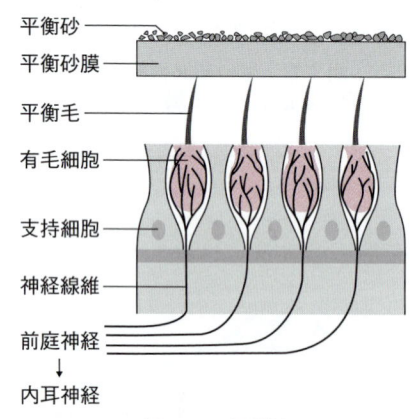

図6-8　平衡斑
(堺章，佐藤武男．武田薬報273．武田薬品工業株式会社．1972. p.2 平衡斑より改変)

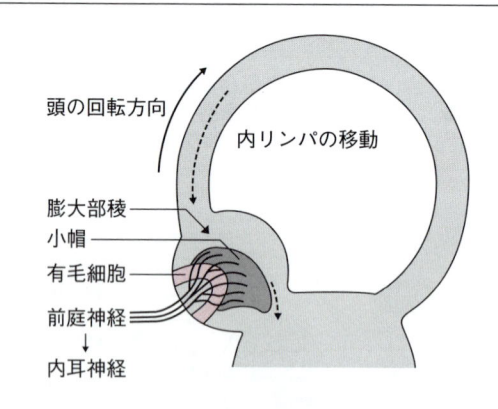

図6-9　(三)半規管・膨大部稜
(堺章，佐藤武男．武田薬報273．武田薬品工業株式会社．1972. p.2 膜半規管より改変)

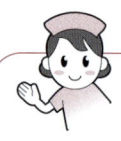

ミニミニレクチャー

半規管においては頭の回転方向と反対方向に内リンパ液が移動し（感覚）有毛細胞が刺激され，回転の速度情報として前庭神経核へ入力され，**平衡感覚**の発生に関与します．平衡感覚の異常による**動揺病**は，過去の経験による平衡感覚と実際の平衡情報のずれにより誘起されると考えられています．

■ 味覚器

味覚：水溶性化学物質が口腔の受容器（味蕾の味細胞）に作用して生じる感覚で，甘味，塩味，酸味，苦味を四基本味とし，うま味を加えて五味ともする．

四基本味を感 ┌ **甘味**：舌尖
じる舌の部位 │ **酸味**：舌の外側縁
　　　　　　　│ **苦味**：舌基底部
　　　　　　　└ **塩味**：舌背全体

※代表的なうま味成分 ┌ グルタミン酸(アミノ酸の一種)：植物に含まれる
　　　　　　　　　　└ イノシン酸(核酸の一種)：動物に含まれる

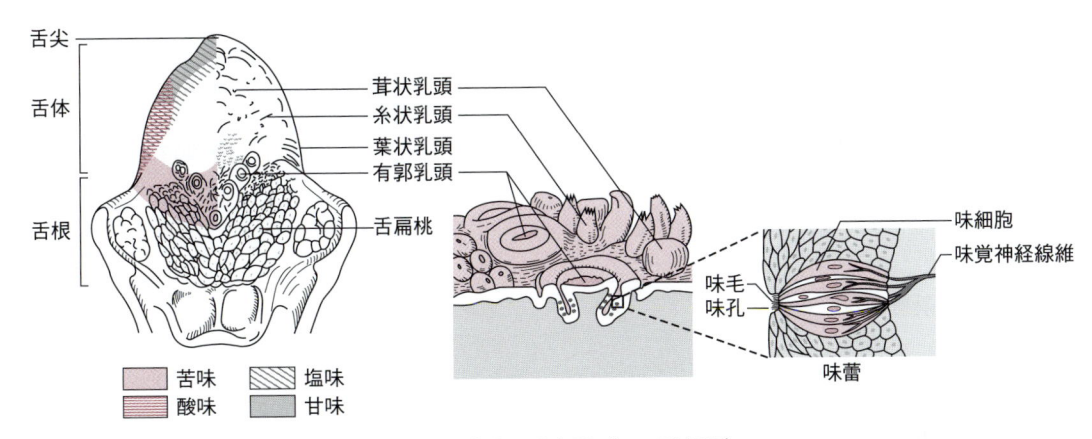

図 6-10　味覚の受容器〈p82 舌参照〉

大脳皮質　　　　　　　　　　　　　味覚中枢
　↑
視床　　　　　　　　　　　　　　　三次ニューロン
　↑
孤束核　　　　　　　　　　　　　　二次ニューロン
　↑
味覚神経線維・**鼓索神経**／**顔面神経**，舌咽神経（，迷走神経）一次ニューロン
　↑
味細胞・味蕾　　　　　　　　　　受容器

ミニミニレクチャー

　味覚は飲食を楽しむ以外にも，食欲，唾液分泌，胃腸活動など消化機能上大切であり，有害物や有毒物を識別し摂取しないようにするためにも重要である．
　味蕾は口蓋、咽頭、喉頭蓋にもみられる．小児の頃は多いが成人になると退化し，40歳過ぎると退化は著明になり，味覚の感受性は低下する．老人では甘味は半分に，塩味は 1/4 までになるという．

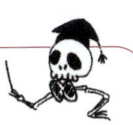

■ 嗅覚器

嗅覚：気化したにおい分子／化学物質（水棲動物のにおい物質は水溶性）が鼻粘膜の粘液中に溶け込み引き起こされる感覚．

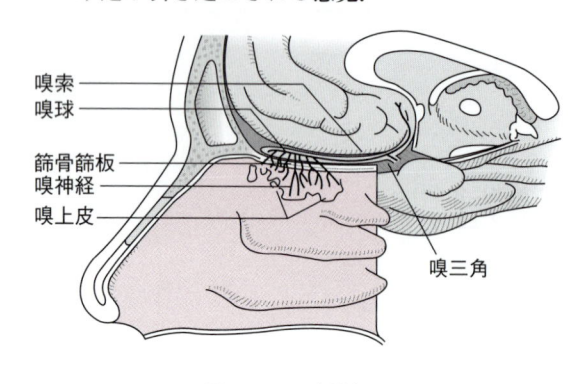

図6-11 嗅神経

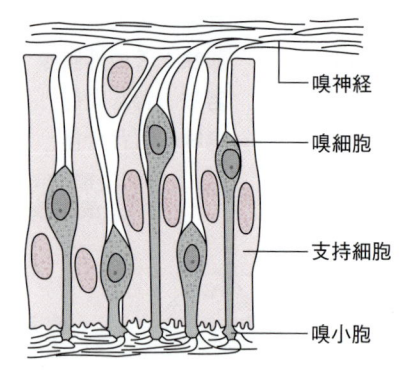

図6-12 嗅細胞

大脳皮質　　　　　　　（嗅覚中枢）　　　　　　大脳辺縁系
↑　　　　　　　　　　　　　　　　　　　　　　↑
嗅三角・前頭葉
↑
嗅索

嗅球　　　　　　　二次ニューロン
↑（篩骨篩板）
嗅神経　　　　　　一次ニューロン
↑
嗅細胞・嗅上皮　　受容器

※嗅上皮の面積は約10cm^2，加齢とともに縮小する．

嗅覚路	嗅球を出た嗅索が視床や扁桃体などを経由し大脳皮質に達する経路は多岐にわたる
	※嗅覚線維の一部は脳幹の網様体運動系とも直接的または間接的な線維連絡を有しており，嗅覚に対する骨格筋の反射運動を引き起こす
嗅覚中枢／嗅覚野	嗅覚の中枢は前頭葉眼窩回で，右半球優位であるといわれる

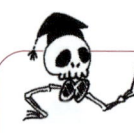

ミニミニレクチャー

ヒトは動物に比して**嗅覚**が鈍い．動物は嗅細胞が多く嗅覚が鋭い．ヒトの嗅細胞は500万といわれているが，犬は数億もあるらしい．嗅覚は空気中の有毒ガスを判別して生命の保護に役立ち，唾液や胃液分泌を反射的に左右する．

■ 皮膚（感覚器）

皮膚 ─┬─ 表皮：角質層，淡明層，（，顆粒層），有棘層，基底層
　　　├─ 真皮：乳頭層，網状層
　　　└─ 皮下組織：脂肪細胞／皮下脂肪

付属器 ─┬─ 角質器：毛，爪　※表皮が変形したもの
　　　　└─ 皮膚腺：汗腺，脂腺，乳腺

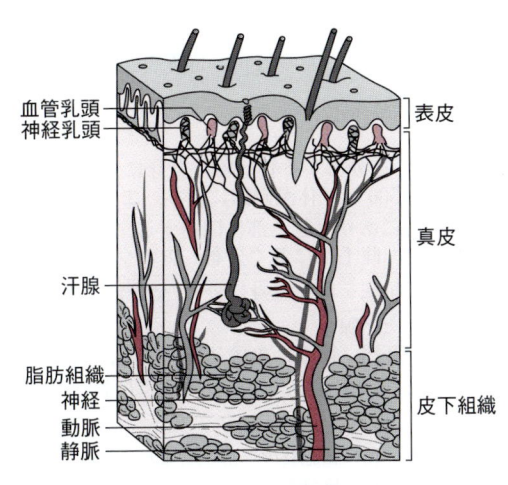

図6-13　皮膚
（堺章．新訂 目で見るからだのメカニズム．医学書院．2003：p.166，表皮のしくみより改変）

皮膚

表皮	外胚葉性，**重層扁平上皮**，手掌や足底の厚さ1mm，血管は分布しない，神経は自由終末
真皮	中胚葉性，**密性結合組織**
皮下組織	中胚葉性，**疎性結合組織**

角質層／ケラチン層	表皮の最表層で，核を持たない角化した扁平上皮が重積
基底層	**角質産生細胞／ケラチン産生細胞**：基底層で細胞分裂し，上行しながら角化し，約4週で垢となり剥離する **メラニン産生細胞／メラノサイト**：メラニン色素をつくり周囲の上皮細胞に分配する
乳頭層	**血管乳頭**：毛細血管を容れる **神経乳頭**：マイスネル（触覚）小体を容れる
網状層	網目状の線維細胞と少数の遊走細胞
脂肪組織	皮下組織中の脂肪細胞の集合，脂肪は栄養貯蔵と保温に役立つ

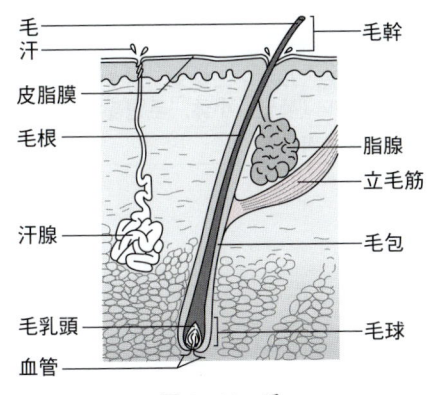

図6-14　毛

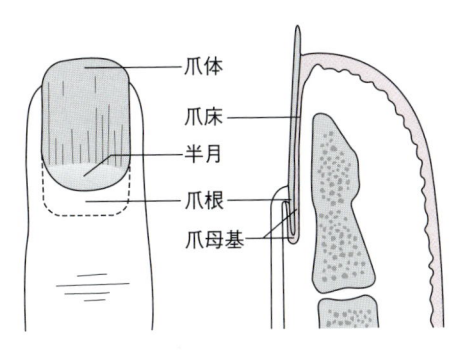

図6-15　爪

付属器
角質器

毛	皮膚表面に出ている部を**毛幹**，毛幹の先端を毛尖，皮膚中の部を**毛根**，下端の膨大した部を毛球，毛球に下から入り込む真皮の部分を**毛乳頭**，毛根を包む円筒状の表皮の鞘を**毛包**という． **立毛筋**と脂腺が毛の鈍角側に付属する． 紅唇，手足の指の末節背面，手掌，足底，陰茎，陰核，亀頭，包皮，大小陰唇内面などは毛がない．生毛は胎児に生じ，生後も全身に存在する． 毛乳頭を囲む未熟な細胞群・**毛母基**の細胞分裂により毛が新生される
爪	ヒトの手と足の指の末節部背面をおおう板状の角質性皮膚付属器．ケラチンが含まれる． 爪は**爪母基**から作られる

皮膚腺

汗腺	小汗腺	(いわゆる)汗を分泌する管状腺で全身に分布し手掌，足底，前額に多い．全身で200万〜500万．体温調節に関与．**エクリン分泌／漏出分泌**[*1]
	大汗腺	腺体が真皮内にあり毛包上部に開口する．腋窩部，外耳道，乳輪，肛門周囲，外陰部，鼻翼，睫毛部に多く分布．**アポクリン分泌／離出分泌**[*2]
脂腺		毛包上部に開口する．手掌，足底を除く全身に分布．**全分泌／ホロクリン分泌**[*3]
	独立脂腺	導管が消失した脂腺 口唇，乳輪，肛門，陰唇，亀頭辺縁，包皮，眼瞼腺／マイボーム腺
乳腺		大汗腺より分化．加齢とともに発育し，妊娠授乳期には乳汁を分泌．高齢になると萎縮し，脂肪組織で置換される

[*1] エクリン分泌／漏出分泌：分泌物と一緒に細胞質の一部が含まれて腺腔内に放出される．
[*2] アポクリン分泌／離出分泌：分泌物に細胞成分をともなって分泌する．
[*3] 全分泌／ホロクリン分泌：細胞全体が脂肪化→崩壊し分泌物となる．

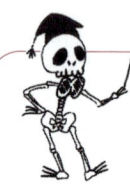

> **ミニミニレクチャー**
>
> 脂腺は男性ホルモンの作用で新生児期と思春期に増大し，頭，前額，眉間，鼻部，頬部，オトガイ部，胸骨部，肩甲骨間部，外陰部，臍周囲でよく発達し，皮脂量が多く，**脂漏部位**と呼ばれる．

皮膚小稜／皮丘	真皮の乳頭の上を表皮がおおうことによってできる表皮表面の細かい高まり
皮膚小溝／皮溝	小稜と小稜の間の溝
指紋，掌紋，足底紋	小稜と小溝によって生じる．手掌，足底にみられる．各個体の指紋は異なる

感覚の受容器

	求心性神経	受容器
触圧覚	Aβ線維	**メルケル盤**，ルフィニ終末，パチニ小体，マイスネル（触覚）小体，毛包受容器
温度覚，痛覚／侵害感覚	Aδ線維，C線維	**自由神経終末**

トライTry 練習問題

正には○，誤には×をつけよ（×は誤りを訂正してください）．

1. 眼球軸は視線より外側／耳側寄りにある．
2. 眼球の周囲には眼窩脂肪体があり，衝撃に対するクッションの役目をしている．
3. 眼球の外層／外膜を血管膜という．
4. 眼球の中層／中膜を線維膜という．
5. 眼球の内層／内膜をぶどう膜という．
6. マリオットの盲点は黄斑にある．
7. 眼神経は視覚に関与する．
8. 視神経は眼球の知覚に関わる．
9. 線維膜の前1/6を強膜，後5/6を角膜という．
10. 水晶体は眼房を前後に分ける．
11. 強膜には神経はあるが，血管がなく，透明である．
12. 強膜は透明である．
13. 角膜上皮の酸素供給は大気に依存する．
14. 線維膜は色素と血管に富む．
15. 血管膜は前から毛様体，虹彩，脈絡膜の3部位に分かれる．
16. 毛様体は瞳孔を形成する．
17. 虹彩は硝子体の前面をおおう．
18. 毛様体は虹彩の後方にあり，硝子体を輪状に取り囲んでいる．
19. 瞳孔括約筋と瞳孔縮小筋は脈絡膜の中にある．
20. 瞳孔括約筋が収縮すると瞳孔が散大する．
21. 瞳孔縮小筋には交感神経が分布する．
22. 散瞳に働くのは頭部の自律神経である．
23. 毛様体は水晶体を懸架している．
24. 毛様体筋は横紋筋である．
25. 近くのものを見るときに毛様体筋は弛緩する．
26. 眼球において硝子体は凸レンズの機能をする．
27. 眼に入った光は水晶体，硝子体を通過する．
28. 白内障になると硝子体が白濁する．
29. 緑内障は眼内圧が低下して起こる．
30. 硝子体は眼房水を入れている．
31. 硝子体はガラス様の固い構造物である．
32. 脈絡膜は眼房水を産生する．
33. 眼房水は鼻涙管に吸収される．
34. 網膜中心動脈は外頸動脈の枝である．
35. 光情報は内側膝状体を通る．
36. 錐(状)体(細胞)は薄暗い状況で働き，明暗を識別できる．
37. 杆(状)体(細胞)は色を識別する．
38. 杆(状)体(細胞)は中心窩付近に集中している．
39. (黄斑の)中心窩は焦点が一番良く合う場所である．
40. 網膜は外側から視細胞層，視神経細胞層の2層をなす．
41. 網膜の内側には光の散乱を防ぐ色素上皮細胞層がある．
42. 網膜に分布する眼球動脈はその形態を観察できる．
43. 視神経円板／視神経乳頭は盲点で視力が欠ける．
44. 結膜には顔面神経が分布する．
45. 眼瞼は眼球の前面をおおう皮膚のヒダである．
46. 瞼板の中には瞼板腺／マイボム腺という大汗腺がある．
47. 涙腺は眼球の上内側にある．
48. 涙は目がしらから涙小管→涙のう→鼻涙管→下鼻道へと流れる．
49. 上眼瞼挙筋は顔面神経に支配される．
50. 4直筋と2斜筋の眼筋は眼窩の後方で視神経を取り巻く総腱輪から起こる．
51. 上斜筋は滑車神経に支配される．
52. 内側直筋は外転神経に支配される．
53. 外耳道の軟骨には耳垢の成分を分泌する耳道腺がある．
54. 耳道腺はエクリン汗腺である．
55. 耳管は外耳に属する．
56. 外耳道は軟骨で構成される．
57. 外耳は伝音の役割をする．
58. 鼓膜の外側は皮膚，内側は粘膜におおわれる．
59. 鼓膜の外面には下顎神経の耳介側頭神経と迷走神経耳介枝／アーノルド神経が内面には舌咽神経の枝が分布している．
60. 鼓膜は蝸牛に接する．
61. 骨迷路と膜迷路は中耳に属する．
62. 耳介軟骨は硝子軟骨である．
63. 耳小骨は鼓膜側からアブミ骨→つち骨→きぬた骨と並んでいる．
64. アブミ骨は蝸牛窓を介して内耳に連絡している．
65. 鼓膜張筋はアブミ骨につく．
66. アブミ骨筋は三叉神経の枝に支配される．
67. 嗅神経（／嗅糸）は蝶形骨を貫いて嗅球につながる．
68. 耳管は内耳と咽頭を連絡する．
69. 耳管は線維軟骨である．
70. 骨迷路は膜迷路の中にある．
71. 骨迷路と膜迷路の間は外リンパで，膜迷路の内部は内リンパで満たされる．
72. 聴覚に関わる膜性器官を蝸牛という．
73. 前庭階と蝸牛管の間に鼓室階がある．

74 前庭階と蝸牛管は(蝸牛頂の)蝸牛口で連絡する．
75 前庭と鼓室階の連絡口を前庭窓という．
76 聴覚の受容器はコルチ器／ラセン器で半規管中にある．
77 蝸牛軸内の神経節を蝸牛神経節という．
78 平衡斑は膨大部中にある．
79 卵形のう，球形のうは半規管中にある．
80 膨大部稜は前庭中にある．
81 球形のうの有毛細胞は平衡覚を感知する．
82 平衡斑の耳石は珪酸アルミを含んでいる．
83 前庭神経は聴覚を伝達する．
84 蝸牛管の中を外リンパが流れる．
85 音波は鼓膜，耳小骨，前庭窓を経て前庭階の内リンパに伝わる．
86 蝸牛の基部は高い周波数を検知し，蝸牛頂に向かい徐々に低い周波数が検知される．
87 音情報は中脳・下丘→間脳・内側膝状体を通る．
88 平衡覚に関わる前庭脊髄路は錐体外路系に属する．
89 甘味は舌背全体で感じる．
90 味覚はうま味を加えると五味となる．
91 味蕾には三叉神経が来ている．
92 嗅覚の受容器は鼻腔の天蓋・嗅上皮にある．
93 嗅神経（／嗅糸）は蝶形骨を貫いて嗅球につながる．
94 ケラチン産生細胞は角質層にいる．
95 表皮は疎性結合組織である．
96 真皮は立方上皮である．
97 皮下組織は脂肪組織である．
98 メラニン細胞は真皮の中にある．
99 表皮は乳頭層と網状層よりなる．
100 自由神経終末は表皮に，メルケル触覚円板／メルケル盤は真皮に，パチニ小体は皮下組織にある．
101 自由神経終末は皮下組織に分布する．
102 乳頭層の神経乳頭にはメルケル小体が入る．
103 マイスネル小体は痛覚を感知する．
104 表皮は中胚葉に由来する．
105 真皮と皮下組織は内胚葉に由来する．
106 脂肪組織は真皮中にある．
107 毛は皮下組織が角化したものである．
108 毛は毛包の細胞が分裂して新生される．
109 皮膚に埋まっている毛の部分を毛幹という．
110 脂腺は毛乳頭に開口する．
111 手掌，足底には脂腺がない．
112 立毛筋は毛球下部につく．
113 立毛筋は横紋筋である．
114 立毛筋の収縮により鳥肌が起きる．
115 爪は真皮が角化変形したものである．
116 爪は半月で増殖する．
117 脂腺,小汗腺は皮膚腺，大汗腺，乳腺は粘膜腺である．
118 大汗腺をエクリン腺という．
119 小汗腺をアポクリン腺という．
120 アポクリン腺は全身に分布する．
121 腋窩には大汗腺がある．
122 大汗腺の分泌は体温の調節と関係する．
123 乳腺は小汗腺が変化したものである．
124 乳房の内部は結合組織と乳腺からなる．
125 乳腺は10数個の乳腺葉に分かれ，各腺葉から出た乳管が乳管洞を経て乳頭に開口する．
126 マイボーム腺は大汗腺である．
127 Aδ線維は触圧覚を伝導する．
128 筋紡錘は錘外筋線維を含む骨格筋の感覚装置である．
129 筋紡錘にはⅠa群とⅡ群の感覚線維が分布している．
130 筋と腱の移行部にある腱器官にはⅠa線維が分布する．
131 関節にはマイスネル小体が分布している．

第7章 体表・局所

眼窩

上壁	**前頭骨**（眼窩面），蝶形骨（小翼）
外側壁	**蝶形骨**（大翼眼窩面），**頬骨**（眼窩面）
内側壁	**篩骨**（眼窩板），涙骨，上顎骨（前頭突起），蝶形骨（体側面）
下壁	**口蓋骨**（眼窩突起），頬骨（眼窩面），上顎骨（眼窩面）
後端	主に蝶形骨

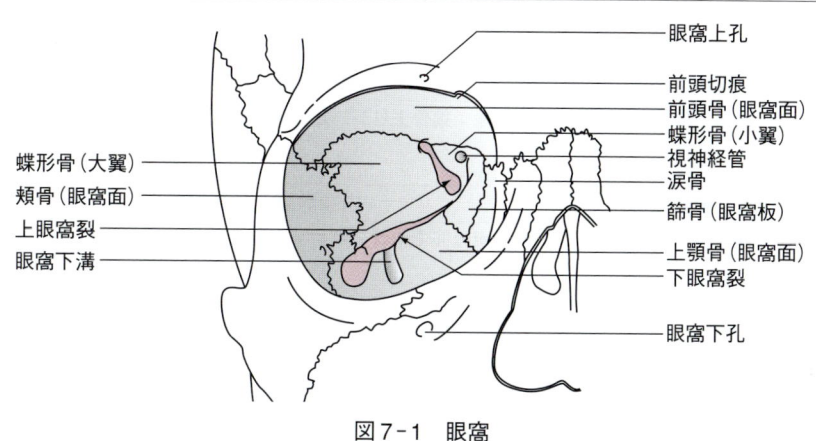

図7-1　眼窩

側頭窩

前頭骨，頭頂骨，側頭骨，蝶形骨の間	側頭筋で満たされる

側頭下窩

蝶形骨・大翼，上顎骨，蝶形骨・翼状突起の間	**内側・外側翼突筋**で満たされ，**卵円孔**が開き，**下顎神経**が通る

翼口蓋窩

上顎骨，口蓋骨・垂直板，蝶形骨・翼状突起の間	正円孔が開き，**上顎神経**が通る 翼突管（大錐体神経，深錐体神経），翼口蓋神経節

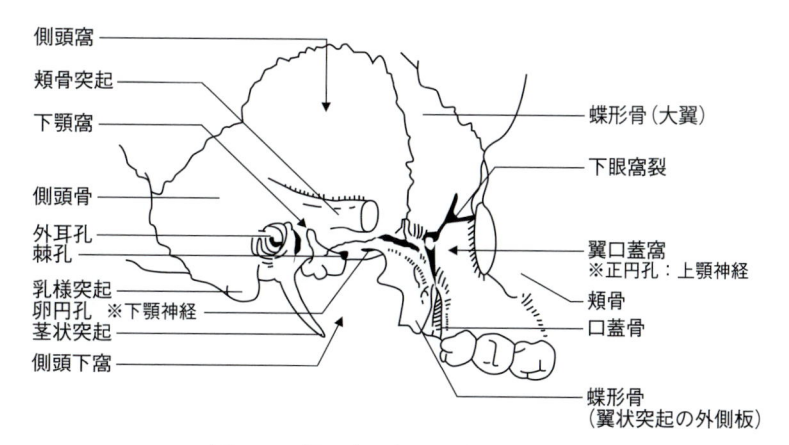

図7-2　側頭窩，側頭下窩，翼口蓋窩

頸部の三角
前頸三角：正中線，下顎骨下縁，胸鎖乳突筋前縁

顎下三角

| 顎二腹筋前腹・後腹，下顎骨 | 顔面動脈が通る，顎下腺を容れる，舌下神経，舌神経 |

頸動脈三角

| 顎二腹筋後腹，肩甲舌骨筋上腹，胸鎖乳突筋前縁 | 内頸・外頸動脈分岐部，拍動を触れる |

オトガイ下三角

| 両辺：顎二腹筋前腹，底辺：舌骨 | オトガイ下リンパ節を容れる |

※筋三角／（左右合わせて）喉頭気管部：喉頭と気管の前面を舌骨下筋の筋腹がおおう．甲状軟骨，輪状軟骨，気管を触れる．

後頸三角／外側頸三角：胸鎖乳突筋後縁，鎖骨，僧帽筋前縁／外側縁

大鎖骨上窩／肩甲鎖骨三角

| 肩甲舌骨筋下腹，胸鎖乳突筋鎖骨頭，鎖骨 | 腕神経叢，副神経と鎖骨下動脈が通る |

※（大）鎖骨上窩：後頸三角下部／胸鎖乳突筋後縁；鎖骨上リンパ節の部，左はウィルヒョウリンパ節

小鎖骨上窩

| 胸鎖乳突筋鎖骨頭と胸骨頭の間 | 内頸静脈と総頸動脈が通る |

※胸骨上窩／頸窩：胸骨柄の上，胸鎖乳突筋胸骨頭の間で胸骨の頸切痕を触れる．

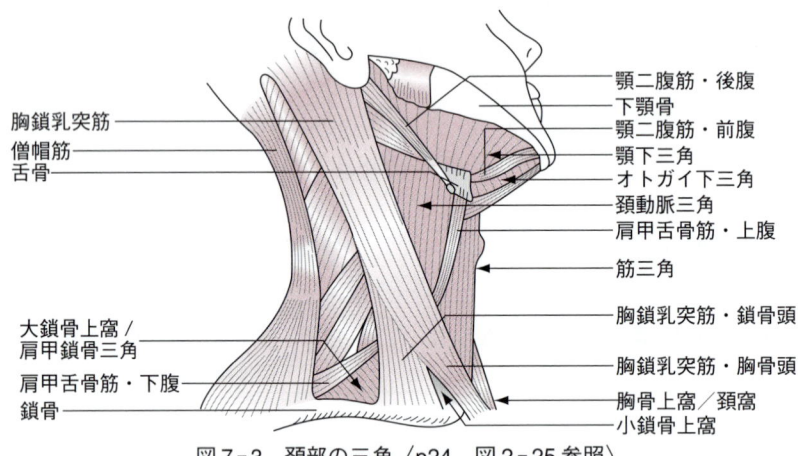

図7-3　頸部の三角〈p24　図2-25参照〉

頸部の水平断

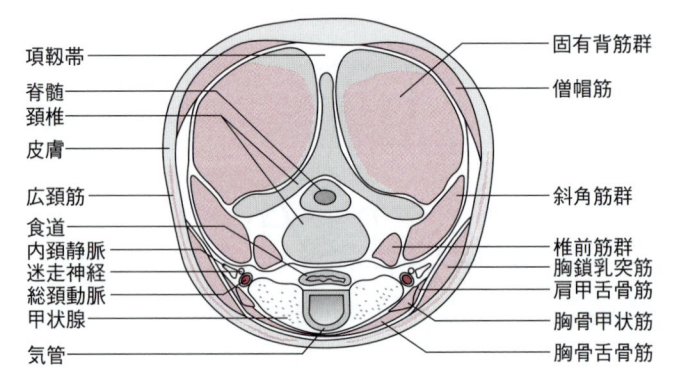

図7-4　頸部の水平断

斜角筋隙

前・中斜角筋，第1肋骨の間	鎖骨下動脈と腕神経叢が通る

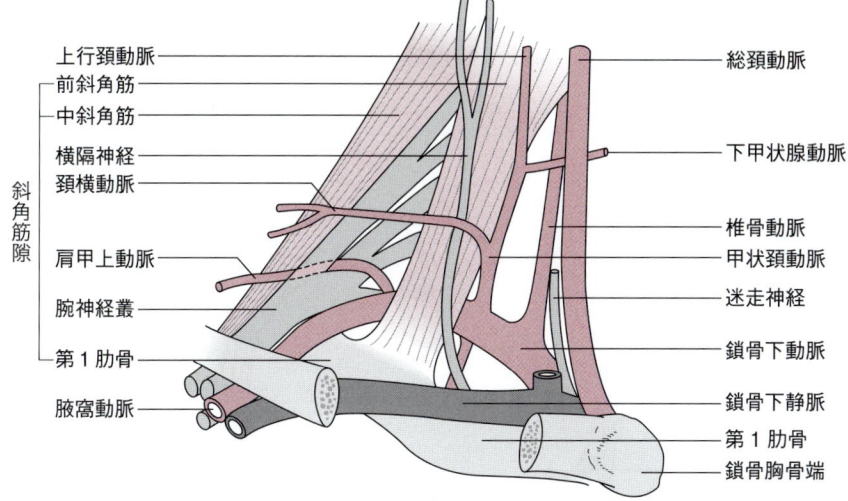

図7-5　斜角筋隙〈p56図3-8参照〉

（東洋療法学校協会編. 河野邦雄, 伊藤隆造ほか：解剖学　第2版. 医歯薬出版. 2010. p.316　図10-157改変）

腕神経叢〈p118図5-17参照〉

外側神経束	上・中神経幹の前枝	筋皮神経，正中神経
内側神経束	下神経幹の前枝	内側上腕皮神経，内側前腕皮神経，尺骨神経
後神経束	上・中・下神経幹の後枝	腋窩神経，橈骨神経

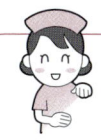

ミニミニレクチャー

斜角筋症候群とは胸郭出口症候群の主病態が斜角筋の異常にあるもので，斜角筋の痙縮・損傷・肥大，中斜角筋停止部異常などによる腕神経叢絞扼症状（，稀に鎖骨下動脈狭窄の症状）を呈します．多くは頸椎捻挫時の急性外傷や累積外傷による斜角筋損傷で起こります．

後神経束

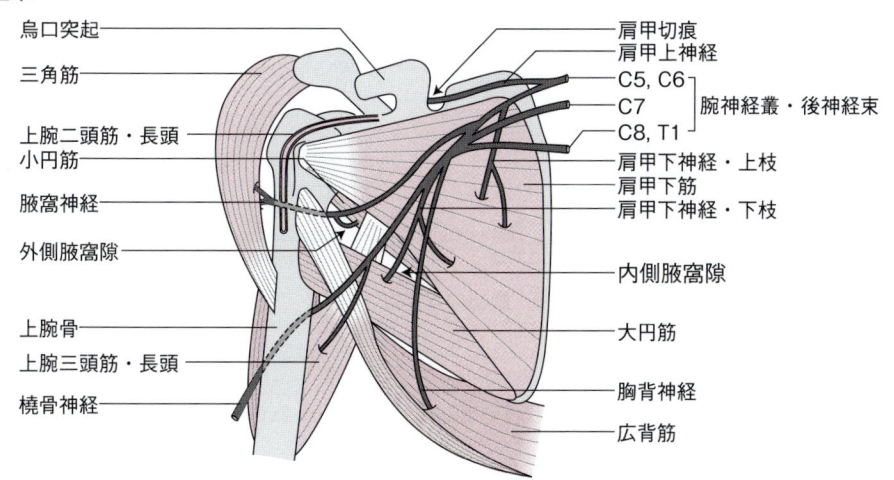

図7-6　後神経束

（東洋療法学校協会編. 河野邦雄, 伊藤隆造ほか：解剖学　第2版. 医歯薬出版. 2010. p.262　図10-109改変）

内側・外側腋窩隙

上腕三頭筋長頭により分けられた大円筋と小円筋の隙間	外側腋窩隙は腋窩神経が，内側腋窩隙は肩甲回旋動脈が抜ける

肩甲切痕

肩甲骨烏口突起基部にある切痕で，上部を上肩甲横靭帯が橋渡しして孔をなす	孔を**肩甲上神経**が通る

胸部の水平断

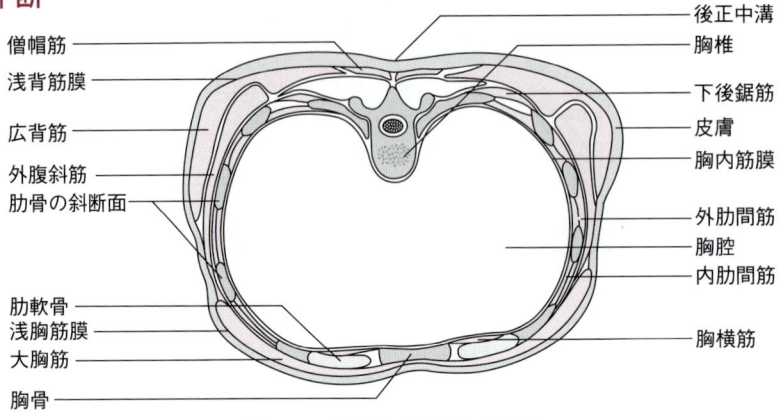

図7-7 胸部の水平断（筋肉）

鎖骨下窩／鎖骨胸筋三角／モーレンハイム窩

大胸筋，三角筋，鎖骨で囲まれた三角	橈側皮静脈が腋窩静脈に注ぐ．烏口突起を触れる

三角筋（大）胸筋溝／胸鎖三角

三角筋と大胸筋の間の溝	**橈側皮静脈**が通る

聴診／打診三角

僧帽筋，広背筋，大菱形筋で囲まれた三角	筋（肋間筋）が薄く聴診／打診がしやすい

腹部の水平断

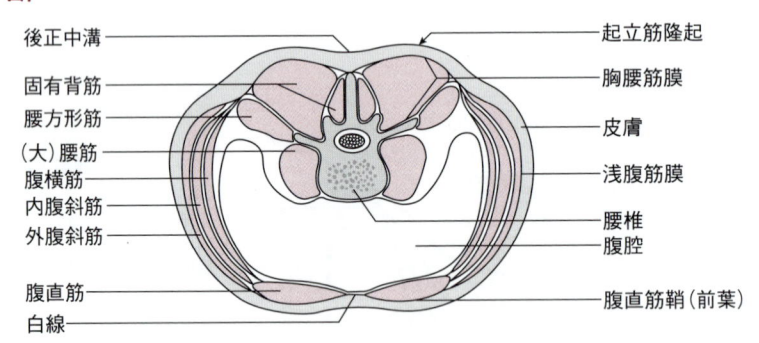

図7-8 腹部の水平断（筋肉）

腰三角

広背筋，外腹斜筋，腸骨稜で囲まれた三角	ヘルニアの好発部位

※**腰小窩**：腰三角の少し下内側で上後腸骨棘と皮膚が硬く結合してできたくぼみ．

ヤコビー線／腸骨稜上線

左右腸骨稜の最高点を結んだ線	おおよそ**第4腰椎棘突起**の高さ

※**腸骨稜結節**：腸骨稜が最も横に張り出す部位．触診できる．

回旋筋腱板／ローテーターカフ

前方	肩甲下筋	回旋筋腱板は上腕骨頭を肩甲骨関節窩に引きつけ保持させ，安定させる．加齢による変性や外傷を誘因として腱板（棘上筋に多い）は断裂を生じる
後上方	棘上筋	
後方〜後下方	棘下筋，小円筋	

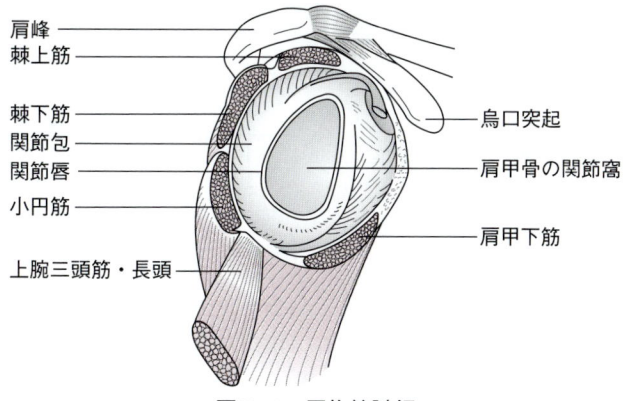

図7-9　回旋筋腱板

腋窩

前壁は大（・小）胸筋，後壁は広背筋（・大円筋・肩甲下筋），外側壁は上腕骨（・烏口腕筋・上腕二頭筋短頭），内側壁は前鋸筋で囲まれた部	腋窩動・静脈，腕神経叢が通る．腋窩リンパ節

橈骨神経溝

上腕骨後面の溝	橈骨神経が走る

上腕の水平断

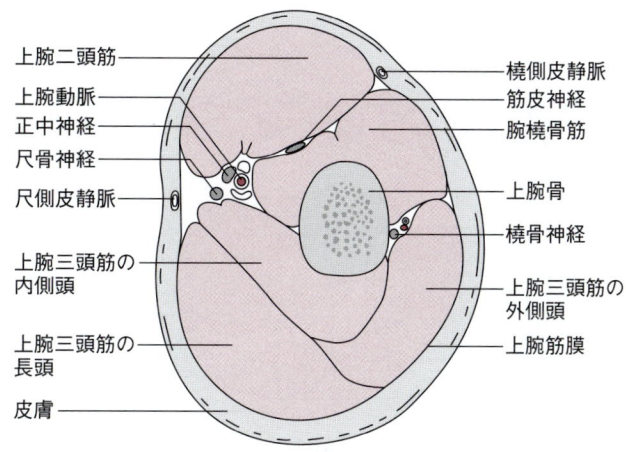

図7-10　上腕の水平断

内側二頭筋溝

上腕二頭筋内側（と上腕三頭筋の間）の溝	上腕動・静脈，正中神経，尺骨神経，尺側皮静脈が通る

外側二頭筋溝

上腕二頭筋外側（と上腕三頭筋の間）の溝	橈側皮静脈が通る

肘窩

上縁：上腕骨の内側上顆と外側上顆を結んだ線 （下）内側縁：円回内筋 （下）外側縁：腕橈骨筋	**上腕動脈**が橈骨動脈と尺骨動脈に分かれる．**正中神経，橈骨神経**が通る． 上腕二頭筋腱

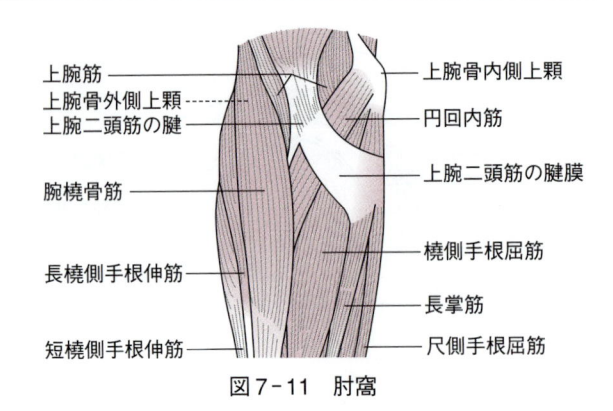

図7-11　肘窩

肘角／運搬角／生理的外反肘：上肢下垂位で肘関節を伸展し，前腕回外位としたとき肘関節に形成される角度．

成人男子：平均約8°	15°を超えたものを（病的）**外反肘**
成人女子：平均約12°	
小児：15°以上になることもある	20°以上は（病的）**外反肘**

※外反肘は小児期の上腕骨外顆骨折後の偽関節や橈骨頭前方脱臼例に生じやすく，しばしば遅発性尺骨神経麻痺を合併する．

前腕の水平断

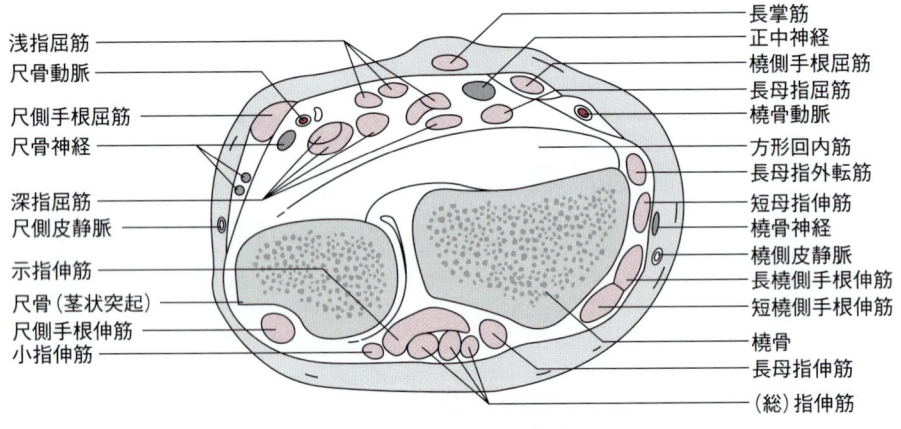

図7-12　前腕の正中断

橈骨小窩／タバチェール／かぎタバコ入れ

長・短母指伸筋の腱間の凹み	**橈骨動脈**の拍動と舟状骨を触れる

手根管

（橈側手根隆起：舟状骨結節・大菱形骨結節と尺側手根隆起：豆状骨・有鈎骨鈎／有鈎骨鈎の間に張る）屈筋支帯と手根溝でできるトンネル	橈側手根屈筋腱，長母指屈筋腱，浅・深指屈筋腱，正中神経が通る

尺骨神経管／ギヨン管

屈筋支帯の下，豆状骨橈側	尺骨神経，尺骨動脈（拍動を触れる）が通る

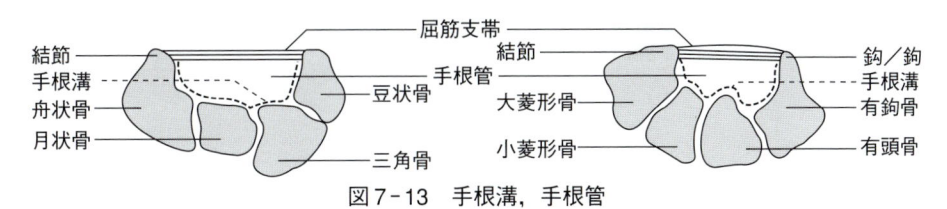

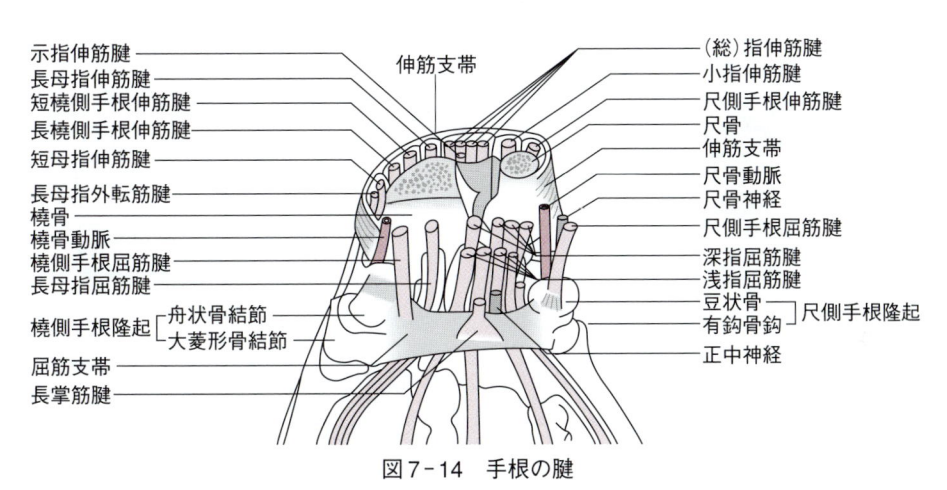

図7-13 手根溝，手根管

図7-14 手根の腱

（東洋療法学校協会編. 河野邦雄, 伊藤隆造ほか：解剖学 第2版. 医歯薬出版. 2010. p.256 図10-103改変）

腱区画：伸筋支帯が骨に密着して伸筋腱を仕切る6つのトンネル／区画で，腱の浮き上がりを防ぎ，摩擦を軽減する．

第1トンネル	長母指外転筋，短母指伸筋の腱が通る
第2トンネル	長・短橈側手根伸筋の腱が通る
第3トンネル	長母指伸筋の腱が通る
第4トンネル	（総）指伸筋，示指伸筋の腱が通る
第5トンネル	小指伸筋の腱が通る
第6トンネル	尺側手根伸筋の腱が通る

> **ミニミニレクチャー**
>
> 狭い手根管の中を多くの腱と正中神経が通ります．手根管内での腱の炎症により，腱が腫脹すると正中神経が圧迫され，**手根管症候群**（母指球筋の麻痺や感覚障害）が起こります．

手のアーチ

横方向のアーチ	手根溝‥中手骨頭の配列と虫様筋，骨間筋	物を確実につかむため，手を多様に変化できる
縦方向のアーチ	手根骨‥中手骨‥指骨の配列	
斜方向のアーチ	母指と他の4指間の対立肢位	

骨盤底筋群／会陰筋

肛門挙筋 尾骨筋 ｝骨盤隔膜	骨盤下口の後方を閉じる 骨盤臓器を支持し下垂を防ぐ	骨盤の出口を閉じる筋群で，とくに女性では禁制（蓄尿時膀胱内にたまった尿を漏れないようにする）の保持をする
尿道括約筋 深会陰横筋 ｝尿生殖隔膜	骨盤下口の前方を閉じる 排尿を随意的に調節	
外肛門括約筋	肛門の括約作用	
坐骨海綿体筋	♂勃起を助ける／持続させる ♀勃起した陰核から血液をもどす	
球海綿体筋	♂射精を助ける ♀膣口を狭くする	

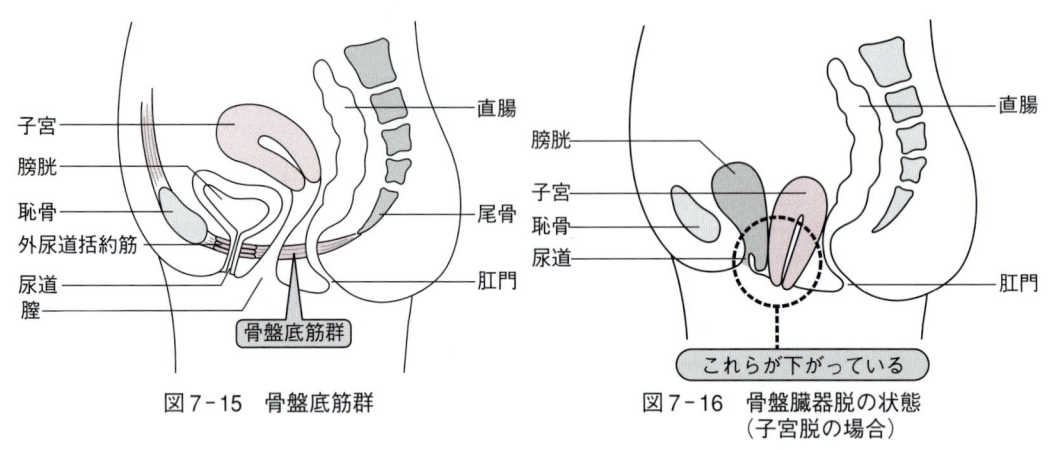

図7-15　骨盤底筋群

図7-16　骨盤臓器脱の状態（子宮脱の場合）

鼠径管

鼠径靱帯	上前腸骨棘と恥骨結節の間で強靭になった外腹斜筋の腱膜	
鼠径管	重なり合った側腹筋によってできるトンネル 　┌前壁：外腹斜筋の腱膜 　│底：鼠径靱帯 　│後壁：横筋筋膜 　└上壁：腹横筋	♂**精索**（精管，精巣動・静脈，精巣挙筋）が通る ♀**子宮円索**が通る
深鼠径輪	鼠径管の内口／腹腔側の鼠径管の入口で鼠径靱帯のほぼ中央	
浅鼠径輪	外腹斜筋の腱膜に開いている鼠径管の外口で恥骨結合のすぐ上方	

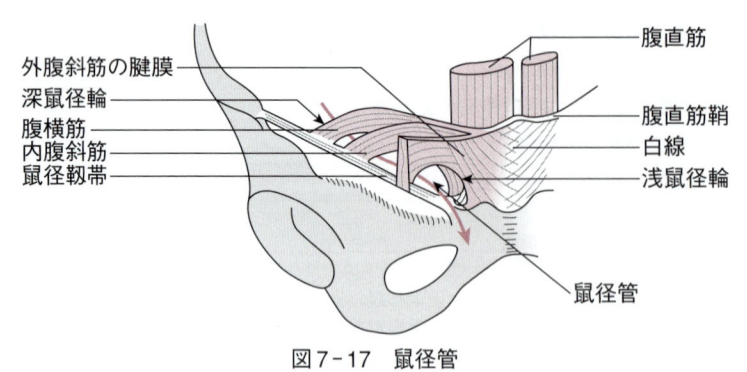

図7-17　鼠径管

大坐骨孔

大坐骨切痕と仙結節靱帯，仙棘靱帯の間	後面を横走する梨状筋により梨状筋上孔と梨状筋下孔に分けられる

梨状筋上孔

大坐骨孔を梨状筋が2分した上の孔	上殿動・静脈，**上殿神経**が通る

梨状筋下孔

大坐骨孔を梨状筋が2分した下の孔	下殿動・静脈，**下殿神経**，内陰部動・静脈，陰部神経，後大腿皮神経，**坐骨神経**が通る

小坐骨孔

小坐骨切痕，仙結節靱帯，仙棘靱帯の間	内陰部動・静脈，陰部神経が通る

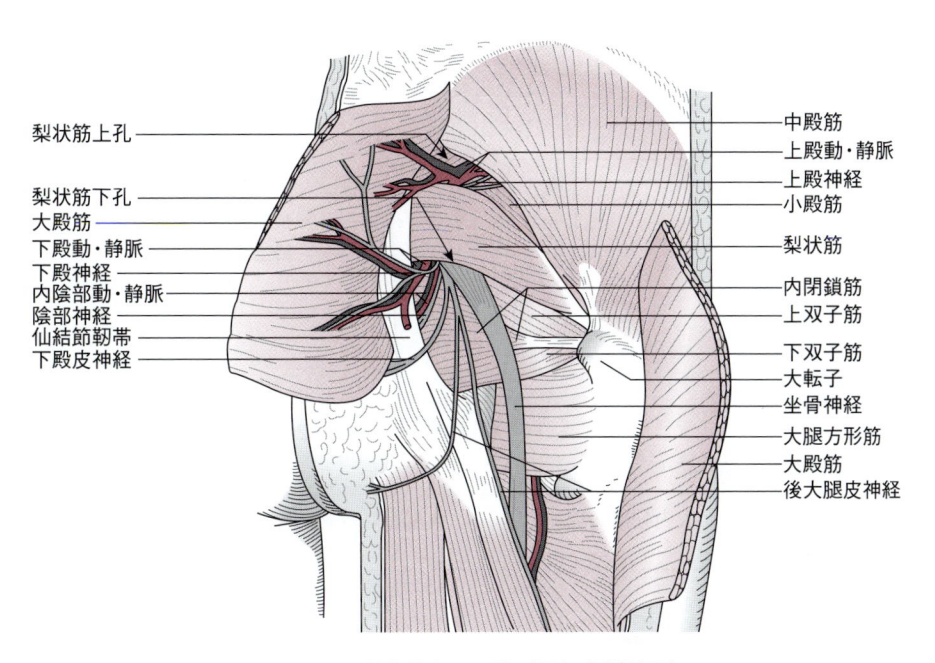

図7-18 梨状筋上・下孔（殿部右側後面）

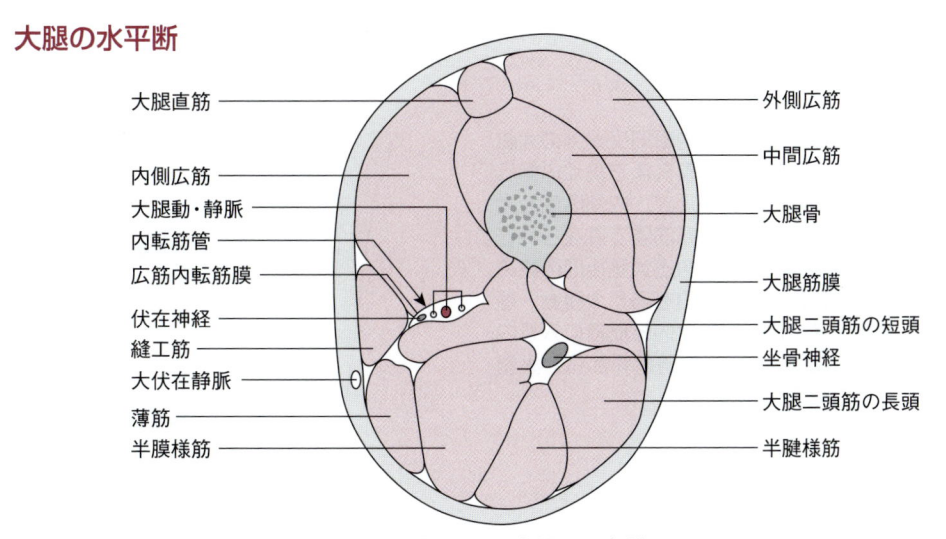

大腿の水平断

図7-19 大腿の正中断

大腿三角／スカルパ三角

鼠径靱帯，縫工筋，長内転筋の間の三角	（鼠径靱帯と腸恥隆起の間に張る）腸恥筋膜弓により外側・筋裂孔，内側・血管裂孔に分かれる

筋裂孔	鼠径靱帯，腸恥筋膜弓と腸骨の間	**腸腰筋，大腿神経**が通る
血管裂孔	鼠径靱帯，腸恥筋膜弓と恥骨の間	**大腿動・静脈**が通る
大腿輪	血管裂孔の内側隅	リンパ管が通る
大腿管	大腿輪から伏在裂孔までの管状の隙間	大腿ヘルニアは大腿管を通って脱出
伏在裂孔	大腿三角浅層の大腿筋膜に開く	大伏在静脈が大腿静脈に注ぐ
腸恥窩	腸腰筋と恥骨筋の間の凹み	**大腿動脈**が通る

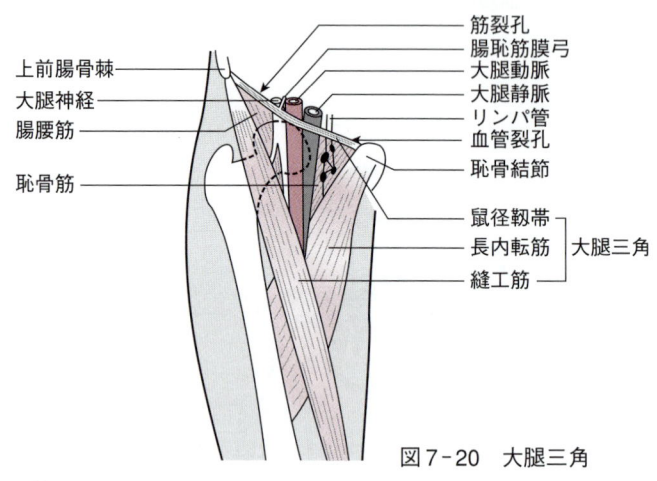

図7-20　大腿三角

内転筋管／ハンター管

広筋内転筋膜，内側広筋，大内転筋の間でできるトンネル	**大腿動・静脈，大腿神経・伏在神経**が通る

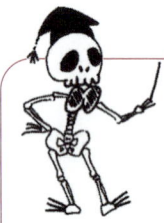

ミニミニレクチャー

　内転筋管は縫工筋と長内転筋交叉部の大腿三角の頂点から内転筋腱裂孔まで続く内側広筋と大内転筋間のトンネルで，内側広筋と大内転筋の間に張る広筋内転筋膜で蓋をされている．大腿前面の大腿三角と大腿後面の膝窩を連絡している．大腿三角を通る大腿動・静脈，大腿神経・伏在神経は内転筋管に入り内転筋腱裂孔に導かれ，（大腿前面から）大腿後面に出てくる．

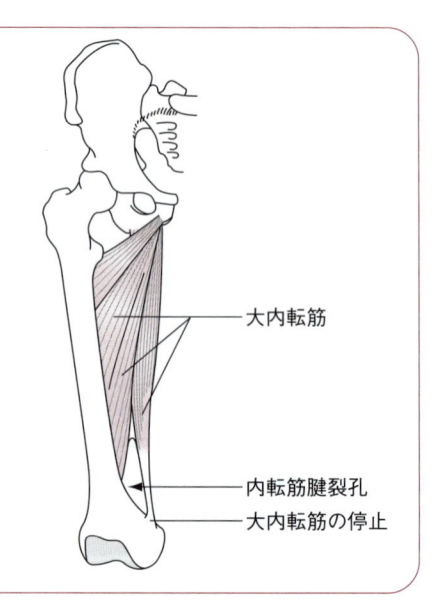

ハムストリングス／ハムストリング筋

大腿二頭筋，半腱様筋，半膜様筋	大殿筋と併せて股関節の伸展／膝関節の屈曲に働く

腸脛靱帯

大腿外側で肥厚した（大腿筋膜張筋の続きの）大腿筋膜で，大殿筋の収縮により緊張し膝関節を伸展位で固定し**直立位**を保持する

膝窩

上内側：半膜・半腱様筋 上外側：大腿二頭筋 下内側：腓腹筋内側頭 下外側：腓腹筋外側頭	大腿動脈が**膝窩動脈**に，坐骨神経が**脛骨神経と総腓骨神経**に分かれる

鵞足

縫工筋，薄筋，半腱様筋は幅の広い腱膜となり並んで停止する．停止部の形態が水鳥／鵞鳥の足を思わせる	膝関節の関節包を内側より補強する

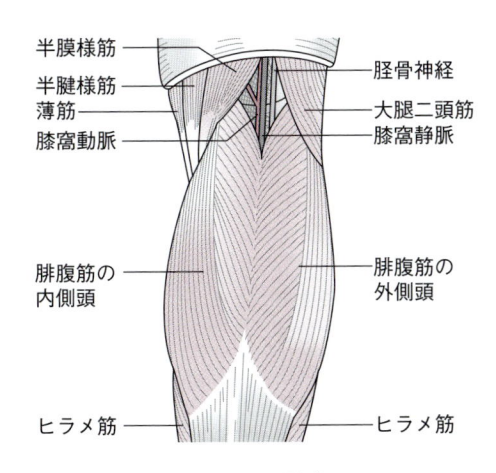

図7-21　膝窩

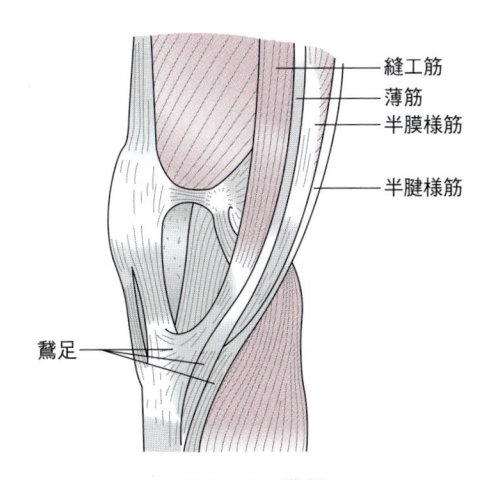

図7-22　鵞足

膝の生理的外反：約10°

外反膝／X脚

外反が著しい	変形性膝関節症に多い

内反膝／O脚

内反傾向が強い	（慢性）関節リウマチ，くる病に多い

下腿の水平断

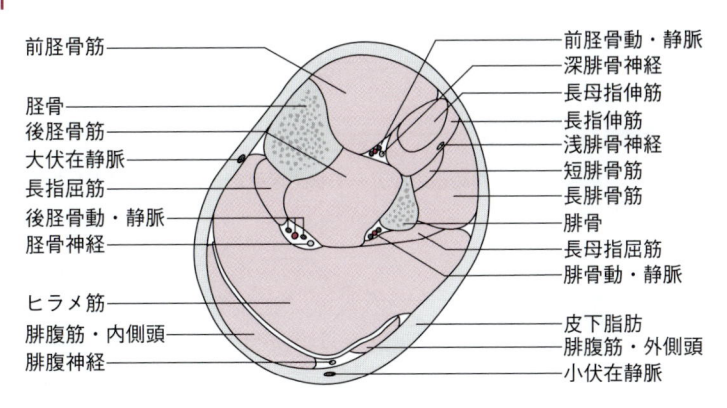

図7-23　下腿の正中断

コンパートメント／下腿の筋区画

下腿の筋は下腿骨間膜で伸筋群と屈筋群が，前下腿筋間中隔で伸筋群と腓骨筋群が，後下腿筋間中隔で屈筋群と腓骨筋群が隔てられ，働きが異なる3つの区画に分かれる

足根管

屈筋支帯が内果と踵骨の間に張ってできるトンネル	内果側より**後脛骨筋腱，長指屈筋腱，後脛骨動脈，脛骨神経，長母指屈筋腱**が通る

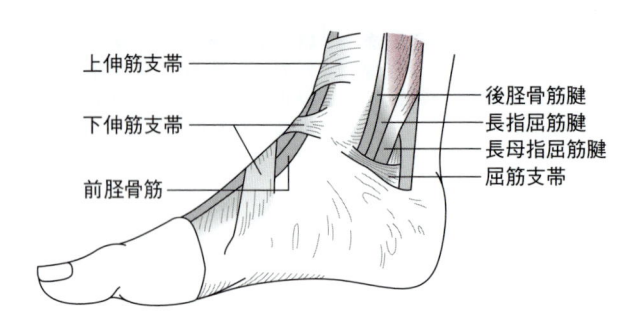

図7-24　屈筋支帯

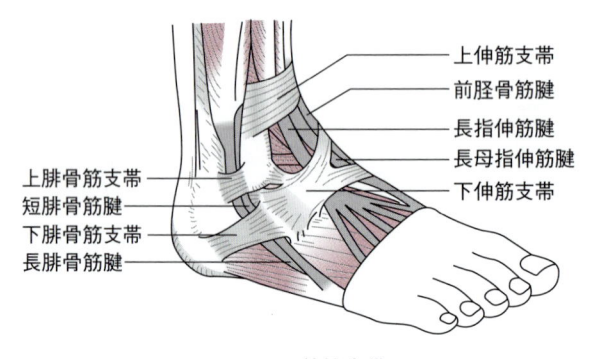

7-25　伸筋支帯

足のアーチ／足弓

縦足弓： 前後方向	**内足（縦足）弓**	踵骨‥距骨‥舟状骨‥内側楔状骨‥第1中足骨
	外足（縦足）弓	踵骨‥立方骨‥第5中足骨
横足弓： 左右方向	第1〜第5中足骨頭 内側・中間・外側楔状骨〜立方骨	

ミニミニレクチャー

歩行時に接地の衝撃を緩めるのがアーチ状の足弓で，アーチの低下した形態的変化が**扁平足**です．

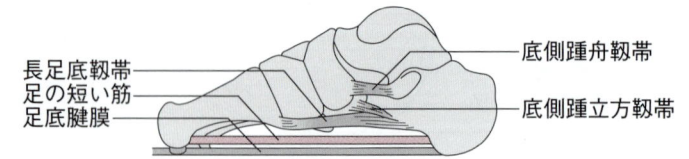

トライTry 練習問題

正には○，誤には×をつけよ．（×は誤りを訂正してください）

1 蝶形骨は眼窩の内側壁を構成する．
2 鋤骨は眼窩の構成に関わる．
3 下顎骨は眼窩の下壁を構成する．
4 視神経管は上眼窩裂に開口する．
5 眼窩上神経は眼窩上縁内側よりの眼窩上切痕で皮下に出てくる．
6 側頭筋で満たされる側頭下窩には，卵円孔が開き下顎神経が通る．
7 耳介の下端のすぐ後ろでは後頭骨の乳様突起を触れる．
8 鼻唇溝は口部と鼻部の境をなす．
9 側頭下窩にある正円孔は上顎神経が通る．
10 眼窩は眼球を容れる．
11 外耳孔の後ろに指をあてて口を開閉すると下顎頭の移動を触れる．
12 歯をかみ合わせると下顎角の上方で広頸筋の収縮を触れる．
13 前頸三角と後頸三角は正中線が境をなす．
14 正中線，下顎下縁，胸鎖乳突筋前縁で囲まれた部位を頸動脈三角という．
15 大鎖骨上窩を顔面動脈が通る．
16 頸動脈三角は総頸動脈が内頸と外頸動脈に分かれる部で拍動を触れる．
17 外側頸三角は小鎖骨上窩ともいう．
18 橈側皮静脈は外側二頭筋溝を通る．
19 前頸三角を左右合わせて喉頭気管部という．
20 気管は頸椎の前にある．
21 甲状腺は食道を取り巻いている．
22 喉頭の下端の横の深部にある第6頸椎の横突起前結節を頸動脈結節といい触知できる．
23 斜角筋は胸鎖乳突筋の前方にある．
24 斜角筋隙は前・中斜角筋と鎖骨の間で，鎖骨下動脈と腕神経叢が通る．
25 鎖骨下動脈と鎖骨下静脈は相接して走行する．
26 左鎖骨上窩にはウィルヒョウリンパ節がある．
27 気管は胸骨角平面の高さで左右の気管支を分岐する．
28 鎖骨と第1肋骨の間の肋鎖間隙で腋窩動脈や腕神経叢が圧迫されると肋鎖症候群を生じる．
29 烏口突起は鎖骨下窩で触れる．
30 尺側皮静脈が腋窩静脈に注ぐ鎖骨下窩はモーレンハイム窩ともいう．
31 尺側皮静脈は三角筋（大）胸筋溝を通る．
32 内側腋窩隙を肩甲上神経が通る．
33 広背筋，外腹斜筋，腸骨稜で囲まれた部位は打診三角といわれる．
34 広背筋，外腹斜筋，仙骨で囲まれた三角を腰三角という．
35 ヤコビー線は第12胸椎体の高さにあたる．
36 腋窩神経は大円筋と小円筋の間で上腕二頭筋の外側を通る．
37 腰方形筋は固有背筋の背面にある．
38 大腰筋は腰椎の肋骨突起の背面にある．
39 腋窩神経と橈骨神経は後神経束から分かれる．
40 正中神経は内側神経束から尺骨神経は外側神経束から分かれる．
41 後神経幹は上・中・下神経束の後枝からなる．
42 筋皮神経は内側神経束から分かれる．
43 回旋筋腱板は肩甲下筋，三角筋，大円筋，小円筋よりなる．
44 回旋筋腱板は鎖骨の肩峰端を上腕骨に引きつけている．
45 上腕動脈は尺骨神経より深部にある．
46 上腕中央部では正中神経と橈骨神経は並走する．
47 腋窩の前壁は三角筋，後壁は広背筋，内側壁は肋間筋である．
48 肘を屈曲すると前腕前面に上腕二頭筋による力瘤を見る．
49 肘は生理的内反肘をなす．
50 上腕二頭筋と円回内筋と腕橈骨筋で囲われた部位を肘窩という．
51 上腕骨内側上顆の後面のくぼみを押圧すると尺骨神経が圧迫され第4，第5指にしびれを感じる．
52 上腕動脈は肘窩を過ぎると橈骨動脈と尺骨動脈に分かれる．
53 前腕部では正中神経は背面のほぼ中央を走行する．
54 手関節のやや上方で尺側手根屈筋腱と深指屈筋腱の間で尺骨動脈の拍動を触れる．
55 手関節部では橈骨神経と橈骨動脈は並走する．
56 長・短橈側手根伸筋の腱間の凹みをタバチェールという．
57 橈骨小窩で触知するのは舟状骨である．
58 手背の第2トンネルと第3トンネルの間にある橈骨のリスター結節は体表から触知できる．
59 手背の第4トンネルを小指伸筋の腱が通る．
60 手背の第5トンネルを尺側手根伸筋の腱が通る．
61 手背の第1トンネルを長母指外転筋と短母指伸筋の腱が通る．
62 尺側手根隆起は舟状骨結節と大菱形骨結節より

なる．
63 手根管を尺骨神経が通る．
64 長母指屈筋，浅・深指屈筋は尺骨神経管を通る．
65 手根骨‥中手骨‥指骨の配列は斜方向のアーチを形成する．
66 手掌腱膜は浅・深指屈筋の腱膜である．
67 骨盤底筋群の尿道括約筋，深会陰横筋は排尿を随意的に調節する．
68 骨盤底筋群は脱肛を防いでいる．
69 肛門挙筋の下面と内閉鎖筋の間のＶ字状の陥没を坐骨直腸窩といい脂肪組織で埋められる．
70 小坐骨孔を上殿動脈，上殿神経が通る．
71 梨状筋上孔を坐骨神経が通る．
72 大坐骨孔を陰部神経が通る．
73 梨状筋は小坐骨孔を2分する．
74 坐骨神経は坐骨結節の直上を通る．
75 鼠径靱帯は内腹斜筋の腱膜の下縁である．
76 鼠径靱帯は下後腸骨棘と恥骨結節の間に張る．
77 鼠径管の中を男では精索が，女では子宮円索が通る．
78 浅鼠径輪は外腹斜筋の腱膜に開いている鼠径管の外口である．
79 鼠径管は外腹斜筋の腱膜によってできる．
80 鼠径管は鼠径靱帯の下にできる．
81 鼠径靱帯と大腿直筋，大内転筋の間の三角を大腿三角という．
82 大腿三角の上部は腸恥筋膜弓により内側・筋裂孔，外側・血管裂孔に分かれる．
83 血管裂孔の最内側にある大腿輪は大腿静脈が通る．
84 筋裂孔を恥骨筋が通る．
85 大腿神経は血管裂孔を通る．
86 腸恥窩を大腿動脈が通る．
87 大腿中央の前面で触れるのは中間広筋である．
88 広筋内転筋膜と内側広筋，大内転筋でできるトンネルを内転筋管という．
89 大腿動脈は内転筋管を通る．

90 大腿中央部で大腿動脈と坐骨神経は並走する．
91 大腿動脈は内転筋腱裂孔を抜けて膝窩に出る．
92 半膜様筋，大腿二頭筋，ヒラメ筋で囲まれた部位を膝窩という．
93 膝窩で坐骨神経は浅腓骨神経と深腓骨神経に分かれる．
94 膝窩で膝窩動脈の内側を脛骨神経が走る．
95 縫工筋，薄筋，半腱様筋の腱の起始部を鵞足という．
96 大腿二頭筋，半腱様筋，半膜様筋を指してハムストリングスという．
97 膝を伸ばすと下腿前面に大腿四頭筋の収縮を触知する．
98 膝は生理的に約10°の内反をしている．
99 膝の内反傾向の強いものをX脚という．
100 下腿の伸筋群と腓骨筋群の間は下腿骨間膜で区切られる．
101 下腿には4つの筋区画／コンパートメントがある．
102 下腿中央部では前面から外側に前脛骨筋，長腓骨筋，長指伸筋の順に並ぶ．
103 長時間正座していると脛骨神経が圧迫されて麻痺し足背がしびれて感覚がなくなる．
104 足関節部では内果の前を後脛骨筋腱，後を前脛骨筋腱が通る．
105 踵骨につくアキレス腱は後脛骨筋の腱である．
106 足背の足関節部前方で長指伸筋と長母指伸筋腱の間で脛骨動脈の拍動を触れる．
107 屈筋支帯と内果，踵骨の間で足根管ができる．
108 足根管を後脛骨動脈と腓骨神経が通る．
109 足根管では内果側より後脛骨筋腱，長指屈筋腱，長母指屈筋腱が並ぶ．
110 長・短腓骨筋は上・下伸筋支帯の下を通る．
111 第5中足骨粗面と舟状骨粗面は足の外側縁で触れる．
112 踵骨‥立方骨‥第5中足骨の並びは内足弓である．

【付録】
国家試験問題

はり師・きゅう師国家試験
あん摩マッサージ指圧師国家試験
柔道整復師国家試験

はり師・きゅう師国家試験問題

1. 基礎

問1 細胞について誤っている組合せはどれか。
1. 核・・・・・ミトコンドリア
2. 細胞質・・・細胞小器官
3. 卵子・・・・X染色体
4. 生殖細胞・・減数分裂

問2 ヒトの染色体について正しい記述はどれか。
1. 常染色体の数は46個である。
2. 性染色体の数は2個である。
3. 精子は24個の染色体をもつ。
4. 精子はX染色体を2個もつ。

問3 有糸分裂で各々の染色体から分かれた2個の娘染色体が両極に移動する時期はどれか。
1. 前期　2. 中期　3. 後期　4. 終期

問4 細胞の有糸分裂において、染色体が赤道面に配列するのはいつか。
1. 前期　2. 中期　3. 後期　4. 終期

問5 受精卵が両親からほぼ同量ずつ受けとるのはどれか。
1. リボソーム　　　2. 小胞体
3. ミトコンドリア　4. 染色体

問6 外胚葉から分化するのはどれか。
1. 神経組織　2. 筋組織
3. 上皮組織　4. 結合組織

問7 外胚葉由来の上皮組織を有するのはどれか。
1. 網膜　2. 胸膜　3. 気管　4. 卵管

問8 内胚葉から分化するのはどれか。
1. 表皮　　　2. 骨格筋
3. 小腸上皮　4. 骨組織

問9 内胚葉から分化するのはどれか。
1. 小腸上皮　2. 赤血球
3. 表皮　　　4. 平滑筋

問10 中胚葉から分化する細胞はどれか。
1. 神経細胞　2. 肺胞上皮細胞
3. 赤血球　　4. 視細胞

問11 発生学的に正しい組合せはどれか。
1. 真皮・・外胚葉　2. 網膜・・・外胚葉
3. 涙腺・・内胚葉　4. 肝細胞・・中胚葉

問12 最も伸縮性の高い上皮はどれか。
1. 単層扁平上皮　　2. 重層扁平上皮
3. 単層円柱上皮　　4. 移行上皮

問13 結合組織の細胞について正しい記述はどれか。
1. 形質細胞はTリンパ球から分化した細胞である。
2. 大食細胞の細胞質には大量のリソソームが含まれる。
3. 脂肪細胞の細胞質はコレステロールで占められる。
4. 肥満細胞の細胞質は大量の中性脂肪で占められる。

問14 弾性線維を多量に含むのはどれか。
1. 前縦靭帯　　2. 後縦靭帯
3. 黄色靭帯　　4. 環椎横靭帯

問15 線維軟骨を有するのはどれか。
1. 耳管　2. 気管支
3. 耳介　4. 椎間円板

問16 弾性軟骨はどれか。
1. 甲状軟骨　　2. 耳管軟骨
3. 喉頭蓋軟骨　4. 関節軟骨

問17 弾性軟骨はどれか。
1. 喉頭蓋軟骨　2. 甲状軟骨
3. 輪状軟骨　　4. 気管軟骨

問18 骨について誤っている記述はどれか。
1. 骨端軟骨は硝子軟骨である。
2. 頭頂骨は軟骨内骨化をする。
3. 黄色骨髄は脂肪組織である。
4. 骨膜は密生結合組織である。

問19 膜内骨化によって形成される骨はどれか。
1. 前頭骨　2. 上腕骨　3. 肋骨　4. 腸骨

問20 長骨の構造について正しい記述はどれか。
1. 海綿質は骨幹部にみられる。
2. フォルクマン管は骨の長軸に平行に走行する。
3. ハバース管には血管が走行する。
4. 骨小腔は骨髄で満たされる。

問21 横紋筋線維でできているのはどれか。
1. 瞳孔括約筋　2. 幽門括約筋
3. 尿道括約筋　4. 膀胱収縮筋

問22 骨格筋細胞の形態の特徴について誤っている記述はどれか。
1. 長さは数cmに達する。
2. 紡錘形を呈する。
3. 横紋構造を有する。
4. 多数の核を有する。

問23 神経組織の構成に関与しない細胞はどれか。
1. ニューロン　2. グリア細胞
3. シュワン細胞　4. クッペル星細胞

問24 髄鞘を形成する細胞はどれか。
1. 星状膠細胞　2. プルキンエ細胞
3. シュワン細胞　4. 線維芽細胞

問25 末梢神経の髄鞘形成に関与するのはどれか。
1. 外套細胞　　2. 神経細胞
3. 神経膠細胞　4. シュワン細胞

問26 血液脳関門の形成に関与するのはどれか。
1. 上衣細胞　　2. 希突起膠細胞
3. 星状膠細胞　4. 小膠細胞

問27 頚部と胸部との境界線に関与しないのはどれ

か。
1. 胸骨上縁　2. 鎖骨上縁
3. 肩峰　　　4. 第7頸椎椎体

2. 運動器
1 骨
問1　内頭蓋底を構成する骨はどれか。
1. 頭頂骨　2. 前頭骨
3. 頬骨　　4. 上顎骨

問2　外頭蓋底を構成しない骨はどれか。
1. 前頭骨　2. 側頭骨
3. 後頭骨　4. 蝶形骨

問3　頭蓋骨について誤っている組合せはどれか。
1. 蝶形骨・・卵円孔
2. 側頭骨・・頸動脈管
3. 後頭骨・・舌下神経管
4. 下顎骨・・口蓋突起

問4　頭蓋の骨とその穴との組合せで誤っているのはどれか。
1. 上顎骨・・眼窩下孔
2. 蝶形骨・・正円孔
3. 側頭骨・・卵円孔
4. 後頭骨・・舌下神経管

問5　側頭骨に属さないのはどれか。
1. 頸動脈管　2. 正円孔
3. 鼓室　　　4. 顔面神経管

問6　頸静脈孔を通るのはどれか。
1. 迷走神経　2. 内耳神経
3. 顔面神経　4. 舌下神経

問7　頸静脈孔を通らないのはどれか。
1. 顔面神経　2. 舌咽神経
3. 迷走神経　4. 副神経

問8　下顎骨にみられないのはどれか。
1. 下顎角　2. 下顎頸
3. 下顎窩　4. 下顎枝

問9　最も大きい椎体をもつ椎骨はどれか。
1. 第3頸椎　2. 第7頸椎
3. 第12胸椎　4. 第5腰椎

問10　第3胸椎には関節面がいくつあるか。
1. 4　2. 6　3. 8　4. 10

問11　胸椎にみられないのはどれか。
1. 前結節　2. 棘突起
3. 関節突起　4. 椎孔

問12　胸腔の構成に関与しないのはどれか。
1. 胸椎　　2. 胸骨
3. 臓側胸膜　4. 横隔膜

問13　遠位列手根骨はどれか。
1. 有頭骨　2. 舟状骨
3. 三角骨　4. 月状骨

問14　骨とその部位との組合せで誤っているのはどれか。
1. 仙骨・・・岬角
2. 大腿骨・・殿筋粗面
3. 腰椎・・・肋骨突起
4. 下顎骨・・下顎窩

問15　誤っている記述はどれか。
1. 輪状軟骨は第6頸椎の高さにある。
2. 胸骨角の部位に第3肋骨が付く。
3. 胸郭の下縁を通る水平面には第2-3腰椎間の椎間板がある。
4. ヤコビー線は第4-5腰椎の棘突起間を通る。

2 筋
問1　四肢の筋において停止腱内に種子骨があるのはどれか。
1. 上腕二頭筋　2. 上腕三頭筋
3. 大腿四頭筋　4. 下腿三頭筋

問2　横隔膜について誤っている記述はどれか。
1. 停止部は腱中心である。
2. 上面には肝臓が接する。
3. 大動脈裂孔には胸管が通る。
4. 頸神経叢の枝で支配される。

問3　脊柱起立筋でないのはどれか。
1. 多裂筋　2. 最長筋
3. 腸肋筋　4. 棘筋

問4　脊柱起立筋に属さない筋はどれか。
1. 腸肋筋　2. 最長筋
3. 板状筋　4. 棘筋

問5　脊柱起立筋に含まれないのはどれか。
1. 腸肋筋　2. 最長筋
3. 棘筋　　4. 板状筋

問6　正中仙骨稜から起始する筋はどれか。
1. 僧帽筋　2. 広背筋
3. 腰方形筋　4. 大腰筋

問7　肩甲骨上角に付着するのはどれか。
1. 板状筋　2. 肩甲挙筋
3. 小菱形筋　4. 大菱形筋

問8　烏口突起に停止する筋はどれか。
1. 小胸筋　2. 三角筋
3. 烏口腕筋　4. 上腕二頭筋短頭

問9　上腕骨の大結節に停止する筋はどれか。
1. 三角筋　2. 棘下筋
3. 大円筋　4. 肩甲下筋

問10　上腕骨の小結節に停止する筋はどれか。
1. 棘上筋　2. 棘下筋
3. 小円筋　4. 肩甲下筋

問11　上腕骨の外側上顆に起始するのはどれか。
1. 円回内筋　2. 尺側手根伸筋

3. 長母指伸筋　　4. 腕橈骨筋

問 12 恥骨に起始しない筋はどれか。
1. 縫工筋　　2. 肛門挙筋
3. 長内転筋　　4. 外閉鎖筋

問 13 大腿骨粗線に停止しない筋はどれか。
1. 薄筋　　2. 長内転筋
3. 短内転筋　　4. 大内転筋

問 14 腓骨に停止する筋はどれか。
1. 縫工筋　　2. 大腿二頭筋
3. 薄筋　　4. 半腱様筋

問 15 筋とその付着部との組合せで正しいのはどれか。
1. 三角筋・・・肩甲棘
2. 円回内筋・・外側上顆
3. 大殿筋・・・大転子
4. 後脛骨筋・・踵骨隆起

問 16 下肢の筋とその起始との組合せで誤っているのはどれか。
1. 膝窩筋・・・大腿骨外側上顆
2. 長指屈筋・・腓骨体前面
3. 縫工筋・・・上前腸骨棘
4. 後脛骨筋・・下腿骨間膜後面

問 17 足の屈筋支帯を通過しない腱はどれか。
1. 長指屈筋腱　　2. 前脛骨筋腱
3. 後脛骨筋腱　　4. 長母指屈筋腱

問 18 腱が足の上伸筋支帯を通るのはどれか。
1. 足底筋　　2. 後脛骨筋
3. 前脛骨筋　　4. ヒラメ筋

問 19 肩関節の外旋筋はどれか。
1. 大胸筋　　2. 広背筋
3. 大円筋　　4. 小円筋

問 20 肩の筋において上腕を外転させるのはどれか。
1. 棘上筋　　2. 棘下筋　　3. 肩甲挙筋　　4. 肩甲下筋

問 21 上腕の内旋運動に対する大胸筋の拮抗筋はどれか。
1. 小胸筋　　2. 大円筋
3. 棘下筋　　4. 肩甲下筋

問 22 手関節の内転に働く筋はどれか。
1. 長掌筋　　2. 浅指屈筋
3. 橈側手根屈筋　　4. 尺側手根屈筋

問 23 橈骨手根関節の内転作用に関与する筋はどれか。
1. 尺側手根伸筋　　2. 橈側手根屈筋
3. 長母指伸筋　　4. 長橈側手根伸筋

問 24 筋と上肢の運動との組合せで誤っているのはどれか。
1. 僧帽筋・・・肩甲角の挙上
2. 前鋸筋・・・肩甲骨を前方へ引く
3. 肩甲下筋・・上腕の外旋

4. 三角筋・・・上腕の外転

問 25 手の第2～4指を外転させるのはどれか。
1. 回外筋　　2. 虫様筋
3. 掌側骨間筋　　4. 背側骨間筋

問 26 筋とその作用との組合せで誤っているのはどれか。
1. 三角筋・・・肩関節の外転
2. 腕橈骨筋・・肘関節の伸展
3. 腸腰筋・・・股関節の屈曲
4. 半腱様筋・・膝関節の屈曲

問 27 筋の作用について誤っているのはどれか。
1. 三角筋前部線維は肩関節を屈曲する。
2. 大内転筋は膝関節を屈曲する。
3. 最長筋は脊柱を後屈する。
4. 大殿筋は股関節を伸展する。

問 28 筋とその作用との組合せで正しいのはどれか。
1. 僧帽筋・・・肩関節の外転
2. 上腕筋・・・前腕の回外
3. 縫工筋・・・股関節の伸展
4. 後脛骨筋・・足関節の屈曲

問 29 筋とその作用との組合せで正しいのはどれか。
1. 烏口腕筋・・前腕の屈曲
2. 長掌筋・・・手の背屈
3. 膝窩筋・・・下腿の内旋
4. 長腓骨筋・・足の内反

問 30 筋とその作用との組合せで誤っているのはどれか。
1. 広背筋・・・肩関節の内転
2. 大殿筋・・・股関節の伸展
3. 長掌筋・・・手関節の屈曲
4. ヒラメ筋・・足関節の背屈

問 31 筋とその支配神経との組合せで正しいのはどれか。
1. 上斜筋・・動眼神経　　2. 側頭筋・・上顎神経
3. 広頚筋・・顔面神経　　4. 舌筋・・・舌咽神経

問 32 閉鎖神経に支配される筋はどれか。
1. 外閉鎖筋　　2. 内閉鎖筋
3. 大腿筋膜張筋　　4. 縫工筋

問 33 股関節の運動とそれに働く筋との組合せで正しいのはどれか。
1. 屈曲・・大腿二頭筋
2. 伸展・・半膜様筋
3. 内旋・・縫工筋
4. 外旋・・大腿筋膜張筋

問 34 股関節の運動で腸腰筋の拮抗筋はどれか。
1. 半膜様筋　　2. 大腿筋膜張筋
3. 大腿直筋　　4. 縫工筋

問 35 足関節の内反に働く筋はどれか。
1. 後脛骨筋　　2. 長指伸筋

3. 第三腓骨筋　　4. 長腓骨筋

3　関節

問1　滑膜性の関節をつくる骨の部位の組合せで正しいのはどれか。
1. 肩峰・・・・上腕骨頭
2. 大菱形骨・・第1中手骨底
3. 寛骨臼・・・大転子
4. 外果・・・・距骨頭

問2　距腿関節の内側を補強するのはどれか。
1. 三角靱帯　　　2. 前距腓靱帯
3. 後距腓靱帯　　4. 踵腓靱帯

問3　ラセン関節はどれか。
1. 腕尺関節　　2. 距腿関節
3. 肩関節　　　4. 仙腸関節

問4　球関節はどれか。
1. 腕橈関節　　2. 指節間関節
3. 膝関節　　　4. 橈骨手根関節

問5　正中環軸関節の運動様式で正しいのはどれか。
1. 頭部の回旋　　2. 頭部の前屈
3. 頚部の後屈　　4. 頚部の側屈

問6　関節の部位と種類との組合せで誤っているのはどれか。
1. 仙腸関節・・・半関節
2. 腕橈関節・・・蝶番関節
3. 下橈尺関節・・車軸関節
4. 肩関節・・・・球関節

問7　関節について誤っている記述はどれか。
1. 肩関節は関節唇を有する。
2. 顎関節は関節円板を有する。
3. 膝関節は関節半月を有する。
4. 下橈尺関節は橈骨輪状靱帯を有する。

問8　靱帯とその関係する関節との組合せで誤っているのはどれか。
1. 黄色靱帯・・・仙腸関節
2. 輪状靱帯・・・上橈尺関節
3. 後十字靱帯・・膝関節
4. 三角靱帯・・・距腿関節

問9　頭頂骨と縫合をつくらないのはどれか。
1. 前頭骨　2. 側頭骨　3. 蝶形骨　4. 頬骨

3.　循環器

問1　心臓の動脈弁はどれか。
1. 二尖弁　2. 三尖弁　3. 僧帽弁　4. 半月弁

問2　心房の内部にみられるのはどれか。
1. 卵円窩　2. 乳頭筋　3. 腱索　4. 肉柱

問3　心臓について誤っている記述はどれか。
1. 線維輪は心房と心室との間にある。
2. 冠状溝は心房と心室との境界にある。
3. 大動脈の起始部は左心房の後方にある。
4. 洞房結節は右心房壁にある。

問4　正しいのはどれか。
1. 冠状動脈は直接、右心房から分岐する。
2. 右心房と右心室との間には二尖弁がある。
3. 心臓の刺激伝導系は特殊心筋により構成される。
4. 心臓は胸膜という二重の膜に包まれている。

問5　心臓の血管系について正しい記述はどれか。
1. 冠状動脈は胸大動脈から分枝する。
2. 左冠状動脈は心臓の前壁を養う。
3. 冠状静脈が分布する。
4. 静脈血は上大静脈へ注ぐ。

問6　冠状静脈洞が注ぐ部位はどれか。
1. 右心房　　2. 左心房
3. 上大静脈　4. 下大静脈

問7　冠状動脈を分枝するのはどれか。
1. 上行大動脈　　2. 大動脈弓
3. 胸大動脈　　　4. 肺動脈

問8　血管について正しい記述はどれか。
1. 動脈の中膜には発達した平滑筋がある。
2. 毛細血管内皮は単層立方上皮である。
3. 下肢の動脈には弁がある。
4. 静脈は動脈に比べて壁が厚い。

問9　血管の構造について正しい記述はどれか。
1. 心臓に近い大血管では弾性線維よりも平滑筋線維が多い。
2. 顔面の静脈は弁が豊富である。
3. 門脈の構造は静脈と同じである。
4. 毛細血管には平滑筋が含まれる。

問10　脳の血管系について正しい記述はどれか。
1. 前大脳動脈は脳底動脈の枝である。
2. 中大脳動脈は椎骨動脈の枝である。
3. 前交通動脈は総頚動脈の枝である。
4. 後交通動脈は内頚動脈の枝である。

問11　外頚動脈の枝でないのはどれか。
1. 眼動脈　　2. 顔面動脈
3. 舌動脈　　4. 顎動脈

問12　内分泌腺で外頚動脈の枝で栄養されるのはどれか。
1. 松果体　　2. 上皮小体
3. 副腎　　　4. 卵巣

問13　鎖骨下動脈で栄養されない器官はどれか。
1. 脳　　　2. 甲状腺
3. 僧帽筋　4. 心臓

問14　肺の栄養動脈を分枝するのはどれか。
1. 肺動脈　　2. 胸大動脈
3. 総頚動脈　4. 腋窩動脈

問15　胸腹部の動脈について正しい記述はどれか。
1. 気管支動脈は上行大動脈から分枝する。

2. 腹腔動脈は回腸に分布する。
3. 上腸間膜動脈は直腸に分布する。
4. 卵巣動脈は腹大動脈から分枝する。

問16　腹大動脈の枝のうち対をなすのはどれか。
1. 上腸間膜動脈　　2. 下腸間膜動脈
3. 腹腔動脈　　　　4. 腎動脈

問17　腹腔動脈の枝でないのはどれか。
1. 下腸間膜動脈　　2. 脾動脈
3. 固有肝動脈　　　4. 右胃動脈

問18　十二指腸を栄養する動脈はどれか。
1. 上腸間膜動脈　　2. 脾動脈
3. 下腸間膜動脈　　4. 総腸骨動脈

問19　骨盤内臓器を栄養するのはどれか。
1. 上腸間膜動脈　　2. 下腸間膜動脈
3. 外腸骨動脈　　　4. 内腸骨動脈

問20　大腿動脈について誤っている記述はどれか。
1. 外腸骨動脈の続きである。
2. 鼠径靱帯の下をくぐり、大腿の前面に出る。
3. 坐骨神経に伴い大腿後面を下行する。
4. 内転筋裂孔を出て膝窩動脈に続く。

問21　下肢の動脈で拍動を触れるのはどれか。
1. 前脛骨動脈　　　2. 後脛骨動脈
3. 内側足底動脈　　4. 外側足底動脈

問22　下肢の動脈について誤っている記述はどれか。
1. 貫通動脈は大腿深動脈から分岐する。
2. 大腿動脈は大腿三角を通る。
3. 前脛骨動脈は膝窩動脈から分岐する。
4. 足背動脈は後脛骨動脈の延長である。

問23　足底の大部分に血液を送るのはどれか。
1. 前脛骨動脈　　2. 後脛骨動脈
3. 腓骨動脈　　　4. 腓腹動脈

問24　下肢の動脈について正しい記述はどれか。
1. 大腿動脈は鼠径靱帯の上を通る。
2. 膝窩動脈は総腓骨神経と伴行する。
3. 前脛骨動脈は足根管を通過する。
4. 後脛骨動脈は足底動脈弓を形成する。

問25　正しいのはどれか。
1. 顔面動脈の拍動は下顎の下縁で触れる。
2. 総頚動脈の拍動は顎下三角の部位で触れる。
3. 上腸間膜静脈は下大静脈に開口する。
4. 脳底動脈は左右の内頚動脈が合流したものである。

問26　動脈と分布域との組合せで誤っているのはどれか。
1. 気管支動脈・・・肺臓
2. 腹腔動脈・・・・脾臓
3. 上腸間膜動脈・・空腸
4. 下腸間膜動脈・・上行結腸

問27　動脈とその分布域との組合せで正しいのはどれか。

1. 腹腔動脈・・・・胃
2. 上腸間膜動脈・・直腸
3. 腎動脈・・・・・精巣
4. 下腸間膜動脈・・卵巣

問28　正しいのはどれか。
1. 手首の母指側で拍動を触れる動脈は尺骨動脈である。
2. 左右の総頚動脈はともに大動脈弓の直接の枝である。
3. 側頭部で拍動を触れる浅側頭動脈は外頚動脈の枝である。
4. 副腎静脈は門脈に開口する。

問29　静脈が門脈系に注ぐ臓器はどれか。
1. 脾臓　2. 腎臓　3. 副腎　4. 子宮

問30　門脈の構成に関与する静脈はどれか。
1. 脾静脈　　　2. 肝静脈
3. 奇静脈　　　4. 腎静脈

問31　門脈の形成にかかわらないのはどれか。
1. 奇静脈　　　　2. 脾静脈
3. 上腸間膜動脈　4. 下腸間膜動脈

問32　門脈系について下大静脈との側副循環路となるのはどれか。
1. 膀胱静脈叢　　2. 前立腺静脈叢
3. 子宮静脈叢　　4. 直腸静脈叢

問33　脾臓に血液を送る動脈はどれか。
1. 腹腔動脈　　　　2. 上腸間膜動脈
3. 下腸間膜動脈　　4. 腰動脈

問34　脾臓について正しい記述はどれか。
1. 右上腹部にある。
2. 肝臓の次に大きな臓器である。
3. 血小板を産生する。
4. 古い赤血球を破壊する。

問35　脾臓について誤っている記述はどれか。
1. 腹腔の左上部で横隔膜に接する。
2. 内部は皮質と髄質とに分けられる。
3. 集められた血液は門脈に流入する。
4. 古い赤血球を処理する。

問36　リンパ系について正しい記述はどれか。
1. 舌扁桃は舌尖にある。
2. 輸入リンパ管はリンパ節の門を通る。
3. 脾洞は血液で満たされる。
4. 胸腺は思春期以後発達する。

問37　リンパ小節をもたないのはどれか。
1. 扁桃　　　　2. 脾臓
3. パイエル板　4. 胸腺

問38　胸管について誤っている記述はどれか。
1. 腰リンパ本幹と腸リンパ本幹の合流により形成される。
2. 横隔膜の大静脈孔を通過する。

3. 左の内頚静脈と鎖骨下静脈の合流部に注ぐ。
4. 右上半身を除く全身のリンパを集める。

問39　胎児の臍静脈は生後どれに変化するか。
1. 索状の結合組織　　2. 肝静脈
3. 脂肪組織　　　　　4. 鼠径靱帯の一部

問40　胎児の血液循環について誤っている記述はどれか。
1. 臍動脈は2本である。
2. 動脈管は肺動脈と上行大動脈を結ぶ。
3. 静脈管は門脈と下大静脈を結ぶ。
4. 卵円孔は心房中隔にある。

4. 内臓

問1　胸部の器官について後縦隔にあるのはどれか。
1. 胸腺　　2. 食道
3. 心臓　　4. 大動脈弓

1 呼吸器

問1　鼻腔について誤っている記述はどれか。
1. 鼻甲介によって左右に分けられる。
2. 副鼻腔は鼻道と交通する。
3. 下鼻道に鼻涙管が開口する。
4. 口蓋で口腔と境される。

問2　鼻腔について誤っている記述はどれか。
1. 鼻中隔の両面は鼻粘膜に覆われる。
2. 中鼻道は中鼻甲介の上方にある。
3. 鼻腔の下壁は口蓋である。
4. 後鼻孔は咽頭に開口する。

問3　上顎洞が開口する部位はどれか。
1. 総鼻道　　2. 上鼻道
3. 中鼻道　　4. 下鼻道

問4　下鼻道に開口するのはどれか。
1. 上顎洞　　2. 篩骨洞
3. 鼻涙管　　4. 耳管

問5　下鼻道に開口するのはどれか。
1. 耳管　2. 上顎洞　3. 蝶形骨洞　4. 鼻涙管

問6　上気道への開口部について誤っている組合せはどれか。
1. 上顎洞・・中鼻道
2. 前頭洞・・上鼻道
3. 鼻涙管・・下鼻道
4. 耳管・・・咽頭

問7　喉頭を構成する軟骨で対をなすのはどれか。
1. 甲状軟骨　　　2. 披裂軟骨
3. 喉頭蓋軟骨　　4. 輪状軟骨

問8　喉頭について誤っている記述はどれか。
1. 甲状軟骨は輪状軟骨と関節する。
2. 喉頭隆起は甲状軟骨にある。
3. 披裂軟骨は対をなす。
4. 声帯靱帯は輪状軟骨に付く。

問9　声帯について誤っている記述はどれか。
1. 左右の声帯の間を声帯裂という。
2. 声帯と声帯裂とを合せて声門という。
3. 声帯筋は迷走神経により支配される。
4. 声帯は輪状軟骨に付く。

問10　声帯筋が付着するのはどれか。
1. 気管軟骨　　2. 喉頭蓋軟骨
3. 輪状軟骨　　4. 披裂軟骨

問11　気管について正しい記述はどれか。
1. 後壁は脊柱に接している。
2. 前方を大動脈弓が横切る。
3. 気管筋は骨格筋である。
4. 粘膜上皮は重層扁平上皮である。

問12　気管について誤っている記述はどれか。
1. 喉頭の下方に続く。
2. 食道の後方に位置する。
3. 内面は粘膜で覆われる。
4. 気管軟骨は馬蹄形をしている。

問13　肺について正しい記述はどれか。
1. 右2葉、左3葉からなる。
2. 胸膜腔は滑液で満たされる。
3. 臓側胸膜は肺尖で壁側胸膜に移行する。
4. 肺門は縦隔に面する。

問14　肺について誤っている記述はどれか。
1. 右肺には水平裂がみられる。
2. 肺の表面は臓側胸膜で包まれる。
3. 胸膜腔は滑液で満たされる。
4. 肺尖は鎖骨上方へ突出する。

問15　左右の肺について正しい記述はどれか。
1. 左が右より容積が大きい。
2. 左には水平裂がある。
3. 右には心切痕がある。
4. 右は上大静脈に接する。

問16　肺について誤っている記述はどれか。
1. 左肺は2葉に分かれる。
2. 表面は臓側胸膜で覆われる。
3. 肺静脈は右心房に入る。
4. ガス交換は肺胞壁において行われる。

問17　呼吸器について正しい記述はどれか。
1. 上顎洞は上鼻道に開口する。
2. 声帯筋は平滑筋である。
3. 気管膜性部は食道に接する。
4. 左肺には水平裂がみられる。

2 消化器

問1　導管が口腔前庭に開口するのはどれか。
1. 耳下腺　2. 舌下腺　3. 舌腺　4. 顎下腺

問2　口腔内器官で誤っている記述はどれか。

1. 顎下腺管は口腔前庭に開口する。
2. 口腔粘膜上皮は重層扁平上皮である。
3. 小臼歯は乳臼歯に代わって生える。
4. 舌扁桃は分界溝の後方にある。

問3 舌について誤っている記述はどれか。
1. 糸状乳頭の上皮は角化する。
2. 舌根は咽頭の前壁の一部である。
3. 内舌筋の支配神経は舌咽神経である。
4. 舌扁桃は分界溝より後方にある。

問4 舌の分界溝の前に一列に並ぶのはどれか。
1. 糸状乳頭　　2. 茸状乳頭
3. 有郭乳頭　　4. 葉状乳頭

問5 唾液腺について誤っている記述はどれか。
1. 耳下腺は顔面神経に貫かれる。
2. 耳下腺管は口腔前庭に開口する。
3. 舌下腺管は口腔底に開口する。
4. 顎下腺の分泌には舌咽神経が関与する。

問6 咽頭について誤っている記述はどれか。
1. 咽頭筋は平滑筋からなる。
2. 咽頭扁桃は咽頭上部にある。
3. 後鼻孔で鼻腔とつながる。
4. 脊柱の直前に位置する。

問7 胃について正しい記述はどれか。
1. 胃体の上方への膨隆部を胃底という。
2. 大弯から小網が垂れ下がる。
3. 噴門には発達した弁がある。
4. 胃体部粘膜には輪状ヒダがある。

問8 胃について正しい記述はどれか。
1. ガストリン分泌細胞は噴門に分布する。
2. 角切痕は小弯の一部にみられる。
3. 胃底腺の主細胞は塩酸を分泌する。
4. 幽門は第11胸椎の高さにある。

問9 十二指腸について誤っているのはどれか。
1. 膵頭をC字状に囲む。
2. 回腸に移行する。
3. 下行部に総胆管が開く。
4. 腹膜後器官である。

問10 腸管とその構造との組合せで正しいのはどれか。
1. 十二指腸‥腸間膜　　2. 空腸‥腸腺
3. 回腸‥腹膜垂　　4. 横行結腸‥腸絨毛

問11 小腸について正しい記述はどれか。
1. 十二指腸の長さは約12cmである。
2. 総胆管が空腸に開口する。
3. 集合リンパ節（パイエル板）は回腸下部に多い。
4. 虫垂は小腸に属する。

問12 小腸について誤っている記述はどれか。
1. 空腸は腸間膜をもつ。
2. 粘膜に半月ヒダがある。
3. 腸腺は絨毛の根元に開口する。
4. 二層の筋層からなる。

問13 小腸にみられないのはどれか。
1. 腸絨毛　　2. 腹膜垂
3. 孤立リンパ小節　　4. 輪状ヒダ

問14 パイエル板（集合リンパ小節）があるのはどれか。
1. 胃　2. 十二指腸　3. 回腸　4. 虫垂

問15 大腸について正しい記述はどれか。
1. 小腸と同じ長さである。
2. 輪状ヒダがある。
3. 直腸は腸間膜をもつ。
4. 盲腸から虫垂が突出する。

問16 虫垂について正しい記述はどれか。
1. リンパ小節が多い。
2. 腸絨毛が発達している。
3. 筋層を有しない。
4. 腸腺を有しない。

問17 肝臓について正しい記述はどれか。
1. 全面を腹膜で包まれる。
2. 右葉と左葉とは同じ大きさである。
3. 栄養血管は門脈である。
4. 肝静脈は直接下大静脈に注ぐ。

問18 肝臓について正しい記述はどれか。
1. 肝静脈は肝門から出る。
2. 肝鎌状間膜は方形葉の右側に位置する。
3. 胎生期の静脈管は臍静脈血を下大静脈に導く。
4. 中心静脈は小葉間静脈へ注ぐ。

問19 肝臓の血管系について正しい記述はどれか。
1. 門脈には動脈血が流れる。
2. 洞様毛細血管（類洞）は中心静脈へ注ぐ。
3. 中心静脈は小葉間静脈へ注ぐ。
4. 肝静脈は肝門を通る。

問20 胆汁の流れが一方向でないのはどれか。
1. 小葉間胆管　　2. 肝管
3. 胆のう管　　4. 総胆管

問21 胆汁の流路で誤っている記述はどれか。
1. 肝管は肝門を通る。
2. 肝管と胆嚢管とが合流して総胆管となる。
3. 総胆管は胃の前を通る。
4. 総胆管は十二指腸に開口する。

問22 膵臓について正しい記述はどれか。
1. 後腹膜器官である。
2. 膵尾は十二指腸に付着する。
3. 肝臓の下面に隣接する。
4. 膵管は幽門に開口する。

問23 膵臓について誤っている記述はどれか。
1. 膵管は十二指腸に開口する。
2. 膵臓全体が腹膜に覆われる。

3. 外分泌部は消化酵素を分泌する。
4. 膵島はホルモンを分泌する。

問24 膵臓について誤っているのはどれか。
1. 内分泌腺の膵島は頭部に多い。
2. 腹膜後器官である。
3. 脾動脈の枝が分布する。
4. 膵管は膵臓の中を通る。

問25 正しい記述はどれか。
1. 大腸には内腔に輪状ヒダがある。
2. 腹膜垂は小腸にみられる。
3. 門脈は肝門に入る。
4. 胃の角切痕は大弯にある。

問26 正しいのはどれか。
1. 胆汁は胆のうで産生される。
2. グリソン鞘には動脈・静脈・胆管の三つ組がみられる。
3. 膵管は肝管と合流し大十二指腸乳頭に開口する。
4. 肝静脈は上大静脈に開口する。

3　泌尿器

問1 泌尿器系について誤っている記述はどれか。
1. 腎小体は糸球体とボーマン嚢からなる。
2. 腎乳頭は髄質にある。
3. 膀胱は恥骨結合のすぐ後方にある。
4. 尿道は膀胱の後壁から始まる。

問2 尿が流れる方向について正しいのはどれか。
1. 尿細管から集合管へ
2. 腎盂から腎杯へ
3. 尿道から膀胱へ
4. 膀胱から尿管へ

問3 腎臓について正しい記述はどれか。
1. 弓状動脈は皮質と髄質との間を走る。
2. 遠位尿細管は腎杯に注ぐ。
3. 集合管はネフロンに含まれる。
4. ボーマン嚢は結合組織からなる。

問4 腎臓について誤っている記述はどれか。
1. 右腎は左腎より低位にある。
2. 糸球体と尿細管とを合わせてネフロンと呼ぶ。
3. ボーマン嚢の一端から遠位尿細管が始まる。
4. 後腹膜器官である。

問5 腎臓について誤っている記述はどれか。
1. 腎小体は皮質に存在する。
2. 近位尿細管はボーマン嚢に起始する。
3. ヘンレループは髄質に存在する。
4. 集合管の粘膜上皮は移行上皮である。

問6 ネフロン（腎単位）について誤っているのはどれか。
1. 糸球体は毛細血管で形成される。
2. ボーマン嚢は糸球体を包んでいる。

3. 遠位尿細管はボーマン嚢の尿管極から始まる。
4. 緻密斑は遠位尿細管の一部に形成される。

問7 腎小体について誤っている記述はどれか。
1. 腎臓の皮質に存在する。
2. 糸球体に出入りする血管は動脈である。
3. 腎小体の一端から尿管が続く。
4. ネフロンを構成する。

問8 腎小体について誤っているのはどれか。
1. 腎臓の皮質に存在する。
2. 糸球体とボーマン嚢からなる。
3. 尿細管とあわせてネフロンと呼ぶ。
4. 血管極から輸出細静脈が出る。

問9 尿管について誤っている記述はどれか。
1. 腎門に起始する。
2. 膀胱後下面に開口する。
3. 総腸骨動脈と交叉する。
4. 腹膜に包まれる。

問10 膀胱について誤っている記述はどれか。
1. 恥骨結合の後方に位置する。
2. 男女共に後方には直腸が接する。
3. 膀胱の筋は自律神経に支配される。
4. 尿管口は膀胱三角の頂点をなす。

問11 女性の膀胱について誤っているのはどれか。
1. 小骨盤腔に位置する。
2. 内面は移行上皮で覆われる。
3. 直腸と子宮との間に位置する。
4. 底部に尿管が開く。

問12 尿道について誤っている記述はどれか。
1. 男性尿道は前立腺を貫く。
2. 尿道括約筋は横紋筋である。
3. 男の外尿道口は陰茎亀頭にある。
4. 女性尿道は膣の後壁に接する。

問13 尿道について誤っている記述はどれか。
1. 女性の尿道は膣前庭に開口する。
2. 男性の尿道は尿道海綿体の中を走る。
3. 尿道上皮は粘膜上皮である。
4. 尿道括約筋は平滑筋である。

問14 尿道について誤っている記述はどれか。
1. 内尿道口に始まる。
2. 陰茎海綿体内を貫く。
3. 女性のほうが短い。
4. 尿道括約筋は横紋筋である。

問15 泌尿器について誤っている記述はどれか。
1. 腎乳頭と腎葉の数は同一である。
2. 腎杯は腎乳頭を包む。
3. 尿管は膀胱の後壁を貫く。
4. 男性の尿道は前立腺の後ろを通る。

4 生殖器

問1 男性生殖器について誤っている記述はどれか。
1. 精索は鼠径靱帯の上を通る。
2. 陰嚢の正中部には縫線がみられる。
3. 精管は膀胱に開口する。
4. 尿道球腺は左右1対ある。

問2 精子を産生する部位はどれか。
1. 曲精細管　2. 精巣網　3. 精巣上体　4. 精管

問3 精巣で男性ホルモンを分泌する細胞はどれか。
1. ライディヒの間細胞
2. セルトリ細胞
3. 精子細胞
4. 精母細胞

問4 前立腺について誤っている記述はどれか。
1. 膀胱の下に位置する。
2. 腹膜に覆われている。
3. 導管は尿道に開口する。
4. 腺組織の間に平滑筋が含まれる。

問5 前立腺の開口部があるのはどれか。
1. 尿管　2. 膀胱　3. 尿道　4. 精管

問6 女性生殖器について誤っている記述はどれか。
1. 卵巣は腹膜に包まれている。
2. 卵管は腹膜腔に開口する。
3. 子宮内膜は粘膜で構成される。
4. 腟口は外尿道口の前方にある。

問7 卵胞について正しい記述はどれか。
1. 排卵後閉鎖卵胞となる。
2. 卵巣の皮質に存在する。
3. 成熟卵胞の径は約2cmに達する。
4. 思春期に初めて出現する。

問8 卵管について誤っている記述はどれか。
1. 子宮広間膜の上縁に沿って走る。
2. 外側端で内腔は腹腔に開く。
3. 膨大部で受精が行われる。
4. 上皮は重層扁平上皮である。

問9 卵管上皮はどれか。
1. 線毛上皮　　　2. 移行上皮
3. 単層立方上皮　4. 単層扁平上皮

問10 子宮に直接つながっていないのはどれか。
1. 卵巣　2. 子宮広間膜　3. 子宮円索　4. 卵管

問11 子宮について正しい記述はどれか。
1. 膀胱の後方に位置する。
2. 子宮底で腟につながる。
3. 子宮頚管は卵管につながる。
4. 子宮筋層は横紋筋からなる。

問12 子宮について誤っている記述はどれか。
1. 子宮底は腟につながる。
2. 表面は腹膜で覆われる。
3. 内膜は粘膜である。
4. 筋層は平滑筋である。

問13 正常妊娠に際して胎盤が形成される子宮の部位はどれか。
1. 子宮底部　　2. 子宮体部
3. 子宮頚部　　4. 子宮腟部

問14 胎盤において胎児の血液と母体の血液との間で物質交換が行われるのはどれか。
1. 臍帯　2. 羊膜　3. 絨毛　4. 脱落膜

問15 正しいのはどれか。
1. 尿道球腺は腟前庭に開口する。
2. 陰茎には1対の陰茎海綿体がみられる。
3. 腟壁にはよく発達した粘液腺が分布している。
4. 前立腺は男女ともに尿道起始部にみられる。

問16 誤っているのはどれか。
1. 精巣は後腹壁で形成され、陰嚢中へ下降する。
2. 卵管の自由端は腹膜腔に開口している。
3. 精巣挙筋は内腹斜筋の続きである。
4. 卵巣動脈は内腸骨動脈から分岐する。

問17 生殖器について誤っている記述はどれか。
1. 精巣は陰のう中に位置する。
2. 卵巣は骨盤腔に位置する。
3. 精索は精のうを支持する。
4. 子宮円索は子宮を支持する。

問18 鼠径管を通らないのはどれか。
1. 精管　　　2. 精巣動脈
3. 卵巣動脈　4. 子宮円索

問19 成人において内腔が腹膜腔に直接開口しているのはどれか。
1. 精管　2. 精巣鞘膜腔　3. 卵管　4. 子宮

5 内分泌

問1 下垂体について誤っている記述はどれか。
1. トルコ鞍の中に位置する。
2. 腺性下垂体と神経性下垂体からなる。
3. 前葉には下垂体門脈系の血液が注ぐ。
4. 後葉には後葉ホルモン産生細胞がある。

問2 下垂体について正しいのはどれか。
1. 間脳の背側に位置する。
2. 血管の分布は乏しい。
3. 皮質と髄質に分かれる。
4. 下垂体柄で視床下部に連なる。

問3 下垂体について正しい記述はどれか。
1. 視神経交叉の前方に位置する。
2. 下垂体門脈は視床下部と前葉とを連絡する。
3. 後葉には多数の有髄神経線維がみられる。
4. 中間葉は前葉と間脳との間に位置する。

問4 松果体について誤っている記述はどれか。
1. 間脳の背面にある。
2. 神経組織よりなる。
3. 上皮細胞の集まりである。

4. メラトニンを分泌する。
問5　甲状腺について正しい記述はどれか。
1. 甲状軟骨の上方に位置する。
2. 前面に上皮小体がみられる。
3. 多数の濾胞がある。
4. 導管を有する。
問6　甲状腺について誤っている記述はどれか。
1. 後面には上皮小体が付着する。
2. 甲状軟骨に包まれている。
3. 濾胞構造が発達している。
4. サイロキシンを分泌する。
問7　正しいのはどれか。
1. 下垂体は篩骨のトルコ鞍の下垂体窩に位置する。
2. 松果体は間脳下部に位置する。
3. 副腎は腎臓の上部に位置する。
4. 上皮小体は甲状腺の前面に位置する。
問8　内分泌腺について誤っている記述はどれか。
1. 下垂体前葉は神経組織で構成される。
2. 甲状腺は多数の濾胞で構成される。
3. 副腎は皮質と髄質とに分けられる。
4. ランゲルハンス島は膵臓内に分布する。
問9　内分泌腺について誤っている記述はどれか。
1. 下垂体前葉は神経性下垂体と呼ばれる。
2. 上皮小体は甲状腺の背面にある。
3. 副腎髄質は外胚葉に由来する。
4. 膵臓の内分泌細胞で一番多いのはβ細胞である。
問10　内分泌腺について誤っている記述はどれか。
1. 松果体は神経組織から構成される。
2. 甲状腺の傍濾胞細胞からカルシトニンが分泌される。
3. 下垂体には門脈系が形成される。
4. 副腎皮質の細胞はクロム親和細胞と呼ばれる。
問11　内分泌系について正しい記述はどれか。
1. アドレナリンは副腎皮質から分泌される。
2. 上皮小体は甲状腺の前面にある。
3. 下垂体の後葉は神経性下垂体とも呼ばれる。
4. 男性ホルモンは前立腺から分泌される。
問12　内分泌腺で外頚動脈の枝で栄養されるのはどれか。
1. 松果体　2. 上皮小体
3. 副腎　　4. 卵巣
問13　門脈系がみられる内分泌腺はどれか。
1. 松果体　2. 下垂体　3. 甲状腺　4. 副腎

5. 神経系
1 中枢神経
問1　中枢神経系について正しい記述はどれか。
1. 神経線維の集まっているところを白質という。
2. 神経膠細胞の数は神経細胞とほぼ等しい。
3. 星状膠細胞は血球に由来する。
4. シュワン細胞が髄鞘形成にあたる。
問2　誤っている組合せはどれか。
1. 錐体路・・・・内包
2. 嗅球・・・・・大脳辺縁系
3. 脊髄視床路・・後索核
4. 視索・・・・・外側膝状体
問3　脳について誤っている記述はどれか。
1. 大脳は2つの半球に分かれる。
2. 間脳には視床下部がある。
3. 脳室は脊髄中心管とつながる。
4. 小脳は脳幹に属する。
問4　大脳について正しい記述はどれか。
1. 嗅球は大脳辺縁系の一部をなす。
2. 尾状核は知覚核の一つである。
3. 視床は白質である。
4. 中心溝は頭頂葉と後頭葉とを分ける。
問5　脳の部位と神経核との組合せで正しいのはどれか。
1. 大脳半球・・黒質　　2. 間脳・・赤核
3. 中脳・・扁桃体　　4. 小脳・・歯状核
問6　脳幹に属さないのはどれか。
1. 中脳　2. 小脳　3. 橋　4. 延髄
問7　橋に存在する核はどれか。
1. 動眼神経核　2. 滑車神経核
3. 外転神経核　4. 舌下神経核
問8　中脳にみられるのはどれか。
1. 視床　2. 被蓋　3. 脳弓　4. 脳梁
問9　中脳から出ている脳神経はどれか。
1. 動眼神経　　2. 顔面神経
3. 内耳神経　　4. 三叉神経
問10　ヒトの脳で最も表面積が大きいのはどれか。
1. 側頭葉　2. 前頭葉　3. 頭頂葉　4. 後頭葉
問11　小脳について正しい記述はどれか。
1. 小脳は間脳の背面にある。
2. 小脳皮質は白質である。
3. 小脳核は髄質にある。
4. 下小脳脚は中脳と連絡する。
問12　脳室系について正しい記述はどれか。
1. 側脳室は視床の間にある。
2. 第3脳室は中脳にある。
3. 脳脊髄液は脈絡叢で産生される。
4. 脳室は硬膜下腔に通じる。
問13　脳室系について誤っている記述はどれか。
1. 室間孔は第3脳室と第4脳室との間にある。
2. 側脳室は大脳半球内にある。
3. 第3脳室は間脳の中にある。
4. 第4脳室はクモ膜下腔に通じている。
問14　脳室系について誤っている記述はどれか。

1. 側脳室は大脳半球の深部にある。
2. 脈絡叢は脳脊髄液を分泌する。
3. 第3脳室はクモ膜下腔と交通する。
4. 脳脊髄液はクモ膜顆粒から吸収される。

問15 脳室系に含まれないのはどれか。
1. 中心管　　2. 室間孔
3. 中脳水道　4. クモ膜下腔

問16 室間孔はどこにあるか。
1. 側脳室と第3脳室との間
2. 第3脳室と中脳水道との間
3. 中脳水道と第4脳室との間
4. 第3脳室と第4脳室との間

問17 脳の血管系について正しい記述はどれか。
1. 前大脳動脈は脳底動脈の枝である。
2. 中大脳動脈は椎骨動脈の枝である。
3. 前交通動脈は総頚動脈の枝である。
4. 後交通動脈は内頚動脈の枝である。

問18 左右の大脳半球を結ぶ線維はどれか。
1. 投射線維　2. 弓状線維
3. 交連線維　4. 連合線維

問19 交連線維はどれか。
1. 大脳脚　2. 脳梁　3. 視放線　4. 内包

問20 大脳内にみられないのはどれか。
1. 連合線維　2. 交連線維
3. 投射線維　4. 節後線維

問21 錐体路を構成しないのはどれか。
1. 中心前回　2. 内包
3. 大脳脚　　4. 脊髄後索

問22 錐体路に関係しているのはどれか。
1. 大脳脚　　2. 脳梁
3. レンズ核　4. 脊髄後索

問23 感覚の伝導路を構成するのはどれか。
1. 大脳脚　　2. 中小脳脚
3. 内側毛帯　4. 延髄錐体

問24 求心性伝導路に含まれないのはどれか。
1. 脊髄網様体路　　2. 外側脊髄視床路
3. 皮質延髄路　　　4. 後索路

問25 感覚性伝導路と中継核との組合せで誤っているのはどれか。
1. 視覚・・・・内側膝状体
2. 平衡覚・・・前庭神経核
3. 味覚・・・・孤束核
4. 体性感覚・・視床

問26 感覚伝導路と中継核との組合せで誤っているのはどれか。
1. 視覚伝導路・・・・外側膝状体
2. 味覚伝導路・・・・孤束核
3. 平衡覚伝導路・・・蝸牛神経核
4. 深部知覚伝導路・・後索核

問27 感覚伝導路と中継核との組合せで正しいのはどれか。
1. 聴覚伝導路・・・内側膝状体
2. 視覚伝導路・・・下丘
3. 味覚伝導路・・・赤核
4. 平衡覚伝導路・・蝸牛神経核

問28 示指背側面からの痛覚伝導路で誤っている部位はどれか。
1. 尺骨神経　2. 頚髄後角　3. 視床　4. 内包

問29 誤っているのはどれか。
1. 末梢有髄神経の髄鞘はシュワン細胞が形成する。
2. 脳脊髄膜は硬膜、クモ膜、軟膜の三層の膜からなる。
3. 脊髄神経節は前根に属する。
4. 脊髄神経はすべて混合神経である。

2　末梢神経

問1 脳神経と通路との組合せで誤っているのはどれか。
1. 視神経・・・視神経管
2. 動眼神経・・上眼窩裂
3. 滑車神経・・卵円孔
4. 上顎神経・・正円孔

問2 脳神経において正円孔を通るのはどれか。
1. 視神経　2. 眼神経　3. 上顎神経　4. 外転神経

問3 脳神経について誤っている記述はどれか。
1. 喉頭は迷走神経に支配される。
2. 鼓索神経は顔面神経の枝である。
3. 舌神経は下顎神経の枝である。
4. 側頭筋は上顎神経に支配される。

問4 脳神経とその分布領域との組合せで正しいのはどれか。
1. 動眼神経・・外側直筋　2. 眼神経・・・網膜
3. 鼓索神経・・舌　　　　4. 迷走神経・・耳下腺

問5 瞳孔括約筋を支配する脳神経はどれか。
1. 視神経　　2. 動眼神経
3. 滑車神経　4. 外転神経

問6 毛様体筋を支配するのはどれか。
1. 動眼神経　2. 滑車神経
3. 外転神経　4. 顔面神経

問7 滑車神経によって支配される筋はどれか。
1. 内側直筋　2. 下斜筋
3. 下直筋　　4. 上斜筋

問8 外眼筋と支配神経との組合せで正しいのはどれか。
1. 上斜筋・外転神経　　2. 外側直筋・滑車神経
3. 上直筋・動眼神経　　4. 下直筋・三叉神経

問9 顔面神経の分布部位でないのはどれか。
1. 表情筋　2. 舌粘膜　3. 涙腺　4. 角膜

問10 頭部において迷走神経が分布するのはどれか。
1. 耳下腺　2. 外耳道　3. 鼓室　4. 鼓膜張筋

問11　神経叢と分枝する神経との組合せで誤っているのはどれか。
1. 頚神経叢・・・大後頭神経
2. 腕神経叢・・・内側前腕皮神経
3. 腰神経叢・・・外側大腿皮神経
4. 仙骨神経叢・・後大腿皮神経

問12　腰神経叢の枝によって支配される筋はどれか。
1. 梨状筋　　2. 上双子筋
3. 外閉鎖筋　4. 大腿筋膜張筋

問13　腰神経叢の分枝でないのはどれか。
1. 大腿神経　　2. 陰部大腿神経
3. 閉鎖神経　　4. 下殿神経

問14　仙骨神経叢から出るのはどれか。
1. 腸骨下腹神経　　2. 閉鎖神経
3. 陰部神経　　　　4. 大腿神経

問15　筋とその支配神経との組合せで誤っているのはどれか。
1. 口輪筋・・・・下顎神経
2. 胸鎖乳突筋・・副神経
3. 三角筋・・・・腋窩神経
4. 浅指屈筋・・・正中神経

問16　筋と支配神経との組合せで正しいのはどれか。
1. 三角筋・・胸背神経
2. 大円筋・・長胸神経
3. 上腕筋・・筋皮神経
4. 回外筋・・正中神経

問17　上肢の筋と神経との組合せで正しいのはどれか。
1. 烏口腕筋・・・・腋窩神経
2. 浅指屈筋・・・・正中神経
3. 長母指外転筋・・尺骨神経
4. 背側骨間筋・・・橈骨神経

問18　腋窩神経支配の筋はどれか。
1. 棘上筋　2. 棘下筋　3. 大円筋　4. 小円筋

問19　上腕動脈に沿って肘窩まで走行する神経はどれか。
1. 筋皮神経　　2. 尺骨神経
3. 正中神経　　4. 橈骨神経

問20　上肢の筋において橈骨神経によって貫かれるのはどれか。
1. 烏口腕筋　　2. 円回内筋
3. 回外筋　　　4. 腕橈骨筋

問21　尺骨神経に支配されている筋はどれか。
1. 母指内転筋　　2. 母指対立筋
3. 示指伸筋　　　4. 短母指伸筋

問22　浅指屈筋を支配する神経はどれか。
1. 尺骨神経　　2. 正中神経
3. 橈骨神経　　4. 筋皮神経

問23　筋と支配神経との組合せで誤っているのはどれか。
1. 大殿筋・・・・上殿神経
2. 大腿四頭筋・・大腿神経
3. 長内転筋・・・閉鎖神経
4. 大腿二頭筋・・坐骨神経

問24　大腿神経が支配する筋はどれか。
1. 縫工筋　2. 薄筋　3. 大腿二頭筋　4. 梨状筋

問25　筋とその支配神経との組合せで正しいのはどれか。
1. 大腿四頭筋・・脛骨神経
2. 長内転筋・・・閉鎖神経
3. 長腓骨筋・・・深腓骨神経
4. 前脛骨筋・・・浅脛骨神経

問26　坐骨神経の枝とその支配筋との組合せで誤っているのはどれか。
1. 腓腹神経・・・・ヒラメ筋
2. 深腓骨神経・・・前脛骨筋
3. 外側足底神経・・母指内転筋
4. 内側足底神経・・母指外転筋

問27　下肢の神経において枝が足背に分布しないのはどれか。
1. 閉鎖神経　　2. 大腿神経
3. 脛骨神経　　4. 総腓骨神経

問28　運動神経で支配される括約筋はどれか。
1. 瞳孔括約筋　　　2. 幽門括約筋
3. オッディ括約筋　4. 外肛門括約筋

問29　神経の経路について誤っているのはどれか。
1. 腋窩神経は上腕骨の外科頚と接する。
2. 橈骨神経は上腕骨幹部の後面と接する。
3. 尺骨神経は上腕骨の外側上顆と接する。
4. 総腓骨神経は腓骨頭と接する。

問30　脊髄神経の走路について正しい記述はどれか。
1. 大腿神経は血管裂孔を通る。
2. 閉鎖神経は筋裂孔を通る。
3. 陰部神経は小坐骨孔を通る。
4. 坐骨神経は梨状筋上孔を通る。

問31　デルマトームについて誤っている組合せはどれか。
1. 頚部・・・第3頚神経
2. 乳房部・・第4胸神経
3. 臍部・・・第1腰神経
4. 後大腿部・第2仙骨神経

問32　自律神経系の特徴について誤っているのはどれか。
1. 中枢から目的の器官までの間に一度はニューロンを交代する。
2. 交感神経幹は椎体の前外側面に沿って位置する。
3. 脳神経に含まれる自律神経は交感神経である。
4. 仙髄に節前ニューロンの細胞体があるのは副交感

神経である。

問33 自律神経系について誤っている記述はどれか。
1. 自律神経の中枢は視床下部にある。
2. 鼓索神経には交感神経線維が含まれる。
3. 交感神経の節前ニューロンは胸髄から上部腰髄にかけて存在する。
4. 骨盤内臓神経は副交感神経である。

問34 神経と神経節との組合せで誤っているのはどれか。
1. 上顎神経・・翼口蓋神経節
2. 動眼神経・・毛様体神経節
3. 顔面神経・・膝神経節
4. 内耳神経・・耳神経節

6. 感覚器

問1 視覚器で正しい記述はどれか。
1. 瞳孔散大筋は副交感神経に支配される。
2. 眼房水は毛様体上皮で分泌される。
3. チン小体は硝子体の中にみられる。
4. 杆状体は視神経乳頭に集中している。

問2 視覚器について誤っている記述はどれか。
1. 網膜中心動脈は視神経の中を通る。
2. 視細胞の外節は網膜色素上皮に接する。
3. 涙腺の導管は上結膜円蓋に開口する。
4. 後眼房は水晶体の後方にある。

問3 視覚器について誤っている記述はどれか。
1. 角膜上皮は重層扁平上皮である。
2. 瞳孔散大筋は横紋筋である。
3. 涙腺は眼球の外側上方にある。
4. 硝子体は水晶体と網膜との間にある。

問4 眼球の構造で神経組織によって形成されているのはどれか。
1. 角膜　2. 網膜　3. 脈絡膜　4. 強膜

問5 眼球について誤っている記述はどれか。
1. 黄斑は結膜の一部である。
2. 視神経乳頭は中心窩の内側寄りにある。
3. 毛様体小帯は水晶体の周囲に付く。
4. 脈絡膜にはメラノサイトが多い。

問6 物を見るときに焦点の合う部位はどれか。
1. 中心窩　　　2. 視神経円板
3. 網膜前方部　4. 脈絡膜

問7 視覚器で外節を有するのはどれか。
1. 水晶体　2. 杆状体　3. 毛様体　4. 硝子体

問8 眼房水を産生するのはどれか。
1. 角膜　2. 毛様体　3. 水晶体　4. 硝子体

問9 平衡・聴覚器について正しい記述はどれか。
1. 鼓室は口腔に開口する。
2. 平衡覚の受容器はコルチ器である。
3. 聴覚受容器には膨大部稜と平衡斑とがある。
4. 内耳神経は蝸牛神経と前庭神経とからなる。

問10 鼓室について誤っている記述はどれか。
1. 耳管を介して咽頭腔と交通する。
2. 3個の小骨がある。
3. リンパ液で満たされる。
4. 鼓膜を介して外耳と連絡する。

問11 コルチ器があるのはどの部位か。
1. 半規管　2. 卵形嚢　3. 球形嚢　4. 蝸牛管

問12 内部に有毛細胞が存在しないのはどれか。
1. 半規管膨大部　　2. 平衡斑
3. ラセン器　　　　4. 鼓室階

問13 平衡斑があるのはどれか。
1. 前庭　2. 蝸牛　3. 鼓室　4. 半規管

問14 平衡斑が存在する部位はどれか。
1. 卵形嚢　2. 蝸牛管　3. 半規管　4. 鼓室

問15 内耳において膨大部稜があるのはどれか。
1. 半規管　2. 球形嚢　3. 卵形嚢　4. 蝸牛

問16 舌について誤っている記述はどれか。
1. 糸状乳頭の上皮は角化する。
2. 舌根は咽頭の前壁の一部である。
3. 内舌筋の支配神経は舌咽神経である。
4. 舌扁桃は分界溝より後方にある。

問17 皮膚について正しい記述はどれか。
1. ファーテル・パチニ小体は表皮にある。
2. アポクリン汗腺は全身に分布する。
3. 爪は真皮の変形したものである。
4. 手掌には脂腺はみられない。

問18 皮膚に関して正しい記述はどれか。
1. 汗腺に交感神経が分布する。
2. 爪に感覚神経が分布する。
3. 手掌部にアポクリン汗腺が分布する。
4. 表皮に毛細血管が分布する。

問19 皮膚の各部分について誤っているのはどれか。
1. 表皮は結合組織に富む。
2. 真皮は膠原線維に富む。
3. 皮下組織は脂肪組織に富む。
4. 毛は角質に富む。

問20 皮膚について誤っている記述はどれか。
1. メルケル細胞は表皮の中にある。
2. メラノサイトは表皮基底層にある。
3. 立毛筋は副交感神経の支配を受ける。
4. 爪母基は表皮の一部である。

問21 毛細血管が分布しないのはどれか。
1. 表皮　2. 真皮　3. 皮下組織　4. 筋膜

問22 毛包に開口する腺はどれか。
1. 小汗腺　　　　2. 脂腺
3. マイボーム腺　4. アポクリン汗腺

問23 感覚受容器と感覚との組合せで正しいのはどれか。

1. 膨大部稜・・・・・触覚
2. コルチ器・・・・・聴覚
3. マイスナー小体・・嗅覚
4. 自由神経終末・・・平衡覚

7. 体表・局所

問1 体表から拍動を触れる動脈はどれか。
1. 眼動脈　　2. 舌動脈
3. 浅側頭動脈　4. 上甲状腺動脈

問2 頚部における三角とそこにみられるものとの組合せで誤っているのはどれか。
1. 顎下三角・・・・・顎下腺
2. 後頚三角・・・・・頚神経叢
3. 頚動脈三角・・・総頚動脈
4. オトガイ下三角・・顔面動脈

問3 後頚三角を通らないのはどれか。
1. 副神経　　2. 頚横動脈
3. 腕神経叢　4. 椎骨動脈

問4 頚動脈三角の後縁をなすのはどれか。
1. 胸骨甲状筋　2. 肩甲舌骨筋
3. 顎二腹筋　　4. 胸鎖乳突筋

問5 斜角筋隙形成に関与しないのはどれか。
1. 第1肋骨　2. 前斜角筋
3. 中斜角筋　4. 後斜角筋

問6 胸腔の形成に関与しないのはどれか。
1. 胸骨　2. 肋骨　3. 横隔膜　4. 胸膜

問7 胸腔の構成に関与しないのはどれか。
1. 胸椎　2. 胸骨　3. 臓側胸膜　4. 横隔膜

問8 縦隔内に存在しない器官はどれか。
1. 食道　2. 肺　3. 心臓　4. 胸大動脈

問9 鼠径管を通らないのはどれか。
1. 精管　2. 精巣挙筋　3. 卵管　4. 子宮円索

問10 腰三角の構成に関与しないのはどれか。
1. 腸骨稜　2. 外腹斜筋　3. 広背筋　4. 腹横筋

問11 腋窩の壁を構成する筋について誤っている組合せはどれか。
1. 前壁・・・大胸筋　　2. 後壁・・・大円筋
3. 内側壁・・前鋸筋　　4. 外側筋・・三角筋

問12 手根管を通らない筋はどれか。
1. 長掌筋　　2. 浅指屈筋
3. 長母指屈筋　4. 橈側手根屈筋

問13 手根管を通らないのはどれか。
1. 尺骨神経　　2. 正中神経
3. 長母指屈筋腱　4. 深指屈筋腱

問14 手根管を通過しない筋はどれか。
1. 深指屈筋　2. 長掌筋

3. 長母指屈筋　4. 浅指屈筋

問15 大坐骨孔について誤っている記述はどれか。
1. 大坐骨切痕と仙結節靱帯とで形成される。
2. 大坐骨切痕は坐骨と腸骨とによって形成される。
3. 梨状筋によって上下の2孔に分けられる。
4. 上殿神経が梨状筋上孔を通る。

問16 大坐骨孔を通過しないのはどれか。
1. 坐骨神経　2. 上殿神経
3. 梨状筋　　4. 内閉鎖筋

問17 梨状筋下孔を通らないのはどれか。
1. 上殿動脈　2. 内陰部動脈
3. 陰部神経　4. 坐骨神経

問18 寛骨で体表から触れない部位はどれか。
1. 腸骨窩　2. 腸骨稜
3. 坐骨結節　4. 上前腸骨棘

問19 鼠径靱帯について誤っている記述はどれか。
1. 上前腸骨棘と恥骨結節とを結ぶ。
2. 大腿三角の上縁を形成する。
3. 鼠径管の上壁を形成する。
4. 大腿神経は鼠径靱帯の下を通る。

問20 筋裂孔を通るのはどれか。
1. 大伏在静脈　2. 足底筋の腱
3. 大腿神経　　4. 大腿動脈

問21 大腿動脈について誤っている記述はどれか。
1. 外腸骨動脈の続きである。
2. 鼠径靱帯の下をくぐり、大腿の前面に出る。
3. 坐骨神経に伴い大腿後面を下行する。
4. 内転筋裂孔を出て膝窩動脈に続く。

問22 大腿中央部で最も深部にあるのはどれか。
1. 縫工筋　2. 大腿動脈　3. 大伏在静脈　4. 薄筋

問23 鵞足の形成に関与するのはどれか。
1. 長内転筋　2. 大腿二頭筋
3. 半腱様筋　4. 半膜様筋

問24 膝窩の上外側壁を形成する筋はどれか。
1. 大腿二頭筋　2. 外側広筋
3. 半腱様筋　　4. 腓腹筋

問25 膝窩の構成に関与しないのはどれか。
1. 大腿二頭筋　2. 腓腹筋
3. ヒラメ筋　　4. 半腱様筋

問26 膝窩の辺縁を構成しないのはどれか。
1. 大腿二頭筋　2. 縫工筋
3. 半腱様筋　　4. 腓腹筋

問27 下肢の動脈で拍動を触れるのはどれか。
1. 前脛骨動脈　2. 後脛骨動脈
3. 内側足底動脈　4. 外側足底動脈

あん摩マッサージ指圧師国家試験問題

1. 基礎

問1 細胞について正しい記述はどれか。
1. 細胞は分化することによって増殖する。
2. 染色体は細胞質に含まれる。
3. 生殖細胞は減数分裂を行う。
4. すべての細胞は1個の核をもつ。

問2 成熟過程で核を失う細胞はどれか。
1. 神経細胞　2. 卵細胞　3. 赤血球　4. リンパ球

問3 外胚葉から分化した上皮を有する器官はどれか。
1. 膀胱　2. 肺　3. 心臓　4. 眼球

問4 外胚葉に由来するのはどれか。
1. 肝臓　2. 心臓　3. 喉頭　4. 脊髄

問5 上皮と器官との組合せで誤っているのはどれか。
1. 重層扁平上皮・・・皮膚　2. 移行上皮・・尿管
3. 多列線毛円柱上皮・小腸　4. 単層円柱上皮・胃

問6 表皮はどの上皮に属するか。
1. 移行上皮　2. 単層円柱上皮
3. 多列上皮　4. 重層扁平上皮

問7 線毛上皮を有するのはどれか。
1. 尿管　2. 食道　3. 子宮　4. 気管

問8 線毛上皮を有する器官はどれか。
1. 血管　2. 大腸　3. 気管　4. 子宮

問9 部位と組織との組合せで誤っているのはどれか。
1. 血管内皮・・・移行上皮
2. 腸粘膜上皮・・単層円柱上皮
3. 椎間円板・・・線維軟骨
4. 耳介軟骨・・・弾性軟骨

問10 外分泌腺においてホロクリン分泌するのはどれか。
1. 乳腺　2. 脂腺　3. 小汗腺　4. 大汗腺

問11 細胞間基質に富むのはどれか。
1. 上皮組織　2. 神経組織　3. 筋組織　4. 支持組織

問12 線維軟骨を有するのはどれか。
1. 耳介軟骨　2. 肋骨　3. 椎間円板　4. 関節軟骨

問13 線維軟骨からなるのはどれか。
1. 肋軟骨　2. 耳介軟骨　3. 関節軟骨　4. 関節半月

問14 弾性軟骨があるのはどれか。
1. 下鼻甲介　2. 軟口蓋　3. 気管支　4. 喉頭蓋

問15 弾性軟骨はどれか。
1. 肋軟骨　2. 耳介軟骨　3. 椎間円板　4. 気管軟骨

問16 骨組織について誤っている記述はどれか。
1. 骨膜は関節面では欠ける。
2. 骨層板の中心にはフォルクマン管がある。
3. ハバース管は緻密質にある。
4. 骨髄は造血作用をもつ。

問17 筋組織で構成されるのはどれか。
1. 脈絡膜　2. 白膜　3. 腹膜　4. 横隔膜

問18 筋組織で横線が見られるのはどれか。
1. 大腿二頭筋　2. 子宮筋　3. 幽門括約筋　4. 心筋

問19 心筋について誤っているのはどれか。
1. 多核細胞である。　2. 横線がある。
3. 横紋がある。　　　4. 円柱形である。

問20 平滑筋からなるのはどれか。
1. 口輪筋　　　　　2. 咽頭収縮筋
3. 幽門括約筋　　　4. 外肛門括約筋

問21 筋層が横紋筋からなるのはどれか。
1. 心臓　2. 小腸　3. 子宮　4. 膀胱

問22 末梢神経の髄鞘を形成するのはどれか。
1. 神経節細胞　　　2. 星状膠細胞
3. シュワン細胞　　4. 線維芽細胞

問23 正しい記述はどれか。
1. 平滑筋細胞は多核細胞である。
2. 染色体は核に含まれる。
3. 神経細胞は分裂、増殖する。
4. 白血球は核をもたない。

問24 人体の基準面のうち1面しかないのはどれか。
1. 正中面　2. 矢状面　3. 水平面　4. 前頭面

問25 腹部と下肢との境界線に関与しないのはどれか。
1. 鼠径溝　2. 下前腸骨棘　3. 尾骨　4. 陰部大腿溝

2. 運動器

1 骨

問1 骨とその形状との組合せで正しいのはどれか。
1. 肋骨・・・長骨　　2. 指骨・・・短骨
3. 膝蓋骨・・扁平骨　4. 前頭骨・・含気骨

問2 側頭骨にみられるのはどれか。
1. 乳様突起　2. 翼状突起　3. 筋突起　4. 歯槽突起

問3 上腕骨にみられないのはどれか。
1. 関節窩　2. 肘頭窩　3. 結節間溝　4. 外側上顆

問4 下肢の骨について誤っている記述はどれか。
1. 大腿骨の後面に粗線がある。
2. 大腿骨と腓骨は関節をつくる。
3. 脛骨と腓骨は関節をつくる。
4. 脛骨には腓骨切痕がある。

問5 仙骨において、他の椎骨の棘突起に相当するのはどれか。
1. 正中仙骨稜　2. 岬角　3. 仙骨裂孔　4. 仙骨尖

問6 後頭蓋窩にみられるのはどれか。
1. トルコ鞍　2. 正円孔　3. 内耳孔　4. 破裂孔

問7 下顎骨について誤っている記述はどれか。
1. 筋突起には側頭筋が停止する。
2. 下顎管は歯槽と連絡する。
3. 関節突起は蝶形骨と関節をつくる。

4．オトガイ孔は下顎管の出口である。
問8　頭蓋で乳様突起を有する骨はどれか。
1．頭頂骨　2．側頭骨　3．後頭骨　4．蝶形骨
問9　大泉門を囲む骨について正しい組合せはどれか。
1．前頭骨と側頭骨　　2．前頭骨と頭頂骨
3．頭頂骨と側頭骨　　4．頭頂骨と後頭骨
問10　蝶形骨にみられないのはどれか。
1．視神経管　2．上眼窩裂　3．内耳孔　4．卵円孔
問11　肘関節の構成に関与しないのはどれか。
1．上腕骨小頭
2．橈骨頭
3．橈骨切痕
4．尺骨頭
問12　眼窩の構成に関与しない骨はどれか。
1．前頭骨　2．側頭骨　3．頬骨　4．上顎骨
問13　横突孔を有する椎骨はどれか。
1．頚椎　2．胸椎　3．腰椎　4．仙椎
問14　胸骨角に連結する肋骨はどれか。
1．第1肋骨　2．第2肋骨
3．第7肋骨　4．第8肋骨
問15　寛骨を構成しない骨はどれか。
1．腸骨　2．恥骨　3．坐骨　4．仙骨
問16　橈骨と尺骨の両方に存在するのはどれか。
1．頚切痕　2．滑車切痕　3．鈎状突起　4．茎状突起
問17　橈骨にみられるのはどれか。
1．滑車切痕　　2．尺骨切痕
3．鈎状突起　　4．橈骨切痕
問18　手の骨において母指にみられないのはどれか。
1．末節骨　2．中節骨　3．基節骨　4．中手骨
問19　手根骨のうち遠位列にあるのはどれか。
1．月状骨　2．豆状骨　3．有鈎骨　4．三角骨
問20　骨とその骨の部分との組合せで誤っているのはどれか。
1．側頭骨・・下顎窩　　2．鎖骨・・肩峰
3．尺骨・・・肘頭　　4．脛骨・・内果
問21　骨の特徴で誤っている記述はどれか。
1．側頭骨には下顎窩がある。
2．仙骨には耳状面がある。
3．大腿骨には粗線がある。
4．脛骨には外果がある。

2　筋
問1　頭頚部筋において脳神経に支配されるのはどれか。
1．胸鎖乳突筋　2．前斜角筋
3．大後頭直筋　4．頭板状筋
問2　舌骨上筋はどれか。
1．肩甲舌骨筋　2．胸骨甲状筋
3．甲状舌骨筋　4．顎舌骨筋

問3　安静吸気時に働くのはどれか。
1．外肋間筋　2．胸横筋　3．肋下筋　4．内肋間筋
問4　横隔膜について誤っている記述はどれか。
1．停止は腱中心である。
2．胸管は大静脈孔を通る。
3．迷走神経は食道裂孔を通る。
4．吸気筋として働く。
問5　横隔膜について誤っている記述はどれか。
1．頚神経の枝に支配される。
2．吸気筋として働く。
3．大動脈裂孔を迷走神経が通る。
4．腰椎の椎体に起始をもつ。
問6　息を吸う時に働く筋はどれか。
1．腹直筋　2．外肋間筋　3．肋下筋　4．大円筋
問7　上腕二頭筋について正しい記述はどれか。
1．長頭は肩甲骨の関節下結節に起こる。
2．短頭は肩甲骨の肩峰に起こる。
3．橈骨粗面に停止する。
4．尺骨神経に支配される。
問8　鼠径靭帯と関係ないのはどれか。
1．上前腸骨棘　　2．坐骨結節
3．血管裂孔　　　4．筋裂孔
問9　肩甲骨に停止する筋はどれか。
1．胸鎖乳突筋　2．大胸筋　3．前鋸筋　4．鎖骨下筋
問10　肩甲骨に停止する筋はどれか。
1．前鋸筋　2．肩甲下筋　3．棘下筋　4．大円筋
問11　椎骨の棘突起に付着しない筋はどれか。
1．肩甲挙筋　2．頭板状筋　3．広背筋　4．大菱形筋
問12　脊柱起立筋を構成する筋はどれか。
1．僧帽筋　2．広背筋　3．板状筋　4．棘筋
問13　僧帽筋の上肢帯に対する作用でないのはどれか。
1．内方へ引く　2．外方へ引く
3．引き上げる　4．引き下げる
問14　上肢帯の骨に停止する筋はどれか。
1．肩甲下筋　2．三角筋　3．前鋸筋　4．大胸筋
問15　上腕骨に停止する背筋はどれか。
1．僧帽筋　2．広背筋　3．肩甲挙筋　4．大菱形筋
問16　上腕骨小結節に停止するのはどれか。
1．小円筋　2．棘上筋　3．棘下筋　4．肩甲下筋
問17　上腕骨小結節稜に付着するのはどれか。
1．広背筋　2．僧帽筋　3．肩甲挙筋　4．小菱形筋
問18　上腕の内旋運動に対する大胸筋の拮抗筋はどれか。
1．小胸筋　2．大円筋　3．棘下筋　4．肩甲下筋
問19　上腕の内旋に働く筋はどれか。
1．棘上筋　2．棘下筋　3．小円筋　4．肩甲下筋
問20　足を外反させる筋はどれか。
1．前脛骨筋　2．長腓骨筋

3. 長指屈筋　　4. 長母指伸筋

問21　上腕骨内側上顆から起始する筋はどれか。
1. 腕橈骨筋　　2. 回外筋
3. 円回内筋　　4. （総）指伸筋

問22　上腕骨の内側上顆に起始しない筋はどれか。
1. 円回内筋　　2. 腕橈骨筋
3. 尺側手根屈筋　　4. 長掌筋

問23　橈骨に停止しない筋はどれか。
1. 円回内筋　2. 回外筋　3. 上腕筋　4. 上腕二頭筋

問24　橈骨茎状突起に停止する筋はどれか。
1. 回外筋　　　2. 円回内筋
3. 腕橈骨筋　　4. 橈側手根屈筋

問25　大腿骨大転子に停止しない筋はどれか。
1. 小殿筋　2. 中殿筋　3. 大殿筋　4. 梨状筋

問26　大腿骨の大転子に停止しない筋はどれか。
1. 大殿筋　2. 梨状筋　3. 小殿筋　4. 中殿筋

問27　寛骨の周囲の筋で大転子に停止しないのはどれか。
1. 大殿筋　2. 中殿筋　3. 小殿筋　4. 梨状筋

問28　骨盤の筋で仙骨に付着するのはどれか。
1. 外閉鎖筋　　2. 内閉鎖筋
3. 大腿方形筋　4. 梨状筋

問29　大腿四頭筋に属するのはどれか。
1. 半腱様筋　　2. 半膜様筋
3. 大内転筋　　4. 中間広筋

問30　内転筋群に属するのはどれか。
1. 縫工筋　2. 薄筋　3. 内側広筋　4. 大腿直筋

問31　腸脛靱帯に付着するのはどれか。
1. 半膜様筋　　2. 大殿筋
3. 大腿二頭筋　4. 外側広筋

問32　脛骨に停止する筋はどれか。
1. 長指屈筋　　2. 前脛骨筋
3. 半膜様筋　　4. 長内転筋

問33　腓骨頭に停止する筋はどれか。
1. 薄筋　2. 縫工筋　3. 半腱様筋　4. 大腿二頭筋

問34　下肢の筋で腱が外果の後方を通過するのはどれか。
1. 長指屈筋　　2. 長腓骨筋
3. 前脛骨筋　　4. 後脛骨筋

問35　膝蓋靱帯と関係ない筋はどれか。
1. 縫工筋　2. 外側広筋　3. 中間広筋　4. 大腿直筋

問36　踵骨隆起に停止しない筋はどれか。
1. 腓腹筋　2. ヒラメ筋　3. 足底筋　4. 後脛骨筋

問37　下腿の屈筋群で単関節筋はどれか。
1. 腓腹筋　2. ヒラメ筋　3. 後脛骨筋　4. 長指屈筋

問38　筋とその起始または停止との組合せで誤っているのはどれか。
1. 僧帽筋・・・肩甲棘　2. 腰方形筋・・腸骨稜
3. 上腕三頭筋・・肘頭　4. 大殿筋・・・大転子

問39　筋とその付着部との組合せで誤っているのはどれか。
1. 僧帽筋・・・鎖骨　2. 外腹斜筋・・肋骨
3. 腰方形筋・・腸骨稜　4. 大腿直筋・・坐骨結節

問40　筋とその付着部との組合せで誤っているのはどれか。
1. 胸鎖乳突筋・・乳様突起　2. 小胸筋・・・小結節
3. 中殿筋・・・・大転子　4. ヒラメ筋・・踵骨隆起

問41　筋とその付着部との組合せで誤っているのはどれか。
1. 広背筋・・上腕骨　2. 前鋸筋・・肋骨
3. 梨状筋・・仙骨　　4. 腓腹筋・・脛骨

問42　筋の起始と停止が2つ以上の関節にまたがるのはどれか。
1. 外閉鎖筋　2. 腸骨筋　3. 長内転筋　4. 半腱様筋

3　関節

問1　関節円板を有する関節はどれか。
1. 顎関節　2. 肩関節　3. 股関節　4. 膝関節

問2　関節円板を有するのはどれか。
1. 顎関節　2. 肩関節　3. 腕橈関節　4. 股関節

問3　関節半月をもつ関節はどれか。
1. 肩関節　2. 腕尺関節　3. 股関節　4. 膝関節

問4　関節半月がみられるのはどれか。
1. 顎関節　2. 肩関節　3. 股関節　4. 膝関節

問5　椎骨に付着しない靱帯はどれか。
1. 黄色靱帯　　2. 後縦靱帯
3. 前十字靱帯　4. 翼状靱帯

問6　肩関節の回旋筋腱板の形成に関与しないのはどれか。
1. 棘上筋　2. 棘下筋　3. 大円筋　4. 肩甲下筋

問7　肩関節の運動とそれに働く筋との組合せで正しいのはどれか。
1. 内転・・大胸筋　　2. 外転・・肩甲下筋
3. 屈曲・・上腕三頭筋　4. 内旋・・棘下筋

問8　肩関節の内転に関与しない筋はどれか。
1. 大胸筋　2. 上腕筋　3. 広背筋　4. 大円筋

問9　三角筋の作用でないのはどれか。
1. 肩関節の屈曲　　2. 肩関節の伸展
3. 肩関節の内転　　4. 肩関節の外転

問10　肘関節の運動で上腕筋と拮抗する筋はどれか。
1. 上腕二頭筋　2. 上腕三頭筋
3. 腕橈骨筋　　4. 烏口腕筋

問11　腕尺関節はどの関節に分類されるか。
1. 蝶番関節　2. 車軸関節　3. 鞍関節　4. 楕円関節

問12　手関節の運動で誤っている組合せはどれか。
1. 屈曲・・・・・・短掌筋
2. 伸展・・・・・・（総）指伸筋
3. 内転（尺屈）・・尺側手根屈筋

4. 外転（橈屈）・・長橈側手根伸筋

問13 筋とその作用との組合せで誤っているのはどれか。
1. 腕橈骨筋・・・肘関節の屈曲
2. 上腕三頭筋・・肘関節の伸展
3. 大腿二頭筋・・膝関節の屈曲
4. 中殿筋・・・・股関節の屈曲

問14 大腿骨と関節をつくらない骨はどれか。
1. 腸骨　2. 膝蓋骨　3. 腓骨　4. 脛骨

問15 股関節の屈曲に関与する筋はどれか。
1. 梨状筋　　2. 小殿筋　3. 腸腰筋　4. 大殿筋

問16 筋とその作用との組合せで誤っているのはどれか。
1. 大腰筋・・・股関節の屈曲
2. 恥骨筋・・・股関節の伸展
3. 腓腹筋・・・足の底屈
4. 前脛骨筋・・足の背屈

問17 膝蓋骨の関節面が接するのはどれか。
1. 大腿骨のみ　　2. 脛骨と腓骨
3. 大腿骨と脛骨　4. 大腿骨、脛骨および腓骨

問18 距腿関節を構成しないのはどれか。
1. 脛骨　2. 腓骨　3. 距骨　4. 踵骨

問19 距骨と関節をつくらないのはどれか。
1. 脛骨　2. 立方骨　3. 踵骨　4. 腓骨

問20 足の舟状骨と関節を構成しないのはどれか。
1. 中足骨　2. 外側楔状骨　3. 内側楔状骨　4. 距骨

問21 関節形態が球関節であるのはどれか。
1. 肩関節　2. 肘関節　3. 膝関節　4. 足関節

問22 関節の種類でラセン関節に分類されるのはどれか。
1. 橈骨手根関節　　2. 第1手根中手関節
3. 距腿関節　　　　4. 肩関節

問23 車軸関節はどれか。
1. 胸鎖関節　　2. 肩関節
3. 腕尺関節　　4. 上橈尺関節

問24 回外運動はどの関節にみられるか。
1. 頚椎　2. 肩　3. 肘　4. 股

3．循環器

問1 心臓について誤っているのはどれか。
1. 右心房には静脈血が流入する。
2. 右心室には静脈血が流入する。
3. 肺動脈には動脈血が流れる。
4. 大動脈には動脈血が流れる。

問2 心臓について正しい記述はどれか。
1. 房室弁は半月弁である。
2. 右心室の壁は左心室の壁より厚い。
3. 心臓の下部は胸郭の右へ片寄る。
4. 冠状動脈は心臓を栄養する。

問3 心臓について正しい記述はどれか。
1. 房室結節は心室にある。
2. 前室間枝は右冠状動脈の枝である。
3. 肺動脈弁は大動脈弁の左前方に位置する。
4. 僧帽弁は3枚の弁尖からなる。

問4 肺静脈が連絡する心臓の部位はどれか。
1. 右心房　2. 左心房　3. 右心室　4. 左心室

問5 上大静脈はどこへ入るか。
1. 左心室　2. 左心房　3. 右心室　4. 右心房

問6 右心房へ血液を送る血管はどれか。
1. 大動脈　2. 大静脈　3. 肺動脈　4. 肺静脈

問7 右心房に開口しないのはどれか。
1. 上大静脈　　2. 下大静脈
3. 肺静脈　　　4. 冠状静脈洞

問8 肺でガス交換を行った血液が流入する心臓の腔はどれか。
1. 右心房　2. 左心房　3. 右心室　4. 左心室

問9 正しい組合せはどれか。
1. 洞房結節・・右心房　2. 僧帽弁・・・三尖弁
3. 肺静脈・・・半月弁　4. 房室結節・・心室中隔

問10 心臓の弁について正しい組合せはどれか。
1. 右房室弁・・僧帽弁　2. 左房室弁・・三尖弁
3. 肺動脈弁・・二尖弁　4. 大動脈弁・・半月弁

問11 僧帽弁が存在する部位はどれか。
1. 右房室口　　2. 左房室口
3. 肺動脈口　　4. 大動脈口

問12 洞房結節の存在する部位はどれか。
1. 上大静脈の開口部付近　2. 大動脈弁の直下
3. 心室中隔の上部　　　　4. 心房中隔の上部

問13 大動脈弓の直接分枝でないのはどれか。
1. 腕頭動脈　　2. 左鎖骨下動脈
3. 左総頚動脈　4. 右総頚動脈

問14 総頚動脈について誤っている記述はどれか。
1. 左側は腕頭動脈から分枝する。
2. 頚動脈三角でその拍動を触れる。
3. 内頚静脈と伴行する。
4. 甲状軟骨上縁の高さで内頚動脈と外頚動脈とに分かれる。

問15 内頚動脈の枝はどれか。
1. 顔面動脈　　2. 眼動脈
3. 浅側頭動脈　4. 上甲状腺動脈

問16 脳に血液を供給する動脈はどれか。
1. 外頚動脈　2. 後頭動脈
3. 椎骨動脈　4. 顔面動脈

問17 脳底部に血液を送り込む血管はどれか。
1. 眼動脈　2. 後頭動脈　3. 顔面動脈　4. 内頚動脈

問18 頭頚部の動脈において脳に分布するのはどれか。
1. 顔面動脈　2. 顎動脈

3. 浅側頭動脈　4. 椎骨動脈
問19　外頚動脈の枝でないのはどれか。
1. 椎骨動脈　2. 舌動脈　3. 顎動脈　4. 顔面動脈
問20　外頚動脈の枝でないのはどれか。
1. 浅側頭動脈　2. 眼動脈　3. 顎動脈　4. 舌動脈
問21　上肢の動脈について正しいのはどれか。
1. 上腕動脈は正中神経と伴行する。
2. 橈骨動脈は腋窩動脈から分岐する。
3. 尺骨動脈は手根管を通る。
4. 尺骨動脈は深掌動脈弓の主体をなす。
問22　前腕の動脈について誤っている記述はどれか。
1. 尺骨動脈は手根管を通る。
2. 尺骨動脈は浅掌動脈弓を形成する。
3. 橈骨動脈は上腕動脈から分岐する。
4. 橈骨動脈の脈拍は触知できる。
問23　胸大動脈の直接枝はどれか。
1. 内胸動脈　2. 腋窩動脈
3. 肋間動脈　4. 椎骨動脈
問24　腹大動脈の枝でないのはどれか。
1. 腎動脈　　　2. 内腸骨動脈
3. 下腸間膜動脈　4. 卵巣動脈
問25　腹大動脈の直接の枝でないのはどれか。
1. 腹腔動脈　　2. 脾動脈
3. 上腸間膜動脈　4. 腎動脈
問26　腹大動脈から直接分岐するのはどれか。
1. 卵巣動脈　2. 子宮動脈
3. 臍動脈　　4. 上直腸動脈
問27　腹腔動脈の枝でないのはどれか。
1. 左胃動脈　2. 空腸動脈　3. 総肝動脈　4. 脾動脈
問28　腹腔動脈によって栄養されない臓器はどれか。
1. 肝臓　2. 腎臓　3. 脾臓　4. 胃
問29　内腸骨動脈の枝でないのはどれか。
1. 上殿動脈　　2. 内陰部動脈
3. 閉鎖動脈　　4. 卵巣動脈
問30　動脈血が流れるのはどれか。
1. 肺静脈　2. 奇静脈　3. 門脈　4. 臍動脈
問31　脳の静脈血の大部分が流入するのはどれか。
1. 顔面静脈　　2. 外頚静脈
3. 内頚静脈　　4. 鎖骨下静脈
問32　上大静脈に直接注ぐ静脈はどれか。
1. 門脈　2. 奇静脈　3. 肝静脈　4. 肺静脈
問33　下大静脈に直接注ぐ静脈はどれか。
1. 奇静脈　2. 肝静脈　3. 肺静脈　4. 大腿静脈
問34　下腿と大腿の内側部から血液を集め、大腿静脈に注ぐのはどれか。
1. 外腸骨静脈　　2. 膝窩静脈
3. 大伏在静脈　　4. 小伏在静脈
問35　静脈の流れについて正しいのはどれか。
1. 外頚静脈→腕頭静脈　　2. 脾静脈→下大静脈

3. 肝静脈→上大静脈　　　4. 大伏在静脈→大腿静脈
問36　静脈において動脈に伴行しないのはどれか。
1. 内頚静脈　　2. 上腕静脈
3. 大伏在静脈　4. 膝窩静脈
問37　リンパ系に属さないのはどれか。
1. 胸管　2. 胸腺　3. 甲状腺　4. 脾臓
問38　リンパ系について正しい記述はどれか。
1. 胸管は多数の弁をもつ。
2. 胸管は右の静脈角に注ぐ。
3. 乳ビ槽は大動脈の前方にある。
4. 輸入リンパ管はリンパ節の門から入る。
問39　胸管について誤っている記述はどれか。
1. 呼吸器の一部である。　2. 乳ビ槽から始まる。
3. 腸からのリンパが注ぐ。　4. 左静脈角につながる。
問40　リンパが胸管に注ぎ込まない領域はどれか。
1. 右上半身　2. 右下半身
3. 左上半身　4. 左下半身
問41　集められたリンパ液が胸管を通らない部位はどれか。
1. 右上肢　2. 左上肢　3. 右下肢　4. 左下肢
問42　胸管が血管に連結する部位はどれか。
1. 右鎖骨下動脈と右総頚動脈との合流部
2. 左鎖骨下動脈と左総頚動脈との合流部
3. 右鎖骨下静脈と右内頚静脈との合流部
4. 左鎖骨下静脈と左内頚静脈との合流部
問43　脾臓を容れている体腔はどれか。
1. 頭蓋腔　2. 脊柱管　3. 胸腔　4. 腹腔
問44　脾臓について誤っている記述はどれか。
1. 腹腔の右上部に位置する。
2. 脾動脈は脾門を通る。
3. 老朽赤血球を破壊する。
4. 細菌の処理を行う。
問45　健常成人の脾臓について誤っている記述はどれか。
1. 腹腔の左上部にある。
2. 表面は腹膜に包まれている。
3. 赤脾髄で赤血球が産生される。
4. 白脾髄でリンパ球が産生される。
問46　胸腺について誤っている記述はどれか。
1. 縦隔内に位置する。
2. 思春期を過ぎると退縮する。
3. 皮質と髄質が区別される。
4. 胸管が出入りする。
問47　加齢とともに脂肪組織に変化するリンパ器官はどれか。
1. 扁桃　2. リンパ節　3. 脾臓　4. 胸腺
問48　胎児循環に直接関与しないのはどれか。
1. 胎盤　2. 臍動脈　3. 門脈　4. 静脈管

4．内臓
1　呼吸器

問1　臓器の位置について誤っている組合せはどれか。
1. 松果体・・頭蓋腔　2. 肺・・・胸腔
3. 肝臓・・腹腔　　　4. 腎臓・・骨盤腔

問2　口蓋によって口腔から隔てられる腔所はどれか。
1. 頭蓋腔　2. 鼻腔　3. 咽頭腔　4. 喉頭腔

問3　吸気の通路の配列で誤っているのはどれか。
1. 鼻腔→咽頭→喉頭
2. 喉頭→気管→主気管支
3. 気管→声門→葉気管支
4. 細気管支→肺胞管→肺胞

問4　鼻腔に開口していないのはどれか。
1. 上顎洞　2. 耳管　3. 鼻涙管　4. 前頭洞

問5　鼻涙管が開口する鼻道はどれか。
1. 上鼻道　2. 中鼻道　3. 下鼻道　4. 総鼻道

問6　中鼻道に開口しないのはどれか。
1. 前頭洞　2. 蝶形骨洞　3. 上顎洞　4. 前篩骨洞

問7　副鼻腔を有しない骨はどれか。
1. 篩骨　2. 側頭骨　3. 蝶形骨　4. 上顎骨

問8　副鼻腔とその開口部で正しい組合せはどれか。
1. 前頭洞・・中鼻道　　2. 上顎洞・・・上鼻道
3. 篩骨洞・・下鼻道　　4. 蝶形骨洞・・鼻道

問9　副鼻腔を有しない骨はどれか。
1. 前頭骨　2. 下顎骨　3. 蝶形骨　4. 篩骨

問10　喉頭隆起を形成しているのはどれか。
1. 舌骨　　2. 喉頭蓋軟骨
3. 甲状軟骨　4. 甲状腺

問11　気道について誤っている記述はどれか。
1. 後鼻孔は咽頭に開口する。
2. 喉頭蓋は咽頭と喉頭とを境する。
3. 気管軟骨は馬蹄形をしている。
4. 気管筋は横紋筋である。

問12　左右の主気管支について正しい記述はどれか。
1. 右側の傾斜は垂直に近い。
2. 右側は2本の葉気管支に分かれる。
3. 左側の方が短い。
4. 左側の方が太い。

問13　気管および気管支について誤っている記述はどれか。
1. 気管は喉頭の下方に続く。
2. 気管の後方には食道がある。
3. 右気管支は垂直に近い傾斜をなす。
4. 左気管支は3本の葉気管支に分かれる。

問14　肺門を通らないのはどれか。
1. 気管支　2. 肺静脈　3. 気管支動脈　4. 胸管

問15　肺について誤っている記述はどれか。
1. 左肺は3葉に分かれる。　2. 肺尖は頸部に達する。
3. 心圧痕は両肺にある。　4. 肺底は横隔膜に接する。

問16　肺について誤っている記述はどれか。
1. 表面は胸膜で覆われている。
2. 左肺は3葉である。
3. 肺動脈は肺門を通る。
4. 肺尖は鎖骨の上方にまで達している。

問17　肺について誤っている記述はどれか。
1. 肺胞上皮は線毛上皮である。
2. 栄養動脈は気管支動脈である。
3. 細気管支には軟骨がある。
4. 表面は胸膜で覆われる。

問18　呼吸器について誤っている記述はどれか。
1. 右肺は3葉からなる。
2. 左気管支は右気管支より太い。
3. 肺表面は臓側胸膜で覆われる。
4. 胸膜腔は陰圧である。

問19　縦隔内に存在しない臓器はどれか。
1. 咽頭　2. 食道　3. 気管　4. 心臓

2　消化器

問1　誤っている配列はどれか。
1. 咽頭→食道→胃
2. 盲腸→上行結腸→横行結腸
3. 空腸→回腸→十二指腸
4. 下行結腸→S状結腸→直腸

問2　口腔について誤っている記述はどれか。
1. 歯根膜はセメント質の周囲にある。
2. 口腔粘膜上皮は重層扁平上皮である。
3. 軟口蓋は口蓋の前方にある。
4. 舌筋の一部は下顎骨から起こる。

問3　歯について正しい記述はどれか。
1. 永久歯は20本ある。
2. 臼歯の数は乳歯も永久歯も同じである。
3. 下顎歯の痛覚は舌下神経で伝えられる。
4. 主にカルシウムでつくられている。

問4　歯根の表面を構成しているのはどれか。
1. 象牙質　2. エナメル質　3. セメント質　4. 歯肉

問5　歯槽骨と結合する歯の部位はどれか。
1. エナメル質　2. 象牙質　3. セメント質　4. 歯髄

問6　食道について誤っている記述はどれか。
1. 粘膜上皮は重層平上皮である。
2. 筋層に横紋筋線維が多い。
3. 上部は気管の後方に位置する。
4. 横隔膜の腱中心を貫く。

問7　胃と関連のないのはどれか。
1. 大網　2. 小弯　3. 噴門腺　4. 半月ヒダ

問8　胃について正しい記述はどれか。
1. 外表面は腹膜で覆われる。
2. 幽門は食道に続く。
3. 内側の弯曲部を大弯という。

4. 下腸間膜動脈によって栄養される。
問9　胃について正しい記述はどれか。
1. 食道から胃への入り口を噴門とよぶ。
2. 下部を胃底とよぶ。
3. 主細胞は塩酸を分泌する。
4. パイエル板がみられる。
問10　十二指腸について正しい記述はどれか。
1. 噴門に続く。　　　2. 後面は腹膜に覆われる。
3. 総胆管が開口する。　4. 門脈が前面を通過する。
問11　パイエル板がみられるのはどれか。
1. 回腸　2. 直腸　3. 膵臓　4. 脾臓
問12　小腸にあって大腸にないのはどれか。
1. 輪走筋　2. 縦走筋　3. 輪状ヒダ　4. 腸間膜
問13　大腸について正しい記述はどれか。
1. 小腸との間に回盲弁がある。
2. 長さは約3mである。
3. 虫垂は下行結腸に付属する。
4. 結腸ヒモはS状結腸にはない。
問14　大腸にみられないのはどれか。
1. 半月ヒダ　2. 結腸ヒモ　3. 腸絨毛　4. 腹膜垂
問15　結腸ヒモがみられるのはどれか。
1. 胃　2. 回腸　3. 盲腸　4. 直腸
問16　大腸にみられるのはどれか。
1. 腸腺　2. 腸間膜　3. 腹膜垂　4. 輪状ヒダ
問17　直腸について正しい記述はどれか。
1. S状結腸に続く。　　2. 腸間膜をもつ。
3. 輪状ヒダがある。　　4. 結腸ヒモがある。
問18　肝臓について正しい記述はどれか。
1. 横隔膜に接する。
2. 肝静脈は肝門を通過する。
3. 第9胸椎に接する。
4. 門脈は肝鎌状間膜を通過する。
問19　肝臓について誤っている記述はどれか。
1. 肝鎌状間膜で右葉と左葉とに分けられる。
2. 左葉の臓側面（下面）には胃が接する。
3. 肝静脈は肝門を通る。
4. 横隔面（上面）は横隔膜を介して心臓に接する。
問20　肝臓について誤っている記述はどれか。
1. 後面は下大静脈に接する。
2. 胆嚢は方形葉と左葉の間にある。
3. 肝鎌状間膜で右葉と左葉に区分される。
4. 肝門を門脈が通る。
問21　肝臓の葉で最も大きいのはどれか。
1. 右葉　2. 方形葉　3. 左葉　4. 尾状葉
問22　肝臓の肝門を通らないのはどれか。
1. 門脈　2. 固有肝動脈　3. 肝管　4. 肝静脈
問23　肝門を出入りしないのはどれか。
1. 固有肝動脈　2. 肝静脈　3. 門脈　4. 肝管
問24　総胆管が開口する部位はどれか。

1. 噴門　2. 幽門　3. 十二指腸　4. 空腸
問25　膵臓について正しい記述はどれか。
1. 骨盤腔に存在する。
2. 下腸間膜動脈で栄養される。
3. 膵管は十二指腸に開口する。
4. ランゲルハンス島は膵液を分泌する。
問26　腸間膜をもつのはどれか。
1. 上行結腸　2. 空腸　3. 十二指腸　4. 直腸
問27　腸間膜を有しないのはどれか。
1. 十二指腸　2. 空腸　3. 回腸　4. 横行結腸
問28　消化管の部位で間膜をもたないのはどれか。
1. 空腸　2. 回腸　3. 上行結腸　4. 横行結腸
問29　腹膜後器官に属する消化管はどれか。
1. 胃　2. 十二指腸　3. 空腸　4. 横行結腸
問30　消化器について正しい記述はどれか。
1. 永久歯は28本である。
2. 胃の出口には幽門弁がある。
3. 肝臓は門脈によって栄養される。
4. 虫垂は小腸に属する。
問31　消化管について誤っている記述はどれか。
1. 胃は腹膜で覆われる。
2. 大腸の粘膜には輪状ヒダがみられる。
3. 横行結腸は腸間膜を有する。
4. 虫垂は盲腸に開口する。
問32　消化管について誤っている記述はどれか。
1. 胃は噴門で十二指腸とつながる。
2. 小腸には腸絨毛がある。
3. 虫垂は盲腸に付着する。
4. 横行結腸は腸間膜をもつ。

3　泌尿器
問1　右腎臓に接する器官はどれか。
1. 胃　2. 脾臓　3. 十二指腸　4. 膵臓
問2　腎臓について誤っている記述はどれか。
1. 線維性被膜で包まれる。
2. 腎動脈は腹大動脈の枝である。
3. 右腎は左腎より高い位置にある。
4. 腹膜後器官である。
問3　腎臓について誤っている記述はどれか。
1. 腹膜後器官である。
2. 右腎は左腎より低い位置にある。
3. 腎門は腎臓の外側にある。
4. 腎小体は皮質にある。
問4　腎臓について誤っている記述はどれか。
1. 腹膜後器官である。
2. 右腎は左腎より高い位置にある。
3. 皮質と髄質が区別される。
4. 脂肪組織に囲まれる。
問5　腎臓について誤っている記述はどれか。

1. 右腎臓は十二指腸に接する。
2. 腎小体は皮質に存在する。
3. 腹膜後器官である。
4. 集合管はネフロンの一部である。

問6 腎小体を構成するのはどれか。
1. 腎杯　2. ボーマン嚢　3. 尿細管　4. 集合管

問7 腎小体は腎臓のどの部位に分布するか。
1. 腎門　2. 腎杯　3. 皮質　4. 髄質

問8 尿管の狭窄部について誤っているのはどれか。
1. 腎盂との移行部　　2. 総腸骨動脈との交叉部
3. 射精管との交叉部　4. 膀胱への開口部

問9 尿管について誤っている記述はどれか。
1. 壁は粘膜、筋層、外膜よりなる。
2. 粘膜は移行上皮で覆われる。
3. 筋層には蠕動運動がみられる。
4. 2カ所に狭窄部をもつ。

問10 尿管について誤っている記述はどれか。
1. 長さは約30cmである。
2. 尿は蠕動運動によって運ばれる。
3. 総腸骨動脈の後方を通る。
4. 粘膜は移行上皮からなる。

問11 膀胱について誤っている記述はどれか。
1. 男性では直腸の前方に位置する。
2. 女性では子宮の前方に位置する。
3. 後腹膜器官である。
4. 粘膜の上皮は移行上皮である。

問12 泌尿器について誤っている記述はどれか。
1. 膀胱の上面は腹膜で覆われる。
2. 腎杯の内面は移行上皮で覆われる。
3. 膀胱の筋層は横紋筋である。
4. 尿道括約筋は横紋筋である。

問13 泌尿器について誤っている記述はどれか。
1. 腎臓は腹膜後器官である。
2. 尿道は膀胱三角に開口する。
3. 男性では膀胱の後方に直腸がある。
4. 尿道は女性の方が長い。

問14 泌尿器について誤っている記述はどれか。
1. 膀胱の筋層は横紋筋からなる。
2. 膀胱の上面は腹膜で覆われる。
3. 尿管は膀胱壁を貫く。
4. 尿管は大腰筋の前を下行する。

問15 泌尿器について誤っている記述はどれか。
1. 腎乳頭は腎臓髄質にある。
2. 尿管は前立腺を貫く。
3. 膀胱括約筋は平滑筋である。
4. 尿道括約筋は横紋筋である。

問16 正しいのはどれか。
1. 尿管は腎盤（腎盂）と膀胱とを連絡している。
2. 左右の尿管の膀胱への開口部を内尿道口とよぶ。
3. 膀胱括約筋は骨格筋性の随意筋である。
4. 腎杯から膀胱へかけての粘膜上皮は重層扁平上皮である。

問17 泌尿器系について正しい記述はどれか。
1. 右腎は左腎より高い位置にある。
2. 膀胱の筋層は横紋筋である。
3. 外尿道括約筋は随意筋である。
4. 尿管の粘膜は扁平上皮である。

4 生殖器

問1 精巣について誤っている記述はどれか。
1. 陰嚢のうの中にある。
2. 精細管で精子が産生される。
3. 間質にセルトリ細胞が存在する。
4. 間細胞は男性ホルモンを分泌する。

問2 精上皮を有する管はどれか。
1. 精細管　2. 精巣輸出管　3. 精巣上体管　4. 精管

問3 精子を産生するのはどれか。
1. 精嚢　2. 精管　3. 精巣上体　4. 精巣

問4 男性ホルモンを分泌する器官はどれか。
1. 精巣上体　2. 精管　3. 精巣　4. 前立腺

問5 精巣の精細管の外に存在する細胞はどれか。
1. セルトリ細胞　　2. 精祖細胞
3. 精子細胞　　　　4. 間細胞

問6 尿道に開口しないのはどれか。
1. 前立腺　2. 射精管　3. 大前庭腺　4. 尿道球腺

問7 泌尿生殖器に属する腺で女性に固有なのはどれか。
1. 尿道腺　2. 尿道球腺　3. 前立腺　4. 大前庭腺

問8 卵巣について誤っている記述はどれか。
1. 腹膜に包まれている。　2. 中空性臓器である。
3. 卵胞が存在する。　　　4. 女性ホルモンを分泌する。

問9 卵巣について誤っている記述はどれか。
1. 腹膜後器官である。
2. 実質性臓器である。
3. 種々の卵胞がみられる。
4. 女性ホルモンを分泌する。

問10 卵巣について誤っている記述はどれか。
1. 実質臓器である。
2. 卵胞はホルモンを産生する。
3. グラーフ卵胞は髄質にみられる。
4. 間膜をもつ。

問11 幼児の卵巣に存在するのはどれか。
1. 卵胞　2. 赤体　3. 黄体　4. 白体

問12 排卵時に卵が放出される場所はどこか。
1. 腹腔　2. 卵管腔　3. 子宮腔　4. 腟腔

問13 通常、卵子が受精する部位はどれか。
1. 腹膜腔内　2. 卵管内　3. 子宮内　4. 腟内

問14 子宮について正しい記述はどれか。

1. 子宮は膀胱の前方に位置する。
2. 子宮円索は鼠径靭帯の下を通る。
3. 子宮体の表面の大部分は腹膜に覆われる。
4. 子宮筋層は横紋筋である。
問15　子宮はどの部分で腟とつながるか。
1. 子宮角　2. 子宮頚　3. 子宮体　4. 子宮底
問16　正しいのはどれか。
1. 精子は精巣中で完成される。
2. 卵子の染色体数は46である。
3. 原始卵胞は卵巣髄質に認められる。
4. 受精は子宮腔でなされる。

5　内分泌
問1　内分泌腺はどれか。
1. 乳腺　2. 汗腺　3. 甲状腺　4. 子宮腺
問2　内分泌腺に属さないのはどれか。
1. 下垂体　2. 松果体　3. 網様体　4. 上皮小体
問3　内分泌腺と外分泌腺をともに含むのはどれか。
1. 松果体　2. 膵臓　3. 副腎　4. 上皮小体
問4　内分泌腺とその存在部位との組合せで誤っているのはどれか。
1. 下垂体・・・トルコ鞍　　2. 甲状腺・・気管上部
3. 上皮小体・・心臓前部　　4. 副腎・・・腎臓上部
問5　内分泌腺について誤っている記述はどれか。
1. 下垂体はトルコ鞍のくぼみに乗っている。
2. 松果体は脳内に散在する。
3. 膵島は膵臓内に散在する。
4. 副腎は腎臓の上に接している。
問6　内分泌腺について正しい記述はどれか。
1. 松果体は前頭葉の下面にある。
2. 下垂体は前頭蓋窩の中にある。
3. 上皮小体は甲状腺の後面にある。
4. 副腎は腹膜に包まれる。
問7　胸骨の後方で心臓の前上方に位置する臓器はどれか。
1. 上皮小体　2. 松果体　3. 胸腺　4. 甲状腺
問8　甲状腺について正しい記述はどれか。
1. 甲状軟骨の上方に位置する。
2. 前面に上皮小体がみられる。
3. 多数の濾胞がある。
4. 導管を有する。
問9　副腎について正しい記述はどれか。
1. 左右の腎臓の前面に位置する。
2. 髄質は皮質を囲む。
3. 皮質からはインスリンが分泌される。
4. 髄質からはアドレナリンが分泌される。
問10　副腎について正しい記述はどれか。
1. ランゲルハンス島を有する。
2. 腎臓の内部に散在する。
3. 皮質と髄質とがある。
4. リンパ性器官である。
問11　副腎について誤っている記述はどれか。
1. 左右一対ある。
2. 腎臓の下に位置する。
3. 髄質はアドレナリンを分泌する。
4. 皮質はステロイドホルモンを分泌する。

5. 神経系
1　中枢神経系
問1　脳脊髄膜でないのはどれか。
1. クモ膜　2. 硬膜　3. 軟膜　4. 白膜
問2　灰白質でできているのはどれか。
1. 内包　2. 視床　3. 大脳脚　4. 脳梁
問3　成人の脊髄で誤っている記述はどれか。
1. 下端は第1～2腰椎の高さで終わる。
2. 中心部は灰白質からなる。
3. 前角には運動神経細胞がある。
4. 後角には自律神経細胞がある。
問4　脊髄後根をつくる神経線維の種類はどれか。
1. 運動神経　　2. 感覚神経
3. 交感神経　　4. 副交感神経
問5　正しいのはどれか。
1. 大脳皮質の視覚野は頭頂葉にある。
2. 視床は間脳の一部である。
3. 前頭葉と側頭葉は中心溝で区切られる。
4. 第4脳室は間脳の中にある。
問6　錐体交叉がみられる部位はどれか。
1. 中脳　2. 橋　3. 延髄　4. 脊髄
問7　中脳に属するのはどれか。
1. 脳梁　2. 視床　3. 上丘　4. 錐体
問8　間脳にみられないのはどれか。
1. 視床　2. 視蓋　3. 視床下部　4. 内側膝状体
問9　視床下部が存在する部位はどれか。
1. 大脳　2. 中脳　3. 小脳　4. 間脳
問10　後頭葉に局在する機能はどれか。
1. 嗅覚　　2. 視覚　　3. 聴覚　　4. 味覚
問11　聴覚中枢がある大脳の部位はどれか。
1. 側頭葉　2. 頭頂葉　3. 前頭葉　4. 後頭葉
問12　大脳の領野と脳葉との組合せで正しいのはどれか。
1. 体性感覚野・・側頭葉　　2. 嗅覚野・・前頭葉
3. 視覚野・・・・後頭葉　　4. 聴覚野・・頭頂葉
問13　大脳基底核に属するのはどれか。
1. オリーブ核　　　2. レンズ核
3. 赤核　　　　　　4. 橋核
問14　大脳基底核に含まれないのはどれか。
1. 黒質　2. 淡蒼球　3. 被殻　4. 尾状核
問15　クモ膜下腔に直接通じているのはどれか。

1. 側脳室　2. 第3脳室　3. 第4脳室　4. 中脳水道
問16　錐体路の起始ニューロンが分布する脳の部位はどれか。
1. 前頭葉　2. 頭頂葉　3. 側頭葉　4. 後頭葉
問17　錐体路の経路でないのはどれか。
1. 内包　　　　　2. 中脳の赤核
3. 延髄の錐体　　4. 脊髄の側索
問18　遠心性伝導路はどれか。
1. 錐体外路　2. 体性感覚路　3. 味覚路　4. 視覚路
問19　感覚伝導路において大脳皮質に達するまでに中継されるのはどれか。
1. 赤核　2. 視床　3. 視床下部　4. 被殻
問20　痛覚伝導路が通らない部位はどれか。
1. 脊髄側索　2. 大脳脚　3. 視床　4. 内包
問21　痛みの伝導に関係のない部位はどれか。
1. 脊髄後角　2. 視床　3. 大脳基底核　4. 中心後回
問22　痛覚の伝導路と関係ないのはどれか。
1. 脊髄神経節　2. 脊髄前角　3. 脊髄後角　4. 視床

2　末梢神経系

問1　脳神経について誤っている記述はどれか。
1. 迷走神経は混合神経である。
2. 舌咽神経は混合神経である。
3. 副神経は感覚神経である。
4. 舌下神経は運動神経である。
問2　脳神経について誤っている記述はどれか。
1. 滑車神経は上斜筋を支配する。
2. 三叉神経は歯の痛覚に関与する。
3. 顔面神経は涙腺の分泌に関与する。
4. 舌咽神経は舌筋を支配する。
問3　運動神経のみからなる神経はどれか。
1. 顔面神経　2. 下顎神経　3. 舌咽神経　4. 副神経
問4　運動のみに関与する神経はどれか。
1. 迷走神経　　2. 内耳神経
3. 三叉神経　　4. 外転神経
問5　運動線維を含まない脳神経はどれか。
1. 上顎神経　　2. 下顎神経
3. 舌咽神経　　4. 迷走神経
問6　脳神経で副交感神経線維を含むのはどれか。
1. 三叉神経　　2. 内耳神経
3. 舌咽神経　　4. 舌下神経
問7　副交感神経線維を含む脳神経はどれか。
1. 視神経　2. 動眼神経　3. 滑車神経　4. 外転神経
問8　顔面の感覚に関与する脳神経はどれか。
1. 滑車神経　2. 三叉神経　3. 顔面神経　4. 副神経
問9　三叉神経の枝でないのはどれか。
1. 眼神経　2. 鼓索神経　3. 上顎神経　4. 下顎神経
問10　三叉神経支配の筋はどれか。
1. 咬筋　2. 胸骨舌骨筋　3. 顎舌骨筋　4. 眼輪筋

問11　角膜の痛みを伝える神経はどれか。
1. 視神経　2. 動眼神経　3. 三叉神経　4. 顔面神経
問12　顔面神経の機能でないのはどれか。
1. 表情筋の運動　　2. 舌の前2／3の味覚
3. 涙腺の分泌　　　4. 顔面の感覚
問13　副神経が分布する筋はどれか。
1. 肋間筋　2. 広頚筋　3. 僧帽筋　4. 大胸筋
問14　副神経が支配する筋はどれか。
1. 僧帽筋　2. 広背筋　3. 菱形筋　4. 肩甲挙筋
問15　胸部や腹部にまで分布する脳神経はどれか。
1. 三叉神経　2. 舌咽神経　3. 迷走神経　4. 副神経
問16　舌筋の運動を支配する神経はどれか。
1. 舌神経　2. 舌咽神経　3. 迷走神経　4. 舌下神経
問17　脳神経と支配部位との組合せで誤っているのはどれか。
1. 滑車神経・外眼筋　　　2. 三叉神経・咀嚼筋
3. 顔面神経・顔面の皮膚　4. 迷走神経・声帯筋
問18　脳神経とその支配との組合せで正しいのはどれか。
1. 三叉神経‥歯の痛覚
2. 顔面神経‥舌の運動
3. 舌咽神経‥舌尖の味覚
4. 舌下神経‥舌の痛覚
問19　脊髄神経の数について誤っている組合せはどれか。
1. 頚神経‥8対　　2. 胸神経‥‥12対
3. 腰神経‥5対　　4. 仙骨神経‥4対
問20　脊髄神経について誤っている組合せはどれか。
1. 頚神経‥7対　　2. 胸神経‥‥12対
3. 腰神経‥5対　　4. 仙骨神経‥5対
問21　神経叢と分枝する神経との組合せで誤っているのはどれか。
1. 頚神経叢‥‥横隔神経
2. 腕神経叢‥‥正中神経
3. 腰神経叢‥‥坐骨神経
4. 仙骨神経叢‥上殿神経
問22　神経叢と神経との組合せで誤っているのはどれか。
1. 頚神経叢‥‥横隔神経
2. 腰神経叢‥‥坐骨神経
3. 腕神経叢‥‥腋窩神経
4. 仙骨神経叢‥陰部神経
問23　頚神経叢から分枝する神経はどれか。
1. 横隔神経　2. 腋窩神経
3. 正中神経　4. 橈骨神経
問24　頚神経叢から出るのはどれか。
1. 正中神経　2. 尺骨神経
3. 橈骨神経　4. 横隔神経
問25　横隔神経を出す神経叢はどれか。

1. 頚神経叢　2. 腕神経叢
3. 腰神経叢　4. 仙骨神経叢

問26　腕神経叢の枝で上腕骨の後方を回る神経はどれか。
1. 筋皮神経　　2. 正中神経
3. 尺骨神経　　4. 橈骨神経

問27　腕神経叢の枝とその支配筋との組合せで誤っているのはどれか。
1. 腋窩神経・・・棘下筋　2. 胸背神経・・・広背筋
3. 肩甲上神経・・棘上筋　4. 肩甲下神経・・大円筋

問28　仙骨神経叢から分枝する神経はどれか。
1. 外側大腿皮神経　　2. 大腿神経
3. 閉鎖神経　　　　　4. 坐骨神経

問29　第12胸神経と第1腰神経から起こるのはどれか。
1. 腸骨下腹神経　　2. 大腿神経
3. 閉鎖神経　　　　4. 陰部神経

問30　膝蓋腱反射の求心路に関与する神経はどれか。
1. 大腿神経　　2. 閉鎖神経
3. 坐骨神経　　4. 外側大腿皮神経

問31　肩甲上神経に支配される筋はどれか。
1. 三角筋　2. 棘下筋　3. 大円筋　4. 肩甲下筋

問32　上腕二頭筋の支配神経はどれか。
1. 正中神経　　2. 尺骨神経
3. 筋皮神経　　4. 腋窩神経

問33　上腕三頭筋の支配神経はどれか。
1. 橈骨神経　　2. 尺骨神経
3. 正中神経　　4. 筋皮神経

問34　筋皮神経が支配する筋はどれか。
1. 上腕筋　2. 三角筋　3. 上腕三頭筋　4. 肘筋

問35　正中神経支配の筋はどれか。
1. 円回内筋　2. 回外筋　3. 上腕筋　4. 肘筋

問36　尺骨神経支配の筋はどれか。
1. 尺側手根屈筋　　2. 橈側手根屈筋
3. 浅指屈筋　　　　4. 長母指屈筋

問37　橈骨神経が支配する筋はどれか。
1. 回外筋　　　　　2. 橈側手根屈筋
3. 長母指屈筋　　　4. 母指内転筋

問38　筋とその支配神経との組合せで正しいのはどれか。
1. 内側直筋・・滑車神経
2. 円回内筋・・尺骨神経
3. 腹直筋・・・肋間神経
4. 前脛骨筋・・浅腓骨神経

問39　背部の筋とその支配神経との組合せで正しいのはどれか。
1. 広背筋・・肩甲背神経　2. 僧帽筋・・・長胸神経
3. 菱形筋・・肩甲下神経　4. 上後鋸筋・・肋間神経

問40　末梢神経の走行について誤っている記述はどれか。
1. 筋皮神経は烏口腕筋を貫く。
2. 正中神経は円回内筋の二頭の間を通る。
3. 大腿神経は血管裂孔を通過する。
4. 総腓骨神経は腓骨頚に接する。

問41　下殿神経支配の筋はどれか。
1. 梨状筋　2. 小殿筋　3 中殿筋　4. 大殿筋

問42　下殿神経に支配される筋はどれか。
1. 大殿筋　2. 中殿筋　3. 小殿筋　4. 大腿筋膜張筋

問43　下肢の筋において閉鎖神経に支配されるのはどれか。
1. 内閉鎖筋　2. 薄筋　3. 半膜様筋　4. 縫工筋

問44　総腓骨神経の枝に支配されている筋はどれか。
1. 半腱様筋　　2. 半膜様筋
3. 前脛骨筋　　4. 後脛骨筋

問45　深腓骨神経に支配される筋はどれか。
1. 前脛骨筋　2. 腓腹筋　3. ひらめ筋　4. 長腓骨筋

問46　筋とその支配神経との組合せで正しいのはどれか。
1. 大腿神経・・大腿四頭筋
2. 閉鎖神経・・大腿二頭筋
3. 下殿神経・・下腿三頭筋
4. 坐骨神経・・大殿筋

問47　皮膚の部位と支配する脊髄神経の高さについて正しい組合せはどれか。
1. 乳頭・・・・・第2胸神経
2. 剣状突起部・・第5胸神経
3. 臍・・・・・・第10胸神経
4. 鼠径溝・・・第1仙骨神経

問48　自律神経系の中枢が存在する部位はどれか。
1. 大脳新皮質　2. 視床下部
3. 小脳皮質　　4. 脊髄白質

問49　副交感神経線維を含む脊髄神経はどれか。
1. 頚神経　2. 胸神経　3. 腰神経　4. 仙骨神経

問50　脳神経において副交感性の線維を含むのはどれか。
1. 動眼神経　2. 滑車神経　3. 眼神経　4. 外転神経

6．感覚器

問1　眼球について正しい記述はどれか。
1. 強膜は膠原線維に富む。
2. 結膜は涙腺を覆う。
3. 脈絡膜は色素に乏しい。
4. 網膜の最内層に視細胞がある。

問2　眼球に入る光量を調節しているのはどれか。
1. 角膜　2. 虹彩　3. 水晶体　4. 硝子体

問3　眼球に入る光の量を調節しているのはどれか。
1. 角膜　2. 虹彩　3. 脈絡膜　4. 硝子体

問4　眼球で網膜に達する光の量を調節しているのは

どれか。
1. 角膜　2. 虹彩　3. 水晶体　4. 硝子体
問5　眼球で硝子体に接するのはどれか。
1. 結膜　2. 網膜　3. 強膜　4. 脈絡膜
問6　視細胞があるのはどの部位か。
1. 角膜　2. 強膜　3. 脈絡膜　4. 網膜
問7　杆状体細胞があるのはどれか。
1. 嗅粘膜　2. 網膜　3. 味蕾　4. 半規管
問8　眼房水の産生部位はどれか。
1. 網膜　2. 毛様体　3. 脈絡膜　4. 硝子体
問9　眼房水が吸収される部位はどれか。
1. 虹彩　2. 毛様体　3. 黄斑　4. 強膜静脈洞
問10　外眼筋で滑車神経に支配されるのはどれか。
1. 外側直筋　2. 上眼瞼挙筋　3. 上直筋　4. 上斜筋
問11　聴覚器に属さないのはどれか。
1. 耳介　2. 鼓膜　3. 三半規管　4. 蝸牛
問12　耳について正しい記述はどれか。
1. キヌタ骨は鼓室にある。
2. 耳管は内耳と咽頭をつないでいる。
3. コルチ器は前庭階にある。
4. 鼓室階の内部は内リンパ液で満たされている。
問13　中耳に含まれるのはどれか。
1. 半規管　2. 蝸牛管　3. 前庭　4. 耳小骨
問14　中耳について誤っている記述はどれか。
1. 耳小骨がある。　2. 咽頭とつながっている。
3. 蝸牛がある。　4. 外耳とは鼓膜で隔てられている。
問15　中耳について正しい記述はどれか。
1. 三半規管が存在する。
2. 咽頭に直接通じる。
3. 膜迷路が存在する。
4. 内腔がリンパ液で満たされる。
問16　耳管によって咽頭とつながるのはどれか。
1. 前庭　2. 鼓室　3. 蝸牛　4. 半規管
問17　内耳に属するのはどれか。
1. 鼓膜　2. 蝸牛　3. 耳小骨　4. 耳管
問18　正常において内部に空気が入らないのはどれか。
1. 外耳道　2. 鼓室　3. 耳管　4. 半規管
問19　聴覚に関係するのはどれか。
1. 卵形嚢　2. 半規管　3. 蝸牛管　4. 前庭神経
問20　聴覚器と関係ないのはどれか。
1. 耳神経節　2. 蝸牛神経　3. 鼓室　4. ラセン器
問21　コルチ器があるのはどれか。
1. 卵形嚢　2. 半規管　3. 蝸牛管　4. 耳管
問22　皮膚について誤っている記述はどれか。
1. 表皮は重層扁平上皮である。
2. 真皮は強靭な結合組織からなる。
3. 毛は真皮の変形したものである。
4. 立毛筋は平滑筋である。
問23　皮膚の構造のうち大量の膠原線維を含むのは

どれか。
1. 爪　2. 角質層　3. 皮脂腺　4. 真皮
問24　皮脂腺が存在しない部位はどれか。
1. 頭部　2. 腋窩　3. 手掌　4. 背部
問25　皮膚に脂腺がない部位はどれか。
1. 項部　2. 腋窩　3. 腰部　4. 足底
問26　爪を形成する組織はどれか。
1. 表皮　2. 真皮　3. 末節骨　4. 皮下組織
問27　痛みの受容器はどれか。
1. パチニ小体　　2. 自由神経終末
3. マイスナー小体　4. ルフィニ終末（小体）
問28　次の組合せで誤っているのはどれか。
1. パチニ小体‥表皮　　2. 味蕾‥有郭乳頭
3. 黄斑‥‥‥網膜　　4. 蝸牛‥内耳

7．体表・局所

問1　体表から触れる部位と骨との組合せで正しいのはどれか。
1. 乳様突起‥後頭骨　　2. 頸切痕‥胸骨
3. 肘頭‥‥橈骨　　　4. 外果‥‥脛骨
問2　後頸三角（外側頸三角）の構成に関係しないのはどれか。
1. 鎖骨　2. 胸鎖乳突筋　3. 僧帽筋　4. 肩甲骨
問3　後頸三角の構成に関与しないのはどれか。
1. 鎖骨　　　　2. 肩甲骨
3. 胸鎖乳突筋　4. 僧帽筋
問4　頸動脈三角の構成に関与しない筋はどれか。
1. 顎二腹筋　　2. 肩甲挙筋
3. 肩甲舌骨筋　4. 胸鎖乳突筋
問5　頸動脈三角を構成しないのはどれか。
1. 顎二腹筋　　2. 胸鎖乳突筋
3. 茎突舌骨筋　4. 肩甲舌骨筋
問6　斜角筋隙の構成に関与しないのはどれか。
1. 前斜角筋　　2. 中斜角筋
3. 後斜角筋　　4. 第1肋骨
問7　斜角筋隙を通過する血管はどれか。
1. 総頸動脈　　2. 腕頭動脈
3. 椎骨動脈　　4. 鎖骨下動脈
問8　腋窩を囲む筋でないのはどれか。
1. 大胸筋　2. 棘上筋　3. 前鋸筋　4. 大円筋
問9　腋窩の後壁を形成する筋はどれか。
1. 大胸筋　2. 三角筋　3. 広背筋　4. 前鋸筋
問10　胸郭上口を通らないのはどれか。
1. 副神経　2. 横隔神経　3. 食道　4. 気管
問11　胸郭上口を通らないのはどれか。
1. 迷走神経　2. 副神経　3. 横隔神経　4. 交感神経
問12　胸骨角に付く肋軟骨はどれか。
1. 第1肋軟骨　2. 第2肋軟骨
3. 第3肋軟骨　4. 第5肋軟骨

問13　縦隔について誤っている記述はどれか。
1. 左右の肺の間の空間である。
2. 後方には脊柱がある。
3. 縦隔には心臓がある。
4. 縦隔には肝臓がある。

問14　縦隔を通過しないのはどれか。
1. 胸管　2. 食道　3. 迷走神経　4. 肋間神経

問15　鼠径靱帯と関係ないのはどれか。
1. 上前腸骨棘　　2. 坐骨結節
3. 血管裂孔　　　4. 筋裂孔

問16　鼠径管の壁を構成しないのはどれか。
1. 腸腰筋　2. 外腹斜筋　3. 内腹斜筋　4. 腹横筋

問17　坐骨神経が通る孔はどれか。
1. 棘孔　2. 梨状筋下孔　3. 閉鎖孔　4. 筋裂孔

問18　梨状筋上孔を通るのはどれか。
1. 下殿神経　2. 陰部神経
3. 上殿神経　4. 坐骨神経

問19　三角筋胸筋溝を通過する血管はどれか。
1. 腋窩静脈　　2. 上腕静脈
3. 尺側皮静脈　4. 橈側皮静脈

問20　内側上腕二頭筋溝の深部を通るのはどれか。
1. 上腕動脈　2. 橈骨神経
3. 腋窩静脈　4. 筋皮神経

問21　大腿三角の上辺をなすのはどれか。
1. 鼠径靱帯　2. 長内転筋　3. 腸骨筋　4. 縫工筋

問22　大腿三角の構成に関与しないのはどれか。
1. 大腿筋膜張筋　　2. 鼠径靱帯
3. 縫工筋　　　　　4. 長内転筋

問23　筋裂孔を通るのはどれか。
1. 大腿神経　2. 大腿動脈　3. 大腿静脈　4. 恥骨筋

問24　大腿神経が通る孔はどれか。
1. 梨状筋下孔　2. 小坐骨孔　3. 閉鎖孔　4. 筋裂孔

問25　外果の後方を通過するのはどれか。
1. 後脛骨筋腱　　2. 脛骨神経
3. 深腓骨神経　　4. 長腓骨筋腱

問26　腱が足根管を通らないのはどれか。
1. 長母指屈筋　　2. 長指屈筋
3. 後脛骨筋　　　4. 下腿三頭筋

問27　体表から触れないのはどれか。
1. 頸切痕　2. 小転子　3. 橈骨頭　4. 隆椎棘突起

問28　体表から触れない骨の部位はどれか。
1. 肩峰　2. 肘頭　3. 頸切痕　4. 翼状突起

問29　下顎骨の外側にあるのはどれか。
1. 外側翼突筋　　2. 顎動脈
3. 顔面動脈　　　4. 舌下神経

問30　体表から触れる部分と骨との組合せで正しいのはどれか。
1. 肩峰・・肩甲骨　　2. 乳様突起・・後頭骨
3. 肘頭・・上腕骨　　4. 内果・・・・腓骨

問31　体表から触れる骨について誤っている記述はどれか。
1. 舌骨体は前頸部で触れる。
2. 尺骨頭は肘部で触れる。
3. 上後腸骨棘は腰部で触れる。
4. 大腿骨の内側顆は膝部で触れる。

問32　皮下に直接触れない筋はどれか。
1. 三角筋　2. 大円筋　3. 棘上筋　4. 僧帽筋

問33　体表から拍動の触れない動脈はどれか。
1. 大腿動脈　2. 膝窩動脈
3. 腓骨動脈　4. 足背動脈

問34　上肢の神経において上腕骨内側上顆の後方を走行するのはどれか。
1. 筋皮神経　　2. 正中神経
3. 尺骨神経　　4. 橈骨神経

1. 基礎

問1 細胞のエネルギー産生に関与するのはどれか。
1. 中心小体　　2. ミトコンドリア
3. 小胞体　　　4. ゴルジ装置

問2 細胞活動のエネルギー産生の場はどれか。
1. 中心小体　　2. リボソーム
3. ゴルジ装置　4. ミトコンドリア

問3 蛋白質の合成に関係するのはどれか。
1. ライソゾーム　　2. 中心小体
3. ミトコンドリア　4. リボゾーム

問4 細胞内消化を行うのはどれか。
1. リボソーム　　2. ミトコンドリア
3. ライソーム　　4. ゴルジ装置

問5 細胞内消化に関係するのはどれか。
1. ライソーム　　2. 中心小体
3. ゴルジ装置　　4. 小胞体

問6 誤っているのはどれか。
1. ミトコンドリア、小胞体などは細胞小器官である。
2. 細胞分裂により染色体数は変化しない。
3. 結合組織は中胚葉に由来する。
4. 神経組織は外胚葉に由来する。

問7 細胞分裂が始まると消失するのはどれか。
1. ミトコンドリア　2. 染色体
3. 核膜　　　　　　4. リボソーム

問8 有糸分裂に関与するのはどれか。
1. 中心小体　　2. リポフスチン
3. 小胞体　　　4. 核小体

問9 正しいのはどれか。
1. 紡錘糸はリボゾームに由来する。
2. 中心小体は細胞小器官である。
3. 人体構成の最小単位は組織である。
4. 内分泌腺は分泌物を導管に放出する。

問10 外胚葉由来の組織はどれか。
1. 筋組織　　2. 神経組織
3. 骨組織　　4. 結合組織

問11 外胚葉から発生する組織はどれか。
1. 脂肪組織　　2. 軟骨組織
3. 筋組織　　　4. 神経組織

問12 外胚葉から分化するのはどれか。
1. 卵巣　2. 心臓　3. 脊髄神経　4. 関節軟骨

問13 外胚葉から分化するのはどれか。
1. 毛　2. 胃　3. 膵臓　4. 精巣

問14 外胚葉から発生するのはどれか。
1. 肝臓　2. 脊髄　3. 心臓　4. 精巣

問15 中胚葉から分化するのはどれか。
1. 神経細胞　　　2. 肝細胞
3. 骨格筋細胞　　4. 表皮の上皮細胞

問16 内胚葉から発生する細胞はどれか。
1. 神経細胞　　2. 脂肪細胞
3. 軟骨細胞　　4. 肝細胞

問17 内胚葉由来のものはどれか。
1. 汗腺　　　　2. 膵島（ランゲルハンス島）
3. 内皮細胞　　4. 空腸平滑筋

問18 重層扁平上皮が存在する部位はどれか。
1. 歯肉　2. 十二指腸　3. 膀胱　4. 甲状腺

問19 正しい組合せはどれか。
1. 食道・・重層扁平上皮
2. 小腸・・単層扁平上皮
3. 気管・・移行上皮
4. 膀胱・・多列円柱上皮

問20 正しい組合せはどれか。
1. 移行上皮・・・・尿管の粘膜上皮
2. 単層扁平上皮・・甲状腺の腺上皮
3. 単層立方上皮・・血管の内皮
4. 重層扁平上皮・・小腸の粘膜上皮

問21 膀胱の上皮はどれか。
1. 移行上皮　　　2. 多列上皮
3. 単層立方上皮　4. 重層扁平上皮

問22 上皮組織でないのはどれか。
1. 真皮　2. 表皮　3. 外分泌腺　4. 内分泌腺

問23 結合組織に含まれないのはどれか。
1. 筋組織　　2. 弾性組織
3. 脂肪組織　4. 細網組織

問24 疎性結合組織はどれか。
1. 腱　2. 真皮　3. 皮下組織　4. 靱帯

問25 腱の主成分はどれか。
1. 線維軟骨　2. 弾性軟骨
3. 弾性線維　4. 膠原線維

問26 靱帯に最も多く含まれる線維はどれか。
1. 弾性線維　2. 筋原線維
3. 細網線維　4. 膠原線維

問27 弾性軟骨はどれか。
1. 肋軟骨　2. 気管軟骨　3.関節円板　4. 耳介軟骨

問28 成人の血液について正しいのはどれか。
1. 白血球数：6,000～9,000個／mm^3
2. 血小板数：1,000～10,000個／mm^3
3. 赤血球数：100万～200万個／mm^3
4. ヘマトクリット値：70～80％

問29 血液中の白血球で最も数が多いのはどれか。
1. 好酸球　2. 好中球　3. リンパ球　4. 単球

問30 血液成分で容積比率が最も大きいのはどれか。
1. 赤血球　2. 白血球　3. 血小板　4. 血漿

問31 健康な成人血液中の白血球について正しいの

はどれか。
1. 白血球数は血液1mm³中に約2,000個である。
2. 好中球は白血球の5％を占める。
3. 単球は分葉核を持つ。
4. リンパ球の大きさは白血球のなかで最小である。

問32 正常な血液1mm³中に一番多く含まれる白血球はどれか。
1. リンパ球　2. 好中球
3. 好酸球　　4. 好塩基球

問33 誤っているのはどれか。
1. 内側と外側とは矢状面の中で区別できる。
2. 近位と遠位とは体肢の中で区別できる。
3. 腹側と背側とは水平面の中で区別できる。
4. 頭側と尾側とは前頭面の中で区別できる。

2．運動器
1　骨

問1 結合組織性骨化（膜性骨化）するのはどれか。
1. 上腕骨　2. 鎖骨　3. 肩甲骨　4. 胸骨

問2 骨膜について誤っているのはどれか。
1. 密線維性（強靱）結合組織である。
2. 骨の関節面に存在する。
3. 骨質を新生し骨を太くする。
4. 血管や神経に富む。

問3 骨の構造について誤っているのはどれか。
1. 骨基質は層板を形成する。
2. 骨細胞は骨小腔の中にある。
3. ハバース管には神経が通る。
4. 骨膜は骨を新生する。

問4 骨で神経が豊富に分布するのはどれか。
1. 骨膜　2. 緻密質　3. 赤色骨髄　4. 骨端軟骨

問5 長骨骨幹の緻密質について正しいのはどれか。
1. 細胞は存在しない。
2. フォルクマン管はシャーピー線維の通路である。
3. ハバース層板は一度できたらそのまま一生維持される。
4. ハバース管は血管の通路である。

問6 長骨で長軸方向に走行するのはどれか。
1. ハバース管　　2. フォルクマン管
3. 栄養管　　　　4. シャーピー線維

問7 骨について誤っているのはどれか。
1. 膝蓋骨は種子骨に属する。
2. 成人の大腿骨骨幹は黄色骨髄である。
3. 上腕骨骨頭は骨膜に覆われている。
4. 環椎は椎体が欠如する。

問8 長骨の骨軸成長に直接関与するのはどれか。
1. 骨幹　2. 骨幹端　3. 骨端軟骨　4. 骨端

問9 誤っているのはどれか。
1. 成人の大腿骨骨幹の骨髄は黄色骨髄である。
2. 成人の胸骨体の骨髄は赤色骨髄である。
3. 黄色骨髄には造血機能がある。
4. 幼児の長骨の骨髄は赤色骨髄である。

問10 頭蓋骨について誤っているのはどれか。
1. 頭頂骨は1対の骨である。
2. 鼻骨は1個の骨である。
3. 上顎骨は1対の骨である。
4. 下顎骨は1個の骨である。

問11 誤っているのはどれか。
1. 後頭骨は1個の骨である。
2. 頭頂骨は1対の骨である。
3. 上顎骨は1個の骨である。
4. 鼻骨は1対の骨である。

問12 成人の頭蓋骨と数との組合せで正しいのはどれか。
1. 頭頂骨－1個　　2. 篩骨－2個
3. 鼻骨－1個　　　4. 蝶形骨－2個

問13 一対の頭蓋骨はどれか。
1. 後頭骨　2. 下顎骨　3. 頭頂骨　4. 鋤骨

問14 誤っている組合せはどれか。
1. 蝶形骨‥視神経管　　2. 側頭骨‥内耳孔
3. 後頭骨‥舌下神経管　4. 前頭骨‥卵円孔

問15 成人の骨数で正しい組合せはどれか。
1. 頸椎－6個　　2. 腰椎－5個
3. 肋骨－11個　　4. 足根骨－8個

問16 乳突蜂巣が存在するのはどれか。
1. 篩骨　2. 上顎骨　3. 蝶形骨　4. 側頭骨

問17 誤っている組合せはどれか。
1. 視神経‥‥視神経管　2. 動眼神経‥上眼窩裂
3. 顔面神経‥卵円孔　　4. 上顎神経‥正円孔

問18 眼窩と鼻腔の両方の構成に関与する骨はどれか。
1. 上顎骨　2. 鼻骨　3. 頬骨　4. 口蓋骨

問19 鼻腔を構成しない骨はどれか。
1. 篩骨　2. 頬骨　3. 蝶形骨　4. 上顎骨

問20 正しいのはどれか。
1. 脊柱で最も可動性の大きいのは胸椎である。
2. 前腕部外側の骨を腓骨という。
3. 膝十字靭帯は関節内靭帯である。
4. 寛骨は腸骨、恥骨、仙骨が骨癒合したものである。

問21 脊柱について誤っているのはどれか。
1. 第1、第2頸椎をそれぞれ環椎、軸椎ともいう。
2. 正常の脊柱には側弯曲はみられない。
3. 仙骨の下端は前方に突出し、これを岬角という。
4. 環椎には横突孔がある。

問22 誤っている組合せはどれか。
1. 頸椎‥乳頭突起　　2. 胸椎‥横突肋骨窩
3. 腰椎‥副突起　　　4. 仙骨‥耳状面

問23 正しい組合せはどれか。

1. 頚椎‥肋骨突起　2. 胸椎‥副突起
3. 腰椎‥乳頭突起　4. 仙骨‥下関節突起

問24　横突孔を有するのはどれか。
1. 頚椎　2. 胸椎　3. 腰椎　4. 仙椎

問25　正しいのはどれか。
1. 頚椎は後弯を示す。
2. 頚椎は8個ある。
3. 横突孔は仙椎にある。
4. 前仙骨孔は4対ある。

問26　正しいのはどれか。
1. 環椎（第1頚椎）は棘突起をもつ。
2. 第5頚椎は隆椎である。
3. 黄色靭帯は椎弓間に張る。
4. 椎間円板は硝子軟骨からなる。

問27　胸郭を構成する骨でないのはどれか。
1. 肋骨　2. 肩甲骨　3. 胸骨　4. 胸椎

問28　胸郭上口を構成しないのはどれか。
1. 胸骨柄　2. 鎖骨
3. 第1肋骨　4. 第1胸椎

問29　三角筋粗面よりも遠位にみられるのはどれか。
1. 解剖頚　2. 外科頚
3. 大結節稜　4. 橈骨神経溝

問30　骨とその部分との組合せで正しいのはどれか。
1. 上腕骨‥茎状突起　2. 橈骨‥滑車切痕
3. 大腿骨‥粗線　4. 脛骨‥滑車

問31　大結節があるのはどれか。
1. 肩甲骨　2. 上腕骨　3. 大腿骨　4. 脛骨

問32　尺骨に存在するのはどれか。
1. 滑車切痕　2. 尺骨切痕
3. 肘頭窩　4. 橈骨神経溝

問33　上腕骨で尺骨神経溝が存在する部位はどれか。
1. 三角筋粗面付近　2. 肘頭窩の外側縁
3. 外側上顆の前面　4. 内側上顆の後面

問34　手根骨でないのはどれか。
1. 月状骨　2. 豆状骨　3. 有鉤骨　4. 立方骨

問35　骨とその部位との組合せで正しいのはどれか。
1. 上腕骨‥大転子　2. 尺骨‥鉤状突起
3. 腸骨‥閉鎖孔　4. 腓骨‥茎状突起

問36　寛骨臼切痕で結合するのはどれか。
1. 仙骨と腸骨　2. 腸骨と坐骨
3. 腸骨と恥骨　4. 坐骨と恥骨

問37　大腿骨にないのはどれか。
1. 大結節　2. 殿筋粗面
3. 転子窩　4. 顆間窩

2　筋

問1　誤っているのはどれか。
1. 骨格筋は随意筋である。
2. 平滑筋は不随意筋である。
3. 心筋は平滑筋である。
4. 不随意筋は自律神経支配である。

問2　神経筋接合部（運動終板）が存在するのはどれか。
1. 骨格筋　2. 心筋　3. 平滑筋　4. 筋膜

問3　正しいのはどれか。
1. 通常、筋は一つの骨の二点間に張られることはない。
2. 膝蓋腱反射に関与する筋は下腿三頭筋である。
3. 腸腰筋は股関節を伸展させる。
4. 上腕二頭筋と上腕三頭筋は協力筋である。

問4　腹直筋はどれに分類されるか。
1. 紡錘状筋　2. 羽状筋
3. 多頭筋　4. 多腹筋

問5　拮抗筋の組合せはどれか。
1. 上腕二頭筋‥上腕筋
2. 腸腰筋‥‥大殿筋
3. 大腿二頭筋‥半腱様筋
4. 下腿三頭筋‥後脛骨筋

問6　拮抗筋の組合せで正しいのはどれか。
1. 大菱形筋‥‥前鋸筋
2. 大円筋‥‥‥広背筋
3. 大腿二頭筋‥下腿三頭筋
4. 上腕二頭筋‥烏口腕筋

問7　協力筋の組合せで正しいのはどれか。
1. 上腕二頭筋‥上腕三頭筋
2. 腸腰筋‥‥‥大殿筋
3. 半腱様筋‥‥半膜様筋
4. 前脛骨筋‥‥下腿三頭筋

問8　協力筋の組合せで正しいのはどれか。
1. 烏口腕筋‥広背筋　2. 小円筋‥大円筋
3. 三角筋‥‥棘上筋　4. 肩甲下筋‥前鋸筋

問9　誤っているのはどれか。
1. 上腕二頭筋と上腕筋は協力筋である。
2. 大殿筋と腸腰筋は拮抗筋である。
3. 大腿四頭筋と大腿二頭筋は拮抗筋である。
4. 大腿四頭筋と下腿三頭筋は協力筋である。

問10　誤っている組合せはどれか。
1. 咬筋‥‥‥‥下顎骨挙上
2. 側頭筋‥‥‥下顎骨挙上
3. 外側翼突筋‥下顎骨前方移動
4. 内側翼突筋‥下顎骨後方移動

問11　下顎骨を前に引き出すのはどれか。
1. 内側翼突筋　2. 外側翼突筋　3. 咬筋　4. 側頭筋

問12　下顎骨の運動を行うのはどれか。
1. 前頭筋　2. 側頭筋　3. 後頭筋　4. 胸鎖乳突筋

問13　正しいのはどれか。
1. 膝蓋腱反射は大腿二頭筋の収縮による。
2. 腸腰筋は股関節を屈曲する。
3. 半腱様筋は一関節筋である。
4. 横隔膜は平滑筋である。

問14　横隔膜について誤っているのはどれか。
1. 腰椎、肋骨および胸骨から起こる。
2. 呼吸の際に吸気筋として働く。
3. 下行大動脈、下大静脈および食道が貫いている。
4. 肋間神経に支配されている。

問15　誤っているのはどれか。
1. 胸鎖乳突筋は胸骨および鎖骨と側頭骨乳様突起とに付着する。
2. 膝関節を屈曲させる筋は大腿四頭筋である。
3. 力こぶは上腕二頭筋の収縮によって形成される。
4. アキレス腱は下腿三頭筋の腱である。

問16　胸鎖乳突筋について誤っているのはどれか。
1. 胸骨と鎖骨とから起こる二頭筋である。
2. 側頭骨の乳様突起に停止する。
3. 一側が働くとその側に頭を回旋する。
4. 副神経と頚神経叢の枝とが支配する。

問17　肩甲骨に付着しない筋はどれか。
1. 大胸筋　2. 小胸筋　3. 三角筋　4. 上腕二頭筋

問18　筋と付着部との組合せで正しいのはどれか。
1. 上腕二頭筋長頭・・上腕骨小結節
2. 上腕二頭筋短頭・・肩甲骨烏口突起
3. 烏口腕筋・・・・・尺骨粗面
4. 上腕筋・・・・・・橈骨粗面

問19　体幹から起こり上腕骨に停止する筋はどれか。
1. 大胸筋　2. 小胸筋　3. 僧帽筋　4. 菱形筋

問20　筋とその起始との組合せで誤っているのはどれか。
1. 上腕二頭筋短頭・・烏口突起
2. 上腕三頭筋長頭・・関節上結節
3. 橈側手根屈筋・・・上腕骨内側上顆
4. 尺側手根伸筋・・・上腕骨外側上顆

問21　筋とその起始との組合せで正しいのはどれか。
1. 上腕二頭筋短頭・・肩甲骨烏口突起
2. 上腕三頭筋長頭・・肩甲骨関節上突起
3. 長掌筋・・・・・・上腕骨外側上顆
4. 指伸筋・・・・・・上腕骨内側上顆

問22　体肢（上肢・下肢）の骨に起始および停止を持たない筋はどれか。
1. 前斜角筋　2. 腹直筋　3. 僧帽筋　4. 大腰筋

問23　尺骨粗面に停止する筋はどれか。
1. 三角筋　2. 上腕二頭筋
3. 烏口腕筋　4. 上腕筋

問24　広背筋の停止はどれか。
1. 烏口突起　　　　2. 肩甲棘
3. 上腕骨大結節稜　4. 上腕骨小結節稜

問25　筋とその起始との組合せで誤っているのはどれか。
1. 大腿二頭筋短頭・・大腿骨粗線外側唇
2. 大腿直筋・・・・・腸骨下前腸骨棘

3. 指伸筋・・・・・上腕骨外側上顆
4. 尺側手根伸筋・・・上腕骨内側上顆

問26　側頭筋が停止するのはどれか。
1. 下顎窩　2. 側頭窩　3. 関節突起　4. 筋突起

問27　内側翼突筋の停止部はどれか。
1. 筋突起　　2. オトガイ
3. 下顎頚　　4. 下顎角内面

問28　前鋸筋の停止部はどれか。
1. 棘上窩　　　　　2. 棘下窩
3. 肩甲骨の外側縁　4. 肩甲骨の内側縁

問29　手指の基節骨に停止する筋はどれか。
1. 浅指屈筋　2. 深指屈筋
3. 指伸筋　　4. 掌側骨間筋

問30　大腿骨に停止をもつ筋はどれか。
1. 縫工筋　2. 薄筋　3. 大内転筋　4. 半腱様筋

問31　起始および停止が大腿骨にない筋はどれか。
1. 腓腹筋　　2. 縫工筋
3. 大腿四頭筋　4. 大腿二頭筋

問32　筋とその停止との組合せで正しいのはどれか。
1. 大腰筋・・・・大腿骨大転子
2. 中殿筋・・・・大腿骨小転子
3. 大腿四頭筋・・脛骨内側顆
4. 大腿二頭筋・・腓骨頭

問33　大腿骨に付着部をもつのはどれか。
1. 大内転筋　2. 大腿直筋
3. 中殿筋　　4. 恥骨筋

問34　大腿骨に停止しない筋はどれか。
1. 大内転筋　2. 大腿直筋
3. 中殿筋　　4. 恥骨筋

問35　大腿骨大転子に停止しないのはどれか。
1. 大殿筋　2. 中殿筋　3. 小殿筋　4. 梨状筋

問36　小転子に停止するのはどれか。
1. 大殿筋　2. 中殿筋　3. 腸骨筋　4. 恥骨筋

問37　四頭筋が停止する部位はどれか。
1. 肘頭　2. 橈骨粗面　3. 腓骨頭　4. 脛骨粗面

問38　大腿の筋について正しいのはどれか。
1. 大腿直筋は上前腸骨棘から起こる。
2. 大腿二頭筋は脛骨の外側顆に停止する。
3. 半腱様筋は坐骨結節から起こる。
4. 縫工筋は上前腸骨棘から起こり腓骨上端に停止する。

問39　筋とその作用との組合せで正しいのはどれか。
1. 上腕二頭筋・・前腕の回外
2. 腕橈骨筋・・・肘関節の伸展
3. 中殿筋・・・・膝関節の伸展
4. 長腓骨筋・・・距腿関節の背屈

問40　上肢帯の筋の働きで正しいのはどれか。
1. 三角筋は上腕を外転する。
2. 棘上筋は上腕を内転する。

3. 小円筋は上腕を内旋する。
4. 肩甲下筋は上腕を外旋する。
問41 上腕骨を外旋させるのはどれか。
1. 棘上筋　2. 棘下筋　3. 肩甲下筋　4. 大円筋
問42 誤っている組合せはどれか。
1. 小円筋・・・・上腕の内旋
2. 上腕二頭筋・・前腕の回外
3. 腕橈骨筋・・・肘関節の屈曲
4. 長掌筋・・・・手根の屈曲
問43 誤っているのはどれか。
1. 大腿四頭筋は膝関節を伸ばす。
2. 大腿二頭筋は腓骨頭に停止する。
3. 半腱様筋は坐骨結節から起こる。
4. 長内転筋は大腿神経に支配される。
問44 大腿屈筋群に属するのはどれか。
1. 縫工筋　　2. 薄筋
3. 内側広筋　4. 大腿二頭筋
問45 副神経と脊髄神経によって支配されるのはどれか。
1. 僧帽筋　2. 広背筋　3. 前鋸筋　4. 大胸筋
問46 顔面神経の支配を受けるのはどれか。
1. 側頭筋　2. 頬筋　3. 咬筋　4. 外側翼突筋
問47 肋間神経が支配する筋はどれか。
1. 広背筋　2. 小胸筋　3. 前鋸筋　4. 外腹斜筋
問48 上腕二頭筋を支配するのはどれか。
1. 筋皮神経　2. 正中神経
3. 尺骨神経　4. 橈骨神経
問49 上腕二頭筋を支配するのはどれか。
1. 筋皮神経　2. 尺骨神経
3. 正中神経　4. 橈骨神経
問50 筋とその支配神経との組合せで誤っているのはどれか。
1. 烏口腕筋・・・腋窩神経
2. 腕橈骨筋・・・橈骨神経
3. 母指対立筋・・正中神経
4. 小指対立筋・・尺骨神経
問51 誤っている組合せはどれか。
1. 三角筋・・・腋窩神経
2. 棘上筋・・・肩甲上神経
3. 棘下筋・・・肩甲下神経
4. 烏口腕筋・・筋皮神経
問52 正中神経と尺骨神経とで支配を受けるのはどれか。
1. 短母指屈筋　　2. 母指内転筋
3. 短母指外転筋　4. 母指対立筋
問53 尺骨神経支配の筋はどれか。
1. 長母指屈筋　2. 短母指外転筋
3. 母指内転筋　4. 母指対立筋
問54 筋とその支配神経との組合せで正しいのはどれか。
1. 三角筋・・・・筋皮神経
2. 上腕三頭筋・・尺骨神経
3. 浅指屈筋・・・正中神経
4. 母指内転筋・・橈骨神経
問55 横隔膜の運動を支配するのはどれか。
1. 頚神経叢　　2. 腕神経叢
3. 肋間神経　　4. 腰神経叢
問56 坐骨神経に支配される筋はどれか。
1. 大殿筋　　　　2. 中殿筋
3. 大腿筋膜張筋　4. 大腿二頭筋

3　関節
問1 矢状面で行われる運動はどれか。
1. 環軸関節の回旋　　2. 肩関節の外転・内転
3. 腰椎の側屈　　　　4. 膝関節の屈曲・伸展
問2 関節腔内にないのはどれか。
1. 線維性関節包　2. 関節内靭帯
3. 滑膜ヒダ　　　4. 関節半月
問3 関節腔内にあるのはどれか。
1. 黄色靭帯　2. 手根管　3. 半月板　4. 髄核
問4 単関節はどれか。
1. 肘関節　2. 肩関節　3. 手関節　4. 足関節
問5 一軸性関節はどれか。
1. 球関節　　2. 楕円関節
3. 蝶番関節　4. 鞍関節
問6 二軸性関節で正しいのはどれか。
1. 球関節　　2. 蝶番関節
3. 車軸関節　4. 楕円関節
問7 関節唇があるのはどれか。
1. 顎関節　2. 胸鎖関節
3. 股関節　4. 膝関節
問8 関節円板をもたないのはどれか。
1. 顎関節　　　2. 胸鎖関節
3. 橈骨手根関節　4. 膝関節
問9 関節半月があるのはどれか。
1. 肩関節　2. 股関節
3. 足関節　4. 膝関節
問10 関節半月をもつ関節はどれか。
1. 肩鎖関節　2. 橈骨手根関節
3. 膝関節　　4. 顎関節
問11 膝関節の半月に付着している靭帯はどれか。
1. 外側側副靭帯　2. 内側側副靭帯
3. 膝蓋靭帯　　　4. 腸脛靭帯
問12 誤っているのはどれか。
1. 胸鎖関節には関節円板が存在する。
2. 股関節には関節唇が存在する。
3. 膝関節の内側半月は内側側副靭帯に付く。
4. 椎間関節には椎間円板が存在する。

問 13　関節内靱帯はどれか。
1. 腸骨大腿靱帯　　2. 恥骨大腿靱帯
3. 坐骨大腿靱帯　　4. 大腿骨頭靱帯
問 14　関節内靱帯のある関節はどれか。
1. 股関節　　　　　2. 肩関節
3. 胸鎖関節　　　　4. 環椎後頭関節
問 15　関節をつくる組合せはどれか。
1. 後頭骨・・軸椎　　2. 鎖骨・・上腕骨
3. 上腕骨・・橈骨　　4. 仙骨・・恥骨
問 16　関節を構成する組合せはどれか。
1. 大腿骨・・腓骨　　2. 脛骨・・踵骨
3. 腓骨・・・立方骨　4. 距骨・・舟状骨
問 17　脊柱と関節をつくるのはどれか。
1. 肩甲骨　2. 鎖骨　3. 寛骨　4. 大腿骨
問 18　関節について正しいのはどれか。
1. 肩関節の関節窩は深いので関節運動の制限がある。
2. 手（橈骨手根）関節は楕円関節である。
3. 肘関節は複関節で関節包も2つある。
4. 肩鎖関節は関節円板のない平面関節で運動の範囲は狭い。
問 19　関節とその分類との組み合わせで誤っているのはどれか。
1. 距腿関節・・・・・・蝶番関節
2. 股関節・・・・・・・球関節
3. 母指の手根中手関節・・楕円関節
4. 上橈尺関節・・・・・車軸関節
問 20　誤っている組合せはどれか。
1. 球関節・・・股関節
2. 車軸関節・・正中環軸関節
3. 蝶番関節・・上橈尺関節
4. 平面関節・・椎間関節
問 21　車軸関節に分類されるのはどれか。
1. 橈骨手根関節　　2. 腕尺関節
3. 上橈尺関節　　　4. 股関節
問 22　蝶番関節はどれか。
1. 肩関節　　　　　2. 腕尺関節
3. 上橈尺関節　　　4. 母指の手根中手関節
問 23　肘関節にないのはどれか。
1. 蝶番関節　　　　2. 楕円関節
3. 球関節　　　　　4. 車軸関節
問 24　顎関節を構成する骨はどれか。
1. 上顎骨　2. 頬骨　3. 蝶形骨　4. 側頭骨
問 25　腕尺関節に関与しないのはどれか。
1. 鉤突窩　　　　　2. 肘頭窩
3. 上腕骨小頭　　　4. 上腕骨滑車
問 26　橈骨手根関節の関節面を構成する組合せはどれか。
1. 舟状骨、月状骨、豆状骨
2. 月状骨、三角骨、豆状骨
3. 舟状骨、月状骨、三角骨
4. 舟状骨、三角骨、豆状骨
問 27　腕尺関節と膝関節とに共通しているのはどれか。
1. 二軸性の運動　　2. 側副靱帯
3. 関節半月　　　　4. 関節内靱帯
問 28　誤っているのはどれか。
1. 股関節は臼状関節で関節内靱帯がある。
2. 膝関節は大腿骨、脛骨、腓骨および膝蓋骨から構成される。
3. 膝関節には関節半月と関節内靱帯とがある。
4. 距腿関節の関節窩は脛骨と腓骨の下端部とで構成される。
問 29　誤っているのはどれか。
1. 寛骨臼辺縁には関節唇がある。
2. 股関節には関節円板がある。
3. 腸骨大腿靱帯は関節包の前面にある。
4. 大腿骨頭靱帯は関節内靱帯である。
問 30　膝関節の構成に関与しないのはどれか。
1. 脛骨　2. 腓骨　3. 大腿骨　4. 膝蓋骨
問 31　膝関節の関節包と固く付いているのはどれか。
1. 膝蓋靱帯　　　　2. 内側側副靱帯
3. 外側側副靱帯　　4. 前十字靱帯
問 32　距骨と関節しないのはどれか。
1. 踵骨　2. 立方骨　3. 腓骨　4. 舟状骨
問 33　踵骨と関節をつくらない骨はどれか。
1. 距骨　2. 舟状骨　3. 楔状骨　4. 立方骨
問 34　中足骨と関節をつくるのはどれか。
1. 距骨　2. 立方骨　3. 踵骨　4. 舟状骨
問 35　ショパール関節を構成しないのはどれか。
1. 踵骨　2. 距骨　3. 楔状骨　4. 舟状骨

3．循環器

問 1　心臓で正しいのはどれか。
1. 心底は横隔膜に接する。
2. 冠状溝は心房と心室とを区別する。
3. 肺動脈弁は腱索によって乳頭筋につながる。
4. 房室結節は上大静脈開口部にある。
問 2　心臓について正しいのはどれか。
1. 心尖は胸骨の後面に接する。
2. 冠状溝は心房と心室との間にある。
3. 卵円窩は心室中隔にある。
4. 冠状静脈洞は左心房に開く。
問 3　右心房に存在するのはどれか。
1. プルキンエ線維　　2. 冠状静脈洞口
3. 腱索　　　　　　　4. 乳頭筋
問 4　最も前方にあるのはどれか。
1. 右房室弁（三尖弁）　2. 肺動脈弁
3. 左房室弁（僧帽弁）　4. 大動脈弁

問5　僧帽弁はどれか。
1. 右房室弁　2. 左房室弁
3. 肺動脈弁　4. 大動脈弁

問6　腱索と連結するのはどれか。
1. 大動脈弁　2. 肺動脈弁
3. 静脈弁　4. 三尖弁

問7　心臓の刺激伝導系について誤っているのはどれか。
1. 洞房結節　2. 房室束
3. プルキンエ線維　4. 腱索

問8　心臓刺激伝導系の房室結節のある部位はどれか。
1. 左心房　2. 右心房　3. 左心室　4. 右心室

問9　上大静脈開口部付近にある特殊心筋の集まりはどれか。
1. 洞房結節　2. 房室結節
3. 房室束　4. プルキンエ線維

問10　卵円孔はどこにあるか。
1. 右心房と左心房との間
2. 左心室と右心室との間
3. 右心房と右心室との間
4. 左心房と左心室との間

問11　正しいのはどれか。
1. 大動脈は左心室から起こる。
2. 下大静脈は左心房に開く。
3. 右肺静脈は右心房に開く。
4. 冠状静脈洞は左心房に開く。

問12　心臓に出入りする血管について正しいのはどれか。
1. 大動脈は右心室から出る。
2. 肺動脈は左心室から出る。
3. 肺静脈は右心房に入る。
4. 下大静脈は右心房に入る。

問13　心臓の部位と出入する血管との組合せで正しいのはどれか。
1. 右心房・肺静脈　2. 右心室・冠状静脈洞
3. 左心房・肺動脈　4. 左心室・大動脈

問14　正しいのはどれか。
1. 肺動脈は左右2本ずつある。
2. 左冠状動脈の前室間枝（前下行枝）は心室中核に分布する。
3. 大動脈弁には腱索が付く。
4. 冠状静脈洞は左心房に開口する。

問15　酸素濃度が高い血液が流れるのはどれか。
1. 肺静脈　2. 肺動脈
3. 上大静脈　4. 下大静脈

問16　脈管の走向について正しいのはどれか。
1. 左右の冠状動脈は大動脈弓より出る。
2. 冠状静脈洞は左心房に開く。
3. 脾静脈は門脈に注ぐ。
4. 胸管は奇静脈に入る。

問17　誤っているのはどれか。
1. 肺の栄養血管は肺動脈である。
2. 心臓の収縮期には房室弁は閉じる。
3. 心臓の栄養血管は冠状動脈である。
4. 胸管は左静脈角に開く。

問18　肺静脈からの血液が最初に通過するのはどれか。
1. 僧帽弁　2. 三尖弁　3. 大動脈弁　4. 肺動脈弁

問19　大動脈弓から直接に分岐する動脈はどれか。
1. 右総頚動脈　2. 左腋窩動脈
3. 腕頭動脈　4. 肺動脈

問20　大動脈から最も遠位で出るのはどれか。
1. 左冠状動脈　2. 左総頚動脈
3. 左鎖骨下動脈　4. 腕頭動脈

問21　大動脈の壁側枝はどれか。
1. 肋間動脈　2. 気管支動脈
3. 腹腔動脈　4. 下腸間膜動脈

問22　内頚動脈の枝はどれか。
1. 舌動脈　2. 顔面動脈　3. 顎動脈　4. 眼動脈

問23　大脳動脈輪を構成しないのはどれか。
1. 前大脳動脈　2. 中大脳動脈
3. 後交通動脈　4. 上小脳動脈

問24　大脳動脈輪を構成しないのはどれか。
1. 前大脳動脈　2. 中大脳動脈
3. 後大脳動脈　4. 上小脳動脈

問25　正しい組み合せはどれか。
1. 脳・・・・・椎骨動脈
2. 大胸筋・・・・上腕動脈
3. 肝臓・・・・・下腸間膜動脈
4. 大腿四頭筋・・内腸骨動脈

問26　大動脈とその枝との組合せで正しいのはどれか。
1. 上行大動脈・・冠状動脈
2. 大動脈弓・・・肋間動脈
3. 胸大動脈・・・鎖骨下動脈
4. 腹大動脈・・・食道動脈

問27　下行大動脈から出る壁側枝はどれか。
1. 気管支動脈　2. 腹腔動脈
3. 腰動脈　4. 腎動脈

問28　大動脈から直接起こるのはどれか。
1. 腎動脈　2. 脾動脈　3. 総肝動脈　4. 内腸骨動脈

問29　腹大動脈から直接分枝するのはどれか。
1. 固有肝動脈　2. 回結腸動脈
3. 下腸間膜動脈　4. 左結腸動脈

問30　外頚動脈の枝でないのはどれか。
1. 椎骨動脈　2. 顔面動脈
3. 浅側頭動脈　4. 顎動脈

問31　外頚動脈の枝でないのはどれか。
1. 顎動脈　　2. 眼動脈
3. 舌動脈　　4. 浅側頭動脈

問32　外頚動脈の終枝はどれか。
1. 顔面動脈　　2. 上甲状腺動脈
3. 舌動脈　　4. 顎動脈

問33　誤っているのはどれか。
1. 総頚動脈は内頚動脈と外頚動脈とに分岐する。
2. 鎖骨下動脈は左右とも大動脈弓から分岐する。
3. 腎動脈は腹大動脈から分岐する。
4. 外腸骨動脈は大腿動脈へ続く。

問34　腹大動脈から直接分岐しないのはどれか。
1. 腹腔動脈　　2. 総肝動脈
3. 上腸間膜動脈　　4. 下腸間膜動脈

問35　腹腔動脈の枝はどれか。
1. 腎動脈　　2. 総肝動脈
3. 上腸間膜動脈　　4. 内腸骨動脈

問36　上腕動脈の枝はどれか。
1. 前上腕回旋動脈　　2. 胸肩峰動脈
3. 上腕深動脈　　4. 内胸動脈

問37　正しいのはどれか。
1. 上腕深動脈は肘窩より遠位で橈骨動脈になる。
2. 大腿深動脈は内転筋管を通って膝窩動脈になる。
3. 前脛骨動脈は伸筋支帯の下を通って足背動脈になる。
4. 内腸骨動脈は鼠径靱帯の下を通って大腿動脈になる。

問38　動脈血が流れる血管はどれか。
1. 腕頭静脈　2. 肺静脈　3. 門脈　4. 奇静脈

問39　門脈系と体循環静脈との吻合がみられないのはどれか。
1. 食道の下部　2. 臍　3. 膀胱　4. 直腸

問40　門脈に流入するのはどれか。
1. 腎静脈　2. 脾静脈　3. 腰静脈　4. 肝静脈

問41　下大静脈と上大静脈とを連絡するのはどれか。
1. 門脈　　2. 奇静脈
3. 腕頭静脈　　4. 浅腹壁静脈

問42　正しいのはどれか。
1. 左右の腕頭静脈は合流して上大静脈となる。
2. 左右の腕頭静脈は合流部を静脈角という。
3. 右腕頭静脈には奇静脈が流入する。
4. 右腕頭静脈は左腕頭静脈より長い。

問43　門脈の根となる静脈はどれか。
1. 腎静脈　　2. 腰静脈
3. 脾静脈　　4. 精(卵)巣静脈

問44　門脈に注ぐ静脈はどれか。
1. 子宮静脈　　2. 腎静脈
3. 副腎静脈　　4. 脾静脈

問45　誤っているのはどれか。
1. 脾静脈は門脈に注ぐ。
2. 肝静脈は下大静脈に注ぐ。
3. 腎静脈は総腸骨静脈に注ぐ。
4. 奇静脈は上大静脈に注ぐ。

問46　器官とその静脈との組合せで誤っているのはどれか。
1. 脳・・・硬膜静脈洞　　2. 胸壁・・奇静脈
3. 小腸・・門脈　　4. 下肢・・腰静脈

問47　正しいのはどれか。
1. 肺動脈には動脈血が流れる。
2. 房室弁は心室の拡張期に開く。
3. 腎静脈は門脈に注ぐ。
4. 右リンパ本幹は動脈に注ぐ。

問48　皮静脈の走行で誤っているのはどれか。
1. 橈側皮静脈は三角筋の表面を通る。
2. 外頚静脈は胸鎖乳突筋の表面を通る。
3. 小伏在静脈は外果の後ろを通る。
4. 大伏在静脈は内果の前を通る。

問49　正しいのはどれか。
1. 奇静脈は下大静脈へ注ぐ。
2. 冠状静脈洞は左心房へ注ぐ。
3. 肝静脈は門脈へ注ぐ。
4. 胸管は左静脈角へ注ぐ。

問50　脈管について誤っているのはどれか。
1. 左総頚動脈は大動脈弓から出る。
2. 肝静脈は下大静脈に注ぐ。
3. 胸管は右の静脈角に注ぐ。
4. 肺動脈は右心室から出る。

問51　リンパ液が流れないのはどれか。
1. 胸管　2. 乳ビ槽　3. 左静脈角　4. 奇静脈

問52　左静脈角に注ぐのはどれか。
1. 右リンパ本幹　　2. 外頚静脈
3. 奇静脈　　4. 胸管

問53　正しいのはどれか。
1. 胸腺は加齢に伴い脂肪組織になる。
2. 集合リンパ小節(パイエル板)は結腸にある。
3. 脾臓にはハッサル小体がある。
4. 脾臓のリンパ小節を赤脾髄という。

問54　誤っているのはどれか。
1. リンパ管には弁が多い。
2. 胸管は右静脈角に注ぐ。
3. 腋窩リンパ節は乳房のリンパを受け入れる。
4. 鼠径リンパ節は下肢のリンパを受け入れる。

問55　胎児循環で静脈血が流れているのはどれか。
1. 大動脈弓　2. 静脈管　3. 臍動脈　4. 臍静脈

問56　胎児期の血液循環に関係しないのはどれか。
1. 卵円窩　2. 室間孔　3. 動脈管　4. 肝円索

4. 内臓

問1 外分泌腺はどれか。
1. 上皮小体　2. 甲状腺　3. 舌下腺　4. 松果体

問2 器官の配列で正しいのはどれか。
1. 胃→十二指腸→回腸→空腸
2. 鼻腔→喉頭→咽頭→気管
3. 腎臓→尿道→膀胱→尿管
4. 精巣→精巣上体→精管→尿道

問3 前から後ろへ、正しい順序に並んでいるのはどれか。
1. 膀胱‥子宮‥直腸　2. 膀胱‥直腸‥子宮
3. 子宮‥膀胱‥直腸　4. 子宮‥直腸‥膀胱

問4 誤っているのはどれか。
1. 縦隔は肺、胸骨、脊柱および横隔膜で囲まれた部位である。
2. 右肺は通常三葉に分かれる。
3. 腎、副腎、膵および十二指腸は腹膜後器官である。
4. ランゲルハンス島は肝内にある内分泌腺である。

問5 誤っているのはどれか。
1. 膵管と総胆管は大十二指腸乳頭に開口する。
2. 右気管支は左気管支に比べ太くて短い。
3. 腎臓には腎動静脈や脂肪嚢があるので固定性は極めてよい。
4. 男性および女性の一次生殖器はそれぞれ精巣と卵巣である。

問6 誤っているのはどれか。
1. S状結腸には腸間膜がある。
2. 右肺は2葉からなる。
3. 膀胱は袋状の器官である。
4. 脾臓は左側腹部にある。

問7 腹膜後器官はどれか。
1. 膵臓　2. 肝臓　3. 脾臓　4. 胃

問8 腹膜後器官はどれか。
1. 十二指腸　2. 盲腸　3. 横行結腸　4. 肝臓

問9 間膜のある臓器はどれか。
1. 膵臓　2. 副腎　3. 腎臓　4. 卵巣

問10 間膜があるのはどれか。
1. 食道　2. 膵臓　3. 肝臓　4. 上行結腸

1　呼吸器

問1 副鼻腔を有するのはどれか。
1. 側頭骨　2. 蝶形骨　3. 鼻骨　4. 下顎骨

問2 副鼻腔と開口部との組合せで正しいのはどれか。
1. 前頭洞‥上鼻道　2. 篩骨洞‥下鼻道
3. 上顎洞‥中鼻道　4. 蝶形骨洞‥下鼻道

問3 副鼻腔の開口部で正しい組合せはどれか。
1. 上顎洞‥‥上鼻道　2. 前頭洞‥中鼻道
3. 蝶形骨洞‥中鼻道　4. 篩骨洞‥下鼻道

問4 最も大きい副鼻腔はどれか。
1. 前頭洞　2. 上顎洞　3. 篩骨洞　4. 蝶形骨洞

問5 上顎洞の開口部はどれか。
1. 上鼻道　2. 中鼻道　3. 下鼻道　4. 総鼻道

問6 左右両側に分かれていない扁桃はどれか。
1. 咽頭扁桃　　2. 口蓋扁桃
3. 舌扁桃　　　4. 耳管扁桃

問7 甲状軟骨があるのはどこか。
1. 中咽頭　2. 下咽頭　3. 喉頭　4. 気管

問8 嚥下の際、後に倒れる軟骨はどれか。
1. 甲状軟骨　　2. 喉頭蓋軟骨
3. 披裂軟骨　　4. 輪状軟骨

問9 喉頭隆起を形成する軟骨はどれか。
1. 甲状軟骨　　2. 披裂軟骨
3. 輪状軟骨　　4. 喉頭蓋軟骨

問10 喉頭軟骨で対になっているのはどれか。
1. 甲状軟骨　　2. 輪状軟骨
3. 喉頭蓋軟骨　4. 披裂軟骨

問11 左右一対あるのはどれか。
1. 喉頭蓋軟骨　2. 披裂軟骨
3. 甲状軟骨　　4. 輪状軟骨

問12 声門裂の幅を変える運動に関わる軟骨はどれか。
1. 喉頭蓋軟骨　2. 甲状軟骨
3. 輪状軟骨　　4. 披裂軟骨

問13 声帯ヒダはどこに張るか。
1. 喉頭蓋軟骨と甲状軟骨
2. 甲状軟骨と披裂軟骨
3. 披裂軟骨と輪状軟骨
4. 輪状軟骨と気管軟骨

問14 正しいのはどれか。
1. 気管の膜性壁には硝子軟骨がある。
2. 左気管支は右気管支より短い。
3. 右気管支は2本の葉気管支に分岐する。
4. 気管軟骨は輪状靱帯で連結している。

問15 強制呼気で働く筋はどれか。
1. 大胸筋　　2. 外肋間筋
3. 横隔膜　　4. 外腹斜筋

問16 正しいのはどれか。
1. 左気管支は右気管支より長い。
2. 左気管支は3つに分岐する。
3. 右気管支は左気管支より水平に近い。
4. 右気管支は大動脈弓の下を通る。

問17 正しいのはどれか。
1. 気管の後壁には軟骨がみられない。
2. 大動脈弓は気管の右側を通る。
3. 吸入された異物は左気管支に入りやすい。
4. 気管の粘膜上皮は絨毛を有する。

問18 正しいのはどれか。

1. 気管は食道の後ろを通る。
2. 気管軟骨は気管の全周をとり囲む。
3. 右気管支は左気管支よりも細い。
4. 右気管支は左気管支よりも垂直に近い。

問19　正しいのはどれか。
1. 右気管支は左気管支よりも太く傾斜度が小さい。
2. 右気管支は左気管支よりも太く傾斜度が大きい。
3. 右気管支は左気管支よりも細く傾斜度が小さい。
4. 右気管支は左気管支よりも細く傾斜度が大きい。

問20　呼吸器系で正しいのはどれか。
1. 気管は単層円柱上皮である。
2. 吸入された異物は右気管支に入りやすい。
3. 肺胸膜でガス交換が行われる。
4. 胸膜腔は気管支で外界と通じる。

問21　壁側胸膜でないのはどれか。
1. 肋骨胸膜　2. 縦隔胸膜
3. 横隔胸膜　4. 肺胸膜

問22　右肺にあって左肺にないのはどれか。
1. 水平裂　2. 心圧痕　3. 肺尖　4. 肺門

問23　正しいのはどれか。
1. 右肺は2葉からなる。
2. 気管支動脈は体循環系（大循環系）の血管である。
3. 気管軟骨は気管を輪状に取り囲んでいる。
4. 肺胞は重層扁平上皮で覆われている。

問24　肺について誤っているのはどれか。
1. 右肺は3葉に分かれる。
2. 肺門は肺胸膜に覆われる。
3. 肺動脈は機能血管である。
4. 肺底は横隔膜の上にのっている。

問25　正しいのはどれか。
1. 右気管支は左気管支より太い。
2. 左肺は3葉である。
3. 肺の栄養血管は肺動脈である。
4. 肺胸膜は粘膜である。

問26　肺の栄養血管はどれか。
1. 内胸動脈　2. 椎骨動脈
3. 肋間動脈　4. 気管支動脈

問27　肺の栄養血管はどれか。
1. 肋間動脈　2. 気管支動脈
3. 肺動脈　4. 肺静脈

問28　縦隔に存在しない臓器はどれか。
1. 肺　2. 心臓　3. 胸腺　4. 食道

問29　縦隔に存在する臓器はどれか。
1. 肺　2. 甲状腺　3. 大動脈弓　4. 横隔膜

問30　縦隔を囲む構造について正しい組合せはどれか。
1. 前方・・・・肋軟骨　2. 後方・・胸大動脈
3. 左右両側・・肺胸膜　4. 下方・・横隔膜

2　消化器

問1　正しい組合せはどれか。
1. 口峡・・・口腔前庭と固有口腔との間
2. 口蓋・・・口腔と咽頭との間
3. 唇紅・・・口唇の皮膚と粘膜との間
4. 分界溝・・舌背と舌尖との間

問2　永久歯の数について誤っている組合せはどれか。
1. 切歯・・8本　　2. 犬歯・・8本
3. 小臼歯・・8本　4. 大臼歯・・12本

問3　歯の組織で最も硬いのはどれか。
1. 象牙質　　2. セメント質
3. エナメル質　4. 歯根膜

問4　歯根膜と接するのはどれか。
1. 象牙質　　2. セメント質
3. エナメル質　4. 歯髄

問5　歯根膜と接しているのはどれか。
1. 歯髄　　2. 象牙質
3. エナメル質　4. セメント質

問6　重層扁平上皮が存在するのはどれか。
1. 食道　2. 胃　3. 小腸　4. 結腸

問7　食道について正しいのはどれか。
1. 気管の前方にある。
2. 生理的狭窄部位は2カ所である。
3. 食道上部の筋層は横紋筋からなる。
4. 食道壁の粘膜層は単層円柱上皮で覆われている。

問8　食道について正しいのはどれか。
1. 舌骨の高さで咽頭から続く。
2. 胃の幽門へ続く。
3. 粘膜は内腔に向かって輪状ヒダをつくる。
4. 気管の後ろを下がる。

問9　括約筋が存在する部位はどれか。
1. 噴門　2. 幽門　3. 十二指腸空腸曲　4. 回盲部

問10　塩酸を分泌する胃の細胞はどれか。
1. 表層粘液細胞　　2. 旁細胞(壁細胞)
3. 主細胞　　　　　4. 副細胞

問11　消化管の筋層が3層で構成されているのはどれか。
1. 胃　2. 十二指腸　3. 空腸　4. 回腸

問12　小腸について誤っているのはどれか。
1. 胃に続く消化管である。
2. 十二指腸、空腸および回腸に区分される。
3. 空腸と回腸は長く十二指腸は短い。
4. 小腸には結腸ヒモがある。

問13　大十二指腸乳頭にあるのはどれか。
1. バウヒン弁　　2. 集合リンパ小節
3. オッディ括約筋　4. グリソン鞘

問14　十二指腸提筋のある部位はどれか。
1. 幽門と十二指腸上部との間

2. 十二指腸上部と十二指腸下行部との間
3. 十二指腸下行部と十二指腸水平部との間
4. 十二指腸上行部と空腸との間

問15 十二指腸に開くのはどれか。
1. 肝管 2. 総肝管 3. 総胆管 4. 胆嚢管

問16 誤っているのはどれか。
1. 空腸には輪状ヒダがある。
2. 空腸には腸絨毛がある。
3. 回腸には集合リンパ小節がある。
4. 回腸には間膜ヒモがある。

問17 腸の配列について正しいのはどれか。
1. 空腸 → 回腸 → 盲腸 → 結腸
2. 回腸 → 空腸 → 盲腸 → 結腸
3. 空腸 → 回腸 → 結腸 → 盲腸
4. 回腸 → 空腸 → 結腸 → 盲腸

問18 パイエル板が多く分布するのはどれか。
1. 十二指腸 2. 空腸 3. 回腸 4. 結腸

問19 消化管について誤っているのはどれか。
1. 空腸には孤立リンパ小節がある。
2. 盲腸には輪状ヒダがある。
3. 上行結腸には腹膜垂がある。
4. 横行結腸には腸間膜がある。

問20 誤っているのはどれか。
1. 回腸と盲腸との間には弁がある。
2. 盲腸には2本結腸ヒモがある。
3. 虫垂は盲腸から突出する。
4. 横行結腸には大網が付着する。

問21 回腸にみられないのはどれか。
1. オッディの括約筋   2. リーベルキューン腺
3. パイエル板   4. アウエルバッハの神経叢

問22 消化管について誤っているのはどれか。
1. 回腸には集合リンパ小節がある。
2. 結腸には輪状ヒダがある。
3. 直腸肛門部には静脈叢が多い。
4. 胃の大弯には大網がついている。

問23 小腸に存在するのはどれか。
1. 腹膜垂   2. 輪状ヒダ
3. 大網ヒモ 4. 間膜ヒモ

問24 結腸に存在するのはどれか。
1. 輪状ヒダ   2. 腸絨毛
3. パイエル板   4. 腹膜垂

問25 結腸で正しいのはどれか。
1. 輪状ヒダがある。
2. 小網の付着部位がある。
3. 内腸骨動脈の枝が分布する。
4. 結腸曲は左が右よりも高い。

問26 絨毛があるのはどれか。
1. 胃 2. 食道 3. 十二指腸 4. S状結腸

問27 誤っているのはどれか。
1. インスリンは膵管を通る。
2. 総胆管は十二指腸に開口する。
3. 小腸壁の筋は平滑筋である。
4. 十二指腸は腹膜後器官である。

問28 肝臓について正しいのはどれか。
1. 肝門から肝静脈が出る。
2. 横隔膜の下面に接する。
3. 方形葉と尾状葉との間に肝鎌状間膜がある。
4. 小網によって脾臓とつながる。

問29 肝門を通らないのはどれか。
1. 肝管 2. 固有肝動脈 3. 肝静脈 4. 門脈

問30 クッペルの星細胞が存在する器官はどれか。
1. 肺臓 2. 脾臓 3. 膵臓 4. 肝臓

問31 膵臓で正しいのはどれか。
1. 間膜によって後腹壁につながる。
2. 膵管は空腸に開く。
3. 膵臓を通った血液は肝臓に注ぐ。
4. メラトニンを分泌する。

問32 膵頭部が接するのはどれか。
1. 脾臓 2. 十二指腸 3. 空腸 4. 回腸

3 泌尿器

問1 尿の排泄経路について正しいのはどれか。
1. 腎小体→腎盂→腎杯→尿管→膀胱→尿道
2. 腎小体→腎杯→腎盂→尿道→膀胱→尿管
3. 腎小体→腎杯→腎盂→尿管→膀胱→尿道
4. 腎小体→腎盂→腎杯→尿道→膀胱→尿管

問2 腎臓と接していない筋はどれか。
1. 横隔膜 2. 大腰筋 3. 腸骨筋 4. 腰方形筋

問3 右の腎臓に隣接しない臓器はどれか。
1. 脾臓 2. 上行結腸 3. 十二指腸 4. 肝臓

問4 腎門に出入りする構造を前方から見て正しい順番はどれか。
1. 腎静脈→腎動脈→尿管
2. 腎動脈→尿管→腎静脈
3. 尿管→腎動脈→腎静脈
4. 尿管→腎静脈→腎動脈

問5 泌尿器について正しいのはどれか。
1. ネフロンは糸球体とボウマン嚢とからなる。
2. 女性では尿管は尿道より短い。
3. 右腎臓は左腎臓より低位にある。
4. 尿道括約筋は外尿道口にある。

問6 誤っているのはどれか。
1. 腎臓は腹膜後器官である。
2. 左腎は右腎よりも低い位置にある。
3. 腎臓は細胞組織に包まれている。
4. 腎動静脈は腎門を出入りする。

問7 腎臓で正しいのはどれか。
1. 腎小体は皮質に分布している。

2. 集合管は著しく迂曲する。
3. 小葉間動脈は皮質と髄質との間を走る。
4. 弓状静脈は腎乳頭の先端から出る。

問8　腎臓について誤っているのはどれか。
1. 形はソラマメ状である。
2. 左は右よりも高位にある。
3. 全周が腹膜でつつまれる。
4. 皮質には多数の腎小体がある。

問9　腎臓で誤っているのはどれか。
1. 糸球体は毛細血管で形成される。
2. ボーマン嚢は糸球体を包んでいる。
3. 遠位尿細管はボーマン嚢の尿管極から始まる。
4. 緻密斑は遠位尿細管に形成される。

問10　腎臓の髄質に存在するのはどれか。
1. ヘンレのワナ(係蹄)　　2. 腎小体
3. 近位曲尿細管　　　　　4. 遠位曲尿細管

問11　正しいのはどれか。
1. 腎門は腎の外側にある。
2. 腎盤(腎盂)は尿道に続く。
3. 腎の表面は腹膜で覆われている。
4. 腎動脈は腹大動脈の枝である。

問12　正しいのはどれか。
1. 腎臓は腹膜に包まれ間膜を有する。
2. 腎臓は表層の髄質と深部の皮質からなる。
3. 腎乳頭は腎盂(腎盤)に包まれる。
4. 腎小体とそれに続く尿細管をネフロンという。

問13　ネフロンの構成要素でないのはどれか。
1. 集合管　　2. 糸球体
3. ボーマン嚢　4. 尿細管

問14　ネフロンの構成要素でないのはどれか。
1. 糸球体　　　　　　　　2. 弓状動脈
3. ヘンレのワナ(係蹄)　　4. 近位曲尿細管

問15　誤っているのはどれか。
1. 腎小体は皮質にある。
2. 腎髄質には錐体がある。
3. ネフロンは糸球体とボウマン嚢とからなる。
4. 腎盤(腎盂)は尿管に移行する。

問16　正しいのはどれか。
1. 腎小体をネフロンという。
2. 尿管には弁がある。
3. 膀胱の筋層は平滑筋である。
4. 尿道括約筋は外尿道口にある。

問17　腎小体(マルピギー小体)に直接続くのはどれか。
1. 集合管　　　　　　　　2. 直尿細管
3. ヘンレのワナ(係蹄)　　4. 近位曲尿細管

問18　正しいのはどれか。
1. 尿管壁の筋層は平滑筋からなる。
2. 男性では尿管が精管の上を通って膀胱に達する。
3. 尿管は1本に合して膀胱へ開口する。
4. 尿管は膀胱の上端に開口する。

問19　尿管が存在するのはどれか。
1. 腎小体と腎乳頭の間
2. 腎乳頭と腎盤(腎盂)の間
3. 腎盤(腎盂)と膀胱の間
4. 膀胱と尿生殖隔膜の間

問20　尿管で誤っているのはどれか。
1. 腹膜後器官である。　　2. 内腸骨動脈と交叉する。
3. 膀胱底を貫く。　　　　4. 3か所の生理的狭窄部がある。

問21　尿管の狭窄部でないのはどれか。
1. 尿管の起始部　　　　2. 総腸骨動脈との交叉部
3. 精巣動脈との交叉部　4. 膀胱への移行部

問22　膀胱について誤っているのはどれか。
1. 膀胱は骨盤腔にある。
2. 膀胱三角にはヒダがある。
3. 粘膜の上皮は移行上皮である。
4. 筋層は平滑筋である。

問23　膀胱について正しいのはどれか。
1. 外表面全周が腹膜で覆われている。
2. 筋層は横紋筋でつくられている。
3. 粘膜の上皮は重層扁平上皮である。
4. 膀胱三角は平滑である。

問24　泌尿器について誤っているのはどれか。
1. 膀胱三角は左右の尿管口と内尿道口でつくられる。
2. 膀胱三角の粘膜にはヒダがある。
3. 膀胱括約筋は内尿道口周囲の平滑筋である。
4. 尿道括約筋は尿道隔膜部周囲の横紋筋である。

問25　尿道が貫通または開口しないのはどれか。
1. 前立腺　　　　2. 尿生殖隔膜
3. 陰茎海綿体　　4. 膣前庭

問26　男性の尿道で正しいのはどれか。
1. 内尿道口は隔膜部にある。
2. 前立腺部を貫く。
3. 陰茎海綿体を貫く。
4. 外尿道括約筋は平滑筋である。

問27　陰茎海綿体を包むのはどれか。
1. 白膜　2. 肉様膜　3. 腹膜　4. 脈絡膜

4　生殖器

問1　ライディッヒ細胞が存在する器官はどれか。
1. 精巣上体　2. 精巣　3. 精管　4. 精嚢

問2　精管について正しいのはどれか。
1. 左右のものが融合する。
2. 精索中を走行する。
3. 尿管に合流する。
4. 閉鎖孔を通過する。

問3　正しいのはどれか。
1. セルトリ細胞は男性ホルモンを分泌する。
2. 精巣縦隔は左と右の精巣を分ける。

3. 精子の産生は精上皮で行われる。
4. 精巣の白膜は腹膜に由来する。
問4　精子を産生するのはどれか。
1. 曲精細管　2. 直精細管　3. 精管　4. 精嚢
問5　男性ホルモンを分泌するのはどれか。
1. ライディッヒ細胞（間質細胞）
2. セルトリ細胞
3. 精祖細胞
4. 精子細胞
問6　精巣に直接続くのはどれか。
1. 精管　2. 精巣上体　3. 射精管　4. 精嚢
問7　正しいのはどれか。
1. 精巣上体管は精管に連続する。
2. 精管の全長は約20cmである。
3. 精管膨大部は陰嚢内にある。
4. 射精管は尿道海綿体内にある。
問8　前立腺を触知できる部位はどれか。
1. 陰嚢　2. 直腸　3. 恥骨結合　4. 鼠径管
問9　前立腺について正しいのはどれか。
1. 内分泌腺である　　2. 尿道球腺に接する
3. 膀胱の下に接する　4. 腹膜に覆われている
問10　射精管が開口する尿道の部位はどれか。
1. 壁内部　　2. 前立腺部
3. 隔膜部　　4. 海綿体部
問11　正しい組合せはどれか。
1. 陰核・・海綿体　　　2. 子宮・・横紋筋
3. 精巣上体・・精細管　4. 精索・・白膜
問12　性ホルモンを分泌するのはどれか。
1. 精細管　　2. 前立腺
3. 卵胞　　　4. 卵管の線毛上皮
問13　対でないのはどれか。
1. 精巣　2. 前立腺　3. 卵巣　4. 大前庭腺
問14　直接連結されている器官の組合せはどれか。
1. 精巣・・精管　　　2. 卵巣・・卵管
3. 射精管・・尿道　　4. 大前庭腺・・膣
問15　女性生殖器について誤っているのはどれか。
1. 卵巣と卵管とは直接連続する。
2. 子宮の両側に卵管がある。
3. 子宮の前に膀胱がある。
4. 膣の前に尿道がある。
問16　卵巣について正しいのはどれか。
1. 卵管と連結している。
2. 排卵が行われる部位を卵巣門という。
3. 性成熟期では発育中の卵胞がみられる。
4. 卵巣に性周期はない。
問17　正しいのはどれか。
1. 卵巣は卵巣堤索と固有卵巣索とで支持される。
2. 卵巣の表面は白膜で覆われる。
3. 黄体が退縮すると赤体になる。

4. 黄体ホルモン（プロゲステロン）は卵胞膜から分泌される。
問18　正しいのはどれか。
1. 卵巣は中腔性器官である。
2. 卵巣は皮質と髄質とからなる。
3. 卵胞は髄質にある。
4. 卵細胞は黄体内にある。
問19　卵管について正しいのはどれか。
1. 粘膜にヒダがない。
2. 峡部は膨大部より長い。
3. 中腔性器官である。
4. 子宮頚部に達する。
問20　腹膜腔に開口しているのはどれか。
1. 子宮　2. 膣　3. 陰核　4. 卵管
問21　子宮について誤っているのはどれか。
1. 性周期に伴い内膜が変化する。
2. 筋層は2層である。
3. 膣の上部に突き出ている。
4. 洋梨状の形をしている。
問22　正しいのはどれか。
1. 子宮頚は膣に包まれている。
2. 子宮は後屈している。
3. 子宮壁には横紋筋が存在している。
4. 子宮前面は恥骨結合に接する。
問23　子宮について誤っているのはどれか。
1. 中腔性の器官である。
2. 子宮底に卵管が開口する。
3. 粘膜の基底層が脱落する。
4. 筋層は3層からなる。
問24　誤っているのはどれか。
1. 子宮は前傾後屈する。
2. 子宮外側面には広間膜がみられる。
3. 子宮前面は膀胱に接する。
4. 子宮動脈は内腸骨動脈の枝である。
問25　月経直前に形成されているのはどれか。
1. 一次卵胞　2. 成熟卵胞　3. 黄体　4. 白体

5　内分泌
問1　内分泌腺はどれか。
1. 汗腺　2. 涙腺　3. 乳腺　4. 甲状腺
問2　内分泌腺はどれか。
1. 前立腺　2. 顎下腺
3. 甲状腺　4. 大前庭腺
問3　正しい組合せはどれか。
1. 下垂体後葉・・成長ホルモン
2. 甲状腺・・・・副腎皮質刺激ホルモン
3. 副腎皮質・・・アドレナリン
4. 卵巣・・・・・エストロゲン
問4　正しい組合せはどれか。

1. 下垂体・・・・・・・・・・メラトニン
2. 甲状腺・・・・・・・・・・エストロゲン
3. 副腎皮質・・・・・・・・・糖質コルチコイド
4. 膵島（ランゲルハンス島）・・成長ホルモン

問5 腺性および神経性の部分からなるのはどれか。
1. 上皮小体　2. 甲状腺　3. 下垂体　4. 精巣

問6 下垂体前葉から分泌されないのはどれか。
1. メラトニン　　　　　2. プロラクチン
3. 副腎皮質刺激ホルモン　4. 成長ホルモン

問7 下垂体前葉ホルモンが直接作用するのはどれか。
1. 膵臓　2. 松果体　3. 甲状腺　4. 副腎髄質

問8 神経分泌物質を放出する器官はどれか。
1. 下垂体前葉　2. 下垂体後葉
3. 副腎皮質　　4. 甲状腺

問9 下垂体門脈系について正しいのはどれか。
1. 前葉で毛細血管になった血管が後葉でふたたび毛細血管になる。
2. 後葉で毛細血管になった血管が前葉でふたたび毛細血管になる。
3. 視床下部で毛細血管になった血管が後葉でふたたび毛細血管になる。
4. 視床下部で毛細血管になった血管が前葉でふたたび毛細血管になる。

問10 骨の伸長を促すホルモンはどれか。
1. FSH　2. ACTH　3. LH　4. GH

問11 誤っている組合せはどれか。
1. 松果体・・・頭部　2. 甲状腺・・頭部
3. 上皮小体・・胸部　4. 副腎・・・腹部

問12 下垂体ホルモンから直接の影響を受けない臓器はどれか。
1. 精巣　2. 甲状腺　3. 脾臓　4. 乳腺

問13 脳砂が沈着する器官はどれか。
1. 下垂体　2. 松果体　3. 甲状腺　4. 上皮小体

問14 メラトニンを分泌するのはどれか。
1. 甲状腺　2. 上皮小体（副甲状腺）
3. 松果体　4. 副腎皮質

問15 小胞（ろ胞）を形成するのはどれか。
1. 下垂体前葉　2. 甲状腺
3. 副腎皮質　　4. 膵島（ランゲルハンス島）

問16 カルシウム代謝を調節するホルモンを分泌するのはどれか。
1. 下垂体前葉　2. 甲状腺
3. 副腎　　　　4. 膵臓

問17 カルシトニンを分泌するのはどれか。
1. 下垂体　2. 松果体　3. 甲状腺　4. 上皮小体

問18 カルシトニンを分泌するのはどれか。
1. 下垂体前葉分泌細胞
2. 松果体細胞
3. 甲状腺傍ろ胞（小胞）細胞
4. 膵島B（β）細胞

問19 インスリン分泌細胞について正しいのはどれか。
1. 膵島細胞の20％を占める。
2. 顆粒を持つ。
3. 膵島A細胞と呼ばれる。
4. 膵島の周辺部に位置する。

問20 副腎皮質が分泌するホルモンはどれか。
1. アドレナリン　2. ステロイドホルモン
3. プロラクチン　4. メラトニン

問21 ステロイドホルモンを分泌するのはどれか。
1. 下垂体　　　2. 甲状腺
3. 副腎皮質　　4. ランゲルハンス島

問22 皮質と髄質とに分かれている内分泌器はどれか。
1. 下垂体　2. 松果体　3. 甲状腺　4. 副腎

問23 束状帯があるのはどれか。
1. 松果体　2. 下垂体　3. 副腎　4. 卵巣

問24 誤っているのはどれか。
1. 松果体は中脳にある。
2. 甲状腺は頚の前面にある。
3. 副腎は腎臓の上に位置している。
4. ランゲルハンス島は膵臓にある。

問25 正しいのはどれか。
1. 上皮小体は甲状腺の前面にある。
2. 下垂体はトルコ鞍にある。
3. 副腎は腎臓の下に接している。
4. 松果体は第4脳室に接している。

5．神経系
1 中枢神経

問1 神経系について誤っているのはどれか。
1. 運動神経は骨格筋に分布する。
2. 錐体路は随意運動の伝導路である。
3. 脳神経は中枢神経である。
4. 脊髄神経は末梢神経である。

問2 髄膜で外から内に向けての順で正しいのはどれか。
1. 軟膜・・クモ膜・・硬膜
2. 軟膜・・硬膜・・クモ膜
3. 硬膜・・クモ膜・・軟膜
4. 硬膜・・軟膜・・クモ膜

問3 遠心性神経線維のみを通すのはどれか。
1. 脊髄神経の前枝　2. 脊髄神経の後枝
3. 脊髄神経の前根　4. 脊髄神経の後根

問4 成人の脊髄で正しいのはどれか。
1. 脊柱管とほぼ同じ長さである。
2. 全長にわたり太さは一定である。

3. 前角に運動神経細胞が存在する。
4. 白質は中心部に存在する。

問5 運動神経細胞が分布するのはどれか。
1. 脊髄前角　　2. 脊髄後角
3. 脊髄神経節　4. 交感神経節

問6 脊髄で交感神経の神経細胞が存在するのはどれか。
1. 前角　2. 後角　3. 側角　4. 前索

問7 脳の表面から観察できないのはどれか。
1. 視交叉　2. 錐体　3. 海馬　4. オリーブ

問8 正しいのはどれか。
1. 小脳は上方で終脳に続く。
2. 間脳は上方で小脳に続く。
3. 橋は下方で中脳に続く。
4. 延髄は下方で脊髄に続く。

問9 脳幹を構成しないのはどれか。
1. 小脳　2. 中脳　3. 橋　4. 延髄

問10 脳幹に含まれないのはどれか。
1. 延髄　2. 中脳　3. 橋　4. 嗅脳

問11 錐体交叉があるのはどこか。
1. 間脳　2. 中脳　3. 橋　4. 延髄

問12 延髄にある脳神経核はどれか。
1. 動眼神経核　2. 滑車神経核
3. 外転神経核　4. 迷走神経核

問13 赤核があるのはどれか。
1. 終脳　2. 中脳　3. 延髄　4. 小脳

問14 皮質が存在する部位はどれか。
1. 脊髄　2. 延髄　3. 橋　4. 小脳

問15 表層が灰白質で深部に白質があるのはどれか。
1. 中脳　2. 橋　3. 小脳　4. 延髄

問16 姿勢や平衡を調節、統御する主たる中枢神経領域はどれか。
1. 脊髄　2. 延髄　3. 小脳　4. 中脳

問17 脳に神経核が存在するのはどれか。
1. 顔面神経　2. 舌下神経
3. 動眼神経　4. 迷走神経

問18 橋に存在する脳神経核はどれか。
1. 動眼神経核　2. 三叉神経核
3. 舌咽神経核　4. 舌下神経核

問19 正しい組合せはどれか。
1. 大脳‥視床　　2. 間脳‥上丘
3. 中脳‥赤核　　4. 小脳‥被殻

問20 視床と視床下部とに分けられるのはどれか。
1. 間脳　2. 大脳半球　3. 中脳　4. 小脳

問21 脳について正しいのはどれか。
1. 中心溝は左右の大脳半球の間にある。
2. 外側溝は後頭葉と側頭葉との間にある。
3. 第4脳室は間脳にある。
4. 小脳テントは大脳と小脳との間にある。

問22 大脳半球について誤っている組合せはどれか。
1. 運動中枢　　　　－　中心前回
2. 知覚中枢　　　　－　中心後回
3. 運動性言語中枢　－　横側頭回
4. 視覚中枢　　　　－　鳥距溝周辺

問23 左右の大脳半球を結ぶ線維からなるのはどれか。
1. 脳梁　2. 脳弓　3. 内包　4. 大脳脚

問24 中心溝が境界となるのはどれか。
1. 頭頂葉と後頭葉　　2. 後頭葉と側頭葉
3. 頭頂葉と前頭葉　　4. 前頭葉と側頭葉

問25 大脳半球の中心溝はどこにあるか。
1. 前頭葉と頭頂葉との間
2. 頭頂葉と側頭葉との間
3. 後頭葉と頭頂葉との間
4. 側頭葉と後頭葉との間

問26 鳥距溝のある部位はどれか。
1. 前頭葉　2. 側頭葉　3. 頭頂葉　4. 後頭葉

問27 正しい組合せはどれか。
1. 頭頂葉‥体性感覚野　2. 側頭葉‥運動野
3. 後頭葉‥聴覚野　　　4. 前頭葉‥視覚野

問28 大脳皮質運動性言語野（ブローカ中枢）があるのはどこか。
1. 前頭葉　2. 頭頂葉　3. 側頭葉　4. 後頭葉

問29 前頭葉にある中枢はどれか。
1. 聴覚中枢　　　2. 視覚中枢
3. 体性感覚中枢　4. 運動性言語中枢

問30 大脳皮質の前頭葉に存在しているのはどれか。
1. 体性感覚野　　　2. 味覚野
3. ウェルニッケの中枢　4. ブローカの中枢

問31 大脳の後頭葉にある中枢はどれか。
1. 体性感覚中枢　2. 味覚中枢
3. 視覚中枢　　　4. 聴覚中枢

問32 後頭葉にあるのはどれか。
1. 感覚性言語野　2. 運動性言語野
3. 聴覚野　　　　4. 視覚野

問33 大脳核はどれか。
1. 薄束核　2. オリーブ核
3. 歯状核　4. 尾状核

問34 大脳辺縁系に属する領域はどれか。
1. 尾状核　2. レンズ核　3. 海馬　4. 黒質

問35 下行性伝導路はどれか。
1. 味覚路　2. 錐体外路
3. 視覚路　4. 聴覚路

問36 下行性伝導路はどれか。
1. 錐体路　　　2. 後索路
3. 脊髄視床路　4. 脊髄小脳路

問37 下行性伝導路はどれか。
1. 内側毛帯　2. 脊髄視床路

3. 後索路　　4. 皮質脊髄路
問38　錐体路が通らない脳の部位はどれか。
1. 脳梁　2. 内包　3. 大脳脚　4. 錐体交叉
問39　錐体外路系に属さないのはどれか。
1. 線条体　2. 海馬　3. 網様体　4. 黒質
問40　神経系の伝導路について誤っているのはどれか。
1. 錐体路は下行性である。
2. 視覚路は下行性である。
3. 痛覚路は上行性である。
4. 嗅覚路は上行性である。
問41　視覚伝導路の中経核はどれか。
1. 線状体　　2. 台形体
3. 赤核　　　4. 外側膝状体
問42　視覚の伝導路で誤っているのはどれか。
1. 網膜の両耳側からの線維は視交叉で交差する。
2. 上丘は網膜の情報を受ける。
3. 視索は外側膝状体に至る。
4. 視放線は後頭葉に至る。
問43　温痛覚の伝導路はどれか。
1. 脊髄視床路　　2. 錐体路
3. 脊髄小脳路　　4. 長後索路
問44　誤っているのはどれか。
1. クモ膜は硬膜と軟膜との間にある。
2. 脳室の脈絡叢は髄液をつくる。
3. 錐体外路は知覚の伝導路である。
4. 脳神経は末梢神経である。
問45　脈絡叢が存在しない部位はどれか。
1. 側脳室　　2. 第3脳室
3. 中脳水道　4. 第4脳室
問46　脳脊髄液が産生されるのはどこか。
1. 側脳室　　　　2. クモ膜下腔
3. クモ膜顆粒　　4. 硬膜静脈洞
問47　第3脳室と第4脳室との間にあるのはどれか。
1. 側脳室　2. 中心管　3. 室間孔　4. 中脳水道
問48　クモ膜下腔に通じるのはどれか。
1. 側脳室　2. 第3脳室　3. 中脳水道　4. 第4脳室

2　末梢神経
問1　脳神経について誤っているのはどれか。
1. 外転神経は運動性である。
2. 内耳神経は感覚性である。
3. 副神経は感覚性である。
4. 迷走神経は混合性である。
問2　脳神経でないのはどれか。
1. 顔面神経　　2. 舌咽神経
3. 横隔神経　　4. 舌下神経
問3　自律神経線維を含まないのはどれか。
1. 動眼神経　　2. 三叉神経
3. 顔面神経　　4. 舌因神経
問4　副交感神経線維を含むのはどれか。
1. 嗅神経　　2. 動眼神経
3. 三叉神経　4. 舌下神経
問5　副交感神経線維を含まないのはどれか。
1. 動眼神経　　2. 三叉神経
3. 顔面神経　　4. 迷走神経
問6　舌神経を分枝するのはどれか。
1. 上顎神経　　2. 下顎神経
3. 舌咽神経　　4. 舌下神経
問7　動作に関与する筋と神経支配との組合せで正しいのはどれか。
1. ウインクする‥三叉神経
2. 噛む‥‥‥‥顔面神経
3. なめる‥‥‥舌咽神経
4. 声を出す‥‥迷走神経
問8　瞳孔括約筋を支配するのはどれか。
1. 視神経　　2. 動眼神経
3. 眼神経　　4. 外転神経
問9　脳神経について誤っているのはどれか。
1. 動眼神経は運動性である。
2. 内耳神経は感覚性である。
3. 迷走神経は混合性である。
4. 舌下神経は感覚性である。
問10　脳神経とその機能との組合せで正しいのはどれか。
1. 三叉神経‥舌の触覚
2. 舌下神経‥舌下腺の分泌調節
3. 顔面神経‥舌の後の味覚
4. 舌咽神経‥舌の運動
問11　正しい組合せはどれか。
1. 三叉神経‥舌根の痛覚
2. 顔面神経‥舌尖の痛覚
3. 舌咽神経‥舌尖の味覚
4. 舌下神経‥舌の運動
問12　脳神経と支配筋との組合せで正しいのはどれか。
1. 視神経‥‥毛様体筋
2. 三叉神経‥咀嚼筋
3. 外転神経‥鼓膜張筋
4. 動眼神経‥上斜筋
問13　誤っている組合せはどれか。
1. 滑車神経‥上斜筋
2. 三叉神経‥咀嚼筋
3. 外転神経‥外側直筋
4. 舌咽神経‥声帯筋
問14　誤っているのはどれか。
1. 表情筋は顔面神経支配である。
2. 咀嚼筋は三叉神経支配である。

3. 胸鎖乳突筋は副神経支配である。
4. 広頚筋は舌下神経支配である。
問15　歯の感覚を支配する神経はどれか。
1. 三叉神経　　2. 顔面神経
3. 舌咽神経　　4. 舌下神経
問16　正しいのはどれか。
1. 動眼神経は感覚性線維が主である。
2. 三叉神経は副交感性線維を含む。
3. 顔面神経は運動性線維が主である。
4. 迷走神経は交感性線維を含む。
問17　副神経の枝が分布する筋はどれか。
1. 咬筋　　　　2. 上斜筋
3. 外側直筋　　4. 胸鎖乳突筋
問18　脊髄神経の後枝はどれか。
1. 大後頭神経　　2. 鎖骨上神経
3. 大腿神経　　　4. 坐骨神経
問19　頚神経叢から出る神経はどれか。
1. 肩甲背神経　　2. 肩甲上神経
3. 筋皮神経　　　4. 鎖骨上神経
問20　頚神経叢の枝はどれか。
1. 肩甲上神経　　2. 肩甲下神経
3. 鎖骨上神経　　4. 鎖骨下筋神経
問21　神経叢と神経との組合せで正しいのはどれか。
1. 頚神経叢・・横隔神経
2. 腕神経叢・・鎖骨上神経
3. 腰神経叢・・坐骨神経
4. 仙骨神経叢・・閉鎖神経
問22　腕神経叢の枝はどれか。
1. 横隔神経　　2. 腋窩神経
3. 白交通枝　　4. 鎖骨上神経
問23　腕神経叢の枝が支配するのはどれか。
1. 胸鎖乳突筋　　2. 大円筋
3. 外肋間筋　　　4. 横隔膜
問24　腕神経叢が支配するのはどれか。
1. 僧帽筋　　　2. 胸鎖乳突筋
3. 肩甲挙筋　　4. 横隔膜
問25　腰神経叢の枝でないのはどれか。
1. 腸骨下腹神経　　2. 上殿神経
3. 閉鎖神経　　　　4. 大腿神経
問26　脊髄神経節にニューロンの細胞体があるのはどれか。
1. 交感神経　　2. 副交感神経
3. 運動神経　　4. 感覚神経
問27　神経とその支配域との組合せで正しいのはどれか。
a. 浅腓骨神経・・下腿内側部の皮膚
b. 深腓骨神経・・下腿伸筋群
c. 脛骨神経・・・下腿屈筋群
d. 伏在神経・・・下腿外側部の皮膚

1. a、b　　2. a、d　　3. b、c　　4. c、d
問28　脊髄神経の後枝はどれか。
1. 大後頭神経　　2. 横隔神経
3. 正中神経　　　4. 肋間神経
問29　脊髄神経について誤っているのはどれか。
1. 頚神経は7対である。
2. 胸神経は12対である。
3. 腰神経は5対である。
4. 仙骨神経は5対である。
問30　正しいのはどれか。
1. 脊髄の前根は知覚性、後根は運動性の線維である。
2. 脊髄神経の前枝は後枝に比べ支配領域が狭い。
3. 横隔神経は頚神経叢から出る。
4. 坐骨神経は腰神経叢から出る。
問31　誤っているのはどれか。
1. 橈骨神経麻痺は下垂手になる。
2. 脳神経は末梢神経である。
3. 脊髄前根は感覚性線維である。
4. 大脳皮質には神経細胞が集合している。
問32　正しいのはどれか。
1. 副神経は頚神経叢から分枝する。
2. 横隔神経は脳神経から分枝する。
3. 坐骨神経は骨盤神経叢から分枝する。
4. 尺骨神経は腕神経叢から分枝する。
問33　橈骨神経支配でないのはどれか。
1. 上腕三頭筋　　2. 腕橈骨筋
3. 回外筋　　　　4. 長掌筋
問34　正しい組合せはどれか。
1. 大腿神経・・大腿二頭筋
2. 上殿神経・・大殿筋
3. 坐骨神経・・大腿筋膜張筋
4. 閉鎖神経・・大内転筋
問35　仙骨神経叢から出る神経はどれか。
1. 閉鎖神経　　2. 坐骨神経
3. 大腿神経　　4. 陰部大腿神経
問36　大腿神経が支配するのはどれか。
1. 外閉鎖筋　　2. 恥骨筋
3. 長内転筋　　4. 薄筋
問37　足の指背に分布しないのはどれか。
1. 伏在神経　　2. 腓腹神経
3. 浅腓骨神経　4. 深腓骨神経
問38　交感神経の節前線維を含むのはどれか。
1. 大内臓神経　　　2. 胸神経の後根
3. 仙骨神経の前根　4. 迷走神経
問39　交感神経節前線維が多く分布するのはどれか。
1. 下垂体前葉　2. 下垂体後葉
3. 副腎皮質　　4. 副腎髄質
問40　誤っているのはどれか。
1. 自律神経系の中枢は終脳である。

2. 中枢神経は脳と脊髄である。
3. クモ膜は硬膜と軟膜との間にある髄膜である。
4. 錐体路は随意運動の伝導路である。
問 41　誤っているのはどれか。
1. 顔面神経は副交感神経線維を含む。
2. 仙骨神経は副交感神経線維を含む。
3. 交感神経の節前ニューロンは脊髄後角に存在する。
4. 大内臓神経は交感神経の節前神経である。

6．感覚器

問 1　感覚器とその機能との組合せで誤っているのはどれか。
1. 膨大部稜・・・・・平衡覚
2. コルチ器・・・・・聴覚
3. マイスネル小体・・痛覚
4. パチニ小体・・・・圧覚
問 2　感覚神経がシナプスを介さないで脳に至るのはどれか。
1. 視覚器　2. 味覚器　3. 聴覚器　4. 嗅覚器
問 3　正しいのはどれか。
1. 乳腺は内分泌腺である。
2. 硝子体はカメラのレンズに相当する。
3. 毛、爪は真皮の変形したものである。
4. 鼓室には耳小骨がある。
問 4　誤っているのはどれか。
1. マイスネル小体は真皮にある。
2. 角膜は脈絡叢と連続している。
3. 嗅粘膜は上鼻道にある。
4. 舌には味蕾がある。
問 5　誤っているのはどれか。
1. 網膜には視細胞がある。
2. 鼓室には3つの耳小骨がある。
3. 味蕾は糸状乳頭にある。
4. 嗅神経は篩骨篩板を貫く。
問 6　網膜に含まれるのはどれか。
1. 硝子体　2. 毛様体　3. 水晶体　4. 錐状体
問 7　正しいのはどれか。
1. 毛様体は瞳孔の大きさを変える。
2. 錐状体が最も多いのは視神経乳頭である。
3. 角膜は強膜の続きである。
4. 視細胞は硝子体に面している。
問 8　眼球について正しいのはどれか。
1. 線維膜は角膜と強膜とに分けられる。
2. 虹彩には血管が分布しない。
3. 毛様体筋の収縮によって水晶体が薄くなる。
4. 網膜の杆状体は色を感じる。
問 9　色を感受するのはどれか。
1. 色素上皮細胞　　2. 双極細胞
3. 視神経細胞　　　4. 錐状体細胞

問 10　色彩に感受性が高いのはどれか。
1. 杆状体　2. 錐状体　3. 毛様体　4. 虹彩
問 11　外眼筋を支配しないのはどれか。
1. 視神経　　　　2. 動眼神経
3. 滑車神経　　　4. 外転神経
問 12　舌粘膜の感覚に関与しないのはどれか。
1. 三叉神経　　　2. 顔面神経
3. 舌咽神経　　　4. 舌下神経
問 13　味蕾が存在しないのはどれか。
1. 糸状乳頭　　　2. 茸状乳頭
3. 葉状乳頭　　　4. 有郭乳頭
問 14　聴覚に関与しないのはどれか。
1. 蝸牛　2. 三半規管　3. 耳小骨　4. 鼓膜
問 15　聴覚に関与する器官はどれか。
1. 蝸牛管　2. 卵形嚢　3. 球形嚢　4. 膜半規管
問 16　鼓膜から音の伝わる順序はどれか。
1. ツチ骨→→キヌタ骨→アブミ骨
2. キヌタ骨→ツチ骨→アブミ骨
3. アブミ骨→ツチ骨→→キヌタ骨
4. ツチ骨→→アブミ骨→キヌタ骨
問 17　誤っているのはどれか。
1. 鼓膜は外耳と中耳の間にある。
2. 中耳は喉頭と連絡している。
3. 中耳には3つの耳小骨がある。
4. 内耳は側頭骨の錐体の中にある。
問 18　コルチ器があるのはどれか。
1. 皮膚　2. 眼球　3. 内耳　4. 鼻腔
問 19　内耳にあるのはどれか。
1. 鼓膜　2. 鼓室　3. 耳管　4. 蝸牛
問 20　正しいのはどれか。
1. 半規管は前庭と蝸牛との間にある。
2. コルチ器は外リンパの中にある。
3. 内リンパと外リンパは前庭で交通している。
4. 外リンパは骨迷路と膜迷路との間を満たす。
問 21　聴覚に関与しないのはどれか。
1. 蝸牛　2. 前庭　3. 耳小骨　4. 鼓膜
問 22　内耳にあるのはどれか。
1. 蝸牛　2. 鼓膜　3. 耳管　4. 耳骨
問 23　皮膚について誤っているのはどれか。
1. 皮膚は表皮、真皮および皮下組織の三層からなる。
2. 表皮は重層扁平上皮からなる。
3. 真皮は強靱な線維性結合組織からなる。
4. 皮下組織に色素細胞がある。
問 24　誤っているのはどれか。
1. 表皮は重層扁平上皮である。
2. 爪は真皮の変形したものである。
3. 腋窩の皮膚にはアポクリン汗腺がある。
4. 皮下組織には多数の脂肪細胞がある。
問 25　皮膚腺でないのはどれか。

1. エクリン汗腺　　2. アポクリン汗腺
3. 涙腺　　　　　　4. 脂腺

問26　大汗腺（アポクリン汗腺）が多いのはどれか。
1. 腋窩　2. 額　3. 手掌　4. 手背

問27　大汗腺（アポクリン汗腺）が多く分布するのはどれか。
1. 鼻翼　2. 腋窩　3. 手掌　4. 手背

問28　誤っているのはどれか。
1. 真皮は密線維性（強靱）結合組織である。
2. 皮下組織は疎線維性結合組織である。
3. 大汗腺は全身の皮膚にある。
4. 爪は表皮が変形したものである。

問29　皮膚について正しいのはどれか。
1. 表皮と真皮との2層からなる。
2. 毛は表皮が変形したものである。
3. 真皮は疎性結合組織からなる。
4. 汗腺は表皮内にある。

問30　正しいのはどれか。
1. 手掌の皮膚には小汗腺（エクリン汗腺）が多い。
2. 立毛筋は骨格筋である。
3. 皮静脈は表皮と真皮との間を走行する。
4. 爪は先端部の細胞の増殖によって伸びる。

問31　皮膚の構造で外胚葉由来のものはどれか。
a. 真皮　b. 皮下組織　c. 汗腺　d. 表皮
1. a、b　2. a、d　3. b、c　4. c、d

問32　運動神経が分布するのはどれか。
1. マイスネル小体　　2. パチニ小体
3. 腱紡錘　　　　　　4. 筋紡錘

問33　痛みの受容器はどれか。
1. ニッスル小体　　2. パチニ小体
3. 筋紡錘　　　　　4. 自由神経終末

7．体表・局所解剖

問1　誤っている組合せはどれか。
1. 長掌筋・・手掌腱膜　2. 腹直筋・・・・腱画
3. 大内転筋・・内転筋管　4. 下腿三頭筋・・鵞足

問2　斜角筋隙を通過するのはどれか。
1. 鎖骨下動脈　2. 腋窩動脈
3. 椎骨動脈　　4. 腕頭動脈

問3　斜角筋隙を通過するのはどれか。
1. 頚神経叢　2. 腕神経叢
3. 腰神経叢　4. 仙骨神経叢

問4　正しい組合せはどれか。
1. 頚神経ワナ・・前斜角筋
2. 肋間神経・・・腹直筋
3. 腋窩神経・・・上腕三頭筋
4. 上殿神経・・・大殿筋

問5　胸骨角の位置について誤っているのはどれか。
1. 第2肋骨の高さ
2. 胸骨体と剣状突起との結合の高さ
3. 気管分岐部の高さ
4. 大動脈弓の起始部の高さ

問6　胸骨角と異なる高さにあるのはどれか。
1. 第2肋軟骨　　2. 剣状突起の上端
3. 気管分岐部　　4. 大動脈弓の起始部

問7　誤っているのはどれか。
1. 鼠径靱帯は上前腸骨棘と恥骨結合との間にある。
2. 鼠径靱帯は鼠径溝の下にある。
3. 鼠径靱帯と寛骨との間には筋裂孔がある。
4. 鼠径靱帯と寛骨との間には鼠径管がある。

問8　広義の会陰を形成しないのはどれか。
1. 恥骨結合　　2. 坐骨結節
3. 上前腸骨棘　4. 尾骨

問9　肩関節の回旋筋腱板の形成に関与するのはどれか。
1. 大胸筋　2. 小胸筋　3. 大円筋　4. 肩甲下筋

問10　腋窩壁に含まれないのはどれか。
1. 大胸筋　2. 広背筋　3. 三角筋　4. 大円筋

問11　誤っているのはどれか。
1. 臍は左右上前腸骨棘を結ぶ直線上より上にある。
2. 手くびで脈拍を感じるのは橈骨動脈である。
3. 背面中央で縦に脊柱を触れるのは椎骨の椎体である。
4. 橈側手根屈筋は体表より触れる。

問12　外側縦足弓を構成するのはどれか。
1. 楔状骨　2. 距骨　3. 立方骨　4. 舟状骨

問13　上腕の内側で屈筋と伸筋との間を通るのはどれか。
1. 橈骨神経　2. 腋窩神経
3. 尺骨神経　4. 筋皮神経

問14　上腕骨の内側上顆の後面を通過するのはどれか。
1. 筋皮神経　2. 尺骨神経
3. 正中神経　4. 橈骨神経

問15　タバチエール（嗅ぎたばこ入れ）を構成しないのはどれか。
1. 母指対立筋　　2. 短母指伸筋
3. 長母指外転筋　4. 長指伸筋

問16　手根管を通るのはどれか。
1. 正中神経　2. 尺骨神経
3. 橈骨神経　4. 筋皮神経

問17　手根管を通過しない腱はどれか。
1. 浅指屈筋腱　　2. 深指屈筋腱
3. 橈側手根屈筋腱　4. 長母指屈筋腱

問18　神経とその通路との組合せで正しいのはどれか。
1. 橈骨神経・・外側腋窩隙
2. 尺骨神経・・手根管
3. 大腿神経・・鼠径管

4. 陰部神経・・小坐骨孔
問19 正しいのはどれか。
1. 尺骨神経は上腕骨内側上顆の前を通る。
2. 正中神経は手根管を通過する。
3. 総腓骨神経は下腿骨間膜を貫通する。
4. 脛骨神経は外果の下を通る。
問20 手の表面で腱を触知できない筋はどれか。
1. 長母指屈筋　　2. 長母指伸筋
3. 長掌筋　　　　4. 長母指外転筋
問21 正しいのはどれか。
1. 頚神経ワナは斜角筋隙を通る。
2. 上腕二頭筋長頭筋の腱は結節間溝を通る。
3. 閉鎖神経は鼠径管を通る。
4. 浅指屈筋腱は深指屈筋腱の二分したところを通る。
問22 鼠径管を通らないのはどれか。
1. 精管　　　　2. 卵管
3. 精巣動脈　　4. 子宮円索
問23 梨状筋下孔を通過するのはどれか。
1. 上殿神経　　2. 大腿神経
3. 閉鎖神経　　4. 坐骨神経
問24 小坐骨孔を通過するのはどれか。2つ選べ。
1. 内閉鎖筋　　2. 大腿方形筋
3. 坐骨神経　　4. 陰部神経
問25 神経と通過部位との組合せで正しいのはどれか。
1. 大腿神経・・・膝窩部
2. 脛骨神経・・・内果の後方
3. 浅腓骨神経・・伸筋支帯の深部
4. 深腓骨神経・・外果の後方
問26 総腓骨神経の走行に沿う停止腱をもつ筋はどれか。
1. 大腿二頭筋　2. 長腓骨筋
3. 半腱様筋　　4. 縫工筋
問27 足関節の屈筋支帯の内側を通過しないのはどれか。
1. 後脛骨筋腱　　2. 前脛骨筋腱
3. 長指屈筋腱　　4. 足の長母指屈筋腱
問28 肉眼で見えるのはどれか。
1. 網膜　2. 虹彩　3. 毛様体　4. 涙腺
問29 後頭骨で体表から触れない部分はどれか。
1. 後頭鱗　　　2. 後頭顆
3. 外後頭隆起　4. 上項線
問30 体表から触知できるのはどれか。
1. 内耳孔　　2. 大後頭孔
3. 眼窩下孔　4. 下顎孔
問31 体表から触れるのはどれか。
1. 乳様突起　2. 肋骨頭
3. 岬角　　　4. 翼状突起
問32 下顎骨で体表から触れないのはどれか。

1. 下顎頭　　　2. 筋突起
3. オトガイ隆起　4. 下顎角
問33 体表から触れるのはどれか。
1. 内肋間筋　2. 胸鎖乳突筋
3. 腹横筋　　4. 大腰筋
問34 体表から触知できるのはどれか。
1. 環軸関節　2. 椎間円板
3. 恥骨結合　4. 大腿骨頭靭帯
問35 肩甲骨の部位で体表から触れないのはどれか。
1. 肩峰　　2. 烏口突起
3. 肩甲棘　4. 肩甲下窩
問36 体表から触れないのはどれか。
1. 肩甲骨の烏口突起　2. 上腕骨の外側上顆
3. 大腿骨の小転子　　4. 腓骨頭
問37 体表から触れないのはどれか。
1. 咬筋　　2. 側頭筋
3. 口輪筋　4. 外側翼突筋
問38 体表から触れないのはどれか。
1. 肩甲骨の肩峰　　2. 上腕骨の内側上顆
3. 橈骨の茎状突起　4. 尺骨の鉤状突起
問39 体表から触れるのはどれか。
1. 内肋間筋　2. 小胸筋
3. 腹横筋　　4. 僧帽筋
問40 体表から触知できるのはどれか。
1. 剣状突起　2. 翼状突起　3. 鉤状突起　4. 歯突起
問41 体表から触れないのはどれか。
1. 腋窩神経　　　　2. 下腿三頭筋腱
3. 浅側頭動脈の拍動　4. 側頭骨の乳様突起
問42 触診できるのはどれか。
1. 橈骨粗面　2. 尺骨粗面
3. 殿筋粗面　4. 脛骨粗面
問43 体表から触知できるのはどれか。
1. 尺骨粗面　2. 橈骨粗面
3. 殿筋粗面　4. 脛骨粗面
問44 体表から触知できないのはどれか。
1. 橈側手根屈筋　2. 尺側手根屈筋
3. 円回内筋　　　4. 方形回内筋
問45 前腕で体表から触れないのはどれか。
1. 尺側手根屈筋　2. 橈側手根屈筋
3. 深指屈筋　　　4. 長掌筋腱
問46 体表から触れないのはどれか。
1. 長母指屈筋腱　2. 長母指伸筋腱
3. 短母指伸筋腱　4. 長母指外転筋腱
問47 体表から触れないのはどれか。
1. 棘突起　2. 上前腸骨棘
3. 外果　　4. 椎体
問48 手根部の掌側で触れないのはどれか。
1. 長掌筋腱　　　2. 尺側手根屈筋腱
3. 橈側手根屈筋腱　4. 長母指屈筋腱

問49　末梢神経を触知できるのはどれか。
1. 坐骨結節　　2. 大腿骨小転子
3. 大腿骨内側上顆　4. 腓骨頚

問50　大腿骨で体表から触れないのはどれか。
1. 大転子　　2. 小転子
3. 内側上顆　4. 外側上顆

問51　体表から触知できるのはどれか。
1. 坐骨結節　2. 前仙骨孔　3. 仙骨底　4. 岬角

問52　体表から触知できるのはどれか。
1. 大転子　　2. 大腿骨体
3. 大腿骨頚　4. 転子間陵

問53　体表から触れないのはどれか。
1. 乳様突起　2. 腸骨稜
3. 仙骨岬角　4. 脛骨内果

問54　咬筋停止部の前で拍動を触れる動脈はどれか。
1. 顔面動脈　　2. 浅側頭動脈
3. 上甲状腺動脈　4. 舌動脈

問55　触診できない動脈はどれか。
1. 外腸骨動脈　2. 総頚動脈
3. 浅側頭動脈　4. 橈骨動脈

問56　顔面動脈の拍動を知できるのはどれか。
1. 側頭部　　2. 眼窩上部
3. オトガイ部　4. 下顎体部

問57　体表から拍動を触れるのはどれか。
1. 眼動脈　　2. 浅側頭動脈
3. 内胸動脈　4. 内腸骨動脈

問58　体表から拍動を触れないのはどれか。
1. 腕頭動脈　2. 総頚動脈
3. 橈骨動脈　4. 大腿動脈

問59　下肢の長母指伸筋腱と長指伸筋腱との間で拍動が触れるのはどれか。
1. 足背動脈　　2. 腓骨動脈
3. 前頚骨動脈　4. 後脛骨動脈

（その他）

問1　器官の配列で正しいのはどれか。
1. 口腔→咽頭→空腸→食道
2. 喉頭→気管→気管支→肺胞
3. 腎盤→膀胱→尿管→尿道
4. 終脳→中脳→間脳→橋

問2　皮静脈について正しいのはどれか。
1. 大伏在静脈は内果の後ろを通る。
2. 小伏在静脈は外果の前を通る。
3. 橈側皮静脈は三角胸筋溝を通る。
4. 外頚静脈は広頚筋の表層を通る。

解 答

トライTry練習問題解答
国家試験問題解答

　本解答は、はり師きゅう師国家試験については、第1回から第13回までは社団法人東洋療法学校協会の解答例にならい、第14回以降は財団法人東洋療法研修試験財団の解答例にならった。
　あん摩マッサージ指圧師国家試験については、第1回から第13回までは社団法人東洋療法学校協会の解答例にならい、第14回以降は財団法人東洋療法研修試験財団からの解答例にならった。
　また柔道整復師国家試験については、第1回から第13回までは社団法人全国柔道整復学校協会の解答例にならい、第14回以降は財団法人柔道整復研修試験財団の解答例にならった。

トライTry 練習問題 解答

第1章 人体の基礎

1. × 細胞小器官は細胞質中にある．
2. × 染色質は核質中にある．
3. ○
4. ○
5. × リソソームは有害物質を消化する．
6. × ミトコンドリアはＡＴＰを産生する．
7. × ＤＮＡは染色質に含まれる．
8. × 男性の性染色体はＸとＹである．
9. ○
10. × 尿細管は単層立方上皮である．
11. ○
12. × 卵管の壁は多列上皮である．
13. ○
14. × 表皮は重層扁平上皮である．
15. ○
16. ○
17. × 密性結合組織は膠原線維が豊富である．
18. × 皮下組織の脂肪組織は白色脂肪細胞である．
19. ○
20. × 耳介は弾性軟骨である．
21. × 関節半月は線維軟骨である．
22. × 気管軟骨は硝子軟骨である．
23. × 緻密質は長骨の骨幹部を形成している．骨端部を形成しているのは海綿質．
24. × 脊柱の骨は置換骨である．
25. ○
26. ○
27. × 骨の長さの成長は主に軟骨性骨化による．骨の太さの成長は主に結合組織性骨化による．
28. × 膜内骨化によってつくられた骨を付加骨という．軟骨性骨化によってつくられた骨を置換骨という．
29. × 大半の骨は軟骨性骨化によってつくられる．
30. × 骨髄は結合組織／細網組織で網の目状に走行する線維の間に大食細胞が存在する．
31. × 赤血球は赤色骨髄で産生される．
32. ○
33. × フォルクマン管の中を血管が通る．
34. × ハバース層板の中をハバース管が走る．
35. ○
36. × 骨膜は密性結合組織である．
37. ○
38. × 心筋には横紋がある．
39. × 心筋は単核である．平滑筋は多核である．
40. × 骨格筋の明るく見える部をＩ帯という．骨格筋の暗く見える部をＡ帯という．
41. ○
42. × 骨格筋の収縮時にはＩ帯がＡ帯の中に滑り込む．
43. × 内眼筋は自律神経に支配される．
44. ○
45. × ニューロンの樹状突起は１本〜数本である．ニューロンの軸索は１本である．
46. × 情報を受け取る突起を樹状突起という．情報を送る突起を軸索という．
47. ○
48. × シュワン細胞は軸索を取り巻く．
49. × シュワン細胞は末梢神経組織中にある．
50. × ニューロンは細胞質と樹状突起と軸索よりなる．
51. ○
52. × 希突起膠細胞は髄鞘を形成する．
53. × 星状膠細胞はＢＢＢ形成にかかわる．
54. ○
55. × 精粗細胞は精巣・曲精細管の中で精子になる．
56. × 精子と卵子は通常卵管膨大部で受精する．
57. × 受精卵は子宮・内膜に着床する．
58. ○
59. × 細胞分裂の間期には染色体は染色質として存在する．
60. ○
61. × 胎生４週には心臓の形成が始まる．
62. × 神経系や感覚器は外胚葉から分化する．
63. × 骨や筋は中胚葉から分化する．
64. × 下垂体後葉は外胚葉から分化する．
65. × 表皮は外胚葉から分化する．
66. × 心臓は中胚葉から分化する．
67. ○
68. ○
69. × 肺は内胚葉から分化する．
70. × 子宮は中胚葉から分化する．
71. ○
72. ○
73. ○
74. × 矢状面と前額面は直角に位置する．

第2章 運動器／骨・筋

1 ○
2 × 中足骨は**長骨**である．
3 × 椎骨は**短骨**である．
4 × 胸骨や肋骨は**扁平骨**である．
5 × 頭頂骨は**扁平骨**で含気骨ではない．
6 × 腱の中に発生する骨を**種子骨**という．
7 × **膝蓋骨**は人体最大の種子骨である．
8 × 歯が歯槽骨にはまった結合を**釘植**という．
9 × 左右の恥骨は**線維軟骨結合**する．
10 × 腸骨と坐骨は**骨結合**をする．
11 × 滑膜は滑液を分泌する．
12 × 肩関節は**多軸性**の関節である．
13 × 橈骨手根関節は**2軸性**の関節である．
14 × 膝関節には**関節半月**，顎関節には**関節円板**がある．
15 ○
16 ○
17 × 大泉門は矢状縫合と**冠状縫合**の会合部である．
18 × 大泉門は**2歳後半**頃閉じる．
  小泉門は**生後3カ月**頃閉じる．
19 ○
20 × **線維膜**は骨膜の続きである．
21 ○
22 × 距腿関節は**ラセン関節**である．
23 × 正中環軸関節は**車軸関節**である．
24 × 膝関節は**顆状／蝶番関節**である．
25 × 母指の手根中手関節は**鞍関節**である．
26 × 仙腸関節は**半関節**である．
27 × 腕尺関節は**蝶番関節**である．
  腕橈関節は**球関節**である．
28 × 下顎骨は**1個**である．
29 × 下鼻甲介は**2個**である．
30 × **口蓋突起**は上顎骨の一部である．
31 ○
32 × 鶏冠は**篩骨**の一部である．
33 × 眼窩下孔は**上顎骨**に属する．
34 ○
35 × 乳様突起は**側頭骨**に属する．
36 ○
37 ○
38 × トルコ鞍，下垂体窩は**蝶形骨**に属する．
39 × 鋤骨は**鼻中隔**の構成に関わる．
40 × 蝶形骨の**大翼**には**正円孔，卵円孔，棘孔**があいている．
41 × **下顎骨**と**側頭骨**は関節する．
  舌骨は関節をつくらない．
42 × 下顎枝は**関節突起**と**筋突起**に分かれる．
43 × 側頭骨の頬骨突起と頬骨の側頭突起が合わさって頬骨弓をつくる．
44 × 眼窩は前頭骨，蝶形骨，篩骨，頬骨，涙骨，口蓋骨，上顎骨で構成される．
45 × **蝶形骨体・大翼**は中頭蓋窩の構成に関わる．
  蝶形骨小翼は前頭蓋窩の構成に関わる．
46 ○
47 × 大〔後頭〕孔を副神経と脊髄／延髄が通る．
48 × 頸静脈孔を内頸静脈，舌咽・迷走・副神経が通る．
49 × オトガイ孔は**下顎骨**にあいている．
50 × 動眼・滑車・眼・外転神経は**上眼窩裂**を通る．
51 × **卵円孔**を下顎神経が通る．
  正円孔を上顎神経が通る．
52 ○
53 × 顔面神経と内耳神経が内耳孔を通る．
54 ○
55 × 脊柱の一次弯曲は**後弯**である．
56 × 脊柱の胸部後弯は胸部臓器を容れる．
  脊柱の仙尾部後弯は骨盤臓器を容れる．
57 × **1歳頃**に脊柱に腰部前弯が現れる．
58 ○
59 × 横突起は**2個**である．
60 ○
61 × **頸椎**の横突孔を椎骨動脈が通る．
62 ○
63 × 棘突起は椎骨の椎体から**後方**に出る．
64 × 第1頸椎は**環椎**，第2頸椎は**軸椎**という．
65 × 椎骨では**第5腰椎**が1番大きい．
66 ○
67 × 歯突起は**第2頸椎**にある．
68 ○
69 × 正中仙骨稜は靱帯と**棘突起**が癒合したものである．
  外側仙骨稜は靱帯と横突起が癒合したものである．
70 ○
71 × 椎間板は**中心が髄核，外周が線維輪**である．
72 × **胸骨**と肋骨と胸椎は胸郭を構成する．
73 × 胸骨柄上縁の凹みを頸切痕という．
74 ○
75 × 胸骨角は**第2肋骨関節**の高さに位置する．
76 × 第1〜7肋骨を真肋，第8〜12肋骨を仮肋という．
77 × 第11, 12肋骨を浮肋（浮遊弓肋）という．
78 × 第1胸椎，第1肋骨，胸骨柄上縁で囲まれる部を胸郭上口という．
79 ○
80 × 肩甲骨と鎖骨が上肢帯を構成する．

#		
81	×	肩甲骨の**肋骨面**にある浅い凹みを肩甲下窩という.
82	×	肩甲骨背面の肩甲棘の外端を**肩峰**という.
83	×	**肩甲棘**の上部を棘上窩,下部を棘下窩という.
84	×	上腕骨大結節の下の骨折しやすい部を**外科頚**という.
85	○	
86	×	近位手根骨は舟状骨,月状骨,**三角骨**,豆状骨である.
87	×	母指には**中節骨**がない.
88	×	中手骨は**10**個である.
89	○	
90	×	坐骨下端の円形の隆起を**坐骨結節**という.
91	×	腸骨,恥骨,坐骨が**骨結合**して寛骨となる.
92	×	骨盤は左右の寛骨,仙骨,尾骨により構成される.
93	×	分界線は岬角から**恥骨結合上縁**を結ぶ線である.
94	×	骨盤上口と骨盤下口で囲まれた部分を小骨盤という.
95	○	
96	○	
97	○	
98	×	大腿骨の外側には**大転子**,内側には**小転子**が隆起する.
99	×	**脛骨**の遠位端には内果が,**腓骨**の遠位端には外果が突出する.
100	×	腓骨近位端の膨大部を**腓骨頭**という.
101	×	脛骨の前縁はするどく突出し,むこうずね(弁慶の泣き所)という.
102	×	**舟状骨,立方骨**は遠位足根骨
103	○	
104	×	踵をなす骨を踵骨という.
105	○	
106	○	
107	×	**上腕筋,腕橈骨筋**は肘関節における上腕二頭筋の協力筋である.肘筋は肘関節における上腕二頭筋の**拮抗筋**である.
108	○	
109	○	
110	×	表情筋を支配するのは**顔面神経**である.
111	×	そしゃく筋を支配するのは**三叉神経第三枝/下顎神経**である.
112	×	眼輪筋麻痺では閉眼できない.
113	×	**咬筋,側頭筋**は体表から触知できる.**内側・外側翼突筋**は体表から触知できない.
114	×	**咬筋,側頭筋,内側翼突筋**は下顎を挙上する.外側翼突筋は下顎を**前方移動**する.
115	×	胸鎖乳突筋の**起始は胸骨と鎖骨,停止は乳様突起**である.
116	×	胸鎖乳突筋は**副神経支配**である.
117	○	
118	○	
119	×	大胸筋,**小胸筋,鎖骨下筋,前鋸筋**は浅胸筋である.
120	○	
121	×	外肋間筋と肋骨挙筋はともに**吸気筋**である.
122	○	
123	×	大胸筋の起始は**鎖骨内側1／2,胸骨と肋軟骨,腹直筋鞘**,停止は上腕骨大結節稜である.
124	○	
125	×	前鋸筋の起始は第1～第8(9)肋骨,停止は**肩甲骨内側縁**である.
126	×	前鋸筋は**長胸神経**に支配される.
127	○	
128	○	
129	×	横隔膜は**腰椎**,肋軟骨,胸骨に起始する.
130	○	
131	×	胸管は**大動脈裂孔**を通る. **下大静脈,横隔神経**は大静脈孔を通る.
132	○	
133	×	腹直筋は**恥骨**に起始し,肋軟骨と剣状突起に停止する.
134	×	腹直筋は脊柱を前屈し腹圧を加える.
135	×	腹直筋は**肋間神経**に支配される.
136	×	側腹筋のうち**外腹斜筋**は最表層にある.側腹筋のうち腹横筋は最内層にある.
137	×	鼠径靱帯は**上前腸骨棘**から恥骨結合へ張り渡されている.
138	○	
139	○	
140	×	僧帽筋の起始は外後頭隆起～胸椎の棘突起である.
141	×	僧帽筋の停止は肩甲骨と鎖骨である.
142	○	
143	×	肩甲挙筋の停止は**肩甲骨上角**である.
144	×	菱形筋は**肩甲背神経**に支配される.
145	×	広背筋は**上腕骨小結節稜**に停止する.
146	×	広背筋は**胸背神経**に支配される.
147	○	
148	×	脊柱起立筋の最下部は仙骨(後面)である.
149	×	脊柱起立筋最上部は側頭骨(乳様突起)である.
150	×	脊柱起立筋は**脊髄神経後枝**に支配される.
151	○	
152	×	三角筋は**腋窩神経**に支配される.

153	×	棘上筋の停止は**上腕骨大結節**である．
154	×	棘上筋も棘下筋も**肩甲上神経**に支配される．
155	×	大円筋は**上腕骨小結節稜**，小円筋は**上腕骨大結節**に停止する．
156	×	上腕の伸筋群は**橈骨神経**に支配される．
157	×	上腕の屈筋群は**筋皮神経**に支配される．
158	×	上腕二頭筋の起始は肩甲骨，停止は橈骨である．
159	×	上腕三頭筋の起始は肩甲骨と上腕骨，停止は尺骨肘頭である．
160	○	
161	×	長掌筋の起始は上腕骨内側上顆，停止は**手掌腱膜**である．
162	×	長掌筋の支配神経は**正中神経**である．
163	○	
164	○	
165	×	腕橈骨筋の起始は上腕骨，停止は**橈骨茎状突起**である．
166	○	
167	○	
168	×	（総）指伸筋の起始は**上腕骨外側上顆**である．
169	×	（総）指伸筋の停止は第2〜5指の**中節骨と末節骨**である．
170	×	前腕の伸筋群は**橈骨神経**に支配される．
171	○	
172	×	長母指伸筋腱と短母指伸筋腱の間にできる陥凹をタバチュール／嗅ぎタバコ入れ／橈骨小窩という．
173	○	
174	○	
175	×	手根管は橈側手根隆起，尺側手根隆起，**屈筋支帯**で構成される．
176	×	手根管中を橈側手根屈筋腱，長母指屈筋腱，浅指屈筋腱，深指屈筋腱，**正中神経**が通る．
177	○	
178	○	
179	○	
180	×	小指球筋は尺骨神経の支配である．
181	×	腸腰筋は**内寛骨筋／骨盤内筋**である．
182	○	
183	×	大殿筋の停止は**大腿骨（殿筋粗面）**である．
184	×	腸腰筋は大腿骨**小転子**に停止する．
185	×	腸腰筋は**大腿神経**に支配される．
186	×	大殿筋は**下殿神経**に支配される．
187	×	中・小殿筋は**上殿神経**に支配される．
188	×	大腿四頭筋は**大腿神経**に支配される．
189	×	縫工筋の起始は**上前腸骨棘**，停止は脛骨粗面である．
190	×	縫工筋は**大腿神経**に支配される．
191	×	大腿直筋は**下前腸骨棘**に起始する．
192	○	
193	×	半腱・半膜様筋の起始は**坐骨結節**である．
194	×	半腱・半膜様筋は**脛骨神経**に支配される．
195	○	**恥骨筋のみ大腿神経支配**
196	×	前脛骨筋は**内側楔状骨，第1中足骨**に停止する。
197	×	長腓骨筋の起始は**腓骨頭**である．
198	×	長腓骨筋は**浅腓骨神経**に支配される．
199	○	
200	×	腓腹筋の起始は**大腿骨**である．
201	×	下腿三頭筋の停止は**踵骨**である．
202	×	下腿三頭筋は**脛骨神経**に支配される．
203	○	
204	○	
205	×	環椎後頭関節は**楕円関節**である．
206	×	正中環軸関節は**車軸関節**である．
207	×	正中環軸関節は**環椎の歯突起窩に軸椎の歯突起**がはまる．
208	×	顎関節は側頭骨の下顎窩と下顎骨の関節突起で構成される．
209	×	顎関節には**関節円板**がある．
210	×	椎間関節は上・下関節突起によってつくられる**平面関節**である．
211	×	前縦靭帯は**椎体の前面**を，後縦靭帯は**椎体の後面**を走行する．
212	×	黄色靭帯は上下の**椎弓間**に張られる．
213	×	項靭帯は外後頭隆起から**第7頚椎棘突起**まで走行する．
214	○	
215	×	胸肋関節は**半関節**である．
216	×	横隔膜と外肋間筋は**安静吸気**に働く．
217	×	横隔膜は**腹式呼吸**に働く．
218	×	胸腔の左右方向の拡大は主に**下位肋骨**が関わる．
219	×	肩関節は**肩甲骨**の関節窩と上腕骨頭でつくられる球関節である．
220	○	
221	×	胸鎖関節は**鞍関節**である．
222	×	肘関節は**上腕骨，橈骨，尺骨**でつくられる複関節である．
223	×	尺骨関節環状面と橈骨尺骨切痕がつくる関節を**下橈尺関節**という．
224	×	腕尺関節は**蝶番関節**，腕橈関節は**球関節**である．
225	×	橈骨手根関節は2軸性の**楕円関節**である．
226	×	橈骨手根関節は橈骨と**手の舟状骨，月状骨，三角骨**の間で構成される．
227	×	母指の**手根中手関節は鞍関節**である．

228	×	手のIP関節は典型的な蝶番関節で屈伸運動を行う.
229	○	
230	○	
231	○	仙腸関節は前・後仙腸靱帯, 骨間仙腸靱帯, 仙結節靱帯, 仙棘靱帯等により補強される.
232	×	股関節は寛骨臼を関節窩とし, 大腿骨頭を関節頭とする多軸性の臼状関節である.
233	×	股関節の前面は腸骨大腿靱帯で, 後面は坐骨大腿靱帯で補強される. 恥骨大腿靱帯は関節包前（下）面を補強する.
234	×	大腿骨頭靱帯中は血管が通る.
235	×	Y靱帯は股関節を補強する.
236	×	膝関節は大腿骨, 脛骨, 膝蓋骨によってつくられる.
237	○	
238	×	膝関節は顆状関節と考えられる.
239	×	膝関節は内側と外側に関節半月をもつ.
240	×	いわゆる足関節は脛骨, 腓骨, 距骨で構成される.
241	×	距腿関節はラセン関節である.
242	×	足関節の内側は三角靱帯で補強される. 外側は前・後距腓靱帯, 踵腓靱帯で補強される.
243	○	
244	×	リスフラン関節は内側・中間・外側楔状骨, 立方骨と中足骨で構成される.
245	○	
246	×	踵骨から第1中足骨を内足弓という.
247	×	後頭前頭筋は眉を引き上げ, 額に横皺をつくる.
248		眼輪筋は眼瞼を閉じる.
249	×	口輪筋は口裂を閉じる. 頬筋は口角を外側にひく.
250	○	
251	×	舌骨上筋群は開口に働く.
252	○	
253	×	胸鎖乳突筋は頭の前屈, 後屈, 側屈, 対側回旋を行う.
254	○	
255	○	
256	×	前鋸筋は肩甲骨を上外方に引く.
257	×	僧帽筋は肩甲骨を挙上, 下制する.
258	×	肩甲挙筋と菱形筋は肩甲骨を下方回旋する. 上方回旋させるのは僧帽筋, 前鋸筋である.
259	×	小胸筋は肩甲骨の外転に働く.
260	○	
261	×	棘上筋は上腕の外転, 棘下筋は外旋を行う. 内転を行うのは大胸筋, 広背筋, 大円筋, 肩甲下筋である.
262	○	
263	×	烏口腕筋は肩関節の屈曲を行う.
264	×	上腕二頭筋長頭は上腕の外転をする.
265	○	
266	×	上腕二頭筋は肘関節を屈曲する.
267	×	上腕三頭筋は前腕を伸展する.
268	○	
269	×	腕橈骨筋は前腕の屈曲に働く.
270	○	
271	×	橈側手根屈筋と橈側手根伸筋により手関節の橈屈が行われる.
272	×	深指屈筋は指骨を屈曲する.
273	○	
274	×	掌側骨間筋は示指, 薬指, 小指を中指に近づける.
275	○	
276	×	大腿筋膜張筋は大腿を外転する.
277	×	大殿筋は股関節を伸展する.
278	○	
279	×	恥骨筋, 薄筋は大腿を内転する.
280	×	梨状筋は股関節の外旋筋である.
281	×	中殿筋／小殿筋は大腿を外転する.
282	×	半腱様筋, 半膜様筋は膝関節を屈曲する.
283	×	膝関節の伸展は大腿四頭筋, 大腿筋膜張筋が行う.
284	○	
285	○	
286	○	
287	○	
288	×	ヒラメ筋は足を底屈する.

第3章　循環器

1	×	左心室から右心房までの循環を体循環という.
2	×	総頸動脈は弾性動脈である.
3	○	
4	×	毛細血管は単層扁平上皮よりなる.
5	×	動脈の中膜は平滑筋と多量の弾性線維からなる.
6	×	静脈は動脈よりとくに中膜が薄い.
7	○	
8	○	
9	×	肺動脈には弁がある.
10	○	
11	×	心臓は胸腔の縦隔の中に位置する.
12	○	
13	×	心尖は左乳頭線の内側／左鎖骨中線から1〜2横指内側で, 拍動は第5肋間隙で触知

14	×	漿膜性心膜の壁側板と臓側板の間を心膜腔という.
15	×	心膜腔には漿液が入っている.
16	×	心房と心室の境に一致する溝を冠状溝という.
17	×	左右の心室の境に一致する溝を前：前室間溝，後：後室間溝という.
18	×	左右の心耳は肺動脈と大動脈の基部を左右から包む.
19	×	腱索は房室弁と乳頭筋を結んでいる.
20	×	乳頭筋は心室にある.
21	×	二尖弁／僧帽弁は左心房と左心室の間にある．三尖弁は右心房と右心室の間にある.
22	×	左房室弁／二尖弁を別名僧帽弁という.
23	×	僧帽弁は尖弁である．肺動脈弁／大動脈弁は半月弁である.
24	×	左心室の心筋層が最も厚い.
25	×	興奮を伝える心筋を特殊心筋(線維)という.
26	×	収縮に適している心筋を固有心筋という.
27	×	特殊心筋（線維）は刺激伝導系をなす.
28	×	洞房結節はペースメーカー（歩調取り）として働く.
29	×	ペースメーカーは右心房の上大静脈開口部に位置する.
30	×	房室結節は田原の結節とも呼ばれる.
31	×	房室束はヒス束ともいわれる.
32	×	右脚と左脚は心室中隔中を走行する.
33	×	プルキンエ線維は心室の固有心筋につながる.
34	×	右冠状動脈は右心房と左右心室後壁を栄養する.
35	×	心臓の静脈血の大半は冠状静脈洞に集まり右心房に注ぐ.
36	×	上・下大静脈は右心房に入る.
37	×	肺動脈は右心室から出る.
38	×	肺静脈は左心房に入る.
39	×	上行大動脈は左心室から出る.
40	×	大循環を左心系という.
41	×	上行大動脈の続きを大動脈弓という.
42	×	大動脈弓から腕頭動脈が最初に枝分かれする.
43	×	腕頭動脈／左総頚動脈／左鎖骨下動脈は大動脈弓の直接の枝である.
44	×	右鎖骨下動脈は腕頭動脈の枝である.
45	○	
46	×	鎖骨下動脈→内胸動脈→上腹壁動脈と枝分かれする.
47	○	
48	×	腋窩動脈は鎖骨下動脈の枝である.
49	×	脳へ血液を供給するのは内頚動脈と椎骨動脈である.
50	×	内頚動脈は総頚動脈の枝である.
51	×	内頚動脈と外頚動脈は甲状軟骨上縁の高さで分かれる.
52	×	内頚動脈は頚動脈管から頭蓋腔に入る.
53	×	眼動脈は視神経管を通り眼窩に入る.
54	×	眼動脈は内頚動脈の枝である.
55	×	中大脳動脈は内頚動脈の枝である.
56	×	ウィリス動脈輪は下垂体を取り囲む.
57	×	左右の椎骨動脈が合流し脳底動脈となる.
58	×	椎骨動脈は鎖骨下動脈の枝である.
59	×	椎骨動脈は頚椎の横突孔を通る.
60	×	内頚動脈の起始部は頚動脈洞と呼ばれる.
61	×	内・外頚動脈の分岐部には頚動脈小体がある.
62	×	浅側頭動脈，顎動脈は外頚動脈の終枝である.
63	×	椎骨動脈，甲状頚動脈，頚横動脈，肋頚動脈，内胸動脈，腋窩動脈は鎖骨下動脈の枝である.
64	×	上行咽頭動脈，後頭動脈，後耳介動脈，浅側頭動脈，顎動脈，顔面動脈，舌動脈，上甲状腺動脈は外頚動脈の枝である.
65	×	浅側頭動脈は側頭部で拍動を触れる.
66	×	顔面動脈は下顎骨の下縁で拍動を触れる.
67	×	脳硬膜に分布する中硬膜動脈は顎動脈の枝である.
68	×	鎖骨下動脈は斜角筋隙を通る.
69	×	橈骨・尺骨動脈ともに上腕動脈の直接枝である.
70	×	上腕動脈は内側二頭筋溝と肘窩で拍動を触れる.
71	○	
72	×	手首母指側で橈骨動脈の拍動を触れる.
73	○	
74	×	母指を栄養する母指主動脈は橈骨動脈の枝である.
75	×	肺の栄養血管を気管支動脈という.
76	○	
77	×	小腸／空・回腸動脈は上腸間膜動脈の枝である.
78	○	
79	×	固有肝動脈は肝門から肝臓へ入る.
80	×	下腸間膜動脈は下行結腸から直腸上部までを栄養する.
81	×	性腺（精巣・卵巣）動脈は腹大動脈の枝である.
82	×	腎動脈は腹大動脈の枝である.
83	×	外腸骨動脈と内腸骨動脈は総腸骨動脈から第4腰椎の高さで左右に分かれる.

84	×	大腿動脈は鼠径部で拍動を触れる．	
85	×	臍動脈は**内腸骨動脈**の枝である．	
86	×	膀胱動脈は**内腸骨動脈**の枝である．	
87	×	下腹壁動脈は**外腸骨動脈**の枝である．	
88	×	浅腹壁動脈は**大腿動脈**の枝である．	
89	×	上殿動脈は**中殿筋，小殿筋，大殿筋**に血液を供給する．	
90	×	大腿動脈は鼠径靱帯の下を通る．	
91	×	前・後脛骨動脈は**膝窩動脈**の枝である．	
92	×	足背動脈は前脛骨動脈の枝である．	
93	×	前脛骨動脈は足関節の前で拍動を触れる．	
94	×	後脛骨動脈は内果の後方で拍動を触れる．	
95	×	内側／外側足底動脈は**後脛骨動脈**の枝である．	
96	×	深層の静脈は動脈に伴行する．	
97	○		
98	×	**内頚静脈**と鎖骨下静脈が合流して腕頭静脈となる．	
99	×	外頚静脈は**鎖骨下静脈**に注ぐ．	
100	×	半奇静脈，副半奇静脈は**奇静脈**に注ぐ．	
101	×	奇静脈は**上大静脈**に注ぐ．	
102	×	奇静脈は**腰静脈**からの続きである．	
103	×	橈側皮静脈は外側二頭筋溝を通って腋窩静脈に注ぐ．	
104	×	尺側皮静脈は内側二頭筋溝を通って上腕静脈に注ぐ．	
105	×	顔面の静脈血はほとんど**内頚静脈**に集まる．	
106	×	内頚静脈と鎖骨下静脈の合流点を静脈角という．	
107	×	内頚静脈は**頚静脈孔**を通る．	
108	×	直腸中部と下部は**内腸骨静脈**へ流れる．	
109	○		
110	×	門脈血は**肝臓**へ注ぐ．	
111	○		
112	×	腹壁の**静脈**が怒張するとメドゥサの頭を形成する．	
113	×	大伏在静脈は**大腿静脈**に注ぐ．	
114	×	小伏在静脈は**膝窩静脈**に注ぐ．	
115	×	臍静脈は**1本**で動脈血が流れる．	
116	×	胎児では肺動脈の血液は**肺動脈→動脈管→大動脈弓**に入る．	
117	○		
118	×	胎児の**臍静脈**は静脈管で下大静脈につながる．	
119	○		
120	○		
121	×	顔面部のリンパは**右は右リンパ本幹に，左は胸管**に流入する．	
122	○		
123	○		
124	×	右上半身のリンパは右リンパ本幹に集まる．	
125	×	リンパ本幹が静脈に合流する部を静脈角という．	
126	○		
127	○		
128	○		
129	×	腰リンパ本幹と腸リンパ本幹が合流して**乳ビ槽**となる．	
130	×	脾臓は横隔膜の下，腹腔の左上部，胃の左後方に位置する．	
131	×	脾臓はリンパ節に類似した構造をしているが，**血液循環系**に属する．	
132	○		
133	×	赤脾髄は**赤血球の破壊**をする．	
134	×	胚中心は**白脾髄**にある．	
135	○		
136	×	胸腺は思春期以降次第に退縮し，大部分が脂肪組織となる．	

第4章　内臓

1	×	腎臓や甲状腺は**実質性臓器**である．
2	×	胸膜，心膜，腹膜は**漿膜**である．
3	×	漿膜上皮は単層扁平上皮で**中皮**と呼ばれる．
4	×	外鼻から**気管支**までを気道という．
5	×	鼻腔から咽頭を上気道，喉頭から気管支を**下気道**という．
6	○	
7	×	鼻腔は鼻中隔という．前は鼻中隔軟骨，後上は篩骨の垂直板，後下は鋤骨で左右に仕切られる．
8	×	鼻腔中央の吹き抜け部分を総鼻道という．
9	×	下鼻甲介の上を**中鼻道**という．下鼻甲介の下を下鼻道という．
10	×	下鼻甲介は**独立した骨**である．篩骨の一部は上・中鼻甲介．
11	×	出血しやすいキーゼルバッハ部位は**鼻中隔**にある．
12	×	鼻腔呼吸部の粘膜は**多列線毛円柱上皮**である．
13	×	前頭洞は**中鼻道**に開口する．
14	×	篩骨洞は**中鼻道と上鼻道**に開口する．
15	×	蝶形骨洞は**蝶篩陥凹**に開口する．
16	×	上顎洞は**中鼻道**に開口する．
17	×	男性ののど仏を作るのは**甲状軟骨**である．
18	×	披裂軟骨と**輪状軟骨**は車軸関節をなす．
19	×	声帯靱帯と声帯筋を合わせて**声帯**という．
20	×	声帯と**声門裂**をあわせて声門という．

21	×	披裂軟骨，輪状軟骨，甲状軟骨は硝子軟骨である．	59	×	歯の表層は歯冠はエナメル質，歯根はセメント質である．
22	×	喉頭蓋軟骨は弾性軟骨である．	60	×	セメント質と歯槽を歯根膜が結合している．
23	×	気管の粘膜は多列線毛円柱上皮である．	61	×	歯の最も硬い部分はエナメル質である．
24	×	気管軟骨は硝子軟骨である．	62	×	軟口蓋と口蓋垂は横紋筋である．
25	×	気管の後壁は膜性壁：平滑筋＋結合組織でできている．	63	×	舌後方1/3を舌根，前を舌体，体の先を舌尖という．
26	×	左気管支は右より細く長い．	64	×	舌乳頭では糸状乳頭が最も多い．
27	×	右気管支は垂直に近い走行をとる．	65	×	有郭乳頭が最も大きい．
28	×	異物は右気管支に入りやすい．	66	×	茸状乳頭，糸状乳頭は角化し白っぽくみえる．
29	×	気管→(主)気管支(→葉気管支→区域気管支)→細気管支(→終末気管支→呼吸細気管支)→肺胞管→肺胞	67	×	味蕾が多いのは有郭乳頭である．
30	×	ガス交換は肺胞で行われる．	68	×	外舌筋は舌の位置を変える，内舌筋は舌の形を変える．
31	×	左肺は2葉，右肺は3葉である．	69	×	舌筋はすべて舌下神経に支配される．
32	×	右肺には水平裂がある．左肺には斜裂がある．	70	○	
33	×	左肺は500g，1000mlである．右肺は600g，1200mlである．	71	○	
			72	×	耳下腺は上顎第2大臼歯に面する頬粘膜を貫き口腔前庭に開口する．
34	×	肺は臓側胸膜に包まれる．	73	×	顎下腺と大舌下腺は舌下小丘に開口する．小舌下腺は舌下ヒダに開口する．
35	×	胸膜腔は(少量の)漿液で満たされる．			
36	×	肺尖は鎖骨の上2〜3cmである．	74	×	舌下腺は混合腺である．
37	○		75	×	顎下腺も顔面神経に支配される．
38	×	中腔性臓器の筋層の基本は内輪走筋，外縦走筋である．	76	×	咽頭内層の縦走筋は咽頭挙筋である．咽頭は内縦外輪．
39	○		77	×	咽頭外層の輪走筋は咽頭収縮筋である．咽頭は内縦外輪．
40	×	口腔粘膜上皮は重層扁平上皮である．			
41	×	食道粘膜上皮は重層扁平上皮である．	78	×	咽頭上部には耳管(鼓室と連絡する)が開口する．
42	×	胃の粘膜上皮は単層円柱上皮である．			
43	×	肛門の粘膜上皮は重層扁平上皮である．	79	×	食道の外層は外膜でできている．
44	○		80	×	食道には狭窄部が3ヵ所ある．輪状軟骨狭窄部，大動脈狭窄部，横隔膜狭窄部の3ヵ所．
45	×	有腸間膜小腸の口側2/5を空腸という．回腸は肛門側3/5			
46	○		81	×	食道から胃への入り口を噴門という．
47	×	舌の筋肉は横紋筋である．	82	×	胃のドーム状の天井を胃底という．
48	×	食道の筋肉は上1/3は横紋筋，中1/3は混合，下1/3は平滑筋である．	83	×	胃底部の空気の溜まっている部を胃泡という．
49	×	口唇は表情筋・口輪筋を含む．	84	×	胃の大弯側に大網がつく．小弯側が小網
50	×	歯列の前の馬蹄型の隙間を口腔前庭(歯列の前で口唇と頬の間)という．	85	×	角切痕は小弯側にある．
51	×	歯列の内側を固有口腔という．	86	×	胃には複雑に錯綜する胃粘膜ヒダがみられる．輪状ヒダは小腸のみ．
52	×	口蓋の前は硬口蓋，後は軟口蓋という．			
53	×	上顎骨と口蓋骨が口蓋の前を構成する．	87	×	幽門部のG細胞はガストリンを分泌する．
54	×	歯の永久歯が全部生えると32本になる．	88	×	固有胃腺の主細胞はペプシノゲンを分泌する．塩酸は旁細胞．
55	×	乳歯が全部生えると20本になる．			
56	×	歯の歯肉から外を歯冠，歯槽の中に埋まっている部分を歯根という．	89	×	固有胃腺の副細胞は粘液を分泌する．
57	×	歯の芯の組織を歯髄という．			
58	×	歯の主体は象牙質である．			

		旁細胞は塩酸.
90	×	胃の十二指腸への出口を**幽門**という.
91	×	幽門腺では粘液が分泌される.
92	×	胃の筋層は3層で**内斜，中輪，外縦**である.
93	×	十二指腸は腸間膜に包まれていない.
94	×	総胆管と膵管が合流して大十二指腸乳頭に開口する.
95	○	
96	×	回腸下部にはパイエル板が多い.
97	×	盲腸には孤立リンパ小節が多い.
98	×	リンパ小節の胚中心ではリンパ球が増殖する.
99	○	
100	×	リーベルキューン腺／陰窩は腸線ともいう.
101	○	
102	×	輪状ヒダは粘膜：粘膜上皮～粘膜下組織の高まりである.
103	○	
104	×	回盲弁は盲腸から回腸への逆流を防ぐ.
105	×	結腸には**半月ヒダ**がある.
106	×	上行結腸と下行結腸は前面のみ包まれる.
107	×	横行結腸は膵臓の下にある.
108	×	虫垂は盲腸に開口する.
109	×	大腸には横ヒダがある.
110	×	外肛門括約筋は横紋筋である.
111	×	内肛門括約筋は**自律神経**に支配される.
112	×	筋層間神経叢をアウエルバッハ神経叢という. マイスネル神経叢は粘膜下神経叢.
113	×	肝臓は肝鎌状間膜で左右に分けられる.
114	×	肝臓では**右葉**が大きい．右：左＝3：1
115	○	
116	×	門脈は**機能血管**である. 栄養血管は固有肝動脈.
117	×	肝静脈は肝門を通らない.
118	×	小葉間動脈と小葉間静脈は合して**類洞／洞様毛細血管**となる.
119	×	肝静脈は肝臓の上面から出て下大静脈に注ぐ.
120	○	
121	×	グリソンの三つ組みは六角柱状の肝小葉の**角**にある.
122	×	肝臓の類洞にはクッパー細胞がいる. ディッセの腔には脂肪摂取細胞がいる.
123	×	クッパー細胞は**細網内皮系**で貪食作用がある. 胆汁は肝細胞が作る.
124	×	肝細胞の列状の並びを**肝細胞索**という.
125	○	
126	×	（総）肝管と胆のう管が合流して総胆管となる.
127	×	胆のうは胆汁を**貯蔵**する. 作るのは肝細胞.
128	○	
129	×	膵島のβ細胞はインスリンを分泌する.
130	×	空腸，回腸，横行結腸，S状結腸は腸間膜によって後腹壁につなぎとめられている.
131	○	
132	×	**直腸**と子宮の間はダグラス窩といわれる.
133	×	**尿管，膀胱，尿道**をあわせて尿路という.
134	×	腎臓は腹膜後器官である.
135	×	腎動脈，腎静脈，**尿管**が腎門を通る.
136	×	腎門は**第1腰椎**の高さにある.
137	○	
138	×	腎臓は腹腔（上部）に位置する.
139	×	腎臓の上に副腎が接する.
140	○	
141	○	
142	○	
143	×	腎臓の実質は**外側の皮質**と**内側の髄質**からなる.
144	×	**皮質**には約200万の腎小体がある.
145	×	**髄質**には10数個の**腎錐体**があり先端は腎乳頭となる.
146	×	**腎小体と尿細管**を合わせて腎単位／ネフロンという.
147	×	糸球体とボーマンのうを合わせて腎小体という.
148	×	糸球体は（糸だま状に集まった）**毛細血管の束**である.
149	×	腎乳頭は腎杯に包まれる.
150	×	尿管の上端部は広がって**腎盂／腎盤**を形成する.
151	○	
152	○	
153	×	尿管極から（近位）尿細管が始まる.
154	×	髄質と皮質の間を弓状（形）動脈・静脈が走る.
155	×	腎小体には血管極から**輸入細動脈／輸入管**が入る.
156	×	傍糸球体細胞からレニンが分泌される.
157	×	尿細管の上皮は単層立方上皮である.
158	×	尿管，膀胱は移行上皮，**尿道の出口**は重層扁平上皮である.
159	○	3狭窄部：腎盂から尿管への移行部. 膀胱壁を貫く部.
160	×	膀胱は男性では恥骨結合と直腸の間，前立

		腺の上にある.
161	×	膀胱は女性では恥骨結合と子宮の間にある.
162	×	尿管は膀胱底の尿管口に開口する.
163	×	左右の尿管口と内尿道口で膀胱三角が構成される.
164	×	排尿筋は平滑筋からなる.
165	×	排尿筋は自律神経に支配される.
166	×	尿道括約筋は脊髄神経に支配される.
167	×	男の尿道は女より長い：男18センチ，女3センチ.
168	×	男性の尿道には1本の尿道海綿体と2本の陰茎海綿体がある.
169	×	精巣は男性の性腺をなす.
		─生殖腺／性腺：精巣
		副生殖器─精路：精巣上体管，精管，射精管，尿道
		└付属腺：精嚢，前立腺，尿道球腺
		─交接器：陰茎
170	×	卵巣は女性の性腺をなす.
		┌内生殖器─生殖腺／性腺：卵巣
		│　　　　└副生殖器：卵管，子宮，腟
		└外生殖器：恥丘，大・小陰唇，腟前庭，陰核，前庭球，大前庭腺
171	×	胎生初期に精巣は腎臓と同位置に発生する.
172	×	下降した精巣が通ったあとは鼠径管となる.
173	×	精巣下降した精巣は陰嚢に入る.
174	×	精巣は白膜という膠原線維の多い膜に包まれる.
175	×	精巣挙筋は内腹斜筋由来である.
176	×	精子は曲精細管で産生される.
177	×	精子は精巣上体管に蓄えられる.
178	○	
179	×	セルトリ細胞は精子産生細胞を保持し，精子に栄養を与える.
180	×	間細胞はテストステロン／男性ホルモンを分泌する.
181	×	前立腺は尿道に開口する.
182	×	尿道は陰茎中を通る.
183	○	
184	×	卵細胞は卵巣の皮質にいる.
185	×	排卵直前の卵胞を成熟卵胞／グラーフ卵胞という.
186	×	排卵したあとの卵胞は赤体となる.閉鎖卵胞は卵胞が発育途中で退化したもの.
187	×	排卵後は卵胞上皮が赤体になる.
188	×	受精が起きると赤体は黄体となる.
189	×	妊娠しないと赤体は白体となる.
190	×	卵胞から卵胞ホルモン／エストロゲン／エストロジェンが分泌される.
191	×	黄体から黄体ホルモン／プロゲステロン／プロジェステロンが分泌される.
192	×	妊娠すると黄体は存続する.
193	×	卵子は卵巣から腹膜腔に排卵される.
194	×	通常，卵管膨大部で受精が起きる.
195	×	卵管の自由端は腹膜腔に開く.
196	×	子宮は骨盤のほぼ中央で，膀胱と直腸の間に位置する.
197	×	子宮は子宮広間膜に包まれる.
198	×	子宮の正常位は前傾，前屈である.
199	×	子宮は子宮円索，固有卵巣索により固定される.
200	×	子宮の上部2/3を子宮体という.
201	×	子宮の上方の膨隆した部分を子宮底という.
202	×	子宮の下1/3の円柱形の部を子宮頸部という.
203	×	子宮腟部は触診できる.
204	×	子宮は筋層が厚い.
205	×	腟の前には尿道が後には直腸がある.
206	×	女の外陰部には大前庭腺／バルトリン腺がある．男にはない,女のみで対をなしている.
207	×	臍動脈は2本，臍静脈は1本ある.
208	×	臍静脈中の血液はO_2と栄養素が多い動脈血.
209	×	胎盤は絨毛と（基底）脱落膜で構成される.
210	×	胎児と母体の血液が混じり合うことはなく物質の交換が行われる.
211	×	下垂体は間脳／視床下部の下面から漏斗柄でぶら下がっている.
212	×	下垂体は蝶形骨の下垂体窩・トルコ鞍中で，視神経交叉の後ろに位置する.
213	×	下垂体の前葉・中葉は内胚葉，後葉は外胚葉から発生する.
214	×	腺性下垂体は咽頭の上皮に由来する.
215	×	前葉のホルモン：成長ホルモン，甲状腺刺激ホルモン，副腎皮質刺激ホルモン，プロラクチン／乳腺刺激ホルモン，性腺刺激ホルモン／FSH（卵胞刺激ホルモン）とLH（黄体形成ホルモン）
216	×	下垂体後葉のホルモン：バゾプレシン／抗利尿ホルモン，オキシトシン
217	×	神経性下垂体のホルモンは視床下部で産生される.
218	×	下垂体漏斗と前葉の間には下垂体門脈がある.

219	○	
220	×	松果体は間脳の背面，中脳四丘体・上丘の上面に突出している．
221	×	松果体はメラトニンを分泌する．
222	×	甲状腺の位置は気管上部で甲状軟骨を下から取り囲む．
223	×	甲状腺の実質は濾胞（細胞）で構成される．
224	×	甲状腺からはサイロキシンとカルシトニンが分泌される．
225	×	上皮小体は甲状腺の後面に位置し上下2対で4個ある．
226	×	上皮小体からはパラソルモンが分泌される．
227	×	副腎は左右の腎臓の上に位置する．
228	×	副腎の表層は皮質，深層は髄質である．
229	×	副腎皮質は中胚葉，髄質は外胚葉由来である．
230	×	副腎皮質は表層から球状帯，束状帯，網状帯の3層に区別できる．
231	×	束状帯の細胞で糖質コルチコイドの分泌はACTHの影響を受ける．
232	○	
233	○	
234	○	
235	×	副腎髄質からはカテコールアミン：アドレナリン，ノルアドレナリンが分泌される．

第5章　神経系

1	×	脳と脊髄で細胞体が集まっている部位を灰白質という．
2	×	脊髄神経節は末梢神経に属する．
3	×	神経核は中枢神経に属する．
4	×	中枢神経で神経細胞を支持するのは神経膠／グリア細胞である．
5	×	星状膠細胞／グリアは血液脳関門の形成に関与する． 稀突起グリアは髄鞘形成に関与する．
6	×	小膠細胞／グリアは貪食作用を有する． 上衣細胞は脳脊髄液分泌．
7	×	末梢神経ではシュワン細胞が髄鞘を形成する． 外套細胞は神経節の支持細胞．
8	×	脊髄下端は第1または第2腰椎下縁の高さである．
9	×	頸髄：頸膨大→上肢へのニューロン 腰髄：腰膨大→下肢へのニューロン
10	×	前角／柱には運動神経細胞が集まっている．
11	×	後角／柱には感覚神経細胞が集まっている．側角は自律神経細胞が集まる．
12	×	延髄と橋と中脳（と間脳）を脳幹という．間脳を脳幹に加えるかは諸説あり．
13	×	橋の上方が中脳，下方には延髄，後方には小脳が位置する．
14	×	錐体交叉は延髄にある．
15	×	錐体は橋腹側部を経て中脳の大脳脚に続く．
16	×	延髄の前正中裂の左右の膨らみを錐体という．
17	×	延髄と橋の背面の脳室を第4室という．
18	×	延髄から中脳にかけて網様体がある．
19	×	随意運動の伝導路／錐体路が錐体を通る．
20	×	小脳の小脳半球は筋肉の緊張や筋肉の共同運動の調節を行う．
21	×	虫部は体の平衡と姿勢の調節を行う．
22	×	小脳白質の中で最大の灰白質塊を歯状核という．
23	×	中脳の前面を大脳脚という．
24	×	四丘体は中脳の後面にある．
25	×	大脳脚は下行性の神経線維束からなる．
26	×	中脳の赤核と黒質は錐体外路に関係する．
27	×	中脳蓋の上丘／視蓋は視覚に関係する．下丘は聴覚に関係する．
28	×	間脳の前下部を視床下部という．
29	×	視床下部には下垂体がぶら下がる．
30	×	松果体は視床の背面にある．
31	×	内側膝状体は聴覚の伝導路の中継をなす．
32	×	外側膝状体は視覚の伝導路の中継核をなす．
33	○	
34	×	大脳半球の表層を大脳皮質という．
35	×	大脳表層にある溝を大脳溝という．
36	×	脳葉で最も広いのは前頭葉である．約40％．
37	×	中心溝は頭頂葉と前頭葉を分ける．
38	×	外側溝は前頭葉と側頭葉を分ける．
39	×	中心前回には（随意）運動中枢がある．
40	×	中心後回には（体性）感覚の中枢がある．
41	×	運動中枢は前頭葉にある．
42	×	感覚中枢は頭頂葉にある．
43	×	視覚中枢は後頭葉にある．
44	×	聴覚中枢は側頭葉にある．
45	×	味覚中枢は皮質の知覚（感覚）中枢の下部（中心後回の下部）にある．
46	×	嗅覚中枢は側頭葉（海馬旁回）にあるといわれている．
47	×	運動性言語中枢／ブローカ中枢は前頭葉の

		外側下部にある．
48	×	感覚性言語中枢／ウェルニッケ中枢は側頭葉の聴覚領の後部にある．
49	×	大脳辺縁系は本能や情動に関係する．
50	×	意志，思考，創造などを支配する個性の座は前頭葉にある．
51	×	尾状核と被殻をあわせて線状体という．
52	×	連合線維は同側の半球を連絡する．
53	×	交連線維は左右の半球を連絡する．
54	×	投射線維は大脳皮質と下位の脳・脊髄を連絡する．
55	×	脳梁は交連線維で左右の半球を連絡する．
56	×	内包は脳出血の好発部位である．
57	×	脳室系の内腔は上衣細胞でできている．
58	○	
59	×	脈絡叢は側脳室，第3脳室，第4脳室にある．
60	×	側脳室は大脳半球にある．
61	×	第3脳室は間脳にある． 中脳は中脳水道．
62	×	中心管は脊髄にある．
63	×	第4脳室は橋，延髄，小脳間にある．
64	×	脳室とクモ膜下腔は第4脳室で連絡する． 脳室からの出口は正中口と（左右の）外側口．
65	○	
66	○	
67	×	硬膜と骨膜の隙間を（硬膜）静脈洞という．
68	×	大脳鎌は左右の大脳半球を仕切る．
69	×	クモ膜と軟膜の間隙のクモ膜下腔は脳脊髄液で満たされる．
70	○	
71	○	
72	○	
73	○	
74	×	眼神経は額の知覚に関わる． 視覚は視神経．
75	×	動眼神経は上眼瞼挙筋を支配する．
76	○	
77	×	上斜筋は滑車神経に支配される．
78	×	舌前2/3の知覚は下顎神経，味覚は顔面神経が司る．
79	×	舌後1/3の味覚，知覚は舌咽神経支配である．
80	○	
81	×	表情筋は顔面神経，そしゃく筋は下顎神経支配である．
82	×	外転神経は外側直筋を支配する．
83	×	耳下腺は舌咽神経に支配される． 顔面神経は舌下腺，顎下腺．
84	○	内耳神経は平衡感覚と聴覚に関わる．
85	×	声帯筋は迷走神経・反回神経に支配される．
86	○	
87	○	
88	×	嗅神経は篩骨篩板を通る．
89	×	動眼神経，滑車神経，外転神経，眼神経は上眼窩裂を通る． 視神経は視神経管を通る．
90	×	舌咽神経と迷走神経と副神経は頸静脈孔を通る．顔面神経は内耳孔，顔面神経管，茎乳突孔を通る．
91	×	三叉神経・眼神経は鼻粘膜の知覚を支配する．
92	×	舌咽神経は頸動脈洞，頸動脈小体に線維を送る．
93	×	迷走神経は頭部から横行結腸までを支配する．
94	×	迷走神経は横隔膜の食道裂孔を通る．
95	×	副神経は後頸三角を通る．
96	×	頸神経叢は第1頸神経〜第4頸神経の前枝で構成される．
97	×	腕神経叢は第5頸神経〜第1胸神経の前枝で構成される．
98	×	腰神経叢は第12胸神経〜第4腰神経の前枝で構成される．
99	×	仙骨神経叢は第4腰神経〜第3仙骨神経の前枝で構成される．
100	○	
101	×	乳頭はT_4神経の支配領域である．
102	×	臍はT_{10}神経の支配領域である．
103	×	鼠径部はL_1神経の支配領域である．
104	×	手の母指はC_6神経の支配領域である．
105	×	手の小指はC_8神経の支配領域である．
106	×	大腿の後側はS_2神経の支配領域である．
107	×	下腿前外側はL_5神経の支配領域である．
108	×	足の小指の背面はS_1神経の支配領域である．
109	×	足の母指の背面はL_4神経の支配領域である．
110	○	他に小後頭神経，大耳介神経，頸横神経，鎖骨上神経，頸神経ワナ．
111	×	肩甲背神経，肩甲上神経，肩甲下神経，長胸神経，胸背神経，腋窩神経，筋皮神経，正中神経，尺骨神経，橈骨神経は腕神経叢の枝である．
112	×	大腿神経，閉鎖神経，陰部大腿神経，外側大腿皮神経は腰神経叢の枝である．
113	×	上殿神経，下殿神経，後大腿皮神経，陰部神経，坐骨神経は仙骨神経叢の枝である．
114	×	斜角筋隙を腕神経叢が通る．

115	×	筋裂孔を**大腿神経**が通る．	152	×	**外側大腿皮神経**は大腿外側面の皮膚に分布する．
116	×	梨上筋上孔を**上殿神経**が通る．	153	×	**閉鎖神経**は大腿中央部内側の皮膚に分布する．
117	○		154	×	**大腿神経**は大腿前面の皮膚に分布する．
118	×	大後頭神経は**頚神経後枝**である．	155	×	大腿神経は $L_1 \sim L_4$ で構成される．
119	×	**橈骨神経**は上腕外側・下部の知覚を支配する．	156	×	坐骨神経は $L_4 \sim S_3$ で構成される．
120	×	**橈骨神経**は上腕後側の知覚を支配する．	157	○	
121	×	**正中神経**は手掌の薬指から橈側の知覚を支配する．	158	×	薄筋は**閉鎖神経**に支配される．
122	×	**正中神経**は肘関節付近まで上腕動脈に沿って下行する．	159	○	
123	×	**筋皮神経**は肘関節付近で皮神経となり，前腕外側を支配する．	160	×	縫工筋は**大腿神経**が支配する．
124	×	**正中神経**は手背の中指から母指の先端の知覚を支配する．	161	×	大腿四頭筋は**大腿神経**に支配される．
125	×	**橈骨神経**は前腕後側の知覚を支配する．	162	×	中殿筋・小殿筋は**上殿神経**に支配される．
126	×	**尺骨神経**は手掌の薬指から尺側の知覚を支配する．	163	×	大殿筋は**下殿神経**に支配される．
127	×	**腋窩神経**は上腕外側・上部の知覚を支配する．	164	×	大腿二頭筋は長頭は**脛骨神経**，短頭は総腓骨神経に支配される．
128	×	棘上・棘下筋は**肩甲上神経**に支配される．	165	○	
129	×	菱形筋・肩甲挙筋は**肩甲背神経**に支配される．	166	×	大腿筋膜張筋は**上殿神経**に支配される．
130	×	肩甲下筋・大円筋は**肩甲下神経**に支配される．	167	×	長腓骨筋は**浅腓骨神経**に支配される．
131	×	広背筋は**胸背神経**に支配される．	168	×	前脛骨筋は**深腓骨神経**に支配される．
132	×	前鋸筋は**長胸神経**に支配される．	169	×	ヒラメ筋は**脛骨神経**に支配される．
133	×	三角筋，小円筋は**腋窩神経**に支配される．	170	×	腓腹筋は**脛骨神経**に支配される．
134	×	上腕二頭筋と烏口腕筋は**筋皮神経**に支配される．	171	○	
135	×	肘筋は**橈骨神経**に支配される．	172	×	浅腓骨神経は足背の知覚を支配する．
136	×	上腕三頭筋は**橈骨神経**に支配される．	173	×	脛骨神経は足底の知覚を支配する．
137	×	回内筋は**正中神経**に支配される．	174	×	深腓骨神経は足の母指と示指の間の皮膚に分布する．
138	×	腕橈骨筋は**橈骨神経**に支配される．	175	○	
139	×	上腕二頭筋は**筋皮神経**に支配される．	176	×	交感神経幹は**脊柱の両側面／横突起の前**を走行している．
140	×	長掌筋は**正中神経**に支配される．	177	×	交感神経は**胸腰系**と呼ばれる．
141	×	母指球筋は**正中神経と尺神経**に支配される．	178	×	副交感神経は**頭仙系**といわれる．
142	×	小指球筋は**尺骨神経**に支配される．	179	×	節前線維は起始核から始まる．
143	×	虫様筋は**正中神経と尺骨神経**に支配される．	180	×	節後線維は途中の自律神経節から始まる．
144	×	短掌筋は**尺骨神経**に支配される．	181	×	頭・顔面部への交感神経節後線維は**上頚神経節**からでる．
145	×	第1背側骨間筋は**尺骨神経**に支配される．	182	×	下頚神経節と第1胸神経節の癒合したものを星状神経節という．
146	×	胸神経の前枝を肋間神経，肋下神経という．	183	×	動眼神経は毛様体神経節に入る．
147	×	陰部神経は外肛門括約筋を支配する．	184	×	顔面神経は翼口蓋神経節に入る．
148	×	陰部神経は尿道括約筋を支配する．	185	×	顔面神経は顎下神経節に入る．
149	×	陰部神経は肛門挙筋を支配する．	186	×	舌咽神経は耳神経節に入る．
150	×	精巣挙筋は**陰部大腿神経**に支配される．	187	×	顔面神経は涙腺を支配する．
151	×	陰部大腿神経は大腿内側の皮膚に分布する．	188	×	心筋を支配する副交感神経は**迷走神経**である．
			189	×	直腸を支配する副交感神経は（下行結腸から直腸を支配するのは）仙骨部副交感神経である．
			190	×	仙骨部副交感神経は生殖器を支配する．

191	×	仙骨部副交感神経は膀胱を支配する.
192	×	汗腺は交感神経に支配される.
193	×	錐体路は随意運動の伝導路をなす.
194	×	大脳基底核は錐体外路の中継点をなす.
195	×	錐体路は皮質延髄路と皮質脊髄路よりなる.
196	×	皮質脊髄路は錐体側索路と錐体前索路よりなる.
197	×	錐体路のうち75〜90％の線維が錐体側索路を通る.
198	×	赤核, 黒質, 前庭神経核は錐体外路系の中継核をなす.
199	×	外側脊髄視床路は温痛覚を伝える.
200	×	長後索路は触圧覚を伝える.
201	×	脊髄小脳路は深部感覚を伝える.

第6章 感覚器

1	×	眼球軸は視線より内側/鼻側寄りにある.
2	○	
3	×	眼球の外層/外膜を線維膜という.
4	×	眼球の中層/中膜を血管膜という.
5	×	眼球の内層/内膜を神経膜という. ぶどう膜は血管膜/中層/中膜のことである.
6	×	マリオットの盲点は視神経乳頭の部である.
7	×	視神経は視覚に関与する.
8	×	眼神経・三叉神経第一枝は眼球の知覚に関わる.
9	×	線維膜の前1/6を角膜, 後5/6を強膜という.
10	×	虹彩は眼房を前後に分ける.
11	×	角膜には神経はあるが, 血管がなく, 透明である.
12	×	強膜は（乳）白色である.
13	○	
14	×	ぶどう膜は色素と血管に富む.
15	×	血管膜は前から虹彩, 毛様体, 脈絡膜の3部位に分かれる.
16	×	虹彩は瞳孔を形成する.
17	×	虹彩は水晶体の前面をおおう.
18	×	毛様体は虹彩の後方にあり, 水晶体を輪状に取り囲んでいる.
19	×	瞳孔括約筋と瞳孔縮小筋は虹彩の中にある.
20	×	瞳孔括約筋が収縮すると瞳孔が縮瞳する.
21	×	瞳孔縮小筋には副交感・動眼神経が分布する.
22	×	散瞳に働くのは頚部交感神経である.
23	×	毛様体小体/チン小体は水晶体を懸架している.

24	×	毛様体筋は平滑筋である.
25	×	近くのものを見るときに毛様体筋は収縮する.
26	×	眼球において水晶体は凸レンズの機能をする.
27	○	
28	×	白内障になると水晶体が白濁する.
29	×	緑内障は眼内圧が亢進して起こる.
30	×	前・後眼房は眼房水を入れている.
31	×	硝子体はゼリー状の物質である.
32	×	毛様体上皮は眼房水を産生する.
33	×	眼房水は（前眼房の）強膜静脈洞/シュレム管に吸収される.
34	×	網膜中心動脈は内頚動脈の枝の眼動脈から分かれる.
35	×	光情報は外側膝状体を通る.
36	×	杆（状）体（細胞）は薄暗い状況で働き, 明暗を識別できる.
37	×	錐（状）体（細胞）は色を識別する.
38	×	錐（状）体（細胞）は中心窩付近に集中している.
39	○	
40	×	網膜は外側から視細胞層, 双極細胞層, 視神経細胞層の3層をなす.
41	×	網膜の外側には光の散乱を防ぐ色素上皮細胞層がある.
42	×	網膜に分布する網膜中心動脈はその形態を観察できる.
43	○	
44	×	結膜には三叉神経が分布する.
45	○	
46	×	瞼板の中には瞼板腺/マイボム腺という脂腺がある.
47	×	涙腺は眼球の上外側にある.
48	○	
49	×	上眼瞼挙筋は動眼神経に支配される.
50	×	眼筋のうち4直筋は眼窩の後方で視神経を取り巻く総腱輪から起こる.
51	○	
52	×	内側直筋は動眼神経に支配される. 外側直筋は外転神経支配.
53	×	外耳道の皮膚には耳垢の成分を分泌する耳道腺がある.
54	×	耳道腺はアポクリン汗腺である.
55	×	耳管は中耳に属する. 外耳は耳介, 外耳道である.
56	×	外耳道の外側1/3は軟骨, 内側2/3は骨性である.
57	○	外耳の外耳道は伝音の役割, 耳介が集音の役割をする.
58	○	

59	○	
60	×	鼓膜と蝸牛の間には耳小骨が介在する.
61	×	骨迷路と膜迷路は内耳に属する.
62	×	耳介軟骨は弾性軟骨である.
63	×	耳小骨は鼓膜側からつち骨→きぬた骨→アブミ骨と並んでいる.
64	×	アブミ骨は前庭窓を介して内耳に連絡している.
65	×	鼓膜張筋はつち骨につく.
66	×	アブミ骨筋は顔面神経・アブミ骨筋神経に支配される.
67	×	嗅神経（／嗅糸）は篩骨篩板を貫いて嗅球に入る.
68	×	耳管は鼓室と咽頭を連絡する.
69	×	耳管は硝子軟骨（前方の一部は弾性軟骨）である.
70	×	膜迷路は骨迷路の中にある.
71	○	
72	×	聴覚に関わる膜性器官を蝸牛管という.
73	×	前庭階と鼓室階の間に蝸牛管がある. 上：前庭階 中：蝸牛管 下：鼓室階
74	×	前庭階と鼓室階は（蝸牛頂の）蝸牛口で連絡する.
75	×	前庭と鼓室階の連絡口を蝸牛窓／正円窓という.
76	×	聴覚の受容器はコルチ器／ラセン器で蝸牛管中にある.
77	×	蝸牛軸内の神経節をラセン神経節という.
78	×	平衡斑は卵形のう，球形のう中にある.
79	×	卵形のう，球形のうは前庭中にある.
80	×	膨大部稜は三半規管中にある.
81	○	
82	×	平衡斑の耳石には炭酸カルシウムが集積している.
83	×	前庭神経は平衡覚を伝達する. 聴覚は蝸牛神経.
84	×	蝸牛管の中を内リンパが流れる.
85	×	音波は鼓膜，耳小骨，前庭窓を経て前庭階の外リンパに伝わる.
86	○	
87	○	
88	○	
89	×	甘味は舌尖で感じる.
90	○	
91	×	味蕾には鼓索神経／顔面神経，舌咽神経（，迷走神経）が来ている.
92	○	
93	×	嗅神経（／嗅糸）は篩骨篩板を貫いて嗅球に入る.
94	×	ケラチン産生細胞は基底層にいる.
95	×	表皮は重層扁平上皮である.
96	×	真皮は密性結合組織である.
97	×	皮下組織は疎性結合組織である.
98	×	メラニン細胞は表皮の基底層の中にある.
99	×	真皮は乳頭層と網状層よりなる.
100	×	自由神経終末とメルケル触覚円板／メルケル盤は表皮に，パチニ小体は皮下組織にある.
101	×	自由神経終末は表皮に分布する.
102	×	乳頭層の神経乳頭にはマイスネル小体が入る.
103	×	マイスネル小体は触圧覚を感知する.
104	×	表皮は外胚葉に由来する.
105	×	真皮と皮下組織は中胚葉に由来する.
106	×	脂肪組織は皮下組織中にある.
107	×	毛は表皮が角化したものである.
108	×	毛は毛母基の細胞が分裂して新生される.
109	×	皮膚に埋まっている毛の部分を毛根という.
110	×	脂腺は毛包に開口する.
111	○	
112	×	立毛筋は毛包下部につく.
113	×	立毛筋は平滑筋である.
114	○	立毛筋の収縮により，立毛／鳥肌，皮脂の分泌，体熱産生が起きる.
115	×	爪は表皮が角化変形したものである.
116	×	爪は爪母基で増殖する.
117	×	脂腺、小汗腺，大汗腺，乳腺は皮膚腺である.
118	×	大汗腺をアポクリン腺という.
119	×	小汗腺をエクリン腺という.
120	×	エクリン腺は全身に分布する.
121	○	乳輪，外耳道，外陰部，肛門周囲，鼻翼，睫毛部にも分布.
122	×	大汗腺の分泌は体温の調節と関係しない. 大汗腺は腺体が太い，導管が太い，分泌物は粘稠で匂いがある，異性を引き付ける.
123	×	乳腺は大汗腺が変化したものである.
124	×	乳房の内部は脂肪組織と乳腺からなる.
125	○	
126	×	マイボーム腺は（独立）脂腺である.
127	×	Aδ線維は痛覚を伝導する. 触圧覚を伝導するのはAβ線維.
128	×	筋紡錘は錘内筋線維を含む骨格筋の感覚装置である.
129	○	
130	×	筋と腱の移行部にある腱器官にはIb線維

		が分布する.
131	×	関節にはパチニ小体が分布している.

第7章 体表・局所

1	×	蝶形骨は眼窩の上壁と外側壁を構成する. 上壁：前頭骨（眼窩部），蝶形骨（小翼） 外側壁：蝶形骨（大翼），頬骨（眼窩面） 内側壁：篩骨（眼窩板），涙骨 下壁：口蓋骨，上顎骨（眼窩面）
2	×	鋤骨は眼窩の構成に関わらない.
3	×	上顎骨は眼窩の下壁を構成する.
4	×	視神経管は眼窩に開口する.
5	○	
6	×	内側・外側翼突筋で満たされる側頭下窩には，卵円孔が開き下顎神経が通る.
7	×	耳介の下端のすぐ後ろでは側頭骨の乳様突起を触れる.
8	×	鼻唇溝は口部と頬部の境をなす.
9	×	翼口蓋窩にある正円孔は上顎神経が通る. 下顎神経が通るのは側頭下窩の卵円孔.
10	○	
11	×	外耳孔の前に指をあてて口を開閉すると下顎頭の移動を触れる.
12	×	歯をかみ合わせると下顎角の上方で咬筋の収縮を触れる.
13	×	前頸三角と後頸三角は胸鎖乳突筋が境をなす.
14	×	正中線，下顎下縁，胸鎖乳突筋前縁で囲まれた部位を前頸三角という. 頸動脈三角は顎二腹筋後腹，肩甲舌骨筋上腹，胸鎖乳突筋前縁で囲まれた部である.
15	×	顎下三角を顔面動脈が通る. 大鎖骨上窩は腕神経叢と鎖骨下動脈が通る.
16	○	
17	×	外側頸三角は大鎖骨上窩ともいう.
18	○	橈側皮静脈は三角筋（大）胸筋溝を通る.
19	×	筋三角を左右合わせて喉頭気管部という.
20	×	気管は食道の前にある.
21	×	甲状腺は気管（の前と横）を取り巻いている.
22	○	
23	×	斜角筋は胸鎖乳突筋の後内方にある.
24	×	斜角筋隙は前・中斜角筋と第1肋骨の間で，鎖骨下動脈と腕神経叢が通る.
25	×	鎖骨下動脈と鎖骨下静脈は間に前斜角筋を挟んで走行する.
26	○	
27	○	
28	×	鎖骨と第1肋骨の間の肋鎖間隙で鎖骨下動脈や腕神経叢が圧迫されると，肋鎖症候群が生じる.
29	○	
30	×	橈側皮静脈が腋窩静脈に注ぐ鎖骨下窩はモーレンハイム窩ともいう.
31	×	橈側皮静脈は三角筋（大）胸筋溝を通る. 尺側皮静脈は内側二頭筋溝を通る.
32	×	内側腋窩隙を腋窩神経が通る. 肩甲上神経は肩甲切痕を通る.
33	×	僧帽筋，広背筋，大菱形筋で囲まれた部位は打診／聴診三角といわれる. 広背筋，外腹斜筋，腸骨稜で囲まれた部は腰三角という.
34	×	広背筋,外腹斜筋，腸骨稜で囲まれた三角を腰三角という.
35	×	ヤコビー線は第4腰椎棘突起の高さにあたる.
36	×	腋窩神経は大円筋と小円筋の間で上腕三頭筋長頭の外側を通る.
37	×	腰方形筋は固有背筋の腹面にある.
38	×	大腰筋は腰椎の肋骨突起の腹面にある. 肋骨突起の背面にあるのは固有背筋である.
39	○	
40	×	正中神経は外側神経束から尺骨神経は内側神経束から分かれる.
41	×	後神経束は上・中・下神経幹の後枝からなる.
42	×	筋皮神経は外側神経束から分かれる.
43	×	回旋筋腱板は肩甲下筋，棘上筋，棘下筋，小円筋よりなる.
44	×	回旋筋腱板は上腕骨頭を肩甲骨関節窩に引きつけている.
45	○	
46	×	上腕中央部では正中神経と尺骨神経は並走する．正中神経と橈骨神経は上腕骨を挟んで反対側にある.
47	×	腋窩の前壁は大胸筋（・小胸筋），後壁は広背筋（・大円筋・肩甲下筋），内側壁は前鋸筋である.
48	×	肘を屈曲すると，上腕前面に上腕二頭筋による力瘤を見る.
49	×	肘は生理的外反肘である.
50	×	上腕骨の内側上顆と外側上顆を結んだ線と円回内筋と腕橈骨筋で囲われた部位を肘窩という.
51	○	
52	×	上腕動脈は肘窩で橈骨動脈と尺骨動脈に分かれる.
53	×	前腕部では正中神経は掌面のほぼ中央を走行する.
54	×	手関節のやや上方で尺側手根屈筋腱と浅指

55	×	手関節部では尺骨神経と尺骨動脈は並走する．橈骨神経と橈骨動脈は離れている．
56	×	長・短母指伸筋の腱間の凹みをタバチェールという．
57	○	
58	○	
59	×	手背の第4トンネルを総指伸筋と示指伸筋の腱が通る．
60	×	手背の第6トンネルを尺側手根伸筋の腱が通る．
61	○	
62	×	橈側手根隆起は舟状骨結節と大菱形骨結節よりなる．尺側手根隆起は豆状骨と有鈎骨鈎よりなる．
63	×	手根管を正中神経が通る．尺骨神経は尺骨神経管を通る．
64	×	長母指屈筋腱，浅・深指屈筋腱は手根管を通る．
65	×	母指と他の4指間の対立肢位は斜方向のアーチを形成する．縦方向のアーチは手根骨‥中手骨‥指骨の配列．横方向のアーチは手根溝‥中手骨頭の配列と虫様筋，骨間筋．
66	×	手掌腱膜は長掌筋の腱膜である．
67	○	
68	×	骨盤底筋群は骨盤臓器を支持し下垂を防いでいる．
69	○	
70	×	梨状筋上孔／大坐骨孔を上殿動脈，上殿神経が通る．
71	×	梨状筋下孔を坐骨神経が通る．
72	×	小坐骨孔を陰部神経が通る．
73	×	梨状筋は大坐骨孔を2分する．
74	×	坐骨神経は坐骨結節と大転子の間を通る．
75	×	鼠径靱帯は外腹斜筋の腱膜の下縁である．
76	×	鼠径靱帯は上前腸骨棘と恥骨結節の間に張る．
77	○	
78	○	
79	×	鼠径管は側腹筋の腱膜の重なり合いによってできる．
80	×	鼠径管は鼠径靱帯の上にできる．
81	×	鼠径靱帯と縫工筋，長内転筋の間の三角を大腿三角という．
82	×	大腿三角の上部は腸恥筋膜弓により外側・筋裂孔，内側・血管裂孔に分かれる．
83	×	血管裂孔の最内側にある大腿輪はリンパ管が通る．
84	×	筋裂孔を腸腰筋が通る．
85	×	大腿神経は筋裂孔を通る．血管裂孔を通るのは大腿動脈・大腿静脈．
86	○	
87	×	大腿中央の前面で触れるのは大腿直筋である．
88	○	
89	○	
90	×	大腿中央部で大腿動脈と伏在神経は並走する．
91	○	
92	×	半膜様筋，大腿二頭筋，腓腹筋内側頭・外側頭で囲まれた部位を膝窩という．
93	×	膝窩で坐骨神経は脛骨神経と総腓骨神経に分かれる．
94	×	膝窩で膝窩動脈の外側を脛骨神経が走る．
95	×	縫工筋，薄筋，半腱様筋の腱の停止部を鵞足という．
96	○	
97	×	膝を伸ばすと大腿前面に大腿四頭筋の収縮を触知する．
98	×	膝は生理的に約10°の外反をしている．
99	×	膝の内反傾向の強いものをO脚という．X脚は外反の強いものをいう．
100	×	下腿の伸筋群と屈筋群の間は下腿骨間膜で区切られる．
101	×	下腿には3つの筋区画／コンパートメントがある．
102	×	下腿中央部では前面から外側に前脛骨筋，長指伸筋，長腓骨筋の順に並ぶ．
103	×	長時間正座していると，総腓骨神経が圧迫されて麻痺し，足背がしびれて感覚がなくなる．
104	×	足関節部では内果の前を前脛骨筋腱，後を後脛骨筋腱が通る．
105	×	踵骨につくアキレス腱は下腿三頭筋の腱である．
106	×	足背の足関節部前方で長指伸筋腱と長母指伸筋腱の間で足背動脈の拍動を触れる．
107	○	
108	×	足根管を後脛骨動脈と脛骨神経が通る．
109	○	
110	×	長・短腓骨筋は上・下腓骨筋支帯の下を通る．上・下伸筋支帯の下を通るのは前脛骨筋，長母指伸筋、長指伸筋．
111	×	第5中足骨粗面は足の外側縁で，舟状骨粗面は足の内側縁で触れる．
112	×	踵骨‥立方骨‥第5中足骨の並びは外足弓である．内足弓は踵骨‥距骨‥舟状骨‥内側楔状骨‥第1中足骨．

はり師・きゅう師国家試験問題解答

1. 基礎
問 1-1　問 2-2　問 3-3　問 4-2　問 5-4
問 6-1　問 7-1　問 8-3　問 9-1　問 10-3
問 11-2　問 12-4　問 13-2　問 14-3　問 15-4
問 16-2, 3　問 17-1　問 18-2　問 19-1
問 20-3　問 21-3　問 22-2　問 23-4　問 24-3
問 25-4　問 26-3　問 27-4

2. 運動器
1　骨
問 1-2　問 2-1　問 3-4　問 4-3　問 5-2
問 6-1　問 7-1　問 8-3　問 9-4　問 10-4
問 11-1　問 12-3　問 13-1　問 14-4　問 15-2
2　筋
問 1-3　問 2-2　問 3-1　問 4-3　問 5-4
問 6-2　問 7-2　問 8-1　問 9-2　問 10-4
問 11-2　問 12-1　問 13-1　問 14-2　問 15-1
問 16-2　問 17-2　問 18-3　問 19-4　問 20-1
問 21-3　問 22-4　問 23-1　問 24-3　問 25-4
問 26-2　問 27-2　問 28-4　問 29-3　問 30-4
問 31-3　問 32-1　問 33-2　問 34-2　問 35-1
3　関節
問 1-2　問 2-1　問 3-2　問 4-1　問 5-1
問 6-2　問 7-4　問 8-1　問 9-4

3. 循環器
問 1-4　問 2-1　問 3-3　問 4-3　問 5-2
問 6-1　問 7-1　問 8-1　問 9-3　問 10-4
問 11-1　問 12-2　問 13-4　問 14-2　問 15-4
問 16-4　問 17-1　問 18-1　問 19-4　問 20-3
問 21-1, 2　問 22-4　問 23-2　問 24-4
問 25-1　問 26-4　問 27-1　問 28-3　問 29-1
問 30-1　問 31-1　問 32-4　問 33-1　問 34-4
問 35-2　問 36-3　問 37-4　問 38-2　問 39-1
問 40-2

4. 内臓
問 1-2
1　呼吸器
問 1-1　問 2-2　問 3-3　問 4-3　問 5-4
問 6-2　問 7-2　問 8-4　問 9-4　問 10-4
問 11-2　問 12-2　問 13-4　問 14-3　問 15-4
問 16-3　問 17-3
2　消化器
問 1-1　問 2-1　問 3-3　問 4-3　問 5-4
問 6-1　問 7-1　問 8-2　問 9-3　問 10-2
問 11-3　問 12-2　問 13-2　問 14-3　問 15-2

問 16-1　問 17-4　問 18-3　問 19-2　問 20-3
問 21-3　問 22-1　問 23-2　問 24-1　問 25-3
問 26-2
3　泌尿器
問 1-4　問 2-1　問 3-1　問 4-2, 3　問 5-4
問 6-3　問 7-3　問 8-4　問 9-4　問 10-2
問 11-3　問 12-4　問 13-4　問 14-2　問 15-4
4　生殖器
問 1-3　問 2-1　問 3-1　問 4-2　問 5-3
問 6-4　問 7-2　問 8-4　問 9-1　問 10-1
問 11-1　問 12-1　問 13-2　問 14-3　問 15-2
問 16-4　問 17-3　問 18-3　問 19-3
5　内分泌
問 1-4　問 2-4　問 3-2　問 4-3　問 5-3
問 6-2　問 7-3　問 8-4　問 9-1　問 10-4
問 11-3　問 12-2　問 13-2

5. 神経
1　中枢神経
問 1-1　問 2-3　問 3-4　問 4-1　問 5-4
問 6-2　問 7-3　問 8-2　問 9-1　問 10-2
問 11-3　問 12-3　問 13-1　問 14-3　問 15-4
問 16-1　問 17-4　問 18-3　問 19-2　問 20-4
問 21-4　問 22-1　問 23-3　問 24-3　問 25-1
問 26-3　問 27-1　問 28-1　問 29-3
2　末梢神経
問 1-3　問 2-3　問 3-4　問 4-3　問 5-2
問 6-1　問 7-4　問 8-3　問 9-4　問 10-2
問 11-1　問 12-3　問 13-4　問 14-3　問 15-1
問 16-3　問 17-2　問 18-4　問 19-3　問 20-3
問 21-1　問 22-2　問 23-1　問 24-1　問 25-2
問 26-1　問 27-1　問 28-4　問 29-3　問 30-3
問 31-3　問 32-3　問 33-2　問 34-4

6. 感覚器
問 1-2　問 2-4　問 3-2　問 4-2　問 5-1
問 6-1　問 7-2　問 8-2　問 9-4　問 10-3
問 11-4　問 12-4　問 13-1　問 14-1　問 15-1
問 16-3　問 17-4　問 18-1　問 19-1　問 20-3
問 21-1　問 22-2　問 23-2

7. 体表・局所
問 1-3　問 2-4　問 3-4　問 4-4　問 5-4
問 6-4　問 7-3　問 8-2　問 9-3　問 10-4
問 11-4　問 12-1　問 13-1　問 14-2　問 15-1
問 16-4　問 17-1　問 18-1　問 19-3　問 20-3
問 21-3　問 22-2　問 23-3　問 24-1　問 25-3

問 26-2　　問 27-2

あん摩マッサージ指圧師国家試験問題解答

1．基礎
問 1-3　　問 2-3　　問 3-4　　問 4-4　　問 5-3
問 6-4　　問 7-(3),4　問 8-3,(4)　問 9-1
問 10-2　問 11-4　問 12-3　問 13-4　問 14-4
問 15-2　問 16-2　問 17-4　問 18-4　問 19-1
問 20-3　問 21-1　問 22-3　問 23-2　問 24-1
問 25-2

2．運動器
1　骨
問 1-4　　問 2-1　　問 3-1　　問 4-2　　問 5-1
問 6-3　　問 7-3　　問 8-2　　問 9-2　　問 10-3
問 11-4　問 12-2　問 13-1　問 14-2　問 15-4
問 16-4　問 17-2　問 18-2　問 19-3　問 20-2
問 21-4

2　筋
問 1-1　　問 2-4　　問 3-1　　問 4-2　　問 5-3
問 6-2　　問 7-3　　問 8-2　　問 9-3　　問 10-1
問 11-1　問 12-4　問 13-2　問 14-3　問 15-2
問 16-4　問 17-1　問 18-3　問 19-4　問 20-2
問 21-3　問 22-2　問 23-3　問 24-3　問 25-3
問 26-1　問 27-1　問 28-4　問 29-4　問 30-2
問 31-2　問 32-1　問 33-4　問 34-2　問 35-1
問 36-4　問 37-2　問 38-4　問 39-4　問 40-2
問 41-2　問 42-4

3　関節
問 1-1　　問 2-1　　問 3-4　　問 4-4　　問 5-3
問 6-3　　問 7-1　　問 8-2　　問 9-3　　問 10-2
問 11-1　問 12-1　問 13-4　問 14-3　問 15-3
問 16-2　問 17-1　問 18-4　問 19-2　問 20-1
問 21-1　問 22-3　問 23-4　問 24-3

3．循環器
問 1-3　　問 2-4　　問 3-3　　問 4-2　　問 5-4
問 6-2　　問 7-3　　問 8-2　　問 9-1　　問 10-4
問 11-2　問 12-1　問 13-4　問 14-1　問 15-2
問 16-3　問 17-4　問 18-4　問 19-1　問 20-2
問 21-1　問 22-1　問 23-3　問 24-2　問 25-2
問 26-1　問 27-2　問 28-2　問 29-4　問 30-1
問 31-3　問 32-2　問 33-2　問 34-3　問 35-4
問 36-3　問 37-3　問 38-1　問 39-1　問 40-1
問 41-1　問 42-4　問 43-4　問 44-1　問 45-3

問 46-4　問 47-4　問 48-3

4．内臓
1　呼吸器
問 1-4　　問 2-2　　問 3-3　　問 4-2　　問 5-3
問 6-2　　問 7-2　　問 8-1　　問 9-2　　問 10-3
問 11-4　問 12-1　問 13-4　問 14-4　問 15-1
問 16-2　問 17-1　問 18-2　問 19-1

2　消化器
問 1-3　　問 2-3　　問 3-4　　問 4-3　　問 5-3
問 6-4　　問 7-4　　問 8-1　　問 9-1　　問 10-3
問 11-1　問 12-3　問 13-1　問 14-3　問 15-3
問 16-3　問 17-1　問 18-1　問 19-3　問 20-2
問 21-1　問 22-4　問 23-2　問 24-3　問 25-3
問 26-2　問 27-1　問 28-3　問 29-2　問 30-2
問 31-2　問 32-1

3　泌尿器
問 1-3　　問 2-3　　問 3-3　　問 4-2　　問 5-4
問 6-2　　問 7-3　　問 8-3　　問 9-4　　問 10-3
問 11-3　問 12-3　問 13-4　問 14-1
問 15-2,3　問 16-1　問 17-3

4　生殖器
問 1-3　　問 2-1　　問 3-4　　問 4-3　　問 5-4
問 6-3　　問 7-4　　問 8-3　　問 9-1　　問 10-3
問 11-1　問 12-1　問 13-3　問 14-3　問 15-2
問 16-1

5　内分泌
問 1-3　　問 2-3　　問 3-2　　問 4-3　　問 5-2
問 6-3　　問 7-3　　問 8-3　　問 9-4　　問 10-3
問 11-2

5．神経系
1　中枢神経
問 1-4　　問 2-2　　問 3-4　　問 4-2　　問 5-2
問 6-3　　問 7-3　　問 8-2　　問 9-4　　問 10-2
問 11-1　問 12-3　問 13-2　問 14-1　問 15-3
問 16-1　問 17-2　問 18-1　問 19-2　問 20-2
問 21-3　問 22-2

2　末梢神経
問 1-3　　問 2-4　　問 3-4　　問 4-4　　問 5-1
問 6-3　　問 7-2　　問 8-2　　問 9-2　　問 10-1
問 11-3　問 12-4　問 13-3　問 14-1　問 15-3

問 16-4	問 17-3	問 18-1	問 19-4	問 20-1
問 21-3	問 22-2	問 23-1	問 24-4	問 25-1
問 26-4	問 27-1	問 28-4	問 29-1	問 30-1
問 31-2	問 32-3	問 33-1	問 34-1	問 35-1
問 36-1	問 37-1	問 38-3	問 39-4	問 40-3
問 41-4	問 42-1	問 43-2	問 44-3	問 45-1
問 46-1	問 47-3	問 48-2	問 49-4	問 50-1

6．感覚器

問 1-1	問 2-2	問 3-2	問 4-2	問 5-2
問 6-4	問 7-2	問 8-2	問 9-4	問 10-4
問 11-3	問 12-1	問 13-4	問 14-3	問 15-2

問 16-2	問 17-2	問 18-4	問 19-3	問 20-1
問 21-3	問 22-3	問 23-4	問 24-3	問 25-4
問 26-1	問 27-2	問 28-1		

7．体表・局所

問 1-2	問 2-4	問 3-2	問 4-2	問 5-3
問 6-3	問 7-4	問 8-2	問 9-3	問 10-1
問 11-2	問 12-2	問 13-4	問 14-4	問 15-2
問 16-1	問 17-2	問 18-3	問 19-4	問 20-1
問 21-1	問 22-1	問 23-2	問 24-4	問 25-4
問 26-4	問 27-2	問 28-4	問 29-3	問 30-1
問 31-2	問 32-3	問 33-3	問 34-3	

柔道整復師国家試験問題解答

1．人体の基礎

問 1-2	問 2-4	問 3-4	問 4-3	問 5-1
問 6-2	問 7-3	問 8-1	問 9-2	問 10-2
問 11-4	問 12-3	問 13-1	問 14-2	問 15-3
問 16-4	問 17-2	問 18-1	問 19-1	問 20-1
問 21-1	問 22-1	問 23-1	問 24-3	問 25-4
問 26-4	問 27-4	問 28-1	問 29-2	問 30-4
問 31-4	問 32-2	問 33-1		

2．運動器

1 骨

問 1-2	問 2-2	問 3-3	問 4-1	問 5-4
問 6-1	問 7-3	問 8-3	問 9-3	問 10-2
問 11-3	問 12-ナシ	問 13-3	問 14-4	
問 15-2	問 16-4	問 17-3	問 18-1, 2	
問 19-2	問 20-3	問 21-3	問 22-1	問 23-3
問 24-1	問 25-4	問 26-3	問 27-2	問 28-2
問 29-4	問 30-3	問 31-2	問 32-1	問 33-4
問 34-4	問 35-2	問 36-4	問 37-1	

2 筋

問 1-3	問 2-1	問 3-1	問 4-4	問 5-2
問 6-1	問 7-3	問 8-3	問 9-4	問 10-4
問 11-2	問 12-2	問 13-2	問 14-4	問 15-2
問 16-3	問 17-1	問 18-2	問 19-1	問 20-2
問 21-1	問 22-1	問 23-4	問 24-4	問 25-4
問 26-4	問 27-4	問 28-4	問 29-4	問 30-3
問 31-2	問 32-4	問 33-4	問 34-2	問 35-1
問 36-3	問 37-4	問 38-3	問 39-1	問 40-1
問 41-2	問 42-1	問 43-4	問 44-4	問 45-1
問 46-2	問 47-4	問 48-1	問 49-1	問 50-1
問 51-3	問 52-1	問 53-3	問 54-3	問 55-1
問 56-4				

3 関節

問 1-4	問 2-1	問 3-3	問 4-2	問 5-3
問 6-4	問 7-3	問 8-4	問 9-4	問 10-3
問 11-2	問 12-4	問 13-4	問 14-1	問 15-3
問 16-4	問 17-3	問 18-2	問 19-3	問 20-3
問 21-3	問 22-2	問 23-2	問 24-4	問 25-3
問 26-3	問 27-2	問 28-2	問 29-2	問 30-2
問 31-2	問 32-2	問 33-3	問 34-2	問 35-3

3．循環器

問 1-2	問 2-2	問 3-2	問 4-2	問 5-2
問 6-4	問 7-4	問 8-2	問 9-1	問 10-1
問 11-1	問 12-4	問 13-4	問 14-2	問 15-2
問 16-3	問 17-1	問 18-1	問 19-3	問 20-3
問 21-1	問 22-4	問 23-4	問 24-4	問 25-1
問 26-1	問 27-4	問 28-1	問 29-3	問 30-1
問 31-2	問 32-4	問 33-2	問 34-2	問 35-2
問 36-3	問 37-3	問 38-2	問 39-3	問 40-2
問 41-2	問 42-1	問 43-3	問 44-4	問 45-3
問 46-4	問 47-2	問 48-1	問 49-4	問 50-3
問 51-4	問 52-4	問 53-1	問 54-2	問 55-3
問 56-2				

4．内臓

| 問 1-3 | 問 2-4 | 問 3-1 | 問 4-4 | 問 5-3 |
| 問 6-2 | 問 7-1 | 問 8-1 | 問 9-4 | 問 10-3 |

1 呼吸器

問 1-2	問 2-3	問 3-2	問 4-2	問 5-2
問 6-1	問 7-3	問 8-2	問 9-1	問 10-4
問 11-2	問 12-4	問 13-2	問 14-4	問 15-4

227

問 16-1　問 17-1　問 18-4　問 19-1　問 20-2
問 21-4　問 22-1　問 23-2　問 24-2　問 25-1
問 26-4　問 27-2　問 28-1　問 29-3　問 30-4

2　消化器
問 1-3　問 2-2　問 3-3　問 4-2　問 5-4
問 6-1　問 7-3　問 8-4　問 9-2　問 10-2
問 11-1　問 12-4　問 13-3　問 14-4　問 15-3
問 16-4　問 17-1　問 18-3　問 19-2　問 20-2
問 21-1　問 22-2　問 23-2　問 24-4　問 25-4
問 26-3　問 27-1　問 28-2　問 29-3　問 30-4
問 31-3　問 32-2

3　泌尿器
問 1-3　問 2-3　問 3-1　問 4-1　問 5-3
問 6-2　問 7-1　問 8-3　問 9-3　問 10-1
問 11-4　問 12-4　問 13-1　問 14-2　問 15-3
問 16-3　問 17-4　問 18-1　問 19-3　問 20-2
問 21-3　問 22-2　問 23-4　問 24-2　問 25-3
問 26-2　問 27-1

4　生殖器
問 1-2　問 2-2　問 3-3　問 4-1　問 5-1
問 6-2　問 7-1　問 8-2　問 9-3　問 10-2
問 11-1　問 12-3　問 13-2　問 14-3　問 15-1
問 16-3　問 17-1　問 18-2　問 19-3　問 20-4
問 21-2　問 22-1　問 23-3　問 24-1　問 25-4

5　内分泌
問 1-4　問 2-3　問 3-4　問 4-3　問 5-3
問 6-1　問 7-3　問 8-2　問 9-4　問 10-4
問 11-3　問 12-3　問 13-2　問 14-3　問 15-2
問 16-2　問 17-3　問 18-3　問 19-2　問 20-2
問 21-3　問 22-4　問 23-3　問 24-1　問 25-2

5．神経系
1　中枢神経
問 1-3　問 2-3　問 3-3　問 4-3　問 5-1
問 6-3　問 7-3　問 8-4　問 9-1　問 10-4
問 11-4　問 12-4　問 13-2　問 14-4　問 15-3
問 16-3　問 17-3　問 18-2　問 19-3　問 20-1
問 21-4　問 22-3　問 23-1　問 24-3　問 25-1
問 26-4　問 27-1　問 28-1　問 29-4　問 30-4
問 31-3　問 32-4　問 33-4　問 34-3　問 35-2
問 36-1　問 37-4　問 38-1　問 39-2　問 40-2
問 41-4　問 42-1　問 43-1　問 44-3　問 45-3
問 46-1　問 47-4　問 48-4

2　末梢神経
問 1-3　問 2-3　問 3-2　問 4-2　問 5-2
問 6-2　問 7-4　問 8-2　問 9-4　問 10-1
問 11-4　問 12-2　問 13-4　問 14-4　問 15-1
問 16-3　問 17-4　問 18-1　問 19-4　問 20-3
問 21-1　問 22-2　問 23-2　問 24-3　問 25-2
問 26-4　問 27-3　問 28-1　問 29-1　問 30-3
問 31-3　問 32-4　問 33-4　問 34-4　問 35-2
問 36-2　問 37-1　問 38-1　問 39-4　問 40-1
問 41-3

6．感覚器
問 1-3　問 2-4　問 3-4　問 4-2　問 5-3
問 6-4　問 7-3　問 8-1　問 9-4　問 10-2
問 11-1　問 12-4　問 13-1　問 14-2　問 15-1
問 16-1　問 17-2　問 18-3　問 19-4　問 20-4
問 21-2　問 22-1　問 23-4　問 24-2　問 25-3
問 26-1　問 27-2　問 28-3　問 29-2　問 30-1
問 31-4　問 32-4　問 33-4

7．体表・局所解剖
問 1-4　問 2-1　問 3-2　問 4-2　問 5-2
問 6-2　問 7-4　問 8-3　問 9-4　問 10-3
問 11-3　問 12-3　問 13-3　問 14-2　問 15-1
問 16-1　問 17-ナシ　問 18-4　問 19-2
問 20-1　問 21-2　問 22-2　問 23-4
問 24-1, 4　問 25-2　問 26-1　問 27-2
問 28-2　問 29-2　問 30-3　問 31-1　問 32-2
問 33-2　問 34-3　問 35-4　問 36-3　問 37-4
問 38-4　問 39-4　問 40-1　問 41-1　問 42-4
問 43-4　問 44-4　問 45-3　問 46-1　問 47-4
問 48-4　問 49-4　問 50-2　問 51-1　問 52-1
問 53-3　問 54-1　問 55-1　問 56-4　問 57-2
問 58-1　問 59-1

(その他)
問 1-2　問 2-3

【参考図書】

- 基礎運動学：中村隆一, 齋藤宏, 長崎浩(著). 第6版. 医歯薬出版. 2010
- 臨床医学各論：東洋療法学校協会編. 奈良信雄ほか(著). 第2版. 医歯薬出版. 2004
- リハビリテーション：医学東洋療法学校協会編, 土肥信之(著). 第3版. 医歯薬出版. 2008
- 解剖学：東洋療法学校協会編, 河野邦雄(著)ほか. 第2版. 医歯薬出版. 2010
- 解剖学：全国柔道整復学校協会監修, 岸清, 石塚寛(編). 第2版. 医歯薬出版. 2008
- 大町尚史の生物　生物Ⅰ・Ⅱ：明快解放講座. 大町尚史(著). 旺文社. 2005
- 分冊解剖学アトラス 運動器Ⅰ：長島聖司(訳). 第5版. 文光堂. 2006
- 分冊解剖学アトラス 内臓Ⅱ：長島聖司(訳). 第5版. 文光堂. 2006
- 分冊解剖学アトラス 神経と感覚器Ⅲ：長島聖司・岩堀修明(訳). 第5版. 文光堂. 2006
- 人体の構造と機能―解剖生理学：林正健二(編). 第1版. メディカ出版. 2004
- ヒューマン・ボディ：ドーリング・キンダースリー(編), 小橋隆一郎(監訳). 主婦の友社. 2005
- ネッター解剖学アトラス：相磯貞和(訳). 南江堂. 2006
- パンスキー目で見る局所解剖学：嶋井和世・佐藤達夫(監訳). 廣川書店. 1987
- 現代の組織学：山田安正〔著〕. 金原出版. 1981
- 生体観察：藤田恒太郎, 寺田春水(著). 第12版. 南山堂. 1978
- 理学療法士・作業療法士ブルー・ノート基礎編：柳澤健, 林典雄. メジカルビュー社. 2005
- 図解生理学：中野昭一(編集・執筆). 第2版. 医学書院. 2000
- 新訂目で見るからだのメカニズム. 堺章(著). 医学書院. 2003
- 武田薬法：堺章(著). 武田薬品工業株式会社

　本書の図版の作成にあたり、上記の書籍の図版を改編および参考にさせていただきました。ここに記して感謝の意を表し、厚く御礼申し上げます。

国家試験対策 解剖学マスター　柔道整復師　あん摩マッサージ指圧師　はり師・きゅう師

2010年12月25日　第1版1刷発行
2022年10月20日　第1版6刷発行

著　者　影山　照雄
発行者　戸部慎一郎
発行所　株式会社 医道の日本社
　〒237-0068　横須賀市追浜本町1-105
　電話 (046) 865-2161
　FAX (046) 865-2707

2010 ©IDO-NO-NIPPON-SHA, Inc.
印刷　図書印刷株式会社
ISBN978-4-7529-5146-9 C3047